Thieme

Anti-Aging für Männer

Strategien für den ganzen Mann

Herausgegeben von
Günther Jacobi, Hans Konrad Biesalski
Ute Gola, Johannes Huber und Frank Sommer

Mit einem Geleitwort von Frank Schirrmacher

Mit Beiträgen von

N. Baake
M.E. Beutel
H.K. Biesalski
E. Brähler
U. Brandenburg
R. Brinkmann-Göbel
H. Brockmann
R. Daniels
B. Gallwitz
U. Gola
T. Grune
A.E. Heufelder
W. Hollstein
J. Huber
G. Jacobi
K.A. Jellinger
R. Kaschel
R.J. Knickenberg
U.A. Knuth
D.P. König
K. Kohler
Ch. Kollmeier
B. Maurer
D. Nohr
R.K. Oberdorfer
S. Paulsen
J. Reimann
P. Rösen
Ch.A. Schneider
R. Schoberberger
W. Schulze
H.K. Seitz
W. Siffert
F. Sommer
St. Wagner
J.E. Zöller

145 Abbildungen
90 Tabellen

Georg Thieme Verlag
Stuttgart · New York

Bibliographische Information
Der Deutschen Bibliothek

Die Deutsche Bibliothek verzeichnet diese Publikation in der Deutschen Nationalbibliographie; detaillierte bibliographische Daten sind im Internet über http://dnb.ddb.de abrufbar

Wichtiger Hinweis: Wie jede Wissenschaft ist die Medizin ständigen Entwicklungen unterworfen. Forschung und klinische Erfahrung erweitern unsere Erkenntnisse, insbesondere was Behandlung und medikamentöse Therapie anbelangt. Soweit in diesem Werk eine Dosierung oder eine Applikation erwähnt wird, darf der Leser zwar darauf vertrauen, dass Autoren, Herausgeber und Verlag große Sorgfalt darauf verwandt haben, dass diese Angabe **dem Wissensstand bei Fertigstellung des Werkes** entspricht.
Für Angaben über Dosierungsanweisungen und Applikationsformen kann vom Verlag jedoch keine Gewähr übernommen werden. **Jeder Benutzer ist angehalten**, durch sorgfältige Prüfung der Beipackzettel der verwendeten Präparate und gegebenenfalls nach Konsultation eines Spezialisten festzustellen, ob die dort gegebene Empfehlung für Dosierungen oder die Beachtung von Kontraindikationen gegenüber der Angabe in diesem Buch abweicht. Eine solche Prüfung ist besonders wichtig bei selten verwendeten Präparaten oder solchen, die neu auf den Markt gebracht worden sind. **Jede Dosierung oder Applikation erfolgt auf eigene Gefahr des Benutzers.** Autoren und Verlag appellieren an jeden Benutzer, ihm etwa auffallende Ungenauigkeiten dem Verlag mitzuteilen.

Rüdigerstraße 14
D-70469 Stuttgart
Telefon: + 49/ 0711/ 8931-0
Unsere Homepage: http://www.thieme.de

Printed in Germany

Zeichnungen: Heike Hahn, Berlin und
Piotr Gusta, Paris
Umschlaggestaltung: Thieme Verlagsgruppe
Umschlagfoto: zefa/masterfile/Peter Griffith
Satz: Gulde Druck GmbH, Tübingen
gesetzt in Textline
Druck: Appl, Wemding

ISBN 3-13-139081-6 1 2 3 4 5 6

Geleitwort

Unsere Zukunft wird nicht nur sozial- und gesundheitspolitisch im Zeichen des Alterns stehen. Weil in den westlichen Gesellschaften auf unabsehbare Zeit erstmals mehr ältere als jüngere Menschen leben werden, steht ihnen eine historisch einzigartige Erfahrung bevor. Die Vorstellung, dass das Altern unserer Gesellschaften diese im Kern unverändert lasse, hat sich als naiv und unzutreffend herausgestellt. Dort wo Altern bereits zum Merkmal einzelner Gruppen oder Orte geworden ist – beispielsweise in Florida –, hat dieser kollektive Prozess bereits die Kultur und den sozialen Zusammenhalt verändert.

Kenntnisse über das individuelle und kollektive Altern werden so wichtig werden wie einst die Forschungen über Kindheit und Pubertät. Prozesse, die jahrhundertlang schon deshalb kaum Aufmerksamkeit erregten, weil nur wenige wirklich alt wurden, treten nun in den Mittelpunkt unserer Aufmerksamkeit. Die normativen Vorstellungen über das Altern – viele von ihnen stammen noch aus dem neunzehnten Jahrhundert – haben die Probe durch die Realität des einundzwanzigsten Jahrhunderts noch vor sich. Am Ende wird ein individuelles und individualisiertes Bild des Alters und des Alterns stehen.

Vieles spricht dafür, dass es sich hierbei um eine der großen Gemeinschaftsaufgaben von Medizin, Wissenschaft und Kultur handeln wird. Wie kaum je zuvor treten die Grunddisziplinen zusammen, um ein neues Gebiet zu erkunden, zu erobern und dem allgemeinen Bewusstsein zugänglich zu machen. Die Nachfrage nach diesem Wissen ist jetzt schon groß und wird weltweit in den nächsten Jahren enorm wachsen. Allein in der Bundesrepublik Deutschland und in Österreich sind die Geburtsjahrgänge 1960 bis 1980 von den Auswirkungen des gesellschaftlichen Alterns unmittelbar betroffen. Das aber bedeutet, dass das kollektive Altern unsere Debatten und unsere Wirklichkeit ein halbes Jahrhundert prägen wird. Der geburtenstärkste Jahrgang der Bundesrepublik, der Geburtsjahrgang 1964, wird erst ab 2029 in Pension gehen, die wirtschaftlichen und geistigen Folgen der Alterung aber schon ab 2015 individuell erfahren. Hinzu kommen die älteren Kohorten, die, aufgrund der gestiegenen Lebenserwartung, länger die Gesellschaft prägen werden, als wir heute zu glauben bereit sind. In den Vereinigten Staaten, einem der demografisch stabileren Staaten der Erde, werden gleichwohl in den nächsten Jahren an die 80 Millionen Menschen als „Ältere" in den Ruhestand gehen – ein Bevölkerungssegment, das über 70% der Kaufkraft der Vereinigten Staaten verfügt.

Man hat gesagt, dass Gesellschaften revolutionär werden, wenn der Anteil der Jugendlichen – der 14- bis 24-Jährigen – zwanzig Prozent signifikant übersteigt. Kein Mensch weiß, was geschieht, wenn der Anteil der Älteren diesen Wert erreicht. Wir werden es in unseren Gesellschaften erleben. Und wir können aus der Geschichte Europas zumindest lernen, was das Beste der großen Veränderungen ausmachte: Aufklärung und Selbstaufklärung. Dazu wird auch dieses Buch seinen Beitrag leisten.

Frankfurt am Main,
im September 2004

Dr. Frank Schirrmacher
Mitherausgeber der Frankfurter Allgemeinen Zeitung

Anti-Aging – eine Vorbemerkung

„Das Leben eines Mannes
ist, wenn es gut ist,
älter als er selbst."
Aus: *Der Tänzer* von Colum McCann*

„Unser Leben währet siebzig Jahre, und wenn's hoch kommt, so sind's achtzig Jahre, und wenn's köstlich gewesen ist, so ist es Mühe und Arbeit gewesen" – so sagt es der 90. Psalm im Wortlaut der Luther-Bibel in ihrer modernen Fassung. Soweit stimmt das Alte Testament noch mit den heutigen Ergebnissen des Statistischen Bundesamtes überein. Aber in wenigen Jahrzehnten kann eine Situation eintreten, in der Hochbetagte in so großer Zahl an unserer Gesellschaft Anteil haben, dass Oberbürgermeister nicht mehr jedem Hundertjährigen Geburtstagsgrüße übermitteln können. Auch Männer werden dazu zählen, wenn auch mit ein paar Jahren Verzögerung den Frauen gegenüber. Die Voraussagen der Altersentwicklung als puren Alarmismus abzutun heißt Augen verschließen.

Warum nun *Anti-Aging für Männer*, wo Älterwerden doch vorgezeichnet ist? Der Hauptgrund ist: Männer müssen im Älterwerden fit und im Altwerden rüstig bleiben. Denn das stützende Altenteil früherer Tage ist passee.

Horst Michna hat seinen Vortrag vor der Hanns Martin Schleyer Stiftung 2003 als provokante Frage betitelt: „Warum Männer ungesund leben und Frauen gesünder sterben?" Eine Antwort gibt spätestens der *Erste Österreichische Männergesundheitsbericht*, der im April 2004 mitsamt der Begleitpublikation *Psychosoziale und ethische Aspekte der Männergesundheit* erschienen ist. Demnach sterben Frauen offenbar nicht „gesünder" als Männer, wo doch ihre behinderungsfreie (also von Lebensqualität gesegnete) Lebenserwartung etwa fünf Jahre ihrer Gesamt-Lebenserwartung hinterher hinkt. Und dass Frauen länger leben als Männer hat neben sozialen und Verhaltenseinflüssen zu einem Gutteil biologisch-genetische Gründe. Wie sonst könnten Japanerinnen und Schwedinnen, deren Umweltbedingungen nicht unterschiedlicher sein könnten, den identisch langen Überlebensvorteil von 6 bis 8 Jahren ihren Männern gegenüber haben (Harman, The aging process, Natl. Acad. Sci., 88, 1991).

Stellen wir an den Anfang die Harvard-Study (G.E. Vaillant, Aging Well, Little, Brown & Company, 2002): Sie ist mit 60 Jahren Beobachtung eine der längsten und umfassendsten Forschungen zur menschlichen Entwicklung. Eine der zentralen Fragen lautete, wie sich das Leben der Menschen, die im Alter von 60 bis 80 zufrieden und gesund sind (happy-well) von den traurigen Kranken (sad-sick) unterscheidet. Es konnte eindrucksvoll gezeigt werden, dass Menschen weitgehend selbst bestimmen, wie sie altern!

Sieben zentrale Einflussgrößen konnten in der Harvard-Studie erarbeitet werden: Tabakabstinenz („wahrscheinlich der wichtigste Faktor"), gesundes Körpergewicht, wenig Alkohol, regelmäßige Bewegung, solide Partnerbeziehung, kompetenter Umgang mit Konflikten und Stress, gute und lange Ausbildung.

Dieses Buch handelt von diesen Einflussgrößen. Es handelt auch von Genen, Zellen, Geweben, Organen, die ein Leben lang mit seinem Organismus in einem Wechselspiel des Verhaltens stehen. Eines der Resultate ist Älterwerden. In *Anti-Aging für Männer* ist das zusammengetragen, was Menschen selbst dazu beitragen können, um dem Älterwerden den Schrecken zu nehmen, das Altern in einem vorgezeichneten Terrain zu lenken und ihm womöglich gegenzusteuern. Der gebräuchliche Begriff *Aging Male* wurde im Titel unseres Buches vermieden; es haftet ihm ein das Ende Einläutendes, etwas Passives an. Es fällt schwer, einen 60-Jährigen, dem eine Lebenserwartung von einem Vierteljahrhundert verbleibt, mit dem Etikett des Alternden zu versehen. Denn die Themen, mit denen sich der „Alternde" beschäftigt und in die er investiert, signalisieren nach Ergebnissen der Berliner Altersstudie in hohem Maße Aktivität (Staudinger u. Mitarb., Selbst, Persönlichkeit und Lebensgestaltung im Alter, 1996): Eigene Gesundheit, Wohlergehen der Angehörigen, geistige Leistungsfähigkeit, Beziehung zu Freunden und Bekannten, Nachdenken über das Leben, Hobbys und andere Interessen, Unabhängigkeit, Sterben und Tod, berufliche und vergleichbare Tätigkeit, Sexualität.

Angesichts der Gefahr, dass wir uns ein „Immer-Älterwerden" mit einer längeren Periode von Siechtum und Abhängigkeit erkaufen, wird mit Recht die Lebensqualität als *das* erstrebenswerte Merkmal längeren Lebens benannt. Denn je länger wir leben, umso länger sind wir auch alt. Und was früher eine zum Tode führende Krankheit war, hat die moderne Medizin nicht etwa ausgerottet, sondern oft genug zu nicht tödlichen und jetzt chronischen Krankheiten gemacht. Medizinisches Anti-Aging birgt auch diese Gefahr. Hinzu kommen die typischen altersassoziierten Krankheiten degenerativer Art, die ihre Inzidenz ohne die Longevity unserer Tage nie er-

---

* Der in New York lebende irische Schriftsteller beschreibt als Roman die Lebensumstände der russischen Ballett-Legende Rudolf Nurejew, der nach seiner Flucht in den Westen bei einem Gastspiel in Paris 1961 zur Kultfigur der Bühnenwelt und der internationalen Homosexuellenszene wurde, bevor er als eines der ersten prominenten Aids-Opfer starb.

reicht hätten. Ungern anfreunden möchten wir uns mit dem Begriff des *erfolgreichen Alterns*, da er sofort auch ein erfolgloses Altern (durch welche causa auch immer) ins Spiel bringt. Nach dem Konzept von Rowe und Kahn (Successful Aging, Random House Publ., 1998) werden Selbstbestimmung (Autonomie) und die Fähigkeit zur unabhängigen Lebensführung („alles machen können") als Schlüsselqualitäten eines „erfolgreichen" Alterns betrachtet, was allzu sehr mit körperlicher Unversehrtheit (Mobilität) als Erstreben verknüpft wird.

Der Arzt Christoph Wilhelm Hufeland (1762–1836) war berühmtester Vorreiter und Verfechter der präventiven Verhaltensmedizin und damit des medizinischen Anti-Aging. Er gilt seither als *der* Gesundheitserzieher, der erstmals auf streng naturwissenschaftlicher Basis Krankheitsvorbeugung betrieb und lehrte, und Lebensverlängerung durch Veränderung des Lebenswandels erreichte. Mit seinem 1797 erschienenen Hauptwerk „Die Kunst, das menschliche Leben zu verlängern" wurde Hufeland weltberühmt. Er fordert in dieser Präventionslehre, die er als *Makrobiotik* bezeichnete, ein ausgewogenes Maß zwischen Askese und Schlemmerei, denn „alle Extreme verhindern die Verlängerung des Lebens". Sein Wirken war darauf ausgerichtet, durch eine gesunde Lebensführung den Menschen eine für damalige Verhältnisse bestmögliche Lebensqualität zu ermöglichen. Seine Untersuchungen und Schlussfolgerungen zur *Makrobiotik* bezeichnete er als „die Kunst, Langlebigkeit, also Makrobiose, durch entsprechende Lebensweise zu erreichen".

Durch sein „*Journal der practischen Arzneykunde und Wundarzneykunst*" schaffte Hufeland seinen Kollegen auch ein Forum für neue, zu dieser Zeit noch weithin abgelehnte (alternative) Methoden wie etwa Akupunktur, Schutzimpfung, Wasserheilkunde und die gerade populär werdende Lehre der Homöopathie. Er sah in diesen medizinischen (komplementären) Betätigungsfeldern wertvolle Ergänzungen zu den bisherigen diagnostischen und therapeutischen Verfahren. Hufeland bildete bereits eine ethische und wissenschaftliche Grundlage für ein medizinisches transdisziplinäres Prinzip des *Good-Aging*.

Was kommt 200 Jahre später?

- *Bad News*: Ab Mitte 2004 ist in England der Lipidsenker *Rosuvastatin* (Crestor) in Apotheken frei verkäuflich. Den Laien wird Selbstbehandlung empfohlen bei Risikofaktoren wie familiäre Belastung von Fettstoffwechselstörungen, Rauchen und Übergewicht. Damit ist der Ring frei für Cholesterinsenker als Lifestyle-Medikament, als „Die Pille für das Fett danach" (Die ZEIT 27.5. 2004) – Verantwortungsvolles Anti-Aging adé?
- *Good News*: Soeben gelang Lübecker Wissenschaftlern die Isolierung und Differenzierung pluripotenter Stammzellen aus Pankreasgewebe. Die Gewebekulturen konnten in eine sich selbst reproduzierende Vermehrung überführt werden, was bisher beim Menschen nur mit embryonalen Stammzellen möglich war. Die Bedeutung dieser Forschung für die reparative und regenerative Medizin und damit für das medizinische Anti-Aging ist nicht abzusehen.

Ähnlich wie chronische Kopfschmerzen nicht etwa als Ausdruck eines latenten Acetylsalicylsäuremangels angesehen werden können, lässt sich verkürztes Leben auch nicht als Hormon-Mangelerscheinung verstehen. Praktisch alle wissenschaftlich belegten Wirkungen von Hormonen und mit der Nahrung aufgenommenen Vitalstoffen (im engeren Sinne) sind – was ihre Effekte zur Lebensverlängerung anbelangt – reine Mutmaßungen. Zweifelsohne kann man durch die in diesem Buch bearbeiteten Prinzipien eines gesunden Lebens auch den Grundstein für ein längeres Leben in relativer Unversehrtheit legen, vorausgesetzt eine gute Kombination von Genen, Lebensbedingungen und Zufall trifft zusammen.

Anti-Aging für Männer ist in sechs umfassende Abschnitte gegliedert. Hier werden in 37 mit anwenderfreundlichen Querverweisen versehenen übersichtlichen Kapiteln die Grundlagen des Alterns, spezielle Alterungsrisiken, der Einfluss des Alterns auf besonders sensible Organe, die spezifischen Alterungsprozesse und Risiken bei Männern, praktisch anwendbare Strategien zur Altersprävention und Änderung des individuellen Lebensstils, sowie einige der derzeit bereits erfolgreich praktizierten Anti-Aging Konzepte dargestellt. Dabei fließen in die kritische Auseinandersetzung mit der Datenlage auch momentane Trends und in Zukunft vielleicht erst Mögliches – soweit es die Indizienlage heute schon hergibt – mit ein.

Wie können wir die Anti-Aging-Eigenschaften von beispielsweise Melatonin und DHEA, aber auch von Fischölkapseln oder probiotischen Joghurts für uns bereits nutzbar machen?" Die Lebensverlängerungsbranche wird in Zukunft in den G8-Staaten auf finanziell relativ unabhängige (reiche) Jungsenioren und Senioren eines guten Gesundheitszustandes treffen. Sie wird die Botschaft vermitteln, dass es nie zu spät ist, in noch längeres Leben zu investieren. Das Buch möchte den „Verbraucher" auf diese Situation gut vorbereitet wissen.

„Der, der ich bin, grüßt den, der ich sein möchte". *Anti-Aging für Männer* wünscht, dass diese von dem Philosophen Søren Kierkegaard formulierte allgemeine Bedrohung sowohl für den Leser, aber auch für dessen Klienten / Kunden / Patienten als Nutznießer keine Geltung bekommt.

An dieser Stelle sei den Kolleginnen und Kollegen aus den verschiedenen Fachgebieten und Kompetenzfeldern für ihre Begeisterungsfähigkeit gedankt, die zum Gelingen beigetragen hat. Herr Dr. Markus Becker vom Georg Thieme Verlag hat es verstanden, die Idee geduldig sozusagen *auf Flamme zu halten* und in den entscheidenden Momenten neue Impulse zu setzen. Besonderer Dank gilt Herrn Dr. Frank Schirrmacher, Mitherausgeber der Frankfurter Allgemeinen Zeitung, für das Geleitwort.

Duisburg, im September 2004 Günther Jacobi

Anschriften

Dr. med. Nicole Baake
Medical Department
University Hospital of North Staffordshire
Stoke in Trent
GROSSBRITANNIEN

Univ.-Prof. Dr. med. Manfred E. Beutel
Klinik für Psychosomatik und Psychotherapie
Universitätsklinikum Gießen
Ludwigstr. 76
35392 Gießen

Univ.-Prof. Dr. med. Hans Konrad Biesalski
Institut für Biologische Chemie
und Ernährungswissenschaft
Universität Hohenheim
Garbenstr. 30
70593 Stuttgart

Univ.-Prof. Dr. Elmar Brähler
Abt. Medizinische Psychologie
und Medizinische Soziologie
Universität Leipzig
Stephanstr. 11
04103 Leipzig

Dr. med. Ulrike Brandenburg
Sexualwissenschaftliche Ambulanz
Klinik für Psychiatrie und Psychotherapie
Pauwelsstraße 30
52074 Aachen

Univ.-Prof. Dr. phil. Regina Brinkmann-Göbel
Fährenkotten 22 A
45259 Essen

Univ.-Prof. Dr. phil. Hilke Brockmann
Graduate School of Social Sciences
Universität Bremen
Wiener Str. / FVG-West
Postfach 330440
28334 Bremen

Univ.-Prof. Dr. rer. nat. Rolf Daniels
Institut für Pharmazeutische Technologie
Technische Universität Braunschweig
Mendelssohnstr. 1
38106 Braunschweig

Univ.-Prof. Dr. med. Baptist Gallwitz
Medizinische Klinik IV des Universitätsklinikums
der Eberhard-Karls-Universität Tübingen
Otfried-Müller-Str. 10
72076 Tübingen

Dr. med. Ute Gola
Institut für Ernährung und Prävention
Berliner Str. 13
13187 Berlin

Priv.-Doz. Dr. med. Tilman Grune
Institut für Umweltmedizinische Forschung
Heinrich-Heine-Universität
Auf'm Hennekamp 50
40225 Düsseldorf

Univ.-Prof. Dr. med. Armin E. Heufelder
Praxis für Innere Medizin
und Endokrinologie
Elisenstr. 3 a
80335 München

Univ.-Prof. Dr. phil. Walter Hollstein
Institut für Geschlechter- und Generationenforschung
Universität Bremen
Alsterweg 57 a
14167 Berlin

Univ.-Prof. Dr. Dr. med. Johannes Huber
Abt. Gynäkologische Endokrinologie
AKH-Wien, Universitätsfrauenklinik
Währingergürtel 18–20
1090 Wien
ÖSTERREICH

Univ.-Prof. Dr. med. Günther Jacobi
Praxis für Urologie / Umweltmedizin
Präventive Verhaltensmedizin und Anti-Aging
Kometenplatz 29–33
47179 Duisburg

Univ.-Prof. Dr. med. Kurt A. Jellinger
Institut für Klinische Neurobiologie
Universität Wien
Kenyongasse 18/7
1070 Wien
ÖSTERREICH

Priv.-Doz. Dr. rer. soc. Reiner Kaschel
Gedächtnisambulanz
Zentrum für Psychiatrie
Justus-Liebig-Universität Gießen
Am Steg 22
35385 Gießen

Dr. med. Rudolf J. Knickenberg
Rehabilitation
Psychosomatische Klinik Bad Neustadt
Salzburger Leite 1
97616 Bad Neustadt/Saale

Priv.-Doz. Dr. med. Ulrich A. Knuth
Facharzt für Gynäkologie
Gemeinschaftspraxis Bohnet, Kunth & Graf
Schomburgstr. 120
22767 Hamburg

Priv.-Doz. Dr. med. Dietmar Pierre König
Orthopädische Universitätsklinik zu Köln
Joseph-Stelzmann-Str. 9
50931 Köln

Priv.-Doz. Dr. rer. nat. habil. Konrad Kohler
Experimentelle Ophthalmologie
Universitäts-Augenklinik
Röntgenweg 11
72076 Tübingen

Dr. med. Christoph Kollmeier
Surgical Department
University Hospital of North Staffordshire
Stoke on Trent
GROSSBRITANNIEN

Dr. med. Britta Maurer
Abt. V, Hämatologie, Onkologie
und Rheumatologie
Med. Universitätsklinik
Im Neuenheimer Feld 410
69120 Heidelberg

Dr. Donatus Nohr
Institut für Biologische Chemie
und Ernährungswissenschaft
Universität Hohenheim
Garbenstr. 30
70593 Stuttgart

Dipl.-Psych. Rudolf K. Oberdorfer
Klinischer Psychologe und Supervisor (BDP)
Psychotherapeutische Praxis
Henningstege 17
46485 Wesel

Sönke Paulsen
Zentrum für Psychiatrie
Justus-Liebig-Universität Gießen
Am Steg 22
35392 Gießen

Dr. rer. nat. Jürgen Reimann
Fachapotheker für Arzneimittelinformation
und pharmazeutische Analytik
Pöckinger Str. 12 a
81475 München

Univ.-Prof. Dr. Peter Rösen
Deutsches Diabetes-Forschungsinstitut
Abt. für Klinische Biochemie und Pathobiochemie
Auf'm Hennekamp 65
40225 Düsseldorf

Priv.-Doz. Dr. med. Christian Schneider
Klinik III für Innere Medizin
Klinikum der Universität zu Köln
Joseph-Stelzmann-Str. 9
50924 Köln

Univ.-Prof. Dr. med. Rudolf Schoberberger
Institut für Sozialmedizin
Medizinische Universität Wien
Rooseveltplatz 3
1090 Wien
ÖSTERREICH

Univ.-Prof. Dr. med. Wolfgang Schulze
Abt. für Andrologie
Univ.-Klinikum Hamburg-Eppendorf
Martinistr. 52
20246 Hamburg

Univ.-Prof. Dr. med. Helmut K. Seitz
Medizinische Klinik
Krankenhaus Salem
Zeppelinstr. 11–13
69121 Heidelberg

Univ.-Prof. Dr. med. Winfried Siffert
Institut für Pharmakologie
Univ.-Klinikum GHS
Hufelandstr. 55
45147 Essen

Priv.-Doz. Dr. med. Frank Sommer
Andrologie und Aging Male
Klinik und Poliklinik für Urologie
des Klinikums der Universität zu Köln
Joseph-Stelzmann-Str. 9
50931 Köln

Dipl.-Psych. Stefanie Wagner
Klinik für Psychosomatik und Psychotherapie
Justus-Liebig-Universität Gießen
Ludwigstr. 76
35392 Gießen

Univ.-Prof. Dr. med. Dr. dent. Joachim E. Zöller
Klinik und Poliklinik für Zahnärztliche Chirurgie
und für Mund-, Kiefer- und Plastische Gesichtschirurgie
Universität zu Köln
Kerpener Str. 62
50937 Köln

Inhaltsverzeichnis

I

Grundlagen des Alterns

1 Aging Male, Anti-Aging, und der Irrtum vom Maximizing Manhood

Günther Jacobi

Anti-Aging im Internet

Amerikanischer als die im Titel genannten Begriffe geht es nicht mehr. Dabei haben die alten deutschen Wörter „Jungbrunnen“ oder gar „verjüngeln“ Vergleichbares benannt.

Die Suchmaschine „Google“ wies am 1. Juli 2004 für den Begriff „Aging Male“ 13.100, für „Anti-Aging“ bzw. „Anti-Ageing“ 1,4 Millionen Nennungen aus. Sie reichen von seriösen Informationen und Produkten bis hin zu Nepp und Scharlatanerie.

Eine grobe Sortierung der in Deutschland angebotenen Anti-Aging-Produkte und -Dienstleistungen ergibt ungefähr folgendes Bild: Etwa ein Viertel fällt unter den Bereich Wellness, der v.a. besetzt ist durch die Wohlfühl- und Fitness- sowie Freizeitbranche. Ein weiteres Viertel betrifft Kosmetik und ästhetische Behandlungen einschließlich Chirurgie.

Nur etwa 20 Prozent der Angebote fallen in den schulmedizinischen Bereich (**medizinisches Anti-Aging**), d.h. die Risikoanalyse und die gezielte präventive Verhaltensmedizin sowie Gesundheitskonzepte. 30% der Angebote müssen unter dem Begriff Kommerz abgehandelt werden. Versprechungen wie „young forever“, „successful aging“, „fit for fun“ oder „maximizing manhood“ machen hier die Runde.

Anti-Aging, medizinische Herausforderung oder Zeitgeist?

! Anti-Aging in seiner wohlverstandenen medizinischen Präventivvariante meint das Bestreben, beim Älterwerden funktionstüchtig (und vielleicht sogar gesund) und sozial kompetent zu bleiben.

Die Suche nach immer mehr Gesundheit wird dagegen leicht zur Sucht, und Anti-Aging droht dabei als kommerzielle Ware zu verkommen. Manfred Lütz hält die ständige, mitunter wahnhafte Suche nach der Gesundheit für einen Kult, der fast religionsartige Züge angenommen hat. Er spricht von Diät- und Fitness-Sadisten und zieht zu Felde gegen den unwahren, dummen, ja oft verletzenden Spruch, Gesundheit sei das höchste Gut (Lütz 2002).

Ulrich Beck sieht sogar eine Verbindung zwischen der Suche nach Gesundheit und der Sehnsucht nach Selbsterfüllung, und er portraitiert die Protagonisten so: „... sie fasten. Sie joggen. Sie wechseln von einer Therapiegruppe zur anderen. Besessen von dem Ziel der Selbstverwirklichung reißen sie sich selbst aus der Erde heraus, um nachzusehen, ob ihre Wurzeln auch wirklich gesund sind“ (Beck 1986).

Es sind weiterhin mehr Männer als Frauen, die sich mit Bodyshaping und mit immer im Kreis laufenden Stadtmarathons bis zum Umfallen quälen, und damit sauer verdientes Geld für vermeintlich gesunde und lebensverlängernde Wellness und Fitness ausgeben. Männer gingen früher auf den Jahn-Platz, heute zum maschinellen „Body-Workout“. Vorläufiges Ende dieser Entwicklung ist ein im Mai 2004 in den USA erschienener Bestseller mit dem Titel „Die Schöpfer-Diät“. Hierin werden auf der Basis der vermeintlich gesunden Lebensweise der Israeliten biblisch untermauerte Ernährungsempfehlungen gegeben – bis hin zur Aufnahme sterilen Staubs, um den Bezug zur Mutter Erde herzustellen.

Die Industrie, die Medien und eine Reihe von Vertretern der Heilberufe sind mitverantwortlich dafür, dass das scheußliche Modewort Anti-Aging sich bereits hoffnungslos abgenutzt hat, vom Kunden/Klienten/Patienten oft missverstanden wird, und in eine Bewegung geraten ist, in der man ihm das Attribut Zeitgeist zuteilt. Bezeichnet Zeitgeist jedoch in etwa ein intellektuelles, moralisches und kulturelles Klima unserer Epoche, so ist Anti-Aging davon weit entfernt.

Der Wunsch, immer älter zu werden und sich dabei jung zu fühlen ist menschimmanent. Etwa in der antiken Philosophie (Platon „Politeia“), in der altgriechischen Medizin (Hippokrates „Über die gesunde Lebensweise“), in der Renaissance (Paracelsus „Liber de Vita longa“; Cornaro „Discorsi intorno alla vita sobria“), in der Kunst (Lucas Cranach d. Ä. „Jungbrunnen“) und in der ersten wissenschaftlichen Präventivmedizin des Christoph Wilhelm Hufeland („Makrobiotik – Die Kunst das Leben zu verlängern“) ist langes Leben und gleichzeitige Jugend zwischen Suche und Sehnsucht thematisiert.

! Und egal in welchen Kulturen und medizinischen Traditionen, praktisch anwendbare Methoden gegen das Älterwerden, also Anti-Aging, war immer ein Thema, und zwar vornehmlich der vermögenden Bevölkerungsschicht.

E(mann)zipation

Horst Michna, Lehrstuhl für Sport und Gesundheitsförderung der TU München, hat für seinen Vortrag vor der Hanns Martin Schleyer Stiftung 2003 in München die provokante Frage gewählt „Warum Männer ungesund leben und Frauen gesünder sterben". Seine am Ende ebenso provozierende Antwort „...weil Frauen Rat einholen und auch annehmen und Männer keinen Rat brauchen" zeigt das Dilemma eindringlich auf. Das Buch mit dem Titel „Die Gesundheit der Männer ist das Glück der Frauen?" ist eine Fundgrube in diesem Sinne (Bedenbecker-Busch u. Wohlfart 1998).

Die Gleichstellung des Mannes als ein auch benachteiligter Teil der Bevölkerung kommt im Bereich von Gesundheit und Wohlergehen zunehmend in Gang. So ist **Gender Mainstreaming**, das ist der Drang (und Auftrag) nach Gleichstellung der Geschlechter in Gesellschaft und Gesundheitsbelangen, auch bei den Männern angekommen. Die Selbstbefreiung aus selbst erzeugter und auferlegter Einengung kann sogar dazu führen, dass Männer langfristig eine Annäherung ihrer Lebenserwartung an die der Frau erreichen. Damit Männer nicht länger als in ihren Gesundheitsbelangen bevormundet gescholten werden, bedarf es grundlegender Weichenstellung in der Gesundheitsberatung und Erzeugung von Motivation. **Anti-Aging für Männer** ist ein Instrument hierzu.

Jahrzehntelang betrieben Urologen, die sehr wohl die Ausbildung und Erfahrung zu Männerärzten haben, Nabelschau. Sie beschäftigten sich bei ihren männlichen Patienten vornehmlich mit deren spezifischen Erkrankungen. Aspekte der Früherkennung als eines der Merkmale von Prävention fanden vor gut 30 Jahren Eingang in ärztliches Handeln, kamen aber über eine sehr begrenzte Akzeptanz nie hinaus. Erst 20 Jahre später entwickelte sich aus dem Weichbild der Vorsorgeuntersuchung (die außer einem schlechten Gewissen wenig bewirkte) durch die **PSA-geführte Prostatauntersuchung** eine echte Krebsfrüherkennungsmaßnahme.

Meilenstein der E(mann)zipation vor 25 Jahren war das aus der Hand geben (mancipium) der Sexualität in Penisprothesen und Vakuumpumpen. Nach Jahren der Unzufriedenheit ob der Mechanifizierung der Erektion folgten **PDE-5-Hemmer** mit der Befreiung aus Scham und Tabus. Erkauft wurde die Entwicklung mit einer neuen Krankheit, die man fortan ED nannte und deren Kostenerstattung sich die Kassen mit unlogischen Argumenten widersetzten.

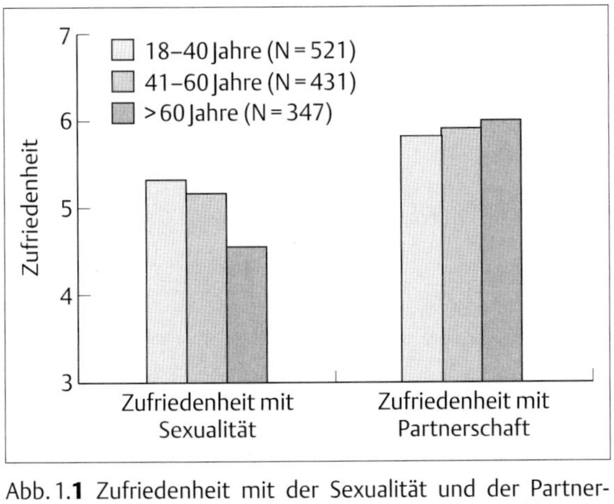

Abb. 1.**1** Zufriedenheit mit der Sexualität und der Partnerschaft bei Männern in der Allgemeinbevölkerung in Abhängigkeit vom Alter (1299 Befragte; aus: Beutel et al. 2004).

Letztlich mündete die Entwicklung „von Penisprothese bis Partnerschaft" in der Erkenntnis, dass es ja doch ab einem gewissen Alter auf das zweite mehr ankommt als auf das erste (Abb. 1.**1**). So sitzt heute Oswalt Kolle als sexualaufklärerischer Grandsenieur bei Symposien und Gesundheitstagen auf der Couch und lehrt über Sex bei älter Gewordenen.

In den 1980er Jahren wuchs mehr und mehr die Erkenntnis, dass Männer ab einem bestimmten Alter an etwas leiden können, das bei Frauen einen wissenschaftlichen Namen, das Klimakterium, hat. In Ermangelung einer geeigneteren Bezeichnung wurde die Situation „climacterium virile" genannt, ein Terminus, der sich schon wegen der begrifflichen Nähe zur weiblichen Situation nie durchsetzte.

> **!** Zugrunde liegt die Erkenntnis, dass sich bei Männern mit zunehmendem Alter (als Alterungsprozess?) der Androgenstoffwechsel in Richtung Testosteronabfall verändert. Diesem Laborwertmuster wurden Symptome und klinische Befunde zugeordnet, die sich im Krankheitsbild des PADAM subsumieren ließen. So hat die **„Aging-Male-Krankheit"** (-Syndrom?) den unattraktiven Terminus „climacterium virile" abgelöst und gab Raum für viele Untersuchungen von Funktionssystemen über die Sexualorgane hinaus.

Eines dieser Systeme ist das Gefäßsystem. Die Datenlage ist schlüssig, dass sich altersbezogene Veränderungen des Androgenstoffwechsels auf die bekannten **kardiovaskulären Risikofaktoren** wie Hypertonie, Hypercholesterinämie, Hypertriglyceridämie, Insulinresistenz und Adipositas insgesamt negativ auswirken. In einer Metaanalyse ergibt sich ein erhöhtes kardiovaskuläres Risikoprofil bei erniedrigtem freien und/oder gebundenem Serumtestosteron in Abhängigkeit vom Lebensalter (Abb. 1.**2**).

Das Öffnen von Kalium-Kanälen in der Plasmamembran des Gefäßendothels sowie die androgenrezeptorabhängige Dilatation koronarer und herznaher Gefäße sind nur zwei von mehreren möglichen Erklärungen für den gefäßprotektiven Effekt eines „auf Niveau" erhaltenen Testosteronspiegels im Alter. Bleibt nur die Frage nach dem „Normbereich", d.h. nach dem physiologisch optimalen Androgenniveau. Oder: Wie hoch ist der individuelle Bedarf an Testosteron mit dem Alter? Wie tief muss der Testosteronspiegel fallen, damit Symptome auftreten, Krankheiten begünstigt werden und eine Substitution sinnvoll wird?

Die Aging-Male-Bewegung hat noch mehr erzeugt. Sie brachte Journale, Societies, Weltkongresse, Leitlinien und Experten hervor, und hat ein Klima geschaffen, in dem Andrologie und Männergesundheit wissenschaftlich prosperiert. Die urologische Fachärzteschaft trägt mit dazu bei, dass sexuelle Potenz bis ins hohe Alter, Vaterschaft noch mit 100 Jahren und Todesschuss durch den eifersüchtigen Nebenbuhler eben nicht Leitmotive des „neuen Mannes" sind.

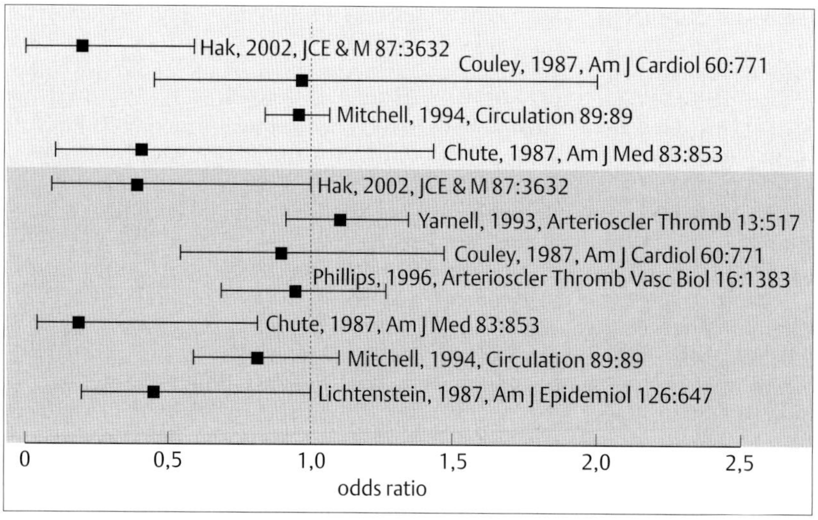

Abb. 1.**2** Metaanalyse an Studien, in denen für Männer das relative Risiko kardiovaskulärer Erkrankungen in Abhängigkeit vom Androgenspiegel (Gesamttestosteron = hellgraue Fläche; freies Testosteron = dunkelgraue Fläche) und unter Berücksichtigung weiterer Risikofaktoren untersucht ist (nach Muller et al. 2003).

Die Urologen haben aufgrund ihrer Erfahrungen mit alternden und alten Menschen das **Aktionsprogramm „ALTER-nativ"** ins Leben gerufen. Diese **„Initiative vitales Altern"** soll die Altersforschung auf folgenden Gebieten bundesweit intensivieren:

- Harnentleerungsstörungen einschließlich Harninkontinenz,
- Sexualstörungen,
- Organ- und Gewebeersatz,
- Infektionen,
- wiederherstellende Operationen sowie
- Krebs als Altersrisiko.

! **Ziel** ist es, dem von der WHO proklamierten (Ideal-) Begriff des „aktiven Altern" als „Prozess des Alterns ohne alt zu werden durch lebenslange Aufrechterhaltung der physischen, sozialen und spirituellen Aktivitäten" näher zu kommen.

Gleichzeitig wird auf anderer Ebene der Frage nachgegangen, was uns gesund erhält, was uns alt macht. Am 1. Mai 2004 startete ein Forschungsprojekt der EU, an dem 11 Länder teilnehmen. 25 Institute wollen 2800 Geschwisterpaare finden, die über 80 Jahre alt geworden sind. Gemeinsame Vererbungs- und Verhaltensparameter werden untersucht, die zur Gesunderhaltung der Hochbetagten beigetragen haben.

Mythen über das lange Leben und die ewige Jugend

Die Literatur ist unüberschaubar zu diesem Thema. So wirkt die Geschichte von Narziss wie ein kulturtypisches Zeitphänomen heute: Überbetonung von Jugendhaftigkeit, Verleugnung der Vergänglichkeit, Verdrängung des Alters als Normalität.

Eine Geschichte aus der griechischen Mythologie, eine aus der Literatur des 19. Jahrhunderts und ein Kinofilm aus unserer Zeit sind hier angeführt, die als exemplarisch für vieles bisher Überlieferte oder Geschriebene gehalten werden können:

Eos, die Göttin der Morgenröte

Eos, die Göttin der Morgenröte, hatte viele Liebhaber. Eines Tages entbrennt in ihr die Liebe zu Tithonos, einem Sterblichen. Wegen seines guten Aussehens entführt sie ihn von der Erde und erbittet für ihn von Zeus Unsterblichkeit, damit er für immer ihr Geliebter sei. Dabei vergisst sie, Zeus auch um dessen ewig währende Jugend zu bitten. So erfreute Tithonos seine Eos zunächst in strahlender Jugend: „Wickle mich ein in dein Haar, das nach Honig riecht. Eine Weile hält es mich fest. Bis der Wind wieder aufkommt, der fessellose Wind aus dem Grauen."

Und als das Alter ihn einholt, muss Eos auf seine Liebe verzichten. So altert Tithonos und schrumpft und welkt dahin. Zeus versagt sich Eos' Flehen, doch das Geschenk der Unsterblichkeit zurückzunehmen. „Uns widert die Süße bald und dann lecken wir Salz von den Steinen, wo das Meer übertritt."

Als ihr Menschen-Partner schließlich kein Glied mehr rühren kann, sperrt sie ihn ein, von wo sein endloses Klagen erklingt (Homerischer Hymnos V auf Aphrodite, 218ff.; Apollodor, Bibliothek, III/147). Nach einer anderen Fassung verwandelt sie ihn in einen Grashüpfer.

Dorian Gray

Dorian Gray ist Oscar Wildes Romanfigur, die aus Gier nach ewiger Jugend schmachvoll scheitert. Der narzisstische Titelheld Dorian Gray darf ewig jung bleiben, nur sein Portrait altert. Doch der Preis ist hoch: Dorian Gray hat seine Seele dem Teufel verkauft, um den Alterungsprozess nicht erleben zu müssen. Im Roman altert nur sein Portrait. Er kann zusehen, wie Furcht erregend er sich von seinem selbst eingebildeten Idealbild des jungen Dandys entfernt.

„Denn nur so kurze Zeit wird Ihre Jugend dauern – nur so kurze Zeit! Die Menge der Feldblumen welkt, aber sie blühen wieder. Die Blüten der Bohne sind ebenso goldgelb im nächsten Juni wie heute. [...] Aber uns kehrt niemals die Jugend zurück. Der Pulsschlag der Freude, der uns mit zwanzig durchzuckte, wird matt und träge. Unsere Glieder werden schwer, unsere Sinne entschwinden. Wir entarten zu scheußlichen Gliederpuppen, in denen nur ein Gedächtnis spukt [...]. Jugend! Jugend! Es gibt nichts in der Welt außer der Jugend!"

Der **moderne Dorian Gray** greift bei so genannten körperdysmorphen Störungen zu Lifestyle-Medikamenten: Mit Haarwuchsmitteln, Schlankheitsmedikamenten oder Tabletten zur Steigerung der sexuellen Potenz wird versucht, dem Fitnessideal gerecht zu werden. Viele suchen ihr Heil auch in kosmetischen Operationen, die immer häufiger ausschließlich der optischen Verjüngung dienen.

Im Internet-Spam ist das Angebot nach der Penisaugmentation an der Tagesordnung. Der Jugendlichkeitswahn hat von Psychiatern den Namen **Dorian-Gray-Syndrom** erhalten. Die Störung betrifft Menschen zwischen 20 und 50 Jahren, Frauen bevorzugt. Sie neigen zu psychosomatischen Störungen, Depressionen bis hin zu Suizidabsichten.

Cocoon

Cocoon, so heißt ein amerikanischer Oscar-preisgekrönter Spielfilm von 1984, in dem der Wunsch nach ewiger Jugend modern bearbeitet ist. Eine Gruppe Außerirdischer landet in Florida, um nach ihren Kameraden, die seit vielen Jahren auf der Erde verschollen sind, zu suchen. Sie finden ihre Artgenossen, die sich, die Gestalt von Menschen angenommen, in Kokons eingesponnen haben und so in einem ausgedienten Swimmingpool existieren.

Rentner aus einem nahegelegenen Seniorenheim geraten zufällig in dieses Schwimmbecken, nehmen die Energie der Außerirdischen auf und werden dadurch plötzlich auf sensationelle Weise jung und leistungsfähig. Und es entsteht unter den verjüngten Menschen ein Konflikt, ob sie bei ihren Freunden, d.h. in ihrer Gesellschaft bleiben oder mit den Außerirdischen in deren Heimat und damit in die ewige Jugend fliegen sollen. Der Verlockung nach der Reise in die Galaxie der ewigen Jugend können sich die Alten kaum erwehren.

Das demografische Szenario

Die Frage ist erlaubt, ob wir überhaupt ein medizinisches Anti-Aging brauchen, und wenn ja, wie es beschaffen sein soll? Denn glaubt man den demografischen Berechnungen (sie haben im vergangenen Jahrhundert immer Recht behalten), so wird das „Immer-älter-Werden" zur größten sozialen Herausforderung dieses Jahrhunderts. Schirrmachers „Das Methusalem-Komplott" (Schirrmacher 2004), Birgs „Die demografische Zeitenwende" (Birg 2003) und Gronemeyers „Kampf der Generationen" (Gronemeyer 2004) sind die prominentesten Bearbeitungen dieses Szenarios. Die zentrale Botschaft lässt sich vereinfacht folgendermaßen zusammenfassen:

- Immer mehr Menschen werden immer älter und immer weniger Junge bedienen die Sozialsysteme,
- daher wird Krankheit zunehmend unbezahlbar.
- Gleichzeitig droht ein Verteilungskampf von Beschäftigung und Vermögen (in jedweder Form!).
- Hohes Alter ist nur in Leistungsfähigkeit (m.E. in Gesundheit) erstrebenswert.
- Daher sind Gesundheitsprävention in jungen Jahren und später Strategien von **Good-Aging** unabdinglich.

Wir werden unaufhaltsam und (ohne Seuchen und Fundamentalkatastrophen ungebremst) älter. Unsere Lebenserwartung nimmt seit 1840 pro Jahr um 3 Monate linear zu, und damit schneller als Krankenversicherungen und Rentenkassen lieb ist. Abb. 1.**3** verdeutlicht das Dilemma (Höhn 2002).

Seit 1970 hat die Zahl der 100-Jährigen exponenziell zugenommen. Die Voraussagen für 2024 und 2047 sind dramatisch, und es lässt sich erahnen, welche gesellschaftlichen Probleme auf uns zukommen, wenn diese Prognose nur annäherungsweise zutrifft, wenn wir in 40 Jahren bereits eine Million 100-Jährige haben. Nicht Anti-Aging ist dann angesagt, nicht älter werden um jeden Preis, sondern halbwegs intakt Älterwerden, gut älter werden, kompetent älter werden. Good-Aging wird zur Devise.

„Morgen, wenn wir alt sind, geht es darum, unsere eigene Alterslebenszeit nicht zu verschwenden. Unsere neuen alten Vorbilder sind die Genies des Alters. Goethe wurde 83. Tolstoi wurde 82. Voltaire wurde 84. Verdi wurde 88. Michelangelo wurde 89. Tizian wurde 99. Sie wurden so alt, weil sie nie aufhörten, jung zu bleiben. Fazit: Keine Generation vor uns stand je vor einer vergleichbaren Lebensaufgabe. Sorgen Sie sich nicht: Werden Sie alt – und glücklich!

Sie müssen lernen, 50 und 60 Jahre alt zu werden – und nicht an die Rente zu denken. Sie müssen lernen, 70, 80 oder sogar 90 Jahre alt zu werden – ohne dabei zu verstummen. Sie müssen leben!"

Diese im Biologischen wie Psychologischen wie Sozialen verankerte Aussage von Frank Schirrmacher, Herausgeber der Frankfurter Allgemeine Zeitung und Autor des Bestsellers „Das Methusalem-Komplott" kann wie ein Manifest der Herausforderung zu gutem Anti-Aging, zu Good-Aging verstanden werden.

Prävention – oder, wie Krankheit verhindert wird

Auch mit dem Gesetz zur Modernisierung des Gesundheitssystems in Deutschland von 2004 ist die Bereitschaft der Bevölkerung zur Selbstverantwortung im Streben nach Gesundheit und Wohlergehen unklar.

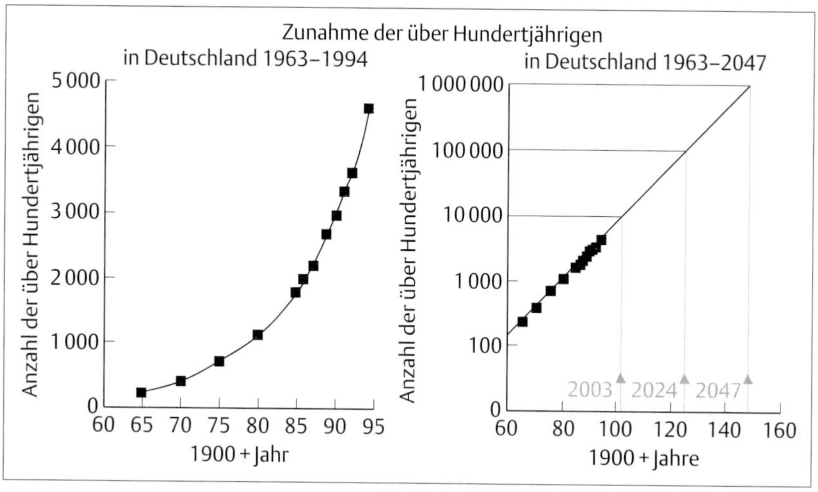

Abb. 1.**3** Zunahme der 100-Jährigen in Deutschland; links lineare Darstellung mit exponenzieller Zunahme ab 1970; rechts semilogarithmische Darstellung der gleichen Daten mit Extrapolation (entnommen aus: Höhn 2002).

Zwar sahen schon vor 10 Jahren 94% der Deutschen einen bedeutenden Fortschritt der Medizin in der Krankheitsverhütung (EMNID 1995), und bei 85% der Deutschen steht Gesundheit an erster Stelle der Wertschätzungsskala (Schöb 2001). Es findet sich jedoch eine große Diskrepanz zwischen dieser Wertschätzung und der tatsächlichen Beachtung: Nur 7–9% der Befragten schenken ihrer Gesundheit sehr starke Beachtung; immerhin rund die Hälfte gibt an, der eigenen Gesundheit nur eine mittelmäßige Beachtung zu schenken. Prävention ist aber, wenn Selbstverantwortung reklamiert wird, mit Gesundheitstraining und Motivation eng verknüpft.

! Mit Prävention (lat.: praevenire = zuvorkommen) ist Krankheitsverhütung mittels Risikominderung durch Gesundheitsbildung gemeint. Individuelles Ziel ist es, eine Krankheit zu verhindern oder im Falle von Krankheit eine bleibende Auswirkung derselben zu verhüten. Damit ist Prävention ein Instrument aus der konventionellen Denkweise der Pathogenese, die sich an der Vermeidung (etwa durch Hygiene, Impfung, Risikoverminderung) orientiert.

Gesundheitspolitisches Ziel der Prävention ist damit die Verringerung der Neuerkrankungsrate (im Anti-Aging verfolgt für Krebs, Herz-Kreislauf-Erkrankungen, Demenz), evtl. die Verzögerung der Erkrankungswahrscheinlichkeit und die Reduzierung der Rate an Behinderung und frühzeitigem Tod. Parallel hierzu erfolgt eine Verbesserung der Lebensqualität.

Fälschlicherweise wird in Laienkreisen Prävention generell mit Früherkennung oder Vorsorge gleichgesetzt. Der mögliche lebensverlängernde Effekt von Prävention muss, was bestimmte Erkrankungen anbelangt, auch kritisch hinterfragt werden. Finanzielle Einspareffekte für das Gesundheitssystem durch Prävention sind schwer vorausbestimmbar, da Prävention versicherungsmathematisch nicht zu fassen ist. Für den Einzelnen sind die Vorteile der Prävention unbestritten und im Anti-Aging gibt es für vorausschauende Lebensweise keine Alternative.

Primärprävention

Die Primärprävention kommt im Stadium der Noch-Gesundheit zum Tragen und beinhaltet alle Strategien, um einen Krankheitsbeginn zu verhindern.

Beispiel 1: Männer, die sich frühzeitig und dauerhaft reich an Carotinoiden, Lutein und Zeaxanthin sowie an Vitamin E und C ernähren, reduzieren ihr Risiko, an altersbedingter Makuladegeneration und Blindheit zu erkranken, signifikant.

Beispiel 2: Vor wenigen Jahren konnten erstmals Männern bestimmte Merkmale des Lebensstils als wahrscheinlich riskant im Hinblick auf die Entstehung eines Prostatakarzinoms vermittelt werden. Und heute wissen wir schon, dass das etwas kürzere *cis*-Isomer des Tomatencarotinoids Lykopin die wohl am besten wirksame Form in der Prostatakrebs-Prävention ist, dass das bei der Tomatenerwärmung und Zubereitung frei werdende *cis*-Lykopin besser resorbiert wird als das *trans*-Isomer, und dass Gallensäureproduktion die Bioverfügbarkeit weiter erhöht (Boileau et al. 2002). So wird empfohlen, einen Esslöffel Tomatenmark mit einigen Tropfen Olivenöl als quasi mediterranen Präventivcocktail nach der Hauptmahlzeit einzunehmen.

Beispiel 3: Die Beweisführung im Hinblick auf die Primärprävention geschieht für den **Prostatakrebs** vereinfacht etwa folgendermaßen (Beispiel für grünen Tee):

- In Tee gefundene pflanzliche Polyphenole haben eine starke antioxidative Wirkung in mehreren Bioassays. Ein Übermaß an freien Radikalen mit entsprechendem **Zellstress** wird als einer der vielfältigen karzinogenen Faktoren angesehen.
- Im Prostatagewebe von Teetrinkern werden die Polyphenole in höherer Konzentration als bei Nicht-Teetrinkern nachgewiesen. In Prostatagewebe mit hoher Polyphenolkonzentration findet sich eine geringe Konzentration der mit der Krebsentstehung zusammenhängenden Polyamine.

- In Zellkulturen wachsen Prostatakrebszellen langsamer, wenn ihr Kulturmedium mit Serum von Teetrinkern versetzt wird.
- In Ländern mit hohem Teekonsum ist Prostatakrebs seltener als in Gegenden mit geringem Anteil männlicher Teetrinker.
- Also kann regelmäßiges Teetrinken vor der Entwicklung eines Prostatakrebs schützen.

Sekundärprävention

Die Sekundärprävention zielt sowohl auf die frühzeitige Ausschaltung von verhinderbaren Gesundheitsrisiken als auch auf Früherkennung von Krankheiten in heilbaren Frühstadien ab.

Beispiel: Wer das Rauchen aufgibt, wird nach 5–10 Jahren sein Erkrankungsrisiko für Bronchialkarzinom und koronare Herzkrankheit signifikant reduziert und seine Erkrankungswahrscheinlichkeit dem von Niemals-Rauchern angeglichen haben (Kap. 28). Bei Männern, die regelmäßig Krebsvorsorgeuntersuchungen wahrnehmen, wird im Erkrankungsfalle von Prostatakrebs wahrscheinlich ein Frühstadium entdeckt werden.

Tertiärprävention

Nach Eintritt der Erkrankung umfasst die Tertiärprävention alle geeigneten Maßnahmen, um die Krankheitsprogression zu verlangsamen und im Falle von lebensbedrohlichen Krankheiten den Tod bei akzeptabeler Lebensqualität hinauszuzögern.

Beispiel: Diabetiker können durch Körpertraining und Gewichtsreduktion das Risiko von Folgeerkrankungen (Metabolisches Syndrom) mit fatalen Dauerschäden signifikant mindern.

Die Zusammenhänge von Primär-, Sekundär- und Tertiärprävention sind in Abb. 1.4 veranschaulicht.

Gerontologie als transdisziplinäre Herausforderung

Von Kritikern oder Gegnern eines medizinischen Anti-Aging wird angeführt, die Alters- und Alternsmedizin (Geriatrie) decke alle Belange des guten Älterwerdens ab. Dem ist entgegenzuhalten, dass Geriatrie eines der gerontologischen Fachgebiete ist, in dem die Gerontoprävention bisher keinen besonderen Schwerpunkt dargestellt hat. Einen fachübergreifenden Überblick zur Psychologie des Alterns und zur gerontologischen Forschung gibt Ursula Lehr (Lehr 2003).

> **!** Gemäß der Wortherkunft (griech. geront = alter Mensch) beschäftigt sich die Gerontologie mit der „Beschreibung, Erklärung und Modifikation von körperlichen, psychischen, sozialen, historischen und kulturellen Aspekten des Alterns und Alters, einschließlich der Analyse von alternsrelevanten und alternskonstituierenden Umwelten und sozialen Umwelten" (Baltes u. Baltes 1992).

Zu den von Wahl und Heyl (2004) herausgestellten essenziellen Merkmalen einer gerontologischen Herangehensweise (was sich im Anti-Aging durchaus wiederfindet) gehören, dass Älterwerden ein dynamischer Prozess ist, der sowohl Verluste wie Gewinne beinhaltet, und dass der Prozess u.a. biologisch, medizinisch, sozial, ökonomisch und geschlechtsspezifisch bestimmt wird.

Darüber hinaus ist Altern ein lebenslanger und biografisch verankerter Prozess, der sich multidimensional auf verschiedenen Ebenen vollzieht. Dementsprechend ist es an dieser Stelle notwendig, professionelles Anti-Aging im Terrain der gerontologischen Arbeitsfelder zu positionieren (Tab. 1.1).

Tabelle 1.1 Einbettung von Anti-Aging in die Gerontologie

➤ Medizinische Gerontologie (Alters- und Alternsmedizin [Geriatrie] mit organ- und funktionsbezogenen Teilgebieten)
➤ Gerontoprävention (Anti-Aging)
➤ Gerotechnologie (Technik zugunsten älterer Menschen)
➤ Sozialgerontologie (Gerontopsychologie, Alternssoziologie, Geragogik/Gerontagogik [Lernen im Alter], Kulturgerontologie [Literarische Behandlung des Alters], Geschichte und Philosophie des Alterns und Alters)

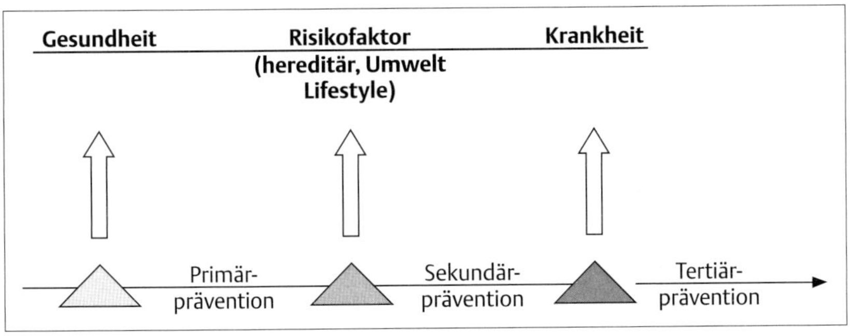

Abb. 1.4 Angriffspunkte der Prävention im Zeitverlauf: Primärprävention: aus der Gesundheit heraus, um Risiken zu minimieren; Sekundärprävention: zur Krankheitsfrüherkennung; Tertiärprävention: zur Verbesserung der Lebensqualität bei chronischer Krankheit.

Strategien für den ganzen Mann

Männer leben schneller und sterben früher (Kapitel 4). Die Aktionsräume des Mannes sind klassischerweise geprägt von den drei Bereichen Beruf, Freizeit, Ruhestand. Der Aktionsraum **Familie** stellt beim Mann die größte Variable dar. Vieles spricht aber dafür, dass gerade der Aktionsraum Familie, Freundschaften und das weitere zwischenmenschliche Umfeld die lebensverkürzenden Faktoren der Männer günstig beeinflussen.

Stattdessen verbringt der Mann mehr als die Hälfte seines wachen Lebens in Beruf und Arbeit. Waches Männerleben ist – wie in der Zeit des Jagens und Sammelns – Erwerbsleben. Privatleben verkommt da gern zum Restposten, wird auf der Tagesordnung oft unter „Verschiedenes" abgedrängt. Dabei werden Menschen mit intakten sozialen Bindungen weniger krank oder überwinden Krankheiten besser. Bei ihnen heilen selbst lebensbedrohliche Erkrankungen besser, die Lebensqualität ist besser, die Lebenserwartung ist höher (Jacobi 2003).

Strategien zum Heil der Männer können wie folgt formuliert werden:

- **Erstens**: „Nichts hat die Würde der Männlichkeit mehr ausgehöhlt als der Jugendkult, der seinen Ursprung in der Ideologie der Technik hat, in der unausgesprochenen Absicht, eine Zukunftswelt herzustellen, die sich total unter menschlicher Kontrolle befindet. Zu diesem Denken gehört es nämlich auch, dass der Tradition, dem Alter und dem Tod der Krieg erklärt wird. Außerdem beinhaltet es die unausgesprochene Annahme, dass das neueste Wissen die Weisheit der Vergangenheit für veraltet erklärt. Wir schmeicheln uns damit, dass wir das Neueste als das Größte hinstellen.

  In dieser schönen neuen Welt sind alte Menschen nur ein Störfaktor, eine peinliche Erinnerung daran, dass unser Vorhaben, immer mehr Macht anzuhäufen, das Gleiche ist, als wollte man das Kommen der Flut mit Hilfe von Sandburgen verhindern. Um mit Grazie alt zu werden, müssen wir anstreben, weise und schöne „Stammesälteste" zu werden. Voraussetzung dafür ist aber ein neues Bild vom Mann, so dass wir endlich unseren Erfolg nicht mehr daran messen, wie viel Macht wir angehäuft haben, sondern daran, in wieweit wir zu Mitgefühl fähig sind, und unsere Männlichkeit an unserer Fähigkeit zu Fürsorglichkeit und sparsamem Haushalten und an der Frage, ob wir zum Mentor taugen." (Sam Keen, 2001)
- **Zweitens**: „Gegenüber vorherrschenden Werten wie Leistung, Effektivität, Kontrolle, Macht, Dominanz, Unabhängigkeit, Status oder Geschwindigkeit geht es um die Neubewertung von zeitlicher Dauer, Schönheit, Muße, Empfindsamkeit, Mitgefühl; um die neue Balance von Krankheit und Tod, von Kindheit und Alter, von Liebe und Abhängigkeit; um die Wiederentdeckung des Heiligen, der Mystik, oder auch des Kosmos als eines interdependenten Sinnzusammenhangs." (Hans Prömper 2003)
- **Drittens**: „Zum ersten Mal seit Jahrhunderten haben wir jetzt die Möglichkeit, unser Rollenkorsett von Macht, Härte, Erfolgszwang, Kontrolle und Pokerface zu lockern. Und zum zweiten: Zum ersten Mal haben wir die Möglichkeit zu sehen und zu erleben, wer wir wirklich sind. Statt uns nur von außen definieren zu lassen, also gesellschaftlichen Zwängen und gesellschaftlichen Erwartungen zu unterliegen, fragen wir nach uns und unseren Bedürfnissen." (Walter Hollstein 2001).

Literatur

1. Baltes PB, Baltes MM. Gerontologie – Begriff, Herausforderung und Brennpunkte. In: Baltes PB, Mittelstrass Jürgen (Hrsg.). Zukunft des Alterns und gesellschaftliche Entwicklung. Berlin, Verlag Walter de Gruyter 1992.
2. Beck U. Risikogesellschaft. Auf dem Weg in eine andere Moderne. Frankfurt, Suhrkamp 1986.
3. Bedenbecker-Busch M, Wohlfart U. Die Gesundheit der Männer ist das Glück der Frauen? Hrsg. von der Gesundheitsakademie Landesinstitut für Schule und Weiterbildung NRW. Frankfurt, Mabuse-Verlag 1998.
4. Beutel ME, Wiltink J, Merbach M, Brähler E, Weidner W, Hauck J. Sexualstörungen des alternden Mannes. Urologe 2004;[A]43:285–290.
5. Birg H. Die demographische Zeitenwende. München, Verlag C.H. Beck 2003.
6. Boileau Th, Boileau AC, Erdman jr. JW. Bioavailability of all-trans and cis-Isomers of Lycopene. Experimental Biology and Medicine 2002;227:914–919.
7. Gronemeyer R. Kampf der Generationen. München, Deutsche Verlags-Anstalt 2004.
8. Höhn H. Genetische Aspekte von Langlebigkeit und Altern. In: Biomolecular Aspects of Aging – The Social and Ethical Implications. Hrsg. von der Max-Planck-Gesellschaft München, 2002.
9. Hollstein W. Potent werden – Das Handbuch für Männer. Bern, Verlag Hans Huber 2001.
10. Jacobi G. Männerwelten. In: Jacobi GH (Hrsg.). Praxis der Männergesundheit. Stuttgart, Thieme Verlag 2003.
11. Keen S. Feuer im Bauch – Über das Mann-Sein. Bergisch Gladbach, Verlag Lübbe 2001.
12. Lehr U. Psychologie des Alterns. Wiebelsheim, Quelle & Meyer Verlag, 10. korrigierte Auflage 2003.
13. Lütz M. Lebenslust – wider die Diät-Sadisten, den Gesundheitswahn und den Fitness-Kult. München, Pattloch 2002.
14. Muller M, van der Schouw YT, Thijssen JHH, Grobbee DE. Endogenous sex hormones and cardiovascular disease in men. J Clin Endocrinol Metab. 2003;88:5076–5086.
15. Prömper H. Emanzipatorische Männerbildung. Ostfildern, Schwabenverlag 2003.
16. Schirrmacher F. Das Methusalem-Komplott. München, Karl Blessing Verlag 2004.
17. Schöb A. Wohlfahrtssurvey 1978–1998, Mannheim 2001.
18. Wahl HW, Heyl V. Gerontologie – Einführung und Geschichte, Grundriss Gerontologie, Band 1, Stuttgart, Verlag W. Kohlhammer 2004.

2 Mechanismen des zellulären Alterns

Tilman Grune

Zelluläre Seneszenzmodelle – Pro und Contra

In der molekularen Altersforschung werden seit einiger Zeit Modelle verwendet, die darauf beruhen, dass unter definierten Bedingungen einzelne Zellen altern. Um diesen Prozess von der tatsächlichen *In*-vivo-Alterung von Zellen unterscheiden zu können, spricht man hier meist von Seneszenz.

Warum werden solche Modelle benötigt?

Der Alterungsprozess ist grundsätzlich von vielen verschiedenen Faktoren abhängig, u.a. von der Lebensweise, den Umwelteinflüssen, Nahrungsangebot, der Genetik und natürlich von der Spezies. Messungen von Alterungsprozessen über die gesamte Lebensspanne eines Organismus sind oft nicht möglich oder sehr teuer, vor allem bei langlebigen Organismen. Die Untersuchung des Alterungsprozesses von Primaten oder dem Menschen bleibt damit oft nur auf die Messung verschiedener Parameter im Längsschnitt einer Population beschränkt (Kapitel 3).

Mechanistische Studien über die gesamte Lebensspanne eines Organismus sind oft nicht möglich. Solche Studien sind den klassischen Untersuchungsmöglichkeiten im Labor vorbehalten, d.h. sie werden z.B. an Nagern, Würmern oder Pilzen durchgeführt. Auf den Menschen sind solche Untersuchungen aber nur bedingt übertragbar. Aus diesem Grund sind weitere Modelle gefragt, die die bestehende Lücke füllen können.

Weiterhin ermöglichen zelluläre Modelle den Einsatz der ganzen Breite biochemischer, molekularbiologischer, gentechnischer und immunologischer Verfahren, über die die moderne Forschung heute verfügt. Es ist möglich, in diesen zellulären Modellen konstante Bedingungen zu schaffen, so dass intrinsische zelluläre Veränderungen gemessen werden. Einflüsse anderer Zellen, der extrazellulären Matrix oder die altersbedingte Veränderung der Zusammensetzung der Organe aus unterschiedlichen Zelltypen können so ausgeschlossen werden (Abb. 2.**1**).

Es ist wichtig, hier am Anfang dieses Kapitels zu be-

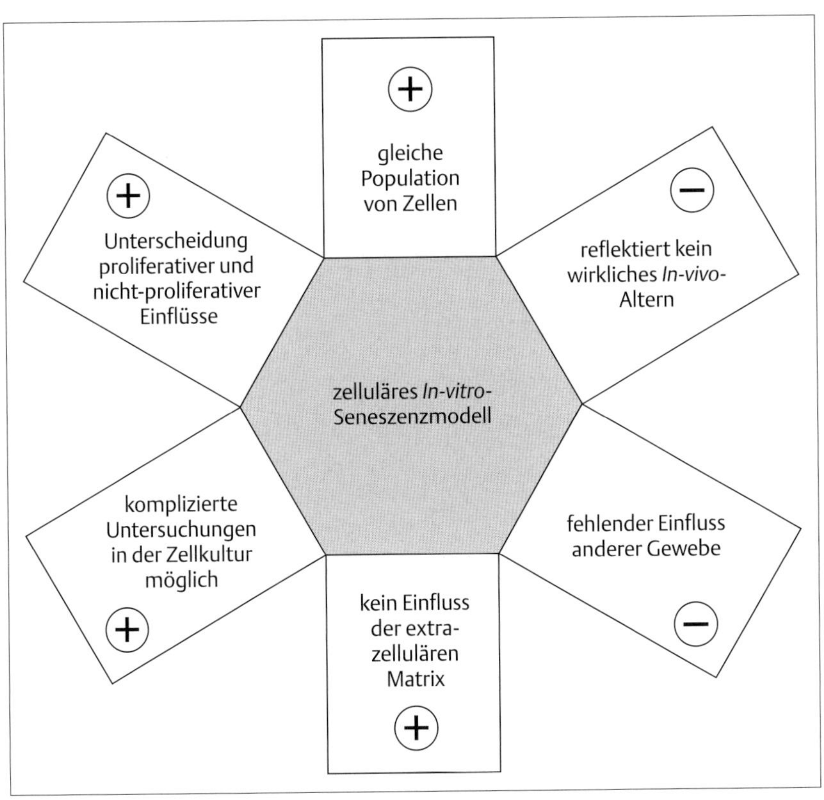

Abb. 2.**1** Vor- und Nachteile zellulärer Seneszenzmodelle: Als Modelle weisen die etablierten zellulären Alterungssysteme einige Vor- aber auch Nachteile auf. Das isolierte Betrachten einzelner Zellpopulationen lässt es zu, detaillierte biochemische und zellphysiologische Prozesse zu betrachten (+), und das unabhängig von äußeren Einflüssen. Da sich die äußeren Einflüsse aber ändern, widerspiegelt solch ein Modell nur einen Teil des komplexen Alterungsprozesses (−).

merken, dass die zelluläre Seneszenz nur einen Teilaspekt des *In-vivo*-Alterns darstellt. Dies liegt eben auch am Modell, in dem Einflüsse anderer Gewebe und Zelltypen, veränderte Nährstoffkonzentrationen, Hormonspiegel etc. ausgeschlossen werden.

Es wurden bisher verschiedene zelluläre Seneszenzmodelle verwendet, die entweder auf einzelligen Organismen oder Zellen mehrzelliger Organismen basieren (Nyström u. Osiewacz, 2004).

Einzeller als Modell für die zelluläre Alterung

Es wurde allgemein angenommen, dass Einzeller immortal sind. Durch die fortschreitende Zellteilung kommt es zu identischen Tochterzellen. Das gilt für **Bakterien**. Hier werden bei Nährstoffrestriktion Veränderungen im Stoffwechsel festgestellt und eine Einstellung der Teilung wird beobachtet. Einige Autoren betrachten diese Prozesse als eine Art „nicht-proliferierendes Altern". Es sei dahingestellt, ob solch eine Stoffwechselumstellung mit dem Alterungsprozess mehrzelliger Organismen im Zusammenhang steht.

Bei Untersuchungen der **Hefe** unterscheidet man zwei Alterungsprozesse. Zum einen die stationäre Phase des Wachstums einer Hefekultur. Diese ist wahrscheinlich ebenfalls auf Nährstoffrestriktion zurückzuführen.

Der andere Alterungsprozess ist das Mutterzell-spezifische Altern. Ausgehend von der Erkenntnis, dass bei der Zellteilung der Hefe nicht zwei identische Tochterzellen entstehen, sondern es zu einer asymmetrischen Zellteilung kommt, stellt sich die Frage nach dem Schicksal der Mutter- und Tochterzelle. Es wird davon ausgegangen, dass die meisten Tochterzellen (mit Ausnahme der letzten) die Mutterzelle zum Zeitpunkt ihres Entstehens widerspiegelt.

Die Mutterzelle unterliegt aber durch die fortschreitenden Teilungen Veränderungen, die schließlich die Einstellung der Zellteilungen bedingen. Der Alterungsprozess in der Mutterzelle hängt nur von der Anzahl der erzeugten Tochtergenerationen ab und ist von Hefeklon zu Hefeklon unterschiedlich.

Wesentliche Gesetze des zellulären Alterungsprozesses, wie mitochondriale DNA-Mutationen und Telomerenverkürzung, konnten an der Hefe nachvollzogen werden.

Die Verwendung von Zellen mehrzelliger Organismen als Zellmodell

Dieser Abschnitt konzentriert sich auf die Verwendung von Zellen, die aus Säugern isoliert wurden. Vor 40 Jahren stellte Hayflick (1965) fest, dass menschliche Fibroblasten eine endliche Lebenserwartung in der Zellkultur haben. Die Alterung dieser Zellen erfolgt klonal, d.h. Zellen von einer einzelnen Mutterzelle hören nach einer definierten Anzahl von Zellteilungen auf, sich zu teilen. Diese Begrenzung wird in der Literatur als das **„Hayflick-Limit"** bezeichnet.

Die Zellen verändern sich während der Teilung offenbar bereits so, dass weitere Teilungen über das Hayflick-Limit hinaus nicht möglich sind. Dieser Ablauf des klonalen Wachstums wird als **„proliferative Seneszenz"** bezeichnet.

Obwohl sich Zellen nach Erreichen des Hayflick-Limits nicht mehr teilen, sind sie doch noch vital und können (oft über Jahre) ihre Stoffwechselfunktion normal erfüllen. Dieser Prozess wird als **„postmitotische Seneszenz"** bezeichnet, da die Zellen aus dem mitotischen Zyklus ausgeschert sind.

Eine weitere Phase der Alterung ist die **„nicht-teilende Seneszenz"**. Diese ist durch ein vorrübergehendes Ausscheiden aus aufeinanderfolgenden Mitosen bedingt und beinhaltet die Möglichkeit, nach Überwindung die-

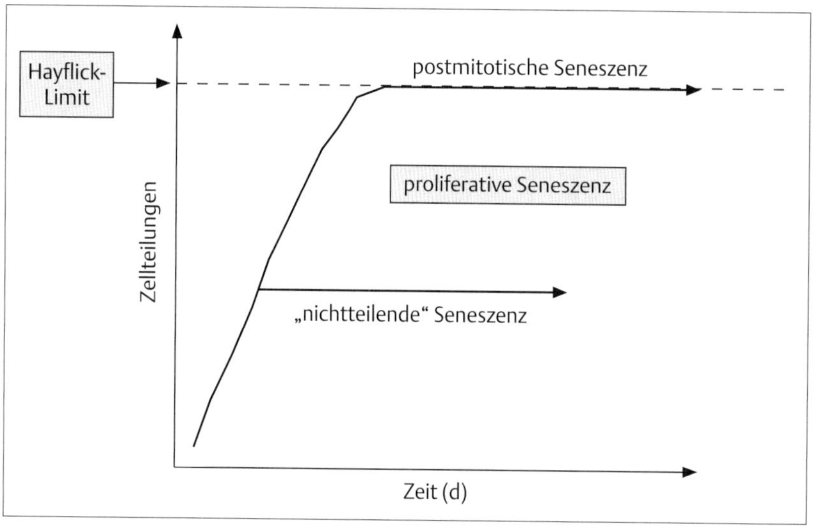

Abb. 2.**2** Die auf dem Hayflick-Modell basierenden *In-vitro*-Seneszenzprozesse: Ein *In-vitro*-Seneszenzprozess besteht aus mehreren Phasen. Während der Proliferationsphase kommt es zu fortlaufenden mitotischen Zyklen („proliferative Seneszenz"), die man durch die Anzahl der akkumulierenden Zellteilungen charakterisiert. Nach Erreichen des „Hayflick-Limits" sind die Zellen nicht mehr in der Lage sich zu teilen, leben aber weiter in der G_0-Phase. Dieser als „postmitotische Seneszenz" bezeichnete Prozess kann über Jahre andauern. Einige Zellen sind in der Lage, zwischenzeitlich aus den mitotischen Zyklen auszuscheren („nicht-teilende Seneszenz") und zu einem späteren Zeitpunkt ihn wieder aufzunehmen.

ser Phase wieder in den mitotischen Zyklus zurückzukehren. In der Literatur wird dieser Vorgang auch als „Quieszenz" bezeichnet. In Abb. 2.**2** ist der prinzipielle Zusammenhang zwischen den einzelnen Alterungsprozessen dargestellt.

Solche Modelle wurden bisher für Keratinozyten, glatte Muskelzellen, Endothelzellen, Lymphozyten, Chondrozyten, Fibroblasten u.a.m. verwendet.

Es ist bis heute nicht bekannt, ob das Hayflick-Limit ***in vivo*** eine Relevanz hat, ob es jemals durch verschiedene Zelltypen erreicht wird. Untersuchungen zeigten jedenfalls, dass Hautfibroblasten von Hundertjährigen noch zu Zellteilungen in der Lage sind. Die Anzahl der Teilungen war zwar im Durchschnitt geringer als bei Hautfibroblasten junger Menschen, aber das Hayflick-Limit war bei weitem noch nicht erreicht.

Es wird allgemein angenommen, dass viele potenziell teilungsfähige Zelltypen *in vivo* im Stadium der Quieszenz so lange ausharren, bis die Zellteilung vom Organismus wieder benötigt wird. Bei Fibroblasten wäre dies etwa der Zeitpunkt, der physiologischerweise beim Prozess der Wundheilung erreicht wird. Andere Zellen mit spezialisierten Funktionen, wie wahrscheinlich die Zellen des Immunsystems, teilen sich fortlaufend und ohne Ruhephasen. Auch wird unter Forschern immer mehr angenommen, dass gewebespezifische Stammzellen einer Alterung unterliegen.

In vitro teilen sich Fibroblasten zwischen 70- und 100-mal. Dieser Vorgang dauert zwischen einigen Monaten und einem Jahr, danach setzt die postmitotische Seneszenz ein. Diese Zahlen verdeutlichen, dass auch zelluläre Seneszenzmodelle nicht einfach zu handhaben sind. Nichtsdestotrotz sind eine Reihe wesentlicher Erkenntnisse über die Alterung an zellulären Modellen gewonnen und weltweit bestätigt worden.

Metabolische Änderungen in zellulären Seneszenzmodellen

Änderung der Telomerenlänge

Ein wichtiger Prozess, der die zelluläre Seneszenz erklären kann, ist die Verkürzung der Telomerenlänge mit zunehmendem Alter der Zelle. Diese ist in der „**telomere hypothesis of aging**" beschrieben. Danach hängt die Lebensspanne eines Individuums von der Anzahl der Zellteilungen ab. Telomeren stellen die Endstücke der chromosomalen DNA dar. Chemisch gesehen sind sie eine große Anzahl von Wiederholungen eines Motivs guaninreicher Oligonukleotidsequenzen.

Geht man von intakten Telomeren aus, verliert die Zelle bei jeder Zellteilung einen Teil der Telomeren, da für die Endstücke dieser DNA-Abschnitte kein Replikationsmechanismus existiert (Abb. 2.**3**, linker Teil).

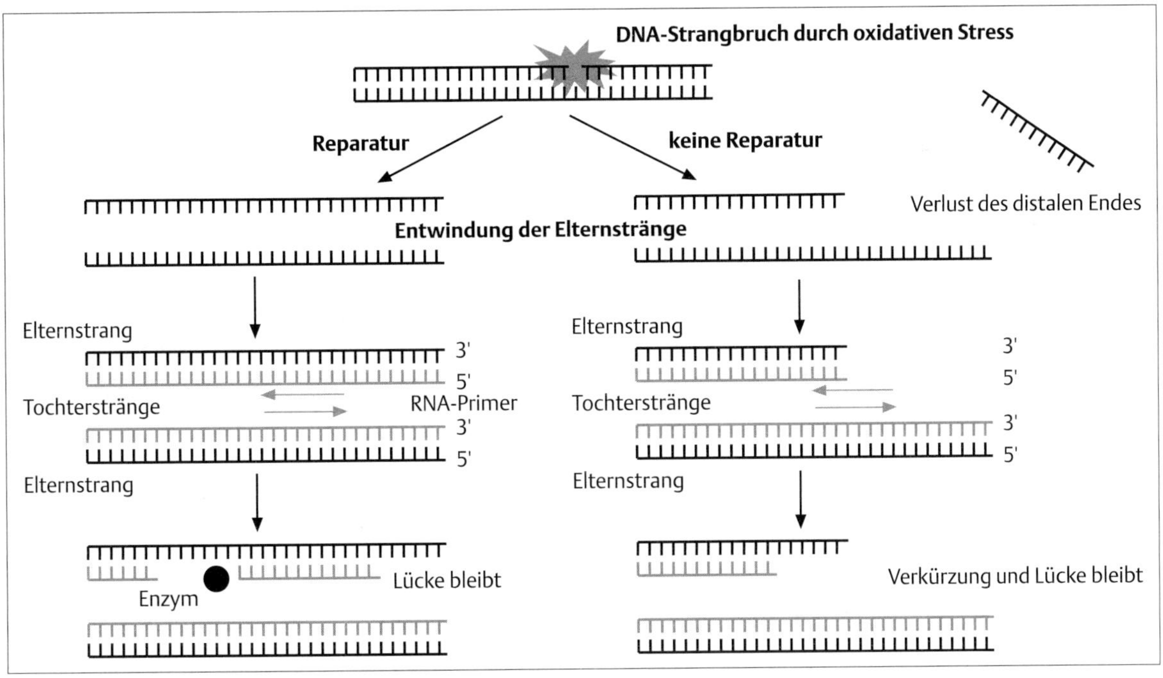

Abb. 2.**3** Telomerenverkürzung durch Replikation und durch nicht reparierte DNA-Strangbrüche: Die Telomerenverkürzung beruht wahrscheinlich auf zwei grundlegenden Prozessen; zum einen auf der unvollständigen Möglichkeit, das distale Ende eines der Tochterstränge bei der DNA-Replikation wiederherzustellen (rechte Seite). Dieser als „Endreplikationsproblem" bezeichnete Prozess läuft in allen normalen Körperzellen ab. Stammzellen und Tumorzellen besitzen ein Enzym, dass diese DNA-Enden wieder ergänzt. Zusätzlich ist gezeigt worden, dass DNA-Strangbrüche in den Telomeren langsam (oder gar nicht) repariert werden. Bei der Entwindung der DNA kommt es damit zu einem Ablösen des distalen Endes nach dem Strangbruch. Die Telomeren werden verkürzt. Danach setzt die „normale" Verkürzung durch das Endreplikationsproblem ein (linke Seite).

! Damit stellt die Anzahl der Zellteilungen eine Art biologische Uhr dar, welche die abgelaufenen Zellteilungen und damit die Länge der proliferativen Seneszenz misst.

In Vergleichen zwischen den Telomerenlängen von jungen und alten Fibroblasten konnte gezeigt werden, dass die alten Zellen ein Längendefizit von 5–15 kb (kb = kilobasen = tausend Basenpaare) aufweisen. Diese Beobachtung ließ vermuten, dass die Telomerenlänge einiger Körperzellen im Alter individuell verkürzt werden.

! Interessant ist die Beobachtung des Phänomens, dass sich die Telomerenverkürzungsrate durch Umwelteinflüsse (insbesondere durch Oxidanzien) beeinflussen lässt.

Eine Erklärung dafür ist die Beobachtung, dass DNA-Strangbrüche in den Telomeren sehr langsam oder unvollständig repariert werden. Hieraus resultiert, dass Telomere ständig eine gewisse Menge an nichtreparierten Strangbrüchen aufweisen. Kommt es zur Zellteilung und zur Entwindung des DNA-Doppelstrangs, so geht ein Teil des Telomers verloren, da er keine Verbindung mehr zum Centromer hat. Kommt es danach zur Replikation der DNA, entsteht ein kürzeres Telomer (Abb. 2.**3**). So scheinen sich die Theorie der Telomerenverkürzung und die „free radical theory of aging" anzunähern.

Im Modell des telomerbedingten Alters ist die Telomerenlänge der limitierende Faktor für die Alterung, d.h. für die Anzahl der Zellteilungen. Das würde bedeuten, dass bei Zellen, die sich nicht mehr teilen, kein weiterer Alterungsprozess stattfindet.

Wir wissen aber heute, dass gerade postmitotische Zellen, also Zellen, die sich nicht mehr teilen (z.B. Neuronen und Muskelzellen), ebenfalls Alterungsprozessen unterliegen. Neben der Verkürzungsrate oder der Länge der Telomere scheint es also **weitere zelluläre Mechanismen der Alterung** *in vivo* wie *in vitro* zu geben.

Akkumulation von Lipofuszin

Während der Alterung kommt es zur Anhäufung verschiedener Abfallprodukte des Stoffwechsels. Kommt es zur unzureichenden Entsorgung von modifizierten (insbesondere oxidierten) Proteinen, so entsteht das Abfallprodukt Lipofuszin. Dieses fluoreszierende „Alterspigment" (lat. fuscus: dunkelbraun, schwarzgelb) wurde in früheren Untersuchungen hauptsächlich aufgrund der begrenzten technischen Möglichkeiten in histomorphologischen Studien untersucht. Erst später erfolgten analytische Untersuchungen, die Lipofuszin als ein Gemisch aus hauptsächlich drei Grundbestandteilen ausweist:

- Lipide (20–50%),
- Proteine (30–50%) und
- hydrolyseresistente Reste (10–30%).

Wie kommt es zur **Entstehung von Lipofuszin**? Im normalen Stoffwechsel werden Proteine während ihrer Lebenszeit immer wieder geschädigt. Viele dieser Schädigungen sind oxidativer Natur. Es kommt aber auch zur so genannten thermischen Entfaltung, zur nichtenzymatischen Glykierung und vielen anderen schädigenden Stoffwechselereignissen.

Oft verlieren Proteine während dieser Modifikation ihre Funktion, d.h. Enzyme werden inaktiviert. Diese nicht mehr funktionellen Proteine werden im Normalfall abgebaut. Dies geschieht unter Beteiligung des proteasomalen Systems (Abb. 2.**4**), dessen Kernstück das **20S-Proteasom** ist. Dieses multikatalytische Enzym unterliegt einer hochgradigen Regulation durch eine Vielzahl unterschiedlicher Regulatoren und Mechanismen.

Ist die Kapazität dieses Systems nicht ausreichend,

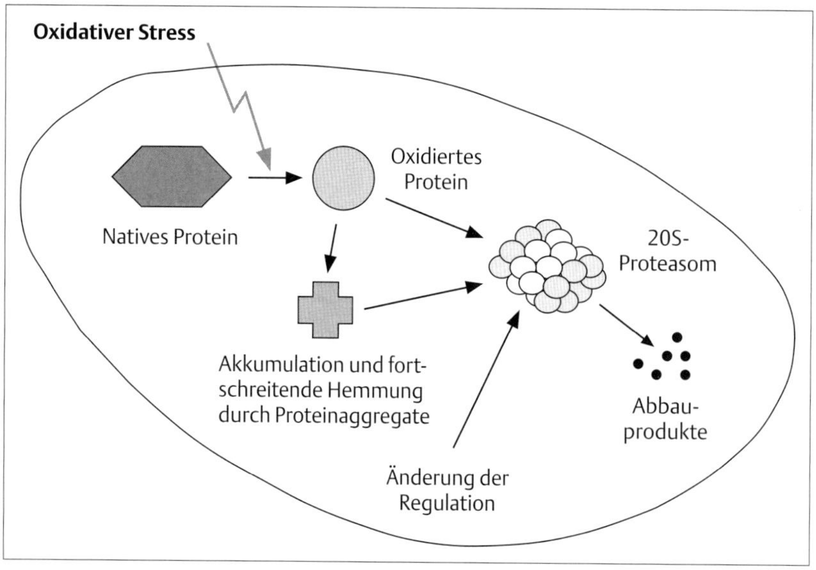

Abb. 2.**4** Proteinoxidation und Proteasom: Oxidativer Stress führt zu einer ständigen oxidativen Modifikation von Proteinen. Der Großteil dieser Proteine wird erkannt und durch das proteasomale System zu Aminosäuren und Peptiden abgebaut. Das 20S-Proteasom unterliegt einer vielfältigen Regulation, die sich während oxidativem Stress ändert. Ein Teil der oxidierten Proteine wird nicht rechtzeitig durch das Proteasom erkannt und akkumuliert in der Zelle. Mit der Zeit bilden sich immer größere Proteinaggregate. Diese sind wiederum in der Lage, das Proteasom zu hemmen.

kommt es zur Ansammlung von oxidiertem Proteinmaterial in der Zelle. Diese nicht mehr funktionellen Proteine haben oft, durch die Modifikation bedingt, sehr reaktive Oberflächen. Chemisch gehören zur modifizierten Oberfläche solcher Enzyme

- radikalisierte Gruppen,
- Hydroperoxide und
- Carbonylgruppen.

Durch die Reaktivität dieser Gruppen kommt es zur Interaktion mit anderen zellulären Bestandteilen sowie mit weiterem angesammelten Proteinmaterial. Es kommt zur schrittweisen Vernetzung des Materials. Das daraus entstehende „Produkt" ist weiterhin reaktiv und fluoresziert. Durch Bindung von Lipiden, Nukleinsäuren und Kohlenhydraten kommt es zur weiteren „Reifung" dieses Pigments, zum Lipofuszin.

In den letzten Jahren wurde erkannt, dass Lipofuszin nicht nur ein inertes Endprodukt des Stoffwechsels ist, sondern den Metabolismus der Zelle aktiv beeinflusst. Vor allem eine Hemmung des proteolytischen Systems der Zelle ist beschrieben (Abb. 2.**4**). Durch diese Hemmung kommt es zu einem noch langsameren Abbau der modifizierten Proteine. So entsteht ein Teufelskreis, der schließlich mit dem Zelltod endet.

Wo dieser Teufelskreis seinen Ursprung nimmt, in der erhöhten Produktion von Oxidanzien und der erhöhten Bildung oxidierter und modifizierter Proteine oder in einer Fehlfunktion der Abbaumechanismen, ist nach wie vor unklar (Grune u. Davies, 2001).

Mitochondriale DNA-Mutationen

Die mitochondriale DNA (mtDNA) ist ein doppelsträngiges, ringförmiges Molekül mit etwa 16 Kilobasenpaaren (kB). In diesem mitochondrialen Genom werden Proteine der mitochondrialen Elektronentransportkette kodiert. Obwohl nicht alle Proteine dieses Stoffwechselsystems aus den Mitochondrien kommen, sind die mitochondrial kodierten doch essenziell.

Neben diesen Proteinen kodiert das mitochondriale Genom auch den Proteinsyntheseapparat der Mitochondrien, also die mitochondrialen ribosomalen und die tRNAs. Zum Schutz der mtDNA fehlen die im Zellkern vorhandenen Schutzmechanismen und Reparatursysteme. Da die mtDNA in unmittelbarer Nähe der ständigen Radikalbildung der Elektronentransportsysteme der Mitochondrien lokalisiert ist, kommt es zu wiederholten Mutationen in dieser DNA. Durch das Vorhandensein zahlreicher Kopien dieser DNA wird die Konsistenz der genetischen Information über einen langen Zeitraum bewahrt.

Zahlreiche **Mutationen in der mtDNA** wurden beschrieben. Sie umfassen vor allem Basenmodifikationen, von denen das **8-Hydroxyguanin** (8OHdG) die häufigste ist. Bis zu 10fach höhere Konzentrationen an 8OHdG wurden in mtDNA im Vergleich zur nukleären DNA gefunden. Andere Basenmodifikationen wurden in mtDNA ebenfalls beschrieben.

Neben diesen kommt es vor allem zu **Deletionen von Teilen der mtDNA**. Bis zu 120 Bruchpunkte der humanen mtDNA wurden beschrieben. Diese „hot spots" bilden die Grundlage der häufigsten DNA-Deletionen in Mitochondrien. Unter diesen ist die **4977 Basenpaar-Deletion** die häufigste. Deshalb wird sie auch als die „common deletion" bezeichnet (Abb. 2.**5**). Dabei entsteht ein verkürztes mtDNA Molekül.

Eine Mutation in einer einzelnen Kopie der mtDNA würde noch keinen nennenswerten Schaden anrichten. Aber durch die Replikation des entstehenden kürzeren DNA-Abschnitts entstehen mehr Kopien und dadurch werden wiederum mehr fehlerhafte Proteinkomplexe der Elektronentransportkette produziert. Dies führt zum Anstieg fehlerhafter Redoxreaktionen und somit zu einer verstärkten Radikalbildung. Das zieht wiederum funktionelle Konsequenzen nach sich und schädigt das mitochondriale Genom weiter.

In vitro-Modelle wurden benutzt, um den **Effekt von mtDNA-Mutationen** zu untersuchen. Allerdings konzentrierten sich diese Studien fast ausschließlich auf die Untersuchungen von mitochondrialen Myopathien. Die endgültige Klärung, inwieweit definierte mtDNA-Mutationen den zellulären Seneszenzprozess *in vitro* beeinflussen, steht noch aus. Immerhin steigt die „common deletion" in menschlichen Fibroblasten mit fortschreitender Proliferation an.

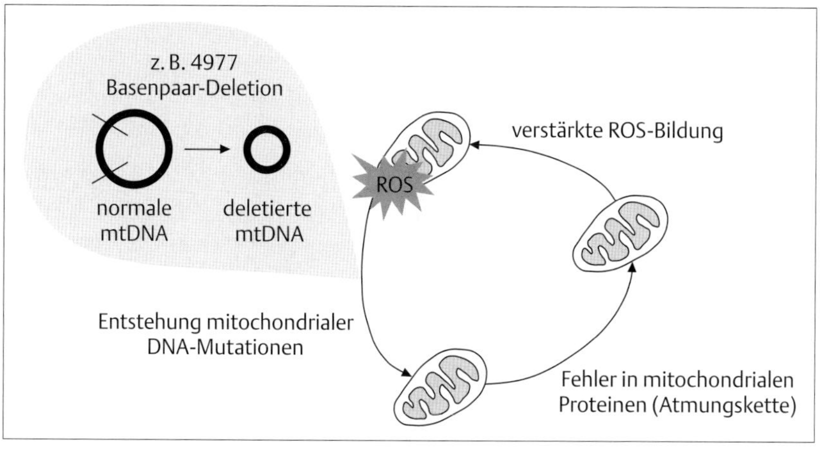

Abb. 2.**5** Mitochondriale DNA-Mutationen und oxidativer Stress: Mitochondrien sind eine der Hauptquellen der Radikalbildung in der Zelle. Es kommt damit immer wieder zu Schädigungen der mitochondrialen DNA. Dazu gehören Basenmodifikationen und auch Deletionen. Einige dieser Deletionen sind besonders häufig, wie die „common deletion" vom 4977-Basenpaar. Durch Replikation der mitochondrialen DNA entstehen mehrere Kopien der modifizierten DNA. Es entstehen fehlerhafte Proteinkomplexe der Atmungskette; diese produzieren wieder mehr Oxidanzien.

Änderungen in der adaptiven Anpassung

Der Alterungsprozess ist generell durch eine eingeschränkte Reaktivität des Organismus auf sich verändernde Umweltbedingungen gekennzeichnet. Diesen Prozess kann man auf zellulärer Ebene modulieren.

Im Fall des oxidativen Stress heißt das unter anderem, dass Zellen in der Lage sind, eine normalerweise letale Dosis Oxidanzien zu überleben, vorausgesetzt sie wurden eine gewisse Zeit vorher einer nichttoxischen Dosis ausgesetzt. Diese Anpassung ist vorübergehender Natur und ist streng an ein Zeitfenster gebunden. Damit unterscheidet sie sich grundsätzlich von der Selektion resistenter Zelllinien aufgrund verschiedener Polymorphismen und genetischer Veränderungen.

Die transiente Adaptation ist eindeutig an RNA- und Proteinsynthese gebunden. Sie erreicht ihr Maximum in vielen Säugerzellen nach 18–24 h und verschwindet danach wieder. Eine Vielzahl von Proteinen wurde gefunden, die eine solche erhöhte Resistenz vermitteln. Interessanterweise ist die Resistenz überlappend, d.h. mit Wasserstoffperoxid vorbehandelte Zellen sind resistenter gegen eine Vielzahl von Oxidanzien.

In vielen Studien wurde die erhöhte Empfindlichkeit gegenüber oxidativem Stress in alternden Zellen und ein Nachlassen der adaptiven Fähigkeiten gezeigt. Andererseits zeigen Zellen, die wiederholt Wasserstoffperoxid ausgesetzt wurden, einen „seneszenten Phänotyp". So führt die andauernde oxidative Belastung durch höhere Sauerstoffkonzentrationen bei menschlichen Fibroblasten in zellulärer Seneszenz zu einer geringeren proliferativen Kapazität.

Manipulation der zellulären Alterung

Es erschien in den unterschiedlichen Modellen sehr attraktiv, den zellulären Stoffwechsel während der Seneszenz zu manipulieren. Zum einen wurde versucht, die schädlichen Einflüsse von freien Radikalen und Oxidanzien einzuschränken. Eine Vielzahl von **Antioxidanzien** wurde mit wechselndem Erfolg getestet. Auch antioxidative Enzyme wurden eingesetzt, ebenfalls mit unterschiedlichen Erfolgsquoten.

Neben Antioxidanzien wurden verschiedene **Metaboliten** bzw. die Präkursoren von Metaboliten getestet, z.B. Carnosin. Auch hier sind die erzielten Ergebnisse nicht eindeutig und reproduzierbar.

Eine Sonderstellung nimmt die **Reduktion des Sauerstoffpartialdrucks** in der zellulären Umgebung (Brutschrank) ein. Hier geht eine Verringerung auf 3% mit einer Erhöhung der zellulären Proliferation und ein Anstieg des Sauerstoffpartialdrucks auf 40% mit einem Abfall der Proliferationskapazität einher. Dies scheint eine Möglichkeit zu sein, die Produktion freier Radikale durch die Elektronentransportketten der Mitochondrien einzuschränken. Somit ist es unter gewissen Umständen als Modell für eine „kalorische Restriktion" anzusehen.

Einschränkend ist hier zu sagen, dass in solchen Ansätzen davon ausgegangen wird, dass 21% Luftsauerstoff im Brutschrank als „normal" anzusehen sind. In der Realität sind in unserem Körper aber nur wenige Zellen solch einem hohen Sauerstoffpartialdruck ausgesetzt. Die geringere der verwendeten Konzentrationen scheint damit wesentlich mehr einer „normalen" Umwelt unserer Körperzellen zu entsprechen. Damit ist fraglich, inwieweit diese Manipulation der Sauerstoffkonzentration von praktischer Relevanz ist.

Ausblick

Zelluläre Seneszenzmodelle bieten eine wirksame Alternative, um die oft sehr langwierigen Untersuchungen an ganzen Organismen zu ersetzen. Allerdings ist ihr Einsatz limitiert und auf die Untersuchung der wesentlichen intrinsischen Alterungsfaktoren beschränkt. Durch die zahlreichen Möglichkeiten des Einsatzes komplexer Methoden sind diese Modelle wertvolle Hilfen, um die zellbiologischen Grundlagen von Alterungsprozessen zu verstehen und wirksame Methoden des Eingreifens zu entwickeln.

Literatur

1. Grune T, Davies KJA. Oxidative processes in Aging. In: Handbook of the Biology of Aging, 5th ed. Academic Press, 25–58;2001.
2. Nyström T, Osiewacz HD. Model Systems in Aging. Berlin Heidelberg, Springer-Verlag,2004.

3 Biodemografie – Fakten und Folgen

Hilke Brockmann

Was macht die Biodemografie?

Die Biodemografie fragt, warum wir altern, wie wir altern und wann wir altern (Olshansky 1998). Es geht um die universellen Mechanismen des Alterns und um verlässlichere Prognosen über die alternde Bevölkerung der Zukunft.

Den Forschungsbedarf weckten konventionelle demografische Vorhersagen, die die sinkenden Mortalitätsraten der zweiten Hälfte des letzten Jahrhunderts deutlich unterschätzt haben. Statt ein längeres Leben zu prognostizieren, wurde lange Zeit vermutet, dass die endogenen Ursachen chronischer Erkrankungen im Alter nicht wirksam bekämpft werden könnten (Crimmins 1981). Zudem erweisen sich demografische Standardverfahren als ungeeignet, um die abflachenden Mortalitätsraten im höchsten Alter genau wiederzugeben (Vaupel et al. 1998).

In den fortgeschrittenen Gesellschaften Nordamerikas, Westeuropas und Japans hatten Männer zwischen 1900 und 1950 im Alter von 85, 90 und 95 Jahren eine Sterberate von ungefähr 0,2, 0,3 und 0,4. Am Ende des Jahrhunderts sind die entsprechenden Raten auf ungefähr 0,1, 0,2 und 0,3 abgesunken (Human Life-Table Database 2004).

Abb. 3.**1** zeigt die Sterberaten für 80-jährige Männer seit 1950 für (West-)Deutschland, Frankreich, Schweden, Japan und die USA. Die Zahlen für Ostdeutschland gleichen sich dem westdeutschen Trend seit der Wiedervereinigung an (Gjonça et al. 2000).

Die Fragen der Demografen zielen auf eine Biologie des Alterns und werden hier auch fündig.

- ➤ Was ist aufgrund dieser vergangenen Entwicklung für die Zukunft zu erwarten?
- ➤ Steigt die Lebenserwartung im gleichen Tempo weiter an?
- ➤ Gewinnen die Männer – was die Lebenserwartung anbelangt – gegenüber den Frauen an Terrain?
- ➤ Gibt es ein maximales Lebensalter?
- ➤ Und was verlängert die Lebensspanne?

Experimentelle biologische Befunde fügen sich in die mathematischen Modelle der Demografie. Der Lebensverlauf verschiedenster Spezies folgt, obwohl die durchschnittliche Lebenserwartung von wenigen Stunden bis zu Jahrhunderten variiert (Finch 1990), einer Gompertz-Funktion, der demografischen Standardfunktion – zumindest bis zum höheren Alter (Vaupel et al. 1998). Krankheitsverläufe lassen sich mit demografischen multiplen Zustandsmodellen analysieren.

Warum altern wir?

Alternsphänomene werden im Alltag oft durch biologischen Verschleiß erklärt. Aber Altern ist keineswegs ein universelles biologisches Phänomen. Es gibt Arten, deren Mortalität nicht mit dem Alter steigt und deren Fertilität nicht im Verlauf des Lebens sinkt, etwa beim amerikanischen Hummer oder bei der Landschildkröte (Finch 1990).

Altern ist deshalb kein unausweichliches, universelles Ergebnis biologischen Verfalls. Biologen erklären vielmehr die Evolution des Alterns als Folge eines natürlichen Selektionsprozesses und heben dabei das Zusammenspiel von Mortalität und Fertilität besonders hervor.

Drei theoretische Modelle dominieren die aktuelle

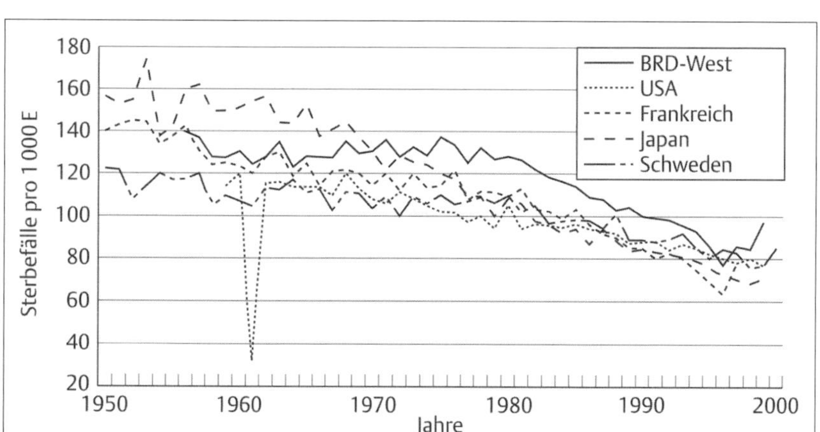

Abb. 3.**1** Mortalitätsentwicklung 80-jähriger Männer in fortgeschrittenen Ländern seit 1950 (Quelle: Human Mortality Database. University of California, Berkeley [USA] und Max-Planck-Institut für Demografische Forschung [Deutschland]. Verfügbar unter www.mortality.org oder www.humanmortality.de. Die Daten für die USA sind wahrscheinlich für die 1960er Jahre nicht zuverlässig.)

biodemografische Diskussion. Ein viertes Modell von Ronald Lee ist erst 2003 publiziert und hat deshalb noch nicht sehr breite Anerkennung gefunden. Aber es ist ein sehr viel versprechender sozialer Ansatz, der auf den Einfluss intergenerativer Transfers abstellt und eine klaffende Erklärungslücke schließt.

In Abb. 3.**2** werden die verschiedenen Evolutionstheorien des Alterns dargestellt.

- Die **Mutations-Akkumulationstheorie** verweist auf den schrumpfenden Selektionsdruck mit steigendem Alter (Abb. 3.**2a**). Wenn unter natürlichen Bedingungen nur noch wenige Individuen einer Population überleben, öffnet sich ein Selektionsfenster, durch das verschiedenste genetische Veränderungen (Mutationen) unkontrolliert in die Keimbahnen gelangen. Diese Allele mit schädlichen späten Effekten akkumulieren über Generationen und führen, weil sie unselektiert sind, zu einer großen Heterogenität in der Bevölkerung (Charlesworth 1994; Martin et al. 1996). Sichtbar werden die akkumulierten Defekte erst, wenn beschützte Populationen altern.
- **Antagonistische Pleiotropie** heißt eine zweite Theorie (Abb. 3.**2b**), laut der Gene immer dann einen Selektionsvorteil haben, wenn sie sich früh im Leben positiv auswirken, auch um den Preis späterer nachteiliger Effekte. Ein kleiner früher Überlebensvorteil kann so schädliche, möglicherweise lebensbedrohliche Folgen im höheren Alter übertreffen (Williams 1957).
- Die Idee, Lebenszeit auszutauschen, charakterisiert auch die dritte **Theorie der ersetzbaren Körper** (Abb. 3.**2c**). Die Theorie unterstellt eine im Verlauf der Evolution entwickelte optimale Aufteilung von metabolischen Ressourcen zwischen dem körperlichen Überleben und der Reproduktion (Kirkwood 1977). Als optimal erweist sich die Investition in einen guten körperlichen Zustand nur, solange das Überleben in freier Wildbahn hoch wahrscheinlich ist. Kirkwood und Austad (2000) führen als Beispiel Wildmäuse an, von denen 90% im ersten Jahr versterben. Von allen Anstrengungen, die das physiologische Überleben nach dieser Zeit sichern, profitieren nur noch 10% der Population. Folglich werden Wildmäuse alle ihre verfügbaren, knappen Ressourcen darauf verwenden, ihren Wärmehaushalt und ihre Reproduktion aufrechtzuerhalten.
- Die drei Theorien (Abb. 3.**2a–c**) lassen unerklärt, warum die Mortalität vom Anfang des Lebens bis zum Jugendalter kontinuierlich sinkt. Ronald Lee (2003) entwirft deshalb eine **soziale Alternstheorie intergenerativer Transfers** (Abb. 3.**2d**), die den evolutionären Nutzen elterlicher Fürsorge aufzeigt. Elterliche Pflege erhöht die Überlebenschancen der Nachkommen, die dadurch einem stärkeren Selektionsdruck ausgesetzt sind. Im evolutionären Entwicklungsverlauf spiegelt sich diese hohe Selektivität in einer sinkenden Mortalitätsrate wider. Unterstellt wird, dass jedes Individuum eine ausgeglichene Konsum- und Produktionsbilanz anstrebt oder besitzt (kritisch dazu Rogers, 2003). Dadurch wird es möglich, eine Analyse mit verschiedenen evolutionären Gleichgewichten hinsichtlich der elterlichen Pflege und anderer Transfers zu konstruieren. Hat eine Spezies ein optimales Gleichgewicht zwischen Qualität und Quantität der Nachkommen erreicht, bestimmt nur noch der Transfereffekt die Mortalitätsselektion. Die Bedeutung intergenerativer Transfers erklärt auch, warum Individuen ihre Postreproduktion überleben, die Zahl der Nachkommen beschränken und mehr in ihre Nachkommen investieren.

Mechanismen des Alterns

Oxidative Schäden

Bereits 1957 vermutete Denham Harman, dass freie Sauerstoffradikale, von der Zelle produziert, Schäden und Mutationen verursachen, die mit dem Alter akkumulieren (Kapitel 9). Von dem aufgenommenen Sauerstoff werden *in vitro* 1–2% in reaktive Sauerstoffspezies wie Superoxidanionen, Hydrogenperoxid oder Hydroxyl-Radikale umgewandelt. Reaktive Sauerstoffspezies führen zu einer molekularen Schädigung von Proteinen, Lipiden und Nukleinsäuren, besonders mitochondrialen Nukleinsäuren (mtDNA).

In vivo ist der Anteil reaktiver Sauerstoffspezies geringer, weil verschiedene antioxidative Substanzen und Enzyme, wie Superoxid-Dismutase, Katalase, Glutathion, Glutathiontransferase, -peroxidase und -reduktase, Vitamin C und E sowie Coenzym Q protektive Wirkungen entfalten. Die Balance zwischen schädigenden und protektiven Prozessen bestimmt den Grad an oxidativem Stress und das Tempo des Alterns.

Forschungen zu den Alternseffekten kalorischer Restriktion folgen diesem Argumentationsstrang. Sie zeigen, dass eine begrenzte Nahrungsaufnahme die Lebenserwartung verschiedener Arten erhöht. Reduziert man etwa die Nahrung von Mäusen um 40% des selbst gewählten Energiebedarfs, so verlängert sich ihre Lebensspanne um 50%. Bei Nagetieren konnte zudem eine Verlangsamung altersbedingter Erkrankungen festgestellt werden (Masoro 2000). Vermutet wird auch hier eine gedrosselte Generierung reaktiver Sauerstoffspezies (Sohal u. Weindruch 1996).

Die signifikant verminderte Produktion von Oxidanzien in den Mitochondrien und eine Abnahme der altersassoziierten oxidativen Schädigung von Proteinen, Lipiden und DNA bei Mäusen nach kalorischer Restriktion spricht für diese Vermutung. Ferner erhöht die begrenzte Nahrungsaufnahme die Resistenz von Nagetieren gegenüber einer Reihe von physiologischen Stressformen, verbessert die Thermotoleranz und vermindert hitzeinduzierte zelluläre Schäden (Finkel u. Holbrook 2000).

Eines der am besten untersuchten Modellsysteme für das Altern ist hier der Fadenwurm *Caenorhabditis elegans* (*C. elegans*). Es zeigt sich, dass Fadenwürmer mit Mutationen im age-1-Gen eine um 65% verlängerte Lebenserwartung haben. Die Mutanten produzieren mehr antioxidative Enzyme, Superoxid-Dismutase und Katalase und sind vor oxidativem Stress, Hitzeschock und ul-

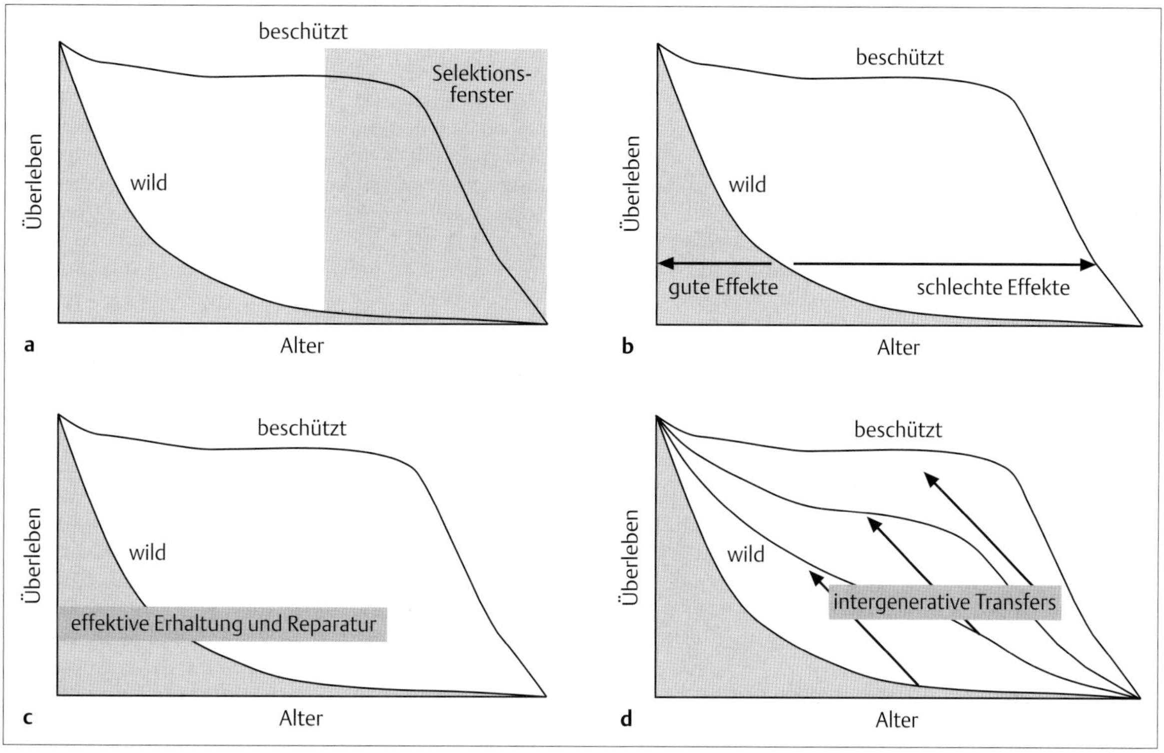

Abb. 3.**2a–d** Evolutionstheorien des Alterns:
a Das „Selektionsfenster" im höheren Alter führt bei fehlendem Selektionsdruck über Generationen zu einer Akkumulation von schädlichen Allelen und Genen.
b Pleiotrope Gene wirken sich in jungen Jahren günstig, in späteren Jahren negativ auf die Überlebensfähigkeit des Organismus aus.
c Der Selektionsdruck, metabolische Ressourcen in das Überleben und die Reparatur von somatischen Funktionen zu investieren, sinkt mit steigendem Alter.
d Transferleistungen der Eltern und Großeltern an ihre Nachkommen erhöhen den Selektionsdruck auf jüngere und post-reproduktive Lebensalter und erweisen sich im evolutionären Verlauf als bessere Überlebensstrategie (R. Lee, 2003) (erweitert nach einer Vorlage von Kirkwood, Austad, 2000).

travioletter Bestrahlung geschützt (Larsen 1993). Pharmaka mit antioxidativen Eigenschaften verlängern das Überleben von Fadenwürmern um 50% (Melow et al. 2000).

DNA-Schäden

Mutationen verändern nicht nur das antioxidative System der Zelle. Mit steigendem Alter nehmen auch Chromosomenveränderungen (**punktuelle Mutationen**) zu. Aber auch umfangreichere DNA-Instabilitäten und eine systematische Verkürzung der Chromosomenenden, der Telomere, die die Teilung der Zelle mitsteuern, kennzeichnen ältere Zellen.

Diese Befunde ergeben sich nicht nur aus der Addition spontaner Mutationen. Vermutet werden vielmehr noch nicht genau entschlüsselte molekulare Prozesse, die sich negativ verstärken und ab einem bestimmten Schwellenwert genetische Reparaturprogramme behindern oder ganz ausschalten (Sinclair 2003).

Maligne Neoplasien sind das auffälligste phänotypische Beispiel für genomische Instabilität im Alter. Für Menschen steigt das Risiko, an Krebs zu erkranken, exponenziell in den letzten Dekaden des Lebens (Kapitel 6). Über die gesamte Lebenszeit wird einer von zwei Männern und eine von drei Frauen an Krebs erkranken (DePinho 2000). Neoplasien beruhen auf klonaler Amplifikation, also der selektiven Vermehrung eines bestimmten Gens, mit dem Resultat einer Krebsgeschwulst.

Ein weiteres Indiz für die im Lebensverlauf steigende genetische Instabilität liefern **extrachromosomale zirkuläre DNA-Elemente**, die Alterungsprozesse mitbeeinflussen. Auch beim Menschen sind mitochondriale DNA-Instabilitäten im Alter und bei verschiedenen neurodegenerativen Erkrankungen nachgewiesen worden.

Genetische Alternsprogramme

Evolutionsbiologische Erklärungen präferierten lange Zeit Alternsparadigmen, die eine stochastische, aber kontinuierliche Schädigung des zellulären Stoffwechsels unterstellen. Eine genetische Alternsprogrammierung schien zunächst wenig plausibel. Erst die Theorie pleiotroper Gene und die Theorie austauschbarer Körper unterstellen eine systematische Steuerung des Alternsprozesses. Neuere Befunde (Guarente u. Kenyon 2000) lassen vermuten, dass das Altern durch ein molekulares Netzwerk von basalen wie artspezifischen Mechanismen programmiert ist, die sich im Verlauf der Evolution im genetischen Code abgespeichert haben.

Konkret führen einzelne **Genmutationen** in den bevorzugten Modellorganismen der Alternsforschung, etwa der Bäckerhefe *P. anserina*, dem Fadenwurm *C. elegans*, der Taufliege *Drosophila melanogaster* und Mäusen zu einer signifikanten Verlängerung der Lebensspanne (Martin et al. 1996).

Beim Fadenwurm z.B. dehnt eine durch Mutation ausgelöste Abnahme des daf-2-Gens, das für ein Insulin/IGF-1-Rezeptor-Homolog kodiert, die aktive und jugendliche Lebenszeit und verdoppelt dadurch die Lebensspanne. Wichtig für diese langlebigen Mutanten ist die gleichzeitige Aktivität des daf-16-Gens, das für einen homologen **Forkhead**-Transkriptionsfaktor kodiert und das durch Insulin und IGF-1 vermittelte Signale inaktiviert wird.

! Dieser Signaltransduktionsweg beweist, dass Alterungsprozesse von *C. elegans* hormonell gesteuert sind, ganz ähnlich wie altersbedingte Prozesse beim Menschen auch, etwa bei der Pubertät oder der Menopause.

Die Gründe für das lange Überleben sind noch nicht abschließend geklärt. Aber es zeigt sich, dass Fadenwürmer mit stark ausgeprägten daf-2-Mutationen in einem so genannten Dauerstadium verharren. Dauer ist ein stressresistentes Larvenstadium, in dem das Wachstum arretiert. Dadurch kann die Vermehrung bis zur Verbesserung der Lebensumstände hinausgezögert werden. Mit Eintritt in die Pubertät ist ein Dauerstadium nicht mehr möglich.

Die **systematische Stilllegung von Genen** kennzeichnet einen weiteren Prozess, der bei der Alterung von Hefe eine wichtige Rolle spielt. An diesen Gen-Stilllegungsvorgängen sind „**s**ilent **i**nformation **r**egulator-Proteine" (Sir), v.a. das Sir2-Protein beteiligt, das instabile rDNA-Regionen stabilisiert. Mutanten mit überexprimierten Sir2 haben eine deutlich höhere Lebenserwartung, Mutanten ohne Sir2 leben wesentlich kürzer als die nicht mutierte Population (Guarente u. Kenyon 2000).

Nicht eine vollständige Unterbindung, aber doch eine Verlangsamung von verschiedenen Lebensprozessen verursachen mutierte Clock-Gene bei *C. elegans*. Die gedrosselte Zellteilung, Nahrungsaufnahme und Defäkation verlängern die Lebensspanne um 15 bis 30%, vermutlich aufgrund der niedrigeren metabolischen Rate und oxidativen Schädigung.

Studien, die nach spezifischen menschlichen Langlebigkeitsgenen oder **Gerontogenen** fahnden, stützen sich auf Vergleiche zwischen Hochaltrigen und jüngeren Kohorten. Dabei wurde das Apolipoprotein E-Gen (APO-E) entdeckt. Es kodiert für ein Protein, das in Leber, Gehirn, Milz, Nieren und Makrophagen hergestellt wird. Es tritt in menschlichen Populationen in drei typischen Allelen auf: E2, E3 und E4.

Träger des APO-E4-Allels haben im Alter von 75 und 80 Jahren ein um 85% höheres Sterberisiko als Nichtträger. Auch sind sie einem signifikant höheren Alzheimer-Risiko (Kapitel 14) und einem höheren Risiko, an ischämischen Herzerkrankungen zu sterben, ausgesetzt.

Individuen mit einem APO-E2-Allel sind dagegen sehr viel zahlreicher unter den Hundertjährigen (12,8%) als unter der repräsentativen Kontrollgruppe (6,8%) zu finden (Carey 2001). Es scheint, dass APO-E mit dem Essensverhalten interagiert, konkret mit dem Konsum von Fetten.

Reproduktion und Mortalität

Aus Selektionsstudien ist erwiesen, dass Reproduktion und Mortalität zusammenhängen. Die meisten Experimente sind an Fruchtfliegen durchgeführt worden. Dabei zeigt sich, dass ein erhöhter Selektionsdruck auf spätere Phasen des Lebens auch die Lebenserwartung signifikant verlängert. Erzielt wird dieser Selektionsdruck durch eine systematische Beschränkung der Reproduktion auf höhere Lebensalter. Zudem korreliert eine längere Lebenserwartung mit einer geringeren biologischen Fruchtbarkeit (Fekundität). Auch zeigen Populationen, die keinen äußeren Mortalitätsrisiken ausgesetzt sind, längere Entwicklungsphasen, eine geringe frühe Fekundität und ein längeres Leben.

Interessant ist in diesem Zusammenhang auch das post-reproduktive Überleben. Welchen evolutionären Vorteil verspricht etwa die menschliche Menopause? Es kann, so wird argumentiert, ein evolutionärer Vorteil sein, wenn die Spezies ihre Reproduktion auf ein Alter begrenzt, in dem es relativ sicher scheint, überlebensfähige Nachkommen großzuziehen. Zum einen, weil Mutationen in den Keimzellen noch selten sind, zum anderen, weil das Überleben der Mutter für eine bestimmte Zeit sicher scheint. Tatsächlich hat der Elternteil, der sich primär um die Nachkommen kümmert, eine längere Lebenserwartung (Allman et al. 1998).

In der Bedeutung, die dem intergenerativen Austausch, der Umwelt für das Überleben der Spezies zugeschrieben wird, spiegelt sich auch die Plastizität des Alterns. Am deutlichsten wird dieser Einfluss wohl an der unterschiedlichen Lebensspanne von Königinnen und Arbeiterinnen im Insektenstaat. Die Lebenserwartung einer Königin übersteigt die der Arbeiterin um mehr als das 100fache, obwohl beide aus Eizellen der gleichen Mutter und des gleichen Vaters stammen.

Folgen des Alterns, Ausblick

Alle Forschungen belegen die Plastizität des Alterns, die durch eine Vielzahl von Mechanismen beeinflusst wird. Die Fortschritte in der Gentechnik wecken Hoffnungen, biologische Alternsmechanismen auszuhebeln oder doch abzuschwächen. Eine Verlangsamung der Alternsrate, eine bessere Prävention von Krankheiten oder auch ein späteres Erwachsenwerden durch partiell genetisch kontrollierte Prozesse könnten die Langlebigkeit verändern (Carey 2001).

Aber auch wenn gentechnische Manipulationen in Zukunft machbar sein sollten, so zeigen die Befunde schon heute, dass Alternsprozesse immer auch stochastischen Einflüssen ausgesetzt sind. Wenn wenige Schlüsselgene die Überlebens- und Reparaturmechanismen der Zelle regulieren (und dafür gibt es immer mehr Hinweise), dann verändern mögliche Mutationen die Funktionalität und Überlebenschancen jeder einzelnen Zelle anders. Im Lebensverlauf wächst so die Varianz zwischen genetisch gleichen Zellen.

Heterogenität in alternden Gesellschaften resultiert aus diesem essenziellen Zufall, neben genetischen Einflüssen und Umwelteinflüssen. Dieser Zufall prägt auch die altersspezifische Mortalitätskurve, die ihren typischen Verlauf selbst in genetisch gleichen Gruppen und unter gleichen Umwelteinflüssen bewahrt.

Aber mit welchem Gewicht prägen die einzelnen Alternsfaktoren die Lebenserwartung? Vaupel et al. (1998) schätzen, dass bis zu 25% der Lebenserwartung von Menschen genetisch determiniert, 25% durch frühe und 50% durch späte, primär soziale Lebensereignisse bestimmt sind.

Für die **Zukunft** prognostizieren alle Experten einen weiteren Anstieg der menschlichen Lebenserwartung. Gestritten wird allerdings über die Geschwindigkeit des demografischen Fortschritts (Wilmoth 1998). Kritisch wird in diesem Zusammenhang auch die weitverbreitete Idee einer maximalen Lebensspanne beurteilt. Nicht nur die Gentechnik, auch der Blick in die Vergangenheit zeigt, dass Annahmen über ein Limit der menschlichen Lebenserwartung schon wenige Jahre nach der Publikation von der Realität eingeholt wurden (Oeppen u. Vaupel 2003).

Was ist für die Zukunft realistisch zu erwarten? Offizielle **Bevölkerungsvorhersagen** beziehen sich auf unterschiedliche Szenarien, die mehr oder weniger willkürliche Trends unterstellen und deren Folgen durchrechnen. So geht das Statistische Bundesamt in seiner neunten Bevölkerungsprognose davon aus, dass bis zum

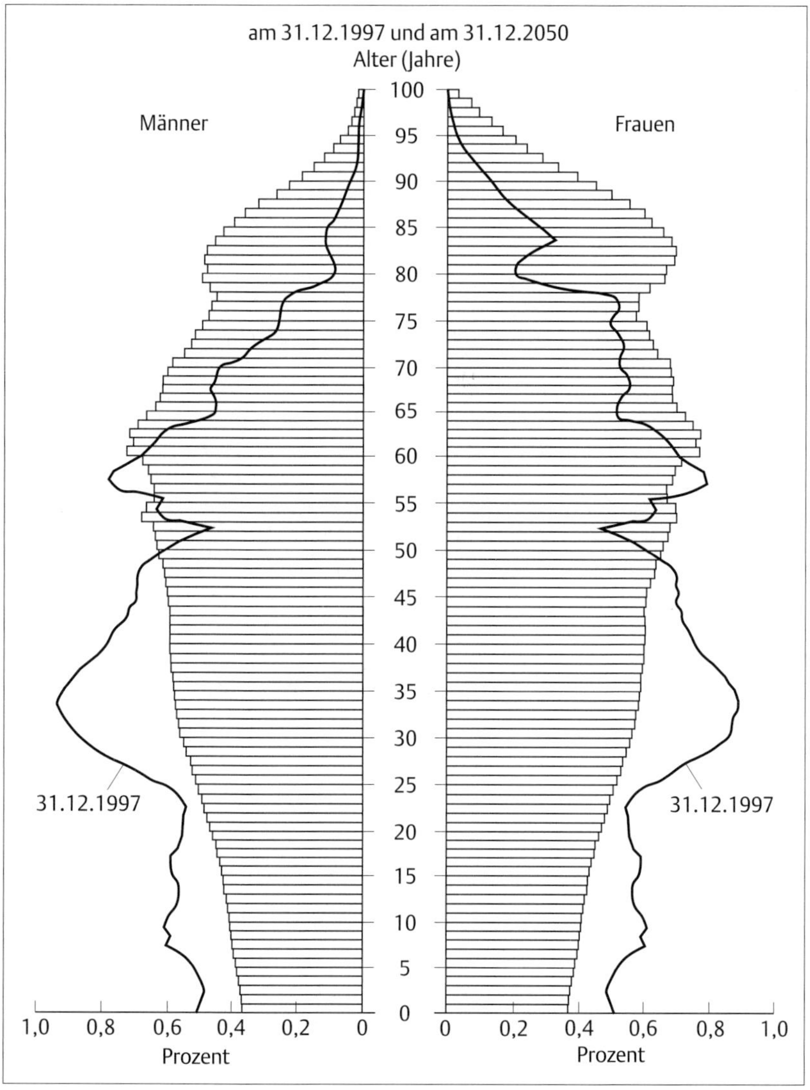

Abb. 3.**3** Der Altersaufbau der Bevölkerung heute und 2050 in Deutschland (Basis 31. 12. 1997, Ergebnis der laufenden Bevölkerungsfortschreibung. Quelle: Statistisches Bundesamt 2000. 9. Koordinierte Bevölkerungsvorausberechnung bis zum Jahr 2050.)

Jahr 2035 auch in Deutschland die schon heute in anderen Ländern realisierten günstigsten alterspezifischen Sterbewahrscheinlichkeiten gelten. In 2050 würden deutsche Frauen und Männer, gleichgültig ob sie in Ost- oder Westdeutschland leben, mit einer durchschnittlichen Lebenserwartung von 84,5 Jahren bzw. 78,1 Jahren rechnen können. Das ist ein Anstieg im Vergleich zu der aktuellen Lebenserwartung in Westdeutschland von 4 Jahren bei Frauen und 3,7 Jahren bei Männern.

In einer weiteren Variante wird ein noch stärkerer linearer Anstieg der Lebenserwartung angenommen, der Frauen in 2050 eine durchschnittliche Lebenslänge von 86,4 Jahren und Männern von 80,1 Jahren beschert. Dieser Anstieg hat zur Folge, dass die Alterspyramide in Deutschland bei gleichbleibender Zuwanderung Kopf steht (Abb. 3.**3**). Bis in die allerhöchsten Lebensalter sind die Jahrgangsstärken der 65-Jährigen und Älteren größer als die der jüngeren Kohorten.

Kritik entzündet sich an der Tatsache, dass deterministische Prognosen systematisch tatsächliche Zufallsentwicklungen und -schwankungen ausblenden, die aber das individuelle und soziale Altern prägen. Eine Alternative versprechen stochastische Modelle. Denn sie nutzen vergangene Trends und deren Varianz, um zukünftige Bevölkerungen vorherzusagen.

Tuljapurkar, Li und Boe (2000) haben eine stochastische Prognose für die G7-Länder errechnet und zeigen, dass alle offiziellen Vorhersagen, sowohl in allen Szenarien wie auch in allen Ländern, die Dynamik der vergangenen Mortalitätsentwicklung deutlich unterschätzen. Für Deutschland ermitteln die Autoren eine für Frauen und Männer kombinierte Lebenserwartung von 83,5 Jahren in 2050. Die zentrale offizielle Prognose liegt bei 81,5 Jahren.

Im internationalen Vergleich liegt Deutschland mit dieser Lebenserwartung nur über den USA. Menschen in Kanada, Frankreich, Italien, Japan und Großbritannien wird ein längeres Leben prognostiziert.

Zahlreiche Studien belegen, dass ein längeres Leben nicht durch länger andauernde Krankheiten erkauft wird. Im Gegenteil, der Gewinn an Lebenszeit bedeutet gesunde Lebenszeit (Crimmins 2001). Es ist sinnvoll anzunehmen, dass diese Entwicklung sich auch in Zukunft fortsetzt. Nur werden es andere medizinisch-technische Fortschritte sein, und sie werden andere Folgen nach sich ziehen als die Erfolge, die vor allem bei der Behandlung von Herz-Kreislauf-Erkrankungen in den vergangenen Jahrzehnten errungen worden sind. Deshalb ist es nicht ausreichend, die Vorhersage allein auf den aggregierten Trend der vergangenen Jahrzehnte zu stützen.

An dieser Stelle ist das Expertenurteil gefragt. Experten sollten zukünftige Entwicklungen in der Gentechnologie und gleichwohl einflussreiche zukünftige soziale Umweltbedingungen wie intergenerative Austauschbeziehungen wirklichkeitsnäher abschätzen. Ein solcher Ansatz würde schließlich auch helfen, die enormen Steuerungspotenziale, über die wir bei der Verlängerung des Lebens verfügen, effektiver und effizienter zu nutzen. „*In other words, long-term investment in science and education provides the tools for extending longevity which, in turn, make more attractive the opportunity cost of long-term investments in individual education, and thus help humans gain progressively greater control over their environment, their health and overall quality of life*" (Carey Judge 2001).

Literatur

1. Allman J, Rosin A, Kumar, R, Hasenstaub A. Parenting and survival in anthropoid primates: Caretakers live longer. Proceedings of the National Academy of Sciences 1998;95:6866–6869.
2. Carey JR. Longevity, Genetics of. In: Smelser NJ, Baltes PB (eds.): International Encyclopedia of the Social & Behavioral Sciences (pp. 9052–9057). Amsterdam: Elsevier Science Ltd., 2001.
3. Carey JR, Judge DS. Principles of biodemography with special reference to human longevity. Population: An English Selection 2001;13:9–40.
4. Charlesworth B. Evolution in age – structured populations. Cambridge: Cambridge University Press, 1994.
5. Crimmins EM. The changing pattern of American mortality decline, 1940–1977, and its implications for the future. Population and Development Review 1981;7:229–254.
6. Crimmins EM. Mortality, Biodemography of. In Smelser NJ, Baltes PB (eds.), International Encyclopedia of the Social & Behavioral Sciences (pp. 10060–10065). Amsterdam: Elsevier Science Ltd.; 2001.
7. DePinho RA. The age of cancer. Nature 2000;408:248–254.
8. Finch CE. Longevity, senescence, and the genome, University of Chicago Press. Chicago 1990.
9. Finkel T, Holbrook NJ. Oxidants, oxidative stress and the biology of ageing. Nature 2000;408:239–247.
10. Gjonca A, Brockmann H, Maier H. Old age mortality in Germany prior to and after reunification. Demographic Research 2000, 2.
11. Guarente L, Kenyon C. Genetic pathways that regulate ageing in model organisms. Nature 2000;408:255–262.
12. Kirkwood TBL. Evolution of ageing. Nature 1977;270:301–304.
13. Kirkwood TBL, Austad SN. Why do we age? Nature 2000;408:233–238.
14. Larsen PI. Aging and resistance to oxidative damage in Caenorhabditis elegans. Proceedings of the National Academy of Sciences 1993;90:8905–8909.
15. Lee RD. Rethinking the evolutionary theory of aging: Transfers, not births, shape senescence in social species. Proceedings of the National Academy of Sciences 2003;100:9627–9642.
16. Martin GM, Austad SN, Johnson TE. Genetic analysis of aging: Role of oxidative damage and environmental stresses. Nature Genetics 1996;13:25–34.
17. Masoro EJ. Caloric restriction and aging: An update. Experimental Gerontology 2000;35:299–305.
18. Melow S, Ravenscroft J, Malik S, et al. Extension of life with superoxide dismutase / catalase mimetics. Science 2000;289:1567–1569.
19. Oeppen J, Vaupel JW. Broken limits to life expectancy. Science 2002;296:1029–1031.
20. Olshansky SJ. On the biodemography of aging: a review essay. Population and Development Review 1998;24:381–393.
21. Rogers AR. Economics and the evolution of life histories. Proceedings of the National Academy of Sciences 2003;100:9114–9115.
22. Sinclair, DA. An age of instability. Science 2003;301:1859–1860.
23. Sohal RS, Weindruch R. Oxidative stress, caloric restriction, and aging. Science 1996;273:59–63.
24. Statistisches Bundesamt. Bevölkerungsentwicklung Deutschlands bis zum Jahr 2050 – Ergebnisse der 9. koordinierten Bevölkerungsvorausberechnung. Wiesbaden; 2000.

25. Tuljapurkar S, Li N, Boe C. A universal pattern of mortality decline in the G7 countries. Nature 2000;405:789–792.
26. Vaupel JW. Mortality of the oldest old. In: Smelser NJ Baltes PB (eds.), International Encyclopedia of the Social & Behavioral Sciences (pp. 10075–10079). Amsterdam: Elsevier Science Ltd.;2001.
27. Vaupel JW, Carey JR, Christensen K, et al. Biodemographic trajectories of longevity. Science 1998;280:855–860.
28. Williams GC. Pleiotropy, natural selection and the evolution of senescence. Evolution 1957;11:398–411.
29. Wilmoth JR. The future of human longevity: A demographer's perspective. Science 1998;280:395–397.

4 Die Männer – das starke Geschlecht?

Günther Jacobi

Das Leben hat mir die Instrumente gezeigt.
Ich habe genickt,
zum Zeichen, daß ich begriffen habe.
Seither sinne ich,
wie ich das Leben austricksen kann.
Beifällig nickt dazu Gevatter Tod.

(Robert Gernhardt, 1998)

Das Szenario

Die Zeit ist reif für Anstrengungen mit dem Ziel, Männern Gesundsein, Glücklichsein und Lebensfreude schmackhaft zu machen, und zwar ohne das Gefühl abhanden kommender Lebensqualität, ohne Reue, und ohne das ständige Streben nach faulen Tricks.

Denn Männer haben nicht in dem Maße wie Frauen gelernt, für ihren Körper und ihr Wohlbefinden selbst zu sorgen. Sie definieren sich in der Gesellschaft vornehmlich über Stärke, Leistung und Konkurrenz. Im Privatleben, wo sie eher loslassen, gilt das jedoch nicht. Dieses Rollenverhalten führt durchweg zu einer riskanteren Lebensweise, zu einem oft fahrlässigen Umgang mit dem Körper.

Männer sind weniger sensibel für körperliche Signale als Frauen. Es fehlt an Achtsamkeit, Gesundheitswahrnehmung und adäquater Reaktion auf Warnzeichen. Sie muten sich (mit oder ohne Mut, manchmal mutwillig!) zuviel zu. Sie akzeptieren häufig für sich den Vergleich mit einer hochtourigen Maschine ohne Überdrehungsschutz.

Wenn man von Gesundheit spricht, darf man dem Mann das Attribut „starkes Geschlecht" durchaus absprechen. Männer werden krank, und zwar häufiger und schwerer als Frauen. Sie sind anders gesund, sie sind anders krank, sie leben anders, sie werden anders alt als Frauen. Beruflich neigen sie dazu, sich zu verausgaben oder sich selbst auszubeuten. Auch wenn die wissenschaftliche Aufarbeitung des Themas Männergesundheit gut 20 Jahre hinter der Problemaufarbeitung bei den Frauen hinterherhinkt, sind **folgende Besonderheiten** im Gesundheitsbewusstsein und im Handeln bei Männern gut untersucht und hinreichend statistisch belegt:

Männer

- haben häufiger chronische Krankheiten,
- sind häufiger arbeitsunfähig,
- haben ein geringeres Gesundheitswissen (Wahrnehmung, Verhältnis zum eigenen Körper),
- pflegen einen anderen Umgang mit Krankheit bzw. Lebensfreude,
- haben andere Formen der Konflikt- und Krisenbewältigung,
- nehmen seltener medizinische Vorsorgeuntersuchungen wahr,
- holen sich in Gesundheitsfragen seltener Rat bei Ärzten und anderen Therapeuten,
- halten weniger von alternativen „sanften" und ganzheitlichen Behandlungsansätzen,
- geben weniger Geld für Wellness, Gymnastik, Gesundheitsprodukte und Kuranwendungen aus,
- praktizieren häufiger Extremsportarten,
- setzen sich häufiger Risiken durch Nikotin, Alkohol und falsche Ernährung aus,
- sind stärker suchtgefährdet und
- erkranken häufiger an Krebs.

All die angeführten Umstände sind mitverantwortlich für die um sieben Jahre kürzere Lebenserwartung als bei Frauen. Die Ursache hierfür ist nicht ausreichend geklärt. Sicher ist eine genetische Prädisposition gegenüber der individuell unterschiedlich gelebten (und ausgelebten) Männerrolle von eher untergeordneter Bedeutung.

Gene und Veranlagung – nicht nur eine Hintertür

Männer verschanzen sich bei der Bewältigung ihrer Gesundheitsprobleme gern hinter der Veranlagung, der Belastung durch vermeintlich „schlechte Gene". Tatsache ist jedoch, dass vererbte Körperschäden selten sind. Veranlagtem Übergewicht, vererbtem Diabetes mellitus und genetisch verursachtem Bluthochdruck können genetische Polymorphismen zugrunde liegen (Kapitel 31). Diesen kann aber durch einen präventiven Lebensstil gegengesteuert werden.

Das meiste an schlechter Gesundheitskonstitution, das Männer ein Leben lang mit sich herumschleppen, resultiert aus einem mittlerweile falschen oder zumindest inadäquaten Rollenverständnis, das seinen Ursprung im Mannsein viele tausend Jahre zurück hat (Kapitel 22).

In seinem Buch „Der Mann – ein Irrtum der Natur?" macht der Genetiker Steve Jones deutlich, dass das spezifisch männliche Erbgut, das Y-Chromosom, gegenüber seinem korrespondierenden X-Chromosom „höchst minderwertig" ist. Der männliche Verfall sei so weit fortgeschritten, dass auf dem Y-Chromosom nicht mehr als ein Tausendstel der DNA noch von wirklicher Bedeutung sei. Es sei auf Grund seiner vielen Zwischenräume, überflüssigen Abschnitte, nutzlosen Kopien, und unzähligen Abschnitten fremder Herkunft in weiten Teilen nutzlos. Muss sich da nicht der Vergleich des „männlichen Genoms" mit einer zerschossenen Festplatte mit fehlerhaft angelegten Dateien, unbrauchbar gewordenen und nicht mehr zu öffnenden Kopien und infiziert mit gefährlichen Viren und Würmern aufdrängen?

Männer in riskanter Rolle

Kaum eine Äußerung seit der Zeit der Aufklärung und Revolution zeichnet ein so treffendes Sittenbild und eine Reflektion auf männliches wie weibliches „Selbstverständnis" wie Friedrich Schillers Ballade „Lied von der Glocke".

Darin heißt es:

>....Der Mann muß hinaus
Ins feindliche Leben,
Muß wirken und streben,
Und pflanzen und schaffen
Erlisten, erraffen,
Muß wetten und wagen,
Das Glück zu erjagen.....<

Männer agieren nach über 200 Jahren noch durchweg nach den Mustern wie zu Zeiten Friedrich Schillers. Sie haben es nicht verstanden, ihr soziales Rollenverständnis den Lebensumständen des 21. Jahrhunderts anzupassen. Es ist dieses Manko, aus dem oft ihre fehlende Gesundheit ihren Ursprung nimmt. Eine signifikante Rolle spielt ebenfalls das soziale Gefüge.

Menschen mit intakten sozialen Bindungen werden weniger häufig krank und überwinden Krankheiten besser. Bei ihnen heilen selbst lebensbedrohliche Erkrankungen schneller, die Lebensqualität ist besser, die Lebenserwartung ist höher. Das trifft erwiesenermaßen für verheiratete oder in fester Partnerschaft lebende Männer zu.

Einige Gesundheitsrisiken für Männer können reduziert, minimiert oder in etlichen Fällen gänzlich ausgeschaltet werden. Hierzu bedarf es jedoch der Erkenntnis und des männlichen Willens, frühzeitig behutsam und sparsam mit den Ressourcen des Körpers umzugehen. Dabei muss es an gesunder Großzügigkeit nicht fehlen, im Gegenteil. Geiz seinem Körper gegenüber hat mit Askese nichts zu tun. Die Devise muss eher **Leben und Erleben statt Überleben** heißen. Muße, Nichtstun, *Leer*gang statt *Lehr*gang sind angesagt.

! Spaß, Lebensfreude, Zufriedenheit, ein positives soziales Umfeld, Selbstachtung und Selbstliebe sind geradezu Voraussetzungen für eine Psychohygiene, und damit auch für die körperliche wie geistige Gesunderhaltung oder Gesundung.

Männer weisen gemeinsame Grundmuster auf. Im Vordergrund ihres Strebens steht allzu oft die gnadenlose Forderung nach der Karriere (das **K-Trio infernale**: Konkurrenz, Karriere, Kollaps). Einige Männer erkennen dieses Dilemma und suchen nach einem persönlichen Fluchtweg. Einige trachten danach, erfolgreich zu sein und dennoch verkrüppelnden Handlungsmustern zu entkommen. Andere wiederum beschließen, dann doch lieber auf den Erfolg zu verzichten und sich der Familie und sich selbst mehr zu widmen. Wieder andere schaffen es, innerhalb des Apparats irgendwo eine Nische für sich zu finden, in der sie eine Ausnahmeexistenz führen. Und einige beißen die Zähne zusammen und stürzen sich ohne Rücksicht auf Verluste in die Fluten. Sie haben wahrscheinlich das unerfreulichste (ungesündeste) Leben zu erwarten.

Hinzu kommt eine Reihe „falscher Freunde", mit denen sich Männer gerne zusammentun: **Alkohol, Nikotin, Drogen**. Männer gehen mit den Ressourcen ihres Lebens oft verschwenderischer um und gehen in Beruf und Freizeit freimütiger an ihre physischen und psychischen Grenzen. Daher geraten sie auch eher in gesundheitsbedrohlichen Stress. Männer lassen sich eher einspannen. Oft ist das Ausspannen schwierig und gelingt es doch ohne angemessene Wirkung. Die Begriffe „einspannen" und „ausspannen" sind dem Umgang mit Arbeitstieren, den Zugtieren, entlehnt. Das sagt schon alles. Die folgenschwersten Ergebnisse dieses Teufelskreises sind Kriminalität und Suizid: Gut 80% aller Gefängnisinsassen oder Obdachlosen sind Männer. Drei Viertel aller Selbstmörder sind Männer.

Männer und gesundheitliche Fahrlässigkeiten

Fahrlässigkeiten, welche die Lebensqualität der Männer auf Dauer maßgeblich verschlechtern können und ihre Lebenserwartung wahrscheinlich auf Jahre verkürzen, sind:

- Alkoholmissbrauch, Rauchen,
- falsche Ernährung, Übergewicht,
- körperliche Untätigkeit sowie
- inadäquater Umgang mit Stress.

Dies sind die Hauptrisiken für die beiden häufigsten Todesursachen, nämlich die koronare Herzkrankheit sowie Krebs (Kapitel 23). Erstaunlicherweise ist bei Männern Gleichgültigkeit der Gesundheit gegenüber viel häufiger anzutreffen als Angst vor Siechtum und frühzeitigem Tod. Aufleben und Hochleben statt Ableben gerät zum Handlungsvordergrund. Oft herrscht die Hoffnung, es werde einen selbst schon nicht treffen.

Die fatalen Folgen dieser Gleichgültigkeit, die bei Männern in weit höherem Maße als bei Frauen angetroffen wird, belegen die zur Überlebenschance gereichenden Themen der Kapitel 8 und 28 bis 30.

Die **Rangliste der Gesundheitsrisiken** ist bei allen Männern der westlichen Zivilisation identisch: Die meisten Arztbesuche und Behandlungskosten verursachen bei ihnen die Erkrankungen des Herz-Kreislaufsystems (Folge: Herzinfarkt und Schlaganfall) und des Bewegungsapparates (Muskulatur, Knochen, Gelenke), Stoffwechselkrankheiten (Folge: metabolisches Syndrom), Krebs und Krankheiten des Nervensystems.

Aber bei weitem nicht alle Männer ereilt mit zunehmendem Alter das Schicksal frühzeitiger Gesundheits-

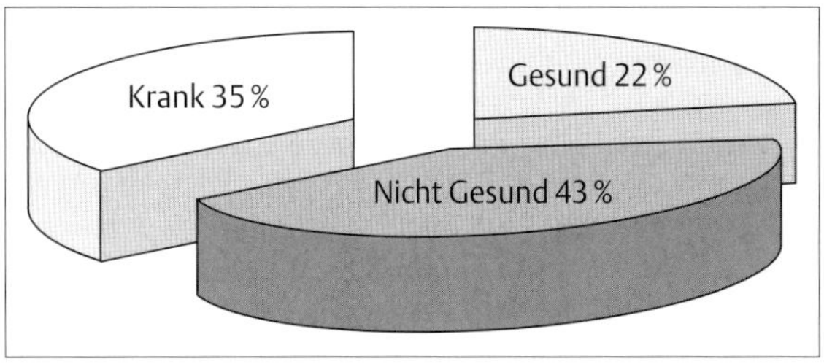

Abb. 4.**1** 557 konsekutive zur Konsultation vorstellige Männer zwischen 65 und 92 Jahren wegen urologischer Abklärung oder Vorsorgeuntersuchung (2. Quartal 2003); Einteilung in die drei Zustandsgruppen anhand subjektiver ärztlicher Beurteilung und objektiver Befunde.

einschränkung und Funktionseinbuße. Abb. 4.**1** vermittelt einen groben Eindruck davon, in welcher Gesundheitssituation sich Männer in einer unselektierten urologisch-andrologischen Sprechstunde präsentieren.

Nach der gesamtheitlichen Beurteilung waren 22% der Männer gesund und leistungsfähig, hingegen 35% krank an mehreren Organen und deutlich funktionseingeschränkt. Der größte Anteil von 43% waren jedoch Männer, die ihr Schicksal durch eine Veränderung des Lebensstils maßgeblich verbessern und damit Lebensqualität dazugewinnen könnten. Denn sie waren zwar nicht wirklich gesund, aber auch nicht ernsthaft krank. Sie waren noch durchaus leistungsfähig, und die meisten waren gewillt, noch mindestens 10–15 Jahre zu leben. Hier liegt der Ansatzpunkt für verantwortungsvolle präventive Verhaltensmedizin, medizinisches Anti-Aging (oder besser: Good-Aging).

Männergesundheitsbericht

Mit dem Männergesundheitsbericht 1999 legte die Stadt Wien noch vor der WHO die weltweit erste Studie zum männlichen Gesundheitsstatus vor. Die dringende Notwendigkeit eines Männergesundheitsberichts ergab sich aus dem vielfältig erhöhten Krankheitsrisiko der Männer, aus der eine um 6–8 Jahre kürzere Lebenserwartung im Vergleich zu Frauen resultiert. Im April 2004 folgte der Männergesundheitsbericht für ganz Österreich.

Ziel solcher Berichte ist es, Männergesundheit bzw. Männerkrankheit zu thematisieren und auf die Wichtigkeit von Prävention und Vorsorgemöglichkeiten hinzuweisen. Eine solche Datenanalyse erlaubt es, in der Präventionsarbeit Schwerpunkte zu setzen, gezielt über Risikofaktoren zu informieren und Männer zur Aufgabe eines riskanten Lebensstils zu animieren. Konsequente nächste Schritte sind die Einrichtung dauerhafter Gesundheitsangebote für Männer in Männerambulanzen und fachübergreifenden Männergesundheitszentren.

In Deutschland hat im April 2002 eine Arbeitsgruppe aus Soziologen, Psychologen, Pädagogen, Fachleuten in der Männerarbeit und Medizinern beim entsprechenden Ministerium einen deutschen Männergesundheitsbericht angemahnt (Hurrelmann u. Mitarbeiter):

!

„Der Männer-Gesundheitsbericht wird dabei von allen Mitgliedern der Initiative als ein Zwischenschritt zu einer geschlechtsdifferenzierten Gesundheitsberichterstattung angesehen. Er soll die bisher verstreuten wissenschaftlichen Erkenntnisse zusammenfassen und aufeinander beziehen. Der im Mai 2001 vorgestellte Frauen-Gesundheitsbericht hat gezeigt, wie wichtig eine geschlechtsspezifische Sichtweise gerade im Gesundheitsbereich ist. [...] Hier besteht gegenüber Frauen ein erheblicher Nachholbedarf, der durch einen spezifischen Männer-Gesundheitsbericht ausgeglichen werden soll. Langfristig sollte die Berichterstattung dann auf eine geschlechtsvergleichende Systematik umgestellt werden. Wenn wir uns für einen Männer-Gesundheitsbericht stark machen, dann tun wir dies also ausdrücklich nicht in Konkurrenz zur Frauen-Gesundheitsberichterstattung."

Geplant war die fachübergreifende Erarbeitung folgender sozio-ökonomischer und medizinischer Komplexe:

- Risiken durch
  - mangelhaftes Gesundheitsbewusstsein und Gesundheitsverhalten,
  - Nikotin, Alkohol, Süchte, Ernährung und Übergewicht,
  - Drogenkonsum,
  - Lifestyle; Mangel an Fitness, Sport, Bewegung und riskantes (Freizeit-)Verhalten (Unfälle).
- Hauptsächliche lebensverkürzende Erkrankungen der Männer:
  - Herz-Kreislauf-Erkrankungen,
  - Prostatakrebs und andere bösartige Tumoren
  - Generalrisiko: Fehlernährung, körperliche Untätigkeit.
- Risiko Arbeit / Erwerbsleben:
  - Bedeutung der Arbeit für Selbstverständnis von Männern,
  - Krankenstände, Berufskrankheiten,
  - Behinderung bis Invalidität
  - Umweltnoxen.
- Sexuelle Gesundheit:
  - Erektile Dysfunktionen,
  - sexuelles Erleben,
  - Familienplanung, Zeugungsfähigkeit
  - sexuell übertragbare Krankheiten.
- Seelische Gesundheit:
  - Psychohygiene als Mangel,
  - psychische und psychiatrische Erkrankungen
  - Stress, Burnout, Suizide.
- Alter als Risiko und Prävention:
  - Gesundheitsrelevante biographische Marker,
  - Prävention bei Jungen, Jugendlichen und jungen Männern,
  - Gesundheit im mittleren Lebensalter,
  - Veränderungen körperlicher Eigenschaften
  - Verarbeitung des „Ruhestands".

Die deutsche Initiative wurde mangels Geldmittel, Interesse und interministerieller Kompetenzabgrenzung vereitelt. Eine Zusammenfassung der Vorgehensweise, der Arbeit und der Resonanz des **Initiativkreises Männergesundheitsbericht** findet sich bei www.dieg.org, wo auch ein Dateien-Archiv zum Thema Männergesundheit vorliegt.

Ausblick für Männer in die Zukunft

Glaubt man Hochrechnungen und Einschätzungen von Sachkennern, so wird der demografische Wirbel zu einem Methusalem-Komplott (F. Schirrmacher) führen, in dem Menschen in den nächsten 20–40 Jahren älter werden als es ihnen vielleicht lieb ist. Im Jahr 2025 werden mehr als 60% der Männer über 65 sein. Männer werden wahrscheinlich an Lebenserwartung gegenüber den Frauen aufholen. Dies kann aber nur gelingen, wenn die Männer motivierbar werden – motivierbar für den ökonomischeren Umgang mit ihren körperlichen und mentalen Ressourcen und für eine neue Achtsamkeit und Selbstliebe. Neue Formen (und Normen) von Körper-„Pflege" und Psychohygiene sind gefragt.

Die hier aufgegriffenen Männerprobleme sind nicht neu, müssen aber vordringlicher in das Bewusstsein gerückt werden. Männer sind heute in der Lage, einige der Fehler der so genannten Emanzipation zu vermeiden. Sie sollten an folgenden **Zielen** intensiv mitwirken:

- Männer mögen weniger hart arbeiten und dafür kreativ schaffen und mehr spielerisch tätig sein.
- Sie sollen wieder lernen, dass zweckfreies Verharren im Moment und Müßiggang ganzheitlich gesund sein können.
- Männer mögen weniger Geld verdienen und weniger ausgeben. Dann werden sie sich und andere weniger gefährden.
- Männer mögen bessere Väter werden und länger verheiratet bleiben. Dann werden Männer „von selbst" gesünder länger leben.

Walter Hollstein, einer der weitsichtigsten Männerforscher in Deutschland, nimmt hierzu in Anspielung auf den Wechsel von traditioneller zu neuer Männlichkeit in einem gesonderten Kapitel (22) Stellung.

Literatur

1. Gernhardt G. Klappaltar. Haffmans-Verlag, 1998
2. Hollstein W. Potent werden – Das Handbuch für Männer. Liebe, Arbeit, Freundschaft und der Sinn des Lebens. Verlag Hans Huber, Bern 2001.
3. Hurrelmann K, Klotz Th, Stiehler M. Brief an die Bundesministerin für Familie, Senioren, Frauen und Jugend Dr. Christine Bergmann, 2. April 2002 (www.dieg.org).
4. Jacobi G. Praxis der Männergesundheit. Stuttgart: Thieme Verlag;2003.
5. Jacobi G, Hellmis E. Am liebsten immer 40 – mit Power in die 2. Lebenshälfte. Stuttgart: TRIAS Verlag;2003.
6. Jones S. Der Mann – ein Irrtum der Natur? Rowohlt 2003.

II Alterungsrisiken

5.1 Ernährung als Prävention vorzeitigen Alterns

Ute Gola

Einleitung

Auch Männer haben heute die Chance nicht nur alt, sondern sogar sehr alt zu werden. Jedoch leiden viele an chronisch-degenerativen Erkrankungen und können im letzten Lebensabschnitt kein gesundes und unabhängiges Leben mehr führen. Befragt man rüstig gebliebene Hochaltrige nach den Gründen für ihr langes Leben, so werden fast immer die Themen Ernährung, körperliche Aktivität bis ins Alter und das „Gläschen in Ehren" genannt.

Den meisten unter ihnen ist die große Bedeutung bewusst, die gutes Essen als Quelle von Kraft und Gesundheit einnimmt („Essen und Trinken hält Leib und Seele zusammen"). Dabei scheinen, zum Erstaunen mancher Wissenschaftler, die unterschiedlichsten Ernährungsphilosophien und -regeln in ähnlichem Maße erfolgreich zu sein. Auch wenn die Ursachen vieler chronisch-degenerativer Erkrankungen nicht in allen Details geklärt sind, lässt sich bereits jetzt sagen, dass eine bedarfsdeckende Ernährung und altersgemäße Bewegung dazu beitragen, dass mehr Menschen als bisher das hohe Alter in einer körperlich und geistig guten Verfassung erleben.

Eine gesunde Lebensweise einschließlich entsprechender Ernährung trägt wesentlich zu einem gesunden Altern bei. Bei der gesunden Lebensweise besteht Einigkeit, dass folgende Faktoren den Alterungsprozess positiv beeinflussen:

- nicht rauchen,
- regelmäßige Bewegung,
- ein Body Mass Index (BMI, Kapitel 8) unter 25 und
- eine optimistische Lebenseinstellung.

Die so genannte „gesunde Ernährung" als wichtige Säule eines primär präventiven Lebensstils kann quantitativ unter dem Blickwinkel der Energiezufuhr und qualitativ in Bezug auf ihre Inhaltsstoffe bewertet werden.

Kalorische Restriktion der Nahrungszufuhr

Interessant und durch Tierversuche gut belegt sind die Theorien der Lebensverlängerung durch kalorische Restriktion (Kapitel 6,24). Bedenkt man, dass Adipositas unabhängig von der Ernährung die Hauptstörgröße gesunden Alterns ist (Kapitel 7,8), so überzeugen diese Theorien, wenn es darum geht, Übergewicht abzubauen und das erreichte Normalgewicht durch angepasste Reduktion der Energiezufuhr zu halten.

Die Tatsache, dass Würmer, Insekten und Nager durch Kalorienreduktion länger leben, kann eng mit der Tatsache zusammenhängen, dass diese Experimente unter Laborbedingungen und nicht in der quasi freien Wildbahn durchgeführt worden sind. Im Käfig hat die Ratte wenig Bewegung und ständigen Zugang zu Futter mit der Tendenz zur Überernährung. Sie lebt folglich kürzer als ihre wild lebende Artgenossin; konsequenterweise wird die Laborratte älter, wenn sie auf Diät gesetzt wird.

Übertragen auf den Menschen (und in der Literatur bekannt; Kapitel 7,8), scheint kalorische Restriktion auch bei nicht ausreichender Bewegung zur Erhaltung oder Reduktion des Körpergewichts günstiger für die Lebenserwartung zu sein, als weiterbestehende Adipositas. Wird auch die körperliche Aktivität optimiert, so lässt sich dieser Effekt vermutlich noch erhöhen.

Die Empfehlung einer Kalorienreduktion um bis zu 30% zur Lebensverlängerung unterstellt eine Diät, die lediglich in ihrer Energie reduziert ist, ansonsten aber reich an Proteinen und Mikronährstoffen, insbesondere Antioxidanzien (Kapitel 9,33) ist.

Eine derartige Diät ist im Alltag aber schwer zu realisieren, d.h. ein Mangel ist vorprogrammiert. Kurzfristig könnte eine bis zu 30%ige Energiereduktion evtl. vorteilhaft sein. Die Folgen chronischer Energiereduktion auf Morbidität und Lebenserwartung sind aus Regionen mit langfristigem Nahrungsmittelmangel und bei institutionalem Wohnen im Alter bekannt (Kapitel 24).

Weltweit ist die Adipositas als eine der wichtigsten Ursachen von vorzeitigem Altern in einer Zunahme von erschreckendem Ausmaß begriffen. Das damit besonders bei Männern vergesellschaftete Metabolische Syndrom (Kapitel 7,11) gewinnt dabei alarmierende Häufigkeit.

Normalgewicht, ob genetisch geschenkt oder in mühevollem Kleinkrieg gegen sich selbst erobert und verteidigt, scheint eine der wichtigsten nutritiv gestaltbaren Komponenten gegen vorzeitiges Altern zu sein.

> **!** Wahrscheinlich hat keine einzelne Komponente unserer Nahrung einen so starken Einfluss auf unsere Herz-Kreislauf-Morbidität wie abdominale Adipositas (Hu u. Willett 2001).

Wie sollte eine gesunde Ernährung aussehen?

Kohlenhydrate

Kohlenhydrate, die in der **Vorackerbauzeit** als Lebensmittel genutzt wurden, stammten im Wesentlichen aus Wurzeln, Samen und Früchten. Getreidekörner gehörten kaum zu dieser Ernährungsweise. Der natürliche Einschluss von Stärke und Zuckern innerhalb der unzerstörten Pflanzenzellwände (Ballaststoffanteil) im rohen oder nur wenig verarbeiteten Lebensmitteln ist typisch für diese Ernährungsweise und führt im Verlauf der Verdauung zu einer sehr verzögerten Glucosefreisetzung.

Je stärker die Pflanzenzellwände zerstört sind (hoch verarbeitete Nahrungsmittel), je weniger also die Kohlenhydrate und Zucker eingeschlossen sind, desto rascher gelangt die Glucose ins Blut und resultiert in einem deutlichen Anstieg des Blutzuckers. Die Folgen dieser immer wieder auftretenden Glucoseanstiege sind besonders dann fatal, wenn eine Insulinresistenz vorliegt.

Die Insulinresistenz war für den Menschen von Vorteil in Zeiten, in denen er Lebensmittel mit nur geringer Verfügbarkeit von Glucose (niedriger glycämischer Index) als Hauptbestandteil seiner Nahrung hatte. Dies war während der **Eiszeit** der Fall, in der kohlenhydratreiche vegetabile Nahrungsbestandteile nur selten vorhanden waren und deshalb mehr Fleisch und damit auch Fett verzehrt wurde.

Wie Untersuchungen zur **Ernährung von Jägern und Sammlern** ergeben haben, mussten diese, um ihren sehr hohen Energieverbrauch decken zu können (bis zu 6000 kcal/Tag) größere Mengen an Fett und Eiweiß verzehren. Durch die damit einhergehenden geringeren Anstiege der Blutglucose und auch niedrigerer reaktiver Insulinanstiege war bei normal reagierenden Individuen die anabole Potenz des Insulins eher gering. Personen mit Insulinresistenz dagegen hatten einen wesentlichen Vorteil, indem sie besser Fett einspeicherten und damit ein echtes Überlebensmerkmal aufwiesen.

Durch Veränderung des Nahrungsmittelangebots in unserer Zeit mit der zunehmenden Prozessierung von Lebensmitteln kamen pflanzliche Nahrungsmittel auf den Markt, bei denen durch Verarbeitung Glucose aus Polysacchariden biologisch besser verfügbar war und damit zu einem sehr hohen glycämischen Index führte. Dieser starke Anstieg der Glucose hat reaktiv eine Hyperinsulinämie zur Folge, um die Blutglucosekonzentration wieder auf Normalmaß zu senken.

Glycämischer Index und Glycämische Ladung

! Der **glycämische Index** (GI) bezieht sich auf den Anstieg der Blutglucose nach dem Verzehr der Menge eines Lebensmittels, die 50 g Kohlenhydrate enthält.

Dabei wird der Prozentsatz im Vergleich zur Aufnahme der gleichen Menge an Kohlenhydraten meist in Form von Glucose berechnet. Der glycämische Index ist somit kohlenhydratstandardisiert. Es wird beispielsweise der postprandiale Blutzuckeranstieg von 1250g Magerquark verglichen mit dem von 101g Weißbrot. Die Praxisrelevanz ist somit gering (Tab. 5.**1**).

Um diesen Sachverhalt besser zu berücksichtigen, nutzt man zunehmend den Begriff der „glycemic load" (GL), übersetzt glycämische Last (auch: **glycämische Ladung** oder glycämische Belastung).

! Die glycämische Ladung berechnet sich aus dem glycämischen Index unter Berücksichtigung des Kohlenhydratgehalts der Lebensmittel.

Der Zusammenhang zwischen glycämischem Index bzw. glycämischer Last und ernährungsabhängigen Erkrankungen ist heute Gegenstand zahlreicher Untersuchungen.

! Große prospektive epidemiologische Studien belegen, dass eine Ernährung mit einem hohen glycämischen Index und einer hohen glycämischen Last die Entstehung von Typ-2-Diabetes mellitus bei Männern und auch bei Frauen begünstigt.

Zeitgleich mit der Verbesserung der Lebensmitteltechnologie und damit der besseren Bioverfügbarkeit der Inhaltsstoffe von Lebensmitteln entwickelte sich auch die Industrialisierung des gesamten Alltags: einerseits höherer glycämischer Index, höhere Insulinausschüttung und dadurch metabolisch begünstigte Fettspeicherung – andererseits immer geringer werdende körperliche Alltagsaktivität mit weltweit zu beobachtendem Anstieg des Übergewichts.

Damit aber wurde die Insulinresistenz, die sich vormals als überlebenswichtig gezeigt hatte, ein eindeutiger Nachteil. Durch Übergewicht und letztendlich nach Erschöpfung der Sekretionsleistung der Beta-Zellen des Pankreas entwickelte sich Diabetes mellitus (Typ II) endemisch (Kapitel 11).

Der glycämische Index unterliegt starken individuellen Schwankungen und ist extrem abhängig von der Art und Behandlung der Kohlenhydrate und der Zusammensetzung der jeweiligen Nahrung. So hat ein höherer Fettanteil in der Nahrung (z.B. Schokolade) durch Verzögerung der Resorption eher einen dämpfenden Effekt auf den Glucoseanstieg. Je nach Verarbeitung können stärkehaltige Lebensmittel (z.B. Kartoffeln) sehr unterschiedliche „Lieferanten" von Glucose sein.

Tabelle 5.**1** Glycämischer Index (GI) und Glycämische Ladung (GL) von ausgewählten Nahrungsmitteln

Lebensmittel	Portion in g	GI (Glucose)	GL
Brotaufstrich			
Honig	25	55	10
Erdbeermarmelade	30	51	10
Nutella	20	33	4
„Sättigungsbeilage"			
Couscous	150	65	23
Langkornreis	150	56	24
Basmatireis	150	58	2
Parboiled Reis	150	47	7
Instantreis	150	87	36
Jasminreis	150	109	46
Bulgur	150	48	12
Nudeln (Hartweizen)	180	44	21
Bratkartoffeln	150	60	18
Salzkartoffeln	150	56	14
Pommes Frites	150	75	22
Kartoffelpürree (Instant)	150	85	17
Obst			
Apfel	120	28	6
Banane	120	52	12
Trauben	120	46	8
Kiwi	120	53	6
Mango	120	51	8
Orange	120	42	5

Good-Aging für die Praxis

In Bezug auf Kohlenhydrate scheint eine Ernährung, die den glycämischen Index bzw. die glycämische Ladung berücksichtigt, präventiven Charakter zu haben. Kohlenhydrate sind die Hauptkomponente in der Zusammensetzung unserer Nahrung. Die gängigen Empfehlungen bewegen sich im Bereich 45–55% der Gesamtkalorienzufuhr. Kohlenhydrate sollten wenig verarbeitet sein (z.B. Vollkornprodukte) und einen niedrigen glycämischen Load haben (cave: süße Getränke).

Ballaststoffe

Je geringer die körperliche Aktivität (insbesondere Alltagsaktivität), umso sorgfältiger sollte die Zusammensetzung der Kohlenhydrate betrachtet werden. Insulinresistenz hat zwar auch genetische Ursachen, nimmt aber mit steigendem Alter und Inaktivität zu. Empfohlen wird der Verzehr von **möglichst naturbelassenen und damit auch ballaststoffreichen Kohlenhydraten**.

Ballaststoffreiche Nahrung
- vermittelt einen besseren Sättigungseffekt,
- hat protektive Einflüsse auf die Darmflora und
- reguliert die Verdauung.

Diese Gesichtspunkte sind wesentlich für das „Durchhalten" bei Kalorienrestriktion. Schon lange wird auch ein Zusammenhang zwischen der Höhe der Ballaststoffzufuhr, der Erkrankung an **Dickdarmkrebs** und dem Auftreten von Darmpolypen vermutet. Große Studien der letzten Jahre sprechen dafür: z.B. EPIC (*European Prospective Investigation into Cancer and Nutrition*) zeigte, dass die Erhöhung der Ballaststoffzufuhr von 15 auf 35g /Tag das Kolonkarzinom-Risiko um 40% senken kann. Tab. 5.**2** nennt den Ballaststoffgehalt der wichtigsten Lebensmittel.

Fette

! Unter gesundheitlichem Aspekt sollte die tägliche Fettzufuhr 30–35% der Gesamtenergie nicht übersteigen.

Diese Konsens-Empfehlung ist Ergebnis vieler wissenschaftlicher Studien. Es gibt jedoch auch durchaus Populationen, die bei hoher Fettzufuhr gesund bleiben und alt werden. Welche Rolle hierbei die genetische Disposition spielt, und ob es sinnvoll ist, für alle den prozentualen Fettgehalt festzulegen, muss die zukünftige Forschung zeigen. Tab. 5.**3** stellt den geschätzten Energiebedarf des Erwachsenen und die akzeptable Verteilung auf die einzelnen Makronährstoffe dar.

Senkung der Kalorienzufuhr und Gewichtsreduktion können zusammen mit körperlicher Bewegung dazu beitragen, hohe Triglycerid- und Cholesterinwerte im Blut zu senken. Damit geht eine Minderung des Risikos für koronare Herzkrankheit, Krebs und Metabolisches Syndrom einher. Bereits eine mäßige Gewichtsreduktion (5 kg) kann das Risiko für diese alterskritischen Erkrankungen signifikant reduzieren.

Während erhöhte Triglyceridwerte stark ernährungsabhängig sind, ist die Höhe der Cholesterinwerte besonders von metabolischen und genetischen Faktoren (Respondertypus) abhängig. Folglich kann allein durch cholesterinarme Ernährung (ohne Gewichtsreduktion) nur eine mäßige Senkung (ca. 8–10%) erreicht werden. Bei der Reduzierung der Fettzufuhr sollte beachtet werden, dass diese nicht auf Kosten der pflanzlichen Öle geht, da diese wichtige Träger fettlöslicher Vitamine und essenzieller Fettsäuren sind.

Welches Nahrungsfett kann empfohlen werden?

Multivarianzanalysen von Daten, die im Rahmen der *Nurses Health Study* (NHS) (Hu et al.1999) erhoben wurden, zeigten, dass der Austausch von 5% Energie aus gesättigten Fetten im Vergleich zu einer äquivalenten Menge von Kohlenhydraten zu einem 17% höheren Risiko für kardiovaskuläre Erkrankungen führte. Verglichen

Tabelle 5.2 Ballaststoffgehalt einzelner Lebensmittel

Brot und Backwaren:		
Geringer Ballaststoffanteil (< 4 g pro 100 g)	**Mittlerer Ballaststoffanteil** (4–6 g pro 100 g)	**Hoher Ballaststoffanteil** (> 6 g pro 100 g)
Weizenbrötchen (mit und ohne Saaten)	Knäckebrot, Kleiebrötchen, Roggenbrot, Mischbrot	Vollkornbrot, Pumpernickel
Getreide und Getreideprodukte:		
Geringer Ballaststoffanteil (< 5 g pro 100 g)	**Mittlerer Ballaststoffanteil** (5–10 g pro 100 g)	**Hoher Ballaststoffanteil** (> 10 g pro 100 g)
Buchweizen, Mais (Cornflakes, Polenta), Hirse, Reis	Dinkel, Gerste, Grünkern, Hafer, Weizen, Roggen	Kleie- und Vollkornprodukte der Getreide mit mittlerem Ballaststoffanteil
Obst:		
Geringer Ballaststoffanteil (< 3 g pro 100 g)	**Mittlerer Ballaststoffanteil** (3–6 g pro 100 g)	**Hoher Ballaststoffanteil** (> 6 g pro 100 g)
Ananas, Apfel, Apfelsine, Avocado, Banane, Feige, Grapefruit, Mango, Melone, Zitrone, Kirsche, Pfirsich, Mirabelle, Pflaume	Beeren (Brombeeren, Himbeeren, Heidelbeeren, Johannisbeeren, Preiselbeeren, Stachelbeeren), Kiwi	Trockenobst, Rosinen
Gemüse:		
Geringer Ballaststoffanteil (< 3 g pro 100 g)	**Mittlerer Ballaststoffanteil** (3–6 g pro 100 g)	**Hoher Ballaststoffanteil** (> 6 g pro 100 g)
Aubergine, Mohrrüben, Kohlrabi, Radieschen, Rettich, Bleichsellerie, Broccoli, Chinakohl, Blattsalate, Spargel, Spinat, Weißkraut, Wirsing, Gurke, Paprikaschote, Tomate, Zucchini, Champignons	Sellerieknolle, Fenchel, Blumenkohl, Grünkohl, Rosenkohl, Zwiebel, Zuckermais	Artischocke, Schoten (Zuckererbsen), Schwarzwurzel, Erbsen, Kichererbse, Linse, Bohnensamen
Nüsse:		
Geringer Ballaststoffanteil (< 3 g pro 100 g)	**Mittlerer Ballaststoffanteil** (3–6 g pro 100 g)	**Hoher Ballaststoffanteil** (> 6 g pro 100 g)
Cashew	Walnuss, Pistazie, Paranuss	Erdnuss, Haselnuss, Kokosnuss, Mandel

Tabelle 5.3 Vereinfachte Widergabe des geschätzten Energiebedarfs und der akzeptablen Verteilung von Makronährstoffen beim Erwachsenen bei einer Energieaufnahme von 2500–3100 kcal/Tag (modifiziert n. Gassmann, 2003) (PUFA = mehrfach ungesättigte Fettsäuren).

Makronährstoff	Prozent der Nahrungsenergie
Fett	20–35
n-6-PUFA (Linolsäure)	5–10
n-3-PUFA* (alpha-Linolensäure)	0,6–1,2
Kohlenhydrate	45–65
Proteine	10–35

* ungefähr 10% davon langkettig

mit der äquivalenten Energiemenge aus Kohlenhydraten war das relative Risiko für 2% der Energie aus trans-Fetten 1,93, für 5% der Energie von einfach ungesättigten Fettsäuren 0,81 und für 5% Energie von mehrfach ungesättigten Fettsäuren 0,62. In dieser Studie, durch die m.E. auch auf die Situation beim Mann rückgeschlossen werden kann, fand sich keine signifikante Beziehung der Gesamt-Fettaufnahme zum kardiovaskulären Risiko.

! Die Ergebnisse zeigen, dass ein Ersetzen der gesättigten und trans-Fette durch unhydrogenisierte einfach und mehrfach ungesättigte Fette offenbar einen größeren Effekt in der Prävention von kardiovaskulären Erkrankungen hat als die Reduktion des Gesamtfetts (Hu et al.1999).

Insbesondere kommt es darauf an, den Anteil von trans-Fetten (Margarine, Fertigprodukte, Süßwaren, fette Milchprodukte) zu reduzieren. **Nüsse** bestehen zu mehr als 50 Energie% aus Fett und wurden deshalb bisher kaum empfohlen. In der NHS konnte jedoch gezeigt werden, dass regelmäßiger Verzehr von Nüssen (hoher Anteil ungesättigter Fettsäuren) durchaus mit einem niedrigeren Risiko für eine koronare Herzkrankheit einhergeht.

Eier wurden in den letzten 20 Jahren vermutlich zu Unrecht als Verursacher von Störungen im Lipidstoffwechsel angeschuldigt (Tab. 5.**4**). Es gibt immer wieder Hinweise, dass Nahrungscholesterin zu einem höherem Serumspiegel von totalem und von LDL-Cholesterin führen kann. Diese Effekte sind jedoch, verglichen mit denen gesättigter und trans-Fettsäuren, relativ klein. Die NHS und andere Studien zeigten keine signifikante Korrelation zwischen der Cholesterinzufuhr und dem Risiko für Herz-Kreislauf-Erkrankungen.

Demgegenüber korreliert **Fischverzehr** gut mit einem geringeren Herz-Kreislauf-Risiko. Kromhout et al. (1985) zeigten, dass Männer mit einem täglichen Fischkonsum von 30 g Fisch ein um 50% niedrigeres Risiko für Herz-Kreislauf-Mortalität hatten als Männer, die sehr selten Fisch aßen. Tab. 5.**5** fasst den hohen nutritiven Stellenwert von Fisch im Hinblick auf den Gehalt an Omega-3-Fettsäuren zusammen.

Hauptanteil des zugeführten Fetts sollte aus **pflanzlichen Ölen** bestehen, die reich an einfach ungesättigten und n-3-Fettsäuren sind (z.B. Rapsöl). Besondere Bedeutung haben die **Fettsäuren der n-3- und n-6-Familie** (alpha-Linolensäure und Linolsäure). Während die n-3-Fettsäuren vorwiegend im Fisch, aber auch in Raps- und Leinöl vorkommen, finden sich die n-6-Fettsäuren in nahezu allen Lebensmitteln pflanzlichen Ursprungs (Abb. 5.**1**). Wegen der entgegengerichteten Wirkungen dieser beiden Fettsäuren bei der Thrombozytenaggregation und im Immunsystem sollte auf ein „günstiges" Verhältnis dieser Fettsäuren mit Blick auf die Arteriosklerosesprävention in der Ernährung geachtet werden. Das derzeitig übliche Verhältnis von n-6- zu n-3-Fettsäuren liegt bei 10:1, wünschenswert wäre aber 4–5:1. Die Fettsäuren der n-3-Familie sind auch für eine gesunde und strapazierfähige Haut von Bedeutung.

Darf es beim Abnehmen auch etwas fetter sein?

Es darf, vorausgesetzt, die energetische Restriktion wird erreicht! Aber die klassische Atkins-Diät (keine Kohlenhydrate, aber alle Fette erlaubt) bleibt vorerst „out". In letzter Zeit machten Studien auf sich aufmerksam, die mit einer kohlenhydratarmen (20–30g KH/d) und fettreichen Diät eine gute Gewichtsreduktion erreichen konnten (Foster et al. 2003, Samaha et al. 2003). Langzeitergebnisse stehen noch aus, und bis zu welchem KH-Gehalt diese Diäten sicher sind, wird gegenwärtig intensiv untersucht.

Tabelle 5.**4** Fettsäuren- und Cholesteringehalt eines Eies in Bezug zu den DACH-Empfehlungen; das Verhältnis der verschiedenen Fettsäuren (SAFA : MUFA : PUFA [%] = 1 : 1,5 : 0,5) entspricht in etwa der Empfehlung von 1 : 1,3 : 0,7 seitens der DACH.

	DACH-Empfehlung	1 Ei (60 g)
Omega-6-FS (g)	10	0,6
Omega-3-FS (g)	2	0,2
Omega-6-FS zu Omega-3-FS	5:1	3,7:1
Cholesterin (mg)	< 300	220

DACH = Deutsche Gesellschaft für Ernährungsmedizin (DGE), Österreichische Gesellschaft für Ernährung, Schweizerische Gesellschaft für Ernährungsforschung und Schweizerische Vereinigung für Ernährung
SAFA = gesättigte Fettsäuren
MUFA = einfach ungesättigte Fettsäuren
PUFA = mehrfach ungesättigte Fettsäuren

Tabelle 5.**5** Gehalt an Omega-3-Fettsäuren im Fisch

Fischsorte	Fett (g)	EPA (g)	DHA (g)
Lachs	7–10	0,5–0,7	0,5–0,9
Makrele	5–20	0,4–1,7	0,4–1,7
Hering	10–19	0,9–1,9	0,9–1,9
Forelle	3,4	0,1	0,1
Heilbutt	2–14	0,1–0,5	0,3–0,4

EPA = Eicosapentaensäure
DHA = Docosahexaensäure

Good-Aging für die Praxis

Die zur Zeit noch unsichere Datenlage ermöglicht noch keine klare Auskunft darüber, wer langfristig von einer kohlenhydratreduzierten Ernährungsweise (Low-Carb-Diät) profitieren könnte. Bei Personen in einem Alter von über 50 Jahren, bei Diäten, die länger als 90 Tage dauern und solchen mit weniger als 20g/d Kohlenhydrate ist derzeit noch Vorsicht geboten (Bravata et al. 2003).

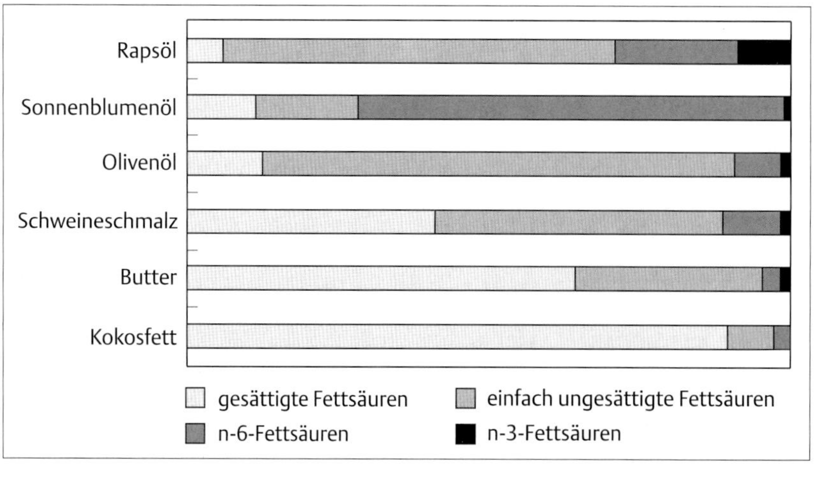

Abb. 5.**1** Fettsäure-Zusammensetzung verschiedener Fette.

Fettbeurteilung einzelner Lebensmittel

Naturbelassene Backwaren enthalten wenig Fett. Dazu gehören die bei uns üblichen Brotsorten (Vollkornbrot, Mischbrot, Mehrkornbrot, Pumpernickel, Knäckebrot). Auch auf Brote mit Ölsaaten muss, wegen eines erwarteten höheren Fettanteils, nicht verzichtet werden.

Obst und Gemüse enthalten im Allgemeinen viel Wasser und sind bis auf eine Ausnahme – Avocado – fettfrei. Avocado enthält 22g Fett auf 100g verzehrbaren Anteil, zum größten Teil allerdings gesunde, einfach ungesättigte Fettsäuren (leckerer Brotaufstrich!).

Nüsse enthalten allgemein 50–60% Fett (Macadamia >70%). Da diese Fette eine günstige Zusammensetzung haben (alpha-Linolensäure und einfach ungesättigte Fettsäuren), sind sie in Maßen (ca. 200g /Woche) sehr empfehlenswert.

Hülsenfrüchte enthalten so gut wie kein Fett. Ausnahme: Sojabohne (ca. 20% des Trockengewichts).

Fleisch enthält vor allem gesättigte Fettsäuren; deshalb ist der Fettgehalt zu berücksichtigen. (Merke: Je feiner zerkleinert das Fleisch ist, desto höher ist der Fettgehalt in Fleisch und Wurstwaren (Vergleiche: Schnitzel versus Bockwurst).

Fisch: Makrele, Lachs und Hering enthalten viel Fett, allerdings einen sehr hohen Anteil gesunder Omega-3-Fettsäuren und sollten deshalb regelmäßig verzehrt werden.

Milch und Milchprodukte: fettreduzierte Produkte sind heute ausreichend im Handel vertreten.

Die Wertigkeit der einzelnen Nahrungsmittel entsprechend ihres Fettgehalts ist in Tab. 5.**6** aufgelistet.

Tabelle 5.**6** Fettgehalt einzelner Lebensmittel nach Portionsgrößen und pro 100 g

Lebensmittel	Fett (g) pro Portion	Fett (g) pro 100 g
Kuchen		
Apfelkuchen (Hefeteig), 100 g	3	3
Quark-Obst-Torte, 100 g	10	10
Rührkuchen, 100 g	18	18
Sahnetorte, 120 g	25	21
Nusstorte, 100 g	24	24
Kekse, 100 g	16	16
Fleisch- und Wurstwaren		
Schweineschnitzel, 125 g	2	2
Rinderfilet, 125 g	5	4
Tatar, 100 g	3	3
Hackfleisch gemischt, 100 g	20	20
Bockwurst, 100 g	30	30
Schinken gekocht, 30 g	1	3
Bierwurst, 30 g	6	20
Gelbwurst, 30 g	8	27
Fleischwurst, 30 g	8	27
Salami, 30 g	9	30
Leberwurst, 30 g	11	37
Geflügel		
Putenbrust/-schnitzel, 125 g	1	1
Huhn, Brathuhn, 125 g	12	10
Ente, 125 g	21	17
Gans, 125 g	38	30
Fisch und Fischprodukte		
Makrele, 150 g	18	12
Lachs, 150 g	20	14
Lachs, geräuchert, 50 g	3	6
Heringsfilet in Tomatensoße, 100 g	15	15
Brathering, 125 g	19	15
Kabeljau, Dorsch, Seelachs, 150 g	1	1
Scholle, 150 g	3	2
Forelle, 150 g	4	3
Milch und Milchprodukte		
Fettarme Milch, 1,5% Fett, 0,2 l	3	1,5
Vollmilch, 3,5% Fett, 0,2 l	7	3,5
Fettarmer Joghurt, 1,5% Fett, 150 g	2	1
Vollmilch-Joghurt, 3,5% Fett, 150 g	5	3
Saure Sahne, 10% Fett, 1 EL	1,5	10
Schlagsahne, 30% Fett, 1 EL	5	30
Magerquark, 100 g	Spuren	
Kräuterquark, 40% Fett, 100 g	11	11
Schnittkäse, 45% Fett i. Tr., 30 g	9	30
Schnittkäse, 30% Fett i. Tr., 30 g	5	17
Weichkäse (Brie), 45% Fett i. Tr., 30 g	6	20
Weichkäse (Brie), 30% Fett i. Tr., 30 g	4	13

Protein

Eine ausreichende Proteinzufuhr (ca.15% der Gesamtenergiezufuhr) sollte sowohl durch tierisches als auch durch pflanzliches Eiweiß gewährleistet werden. Bei „normaler" Mischkosternährung ist ein Proteinmangel unwahrscheinlich, sofern nicht schwere Erkrankungen vorliegen. Anders kann es bei andauerndem Diäthalten oder veganer Ernährung aussehen.

Biologische Wertigkeit von Proteinen

! Die Beurteilung eines Lebensmittels hinsichtlich der ausgewogenen Zusammensetzung mit Aminosäuren liefernden Proteinen bezeichnet man als Proteinqualität. Diese auch als **biologische Wertigkeit** bezeichnete Qualität wird bestimmt durch die Möglichkeit, aus dem zugeführten Nahrungseiweiß die notwendigen körpereigenen Proteine zu bilden.

Je mehr also die Zusammensetzung des Nahrungsproteins hinsichtlich der einzelnen benötigten Aminosäuren für die Proteinsynthese dem individuellen Bedarf entspricht, desto höher ist die jeweilige Wertigkeit (Tab. 5.**7**). Dies bedeutet auch, dass bei vegetarischer Ernährung durch geschickte Kombination einzelner Proteinquellen durchaus bedarfsangepasste Proteinqualitäten erzeugt werden können. Komplementäre Proteinquellen sind Getreide und Leguminosen. Durch eine Kombination von Nahrungsproteinen mit unterschiedlichen Aminosäurenmustern, insbesondere essenzielle Aminosäuren, kann eine Qualitätssteigerung auch dahingehend erfolgen, dass weit weniger Protein in Kombination benötigt wird, um bedarfsdeckend zu sein, als wenn nur auf eine Quelle zurückgegriffen wird (Tab. 5.**8**).

Milch als Protein- und Calciumquelle ist gut verträglich und preiswert zugleich. Menschen mit hohem Milchkonsum, insbesondere unter Ausnutzung von fettarmen Milchprodukten, sind weniger adipös und leiden seltener an Erkrankungen des Metabolischen Syndroms und an Gicht (Choi et al. 2004). Eine besondere Rolle scheinen dabei die Milchproteine zu spielen, über deren Bedeutung im Einzelnen noch wenig bekannt ist. Als bioaktive Peptide haben sie antimikrobielle, immunmodulatorische, antithrombotische, mineralbindende und opioidagonistische Eigenschaften.

In den letzten Jahren ist ein Trend zu „Low-Carb-Diäten" zu verzeichnen. Rationale ist dabei die erhoffte geringere Insulinantwort. Folglich erhöht sich dadurch der Protein- und/oder Fettgehalt der Nahrung. Der Einfluss der Proteinzufuhr auf das **Herz-Kreislauf-Geschehen** wurde in 7 Langzeitstudien untersucht. 5 Studien wiesen keinen Zusammenhang aus (Esrey et al. 1996, Fehily et al. 1993, Gordon et al. 1981, Kromhout et al. 1984, Kushi et al. 1985), eine Studie fand ein erhöhtes Risiko.

Bei der Auswertung hatte man allerdings wesentliche Einflussfaktoren unberücksichtigt gelassen (McGee et al. 1984).

Tabelle 5.**7** Biologische Wertigkeit verschiedener Lebensmittel

Lebensmittel	Biologische Wertigkeit
Hühnerei	100
Schweinefleisch	85
Rindfleisch/Geflügel	80
Kuhmilch	72
Sojaprotein	81
Kartoffel	76
Mais	72
Reis	72
Pflanzliche Proteinmischung	55–75
Weizen	55

! Die bisher weltweit sorgfältigste Langzeitstudie zu diesem Thema, die „Nurses Health Study", kam zu dem Ergebnis, dass eine hohe Eiweißzufuhr (durch pflanzliches wie auch tierisches Eiweiß) das Herzinfarktrisiko signifikant senkt (Hu et al. 1999).

Die Frage nach dem Zusammenhang zwischen hoher Eiweißaufnahme und **Osteoporose-Risiko** wird in Expertenkreisen noch kontrovers diskutiert. Die Mehrheit der epidemiologischen Studien konnte aber auch hier kein erhöhtes Risiko nachweisen. Es ist davon auszugehen, dass unter einer gemischten, abwechslungsreichen Kost, die reichlich Gemüse und Milchprodukte enthält, sowie einem Mindestmaß an täglicher Bewegungsaktivität eine Knochenentkalkung durch erhöhte Proteinzufuhr extrem unwahrscheinlich ist (Heaney 1998).

Im Gegensatz zu den Risikowarnungen (Niere, Herz-Kreislauf) werden potenziell positive Effekte einer proteinreichen Ernährung zu selten erwähnt. Die im Folgenden genannten Aspekte sind in ihrer **präventiven Potenz** besonders für das höhere Lebensalter nicht zu unterschätzen.

- Eiweiß reguliert den Blutzuckerspiegel durch eine Erhöhung des Insulinspiegels und eine Verbesserung der Insulinsensitivität,
- Eiweißkonsum hebt den Grundumsatz leicht an,
- eiweißreiche Kost senkt alle relevanten Blutfettwerte bei gleichzeitiger Erhöhung des HDL-Cholesterins,
- hoher Eiweißkonsum ist eng mit einem niedrigen Blutdruck und geringer Sterblichkeitsrate für Schlaganfälle verknüpft.

Tabelle 5.**8** Durch geschickte Kombination lässt sich die biologische Wertigkeit erhöhen

Einzeleiweiß	Biologische Wertigkeit	Mischungsverhältnis	Biologische Wertigkeit
Vollei	100	Vollei/Kartoffel 1 : 2	138
Kartoffel	86	Vollei/Soja 3 : 2	123
Milch	84	Vollei/Milch 5 : 2	122
Soja	84	Vollei/Weizen 3 : 1	118
Rindfleisch	83	Vollei/Reis 3 : 2	106
Reis	83	Milch/Weizen 3 : 1	106
Weizen	58	Rindfleisch/Kartoffel 3 : 1	90

Etwas mehr Protein für eine gute Sättigung?

Der Schlüssel zum Erfolg im Kampf um die schlanke Linie ist das Erreichen einer Sättigung trotz Energiereduktion. Zu starker Hunger in der Phase der Energiereduktion ist ein signifikanter Prädiktor für die gefürchtete Gewichtszunahme nach Ende einer Diät. Der Proteingehalt der Nahrung, besonders auch die jeweilige Eiweißquelle, haben einen Einfluss auf die kurzfristige Sättigung und damit auf die Menge an zugeführter Nahrung. So haben 50g Eiweiß einen stärker sättigenden Effekt als vergleichbare Mengen Fett oder Kohlenhydrate.

Eine gute Thermogenese und ausreichende Sättigung lassen sich mit einer höheren Proteinzufuhr als üblich erreichen (Tab. 5.**9**). In verschiedenen Studien konnte dieser Kurzzeiteffekt auch wiederholt gezeigt werden.

Inwieweit Eiweiß allerdings einen längerfristigen Einfluss auf das Körpergewicht hat und v.a. geeignet ist, das Körpergewicht langfristig zu reduzieren, wird zur Zeit noch kontrovers diskutiert. Es muss auch berücksichtigt werden, dass einer einseitig stark auf tierisches Eiweiß betonten Kost eine Vielzahl von Mikronährstoffen und protektiven Inhaltsstoffen fehlen, die nur in pflanzlichen Lebensmitteln vorkommen. Auch hier gilt also wieder, dass eine gesunde präventive Kost eine **Mischkost aus pflanzlichen und tierischen Lebensmitteln** darstellt.

Mikronährstoffe

Vitaminversorgung

Eine gezielte therapeutische Anwendung einzelner Vitamine, v.a. in hoher Dosis sollte entweder nur bei biochemisch nachgewiesenem Mangel oder bei hinreichendem Verdacht in der Vorgeschichte erfolgen. Nach den Untersuchungen der DGE e.V. ist Deutschland auf keinen Fall pauschal als Vitaminmangel-Land zu bezeichnen.

In der letzten zu diesem Thema veröffentlichen Stellungnahme (DGE 2004) wird nochmals auf den Unterschied zwischen Vitaminmangel und Vitaminunterversorgung, d.h. Nichterreichen der Referenzwerte hingewiesen (Kapitel 5.2,24). **Vitaminmangel** stellt immer den Endpunkt einer Entwicklung dar und schließt ein, dass es infolge einer langdauernden unzureichenden Versorgung bereits zu klinisch fassbaren Störungen und typischen Mangelerscheinungen gekommen ist. Bekanntestes Beispiel ist Skorbut als Folge eines Vitamin-C-Mangels.

Demgegenüber beschreibt eine **Vitaminunterversorgung** die mengenmäßige Unterschreitung der empfohlenen Referenzwerte (RDA) für die tägliche Zufuhr. Diese Zufuhrempfehlungen gelten für gesunde Personen, differenziert nach Altersgruppen und Geschlecht. Sie dienen auf der einen Seite der Beurteilung der Versorgungssituation der Bevölkerung und andererseits für den Einzelnen als Orientierung für die Mahlzeitenplanung.

Da die Referenzmengen allen Schwankungen und Lebenssituationen entsprechen sollen, schließen die Empfehlungen bereits Zuschläge von 20–30% mit ein.

! Daraus ergibt sich, dass ein Nicht-Erreichen der Referenzwerte **nicht** gleichzusetzen ist mit dem Unterschreiten des Bedarfs.

Die Ernährungsberichte der DGE zeigen, dass bis auf Vitamine D, Folsäure und evtl. Vitamin E die Referenzwerte in Deutschland erreicht werden.

Risikogruppen für eine unzureichende Aufnahme meist mehrerer Vitamine sind Personen mit folgenden Ernährungsgewohnheiten und Zuständen:

- Kalorienaufnahme unter 1500 kcal/Tag (WHO-Grenze bei 1800 kcal/Tag), z.B. im Rahmen von Diäten und im Alter),
- sehr einseitige Ernährungsgewohnheiten,
- chronischer Konsum von Alkohol und Nikotin,
- Störungen der Verdauung, Resorption und Verwertung von Nahrung,
- vegane oder andere extreme Kostformen und
- Einnahme von Medikamenten.

International werden zusätzlich **Schwangere und Stillende und Senioren** zusätzlich als Risikogruppen angesehen.

Die europäische SENECA-Studie, an der auch deutsche Zentren beteiligt sind, hat seit 1988 eine große Menge Daten zu Fragen von Ernährung, Lifestyle, mentaler Gesundheit und Vitaminstatus im Alter zusammengetragen. Danach sind die Aufnahmen von Vitamin B_6 und Vitamin D bei älteren Menschen in Europa suboptimal (Kapitel 5.2).

Die umfangreichen NHS- and PHS-Studien untersu-

Tabelle 5.**9** Ernährungsempfehlungen zur maximalen Erhöhung der Thermogenese und des Sättigungsgefühls (modifiziert n. Tremblay et al. 2000)

Energiesubstrat	Tägliche Energiezufuhr	Empfehlenswerte Nahrungsmittel
Protein	20–25%	Fettarmes Fleisch, Milchprodukte mit geringem Fettgehalt
Kohlenhydrat	40–45%, ballaststoffreich, 20–25 g/Tag	Vollkornprodukte und Leguminosen, Obst und Gemüse, naturbelassene Nahrungsmittel
Fett	25–30%, hoher Anteil ungesättigter Fettsäuren	fettarmes Fleisch, Milchprodukte mit geringem Fettgehalt, Samen und Körner, Öle, ungehärtete Margarine
Alkohol	weniger als 5%	

chen seit Jahrzehnten u.a. das Ernährungsverhalten von fast 150.000 Amerikanern. Einer der Initiatoren, Walter Willett, hat 2001 im renommierten *New England Journal of Medicine* auf die Frage, was Ärzte ihren Patienten bezüglich Vitaminpräparaten empfehlen sollten, pragmatisch die großzügige Gabe von Multivitaminprodukten mit Dosierungen, die nicht über denen in Nahrungsmitteln liegen sollten (100% RDA), angeregt.

Diese Haltung wird nicht überall geteilt, da bei uns überall ausreichend Nahrungsmittel in großer Vielfalt und bezahlbar zur Verfügung stehen, um ganzjährig die Referenzwerte für die Zufuhr sicher zu erreichen. Auch ein Multivitaminpräparat kann nicht die Vielfalt an zusätzlichen sinnvollen Nahrungsbestandteilen abdecken.

Interessant sind die vorab veröffentlichten Ergebnisse der SUVIMAX Studie, in der über 13.000 Männer und Frauen über 8 Jahre verfolgt wurden:

- Bei Frauen und Männern konnte durch die Einnahme von Antioxidanzien-Supplementen keine schützende Wirkung gegen kardiovaskuläre Erkrankungen festgestellt werden.
- Auf der anderen Seite soll (nur bei Männern) die tägliche Einnahme von antioxidativ wirksamen Vitaminen A, E und C sowie den Mineralstoffen Zink und Selen in Nahrungsmitteldosierungen das Risiko bei allen Krebserkrankungen um 31% im Vergleich zu Plazebo senken.
- Das grundsätzliche Sterberisiko bei Männern in der Verumgruppe im Vergleich zur Plazebogruppe wurde um beachtliche 37% verringert.

Bis vor kurzem wurden Vitamine und andere Mikronährstoffe nur zur Vermeidung der klassischen Mangelsymptome verwendet. Moderne biologische Verfahren haben uns jedoch wachsende Einsicht in die Bedürfnisse des menschlichen Organismus auf molekularer und zellulärer Ebene gegeben. Dies führte zu einer differenzierteren Definition des gesundheitlichen Nutzens von Mikronährstoffen (Kapitel 5.2, 33).

Obst und Gemüse

Die bedeutende Rolle, die pflanzliche Lebensmittel mit ihrem Gehalt an sekundären Pflanzenstoffen (*Phytochemicals*) in der gesunden Ernährung spielen, wird in präventiven Strategien und insbesondere im medizinischen Anti-Aging immer wieder betont. Daher wird dieser Thematik in Kapitel 5.2 und 33 besonderer Raum gewidmet. Zweifellos gibt es hinreichend Daten aus epidemiologischen Studien dafür, dass eine Ernährung, deren wesentliche Komponenten aus pflanzlichen Bestandteilen zusammengesetzt ist, vor der Entwicklung typischer Alterserkrankungen, also besonders solcher, die den Alterungsprozess beschleunigen oder das Alter beschwerlich machen, schützt.

Dass dies so ist, erklärt man sich heute mit der Beobachtung, dass Vorgänge des Alterns, also auch die Entwicklung chronisch degenerativer Erkrankungen, eine gemeinsame Grundlage haben, und zwar chronische oxidative Veränderungen mit unterschiedlichen Folgen der betroffenen Gewebe. Solche oxidative Veränderungen führen zu langsamer und schrittweiser Funktionseinbuße von Zellen und Geweben sowie zu Mutationen (Kapitel 2,9).

Die Wirkungsweise von Gemüse und Obst als gesundheitsvorbeugende und alterspräventive Kost erklärt sich aus der Tatsache, dass Pflanzen wegen der Ortsgebundenheit antioxidativ wirksame Farbstoffe entwickeln mussten, um sich vor der Oxidation durch Sauerstoff in Zusammenhang mit UV-Licht zu schützen (Kapitel 13). Nun nehmen wir all diese Substanzen teilweise unverändert auf, so dass sie die gleichen Schutzeigenschaften vor übermäßiger Oxidation (oxidativer Stress) auch in unserem Körper entwickeln können.

Da Altern *per se* auch ein schleichender Oxidationsprozess auf zellulärer Ebene ist, kann durch Gemüse und Obst auch der Alterungsvorgang gebremst werden.

Das „5 am Tag-Programm" kann im Sinne einer gesunden Ernährung auch dahingehend als eine Komponente einer ausgewogenen, einer „gesunden Mischkost" angesehen werden, indem eben 5 Portionen Obst als Frucht oder Saft (je eine Hand oder ein Glas voll) in die tägliche Ernährung eingebaut werden. Wer mehr mag, kann mehr nehmen, ab und zu weniger schadet auch nicht.

Auf die Schutzwirkung von Phytochemicals im Hinblick auf die Krebsentstehung wird in Kapitel 5.2 eingegangen.

Hilft Gemüse beim Abnehmen?

In einer Studie, in der die Teilnehmer eine traditionelle Kost (Haiti) mit Obst und Gemüse nach freier Wahl, aber mit reduzierter Fettmenge erhielten, ging die täglich aufgenommene Energiemenge von 2500 auf 1500 kcal zurück, ohne dass von den Teilnehmern über eine Veränderung der Sättigung geklagt wurde. Innerhalb von 3 Wochen sank das Körpergewicht im Mittel um 10 kg (Ausgangs-BMI 39). Durch die Wahl von vegetabilen Lebensmitteln mit niedriger Energiedichte (bei freier Wahl der Menge!) konnte eine Energiereduktion ohne Hungergefühl erreicht werden.

Wie sieht denn nun die gesunde Kost aus?

Good-Aging für die Praxis

Die einfache Regel kann lauten, dass im Rahmen einer ausgewogenen Mischkost, die auch Fleisch und tierische Produkte enthält, den pflanzlichen Lebensmitteln in unterschiedlichster Zubereitungsform (Saft, blanchiert, gekocht, roh) – und dies v.a. wechselnd – Priorität eingeräumt werden sollte. Dabei muss darauf hingewiesen werden, dass „nur" pflanzliche Kost ebenso ungesund ist wie „nur" Fleisch oder „nur" Fett.

Die **praktische Umsetzung**, d.h. die Empfehlung von mehr Obst und Gemüse, wurde in einer Reihe von Stu-

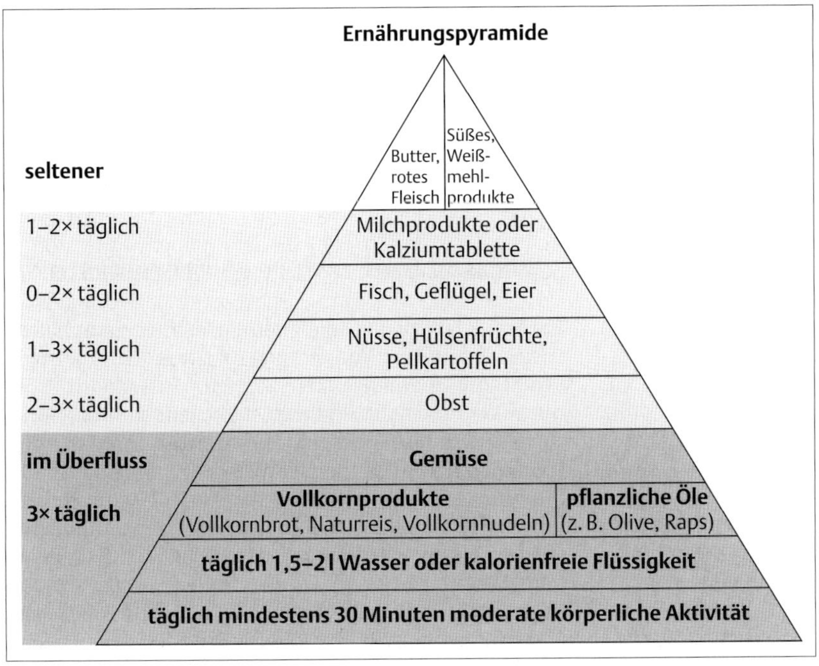

Abb. 5.**2** Praktische Ernährungspyramide einer gesunden Ernährung; bei Bedarf und spezieller Indikation sind Multivitamin-Präparate bzw. Mineralstoffprodukte (RDA-Dosierung) möglich; falls keine Kontraindikationen bestehen, ist moderater Alkoholgenuss (Kapitel 29) erlaubt.

dien überprüft. Dabei kam es zu einem erstaunlichen aber wesentlichen Effekt der adäquaten Beratung. Wurden die Teilnehmer angehalten, den Obst und Gemüseverzehr zu steigern, ohne dass gleichzeitig ein Hinweis auf die Reduktion des Körpergewichts, also auch auf eine Verringerung der Energieaufnahme erfolgte, so kam es trotz Steigerung der Obst und Gemüsezufuhr nicht zu einem Gewichtsverlust. Wurden die Teilnehmer jedoch auf die Reduktion des Körpergewichts hingewiesen und beraten, auf die Einschränkung der Fettzufuhr zu achten, so ergab sich eine sehr positive Bilanz: Eine Reduktion der Fettzufuhr, bei gleichzeitiger Steigerung der Aufnahme von Obst und Gemüse führte in 9 von 12 Studien zu einem signifikanten Gewichtsverlust, der auch über längere Zeit gehalten wurde.

Noch deutlicher sind die Resultate, wenn die Empfehlung zu mehr Obst und Gemüse im Rahmen eines Programms zur Gewichtsreduktion unter fachlicher Anleitung erfolgt. Hier konnten in 6 großen Interventionsstudien bei den Probanden deutlich größere Gewichtsverluste erzielt werden als in Programmen, in denen nur eine schriftliche Empfehlung gegeben worden war. In einer Studie bewirkte die Aufnahme von Gemüse (Karotten, Spinat, Bohnen) in Mengen zwischen 150 und 300g/Tag ein besseres Sättigungsgefühl bei niedrigerer Energiedichte als eine isokalorische Vergleichsmahlzeit. Besonders sättigend erwiesen sich rohe Karotten. Die Zulage von isolierten Ballaststoffen führte zwar zu einer besseren Sättigung, aber auch zu einer Minderung des Geschmacks.

Als **Groborientierung für gesunde Ernährung** können (mit oder ohne Anti-Aging-Ziel) die in Abb. 5.**2** gegebenen Empfehlungen angesehen werden.

Good-Aging für die Praxis

Eine alternspräventive Ernährung erreicht ihren größten Effekt als Teil eines gesunden Lebensstils. Sie sollte kalorisch so gestaltet sein, dass der Bedarf knapp gedeckt ist, um Übergewicht zu vermeiden. Kurzfristige kalorische Restriktion scheint sinnvoll zu sein. Der Mikronährstoffgehalt, insbesondere was Antioxidanzien betrifft, ist am höchsten bei frischen, saisonalen Produkten, die schonend verarbeitet werden. Naturbelassene Kohlenhydrate (Vollkornprodukte) mit einem niedrigen glycämischen Load sollten neben hochwertigen Fetten mit niedrigem Gehalt an gesättigten Fettsäuren und ausreichend Protein die Basis der Ernährung sein. Die Relationen der Makronährstoffe untereinander sollten der individuellen Stoffwechselsituation und den persönlichen Bedürfnissen angepasst sein. Ernährungskonzepte innerhalb des medizinischen Anti-Aging sollten nie Selbstzweck sein, und es ist schade, wenn sie nicht von Zeit zu Zeit genüsslich ignoriert werden.

5.2 Vitamine, Phytochemicals und Mikronährstoffe

Hans Konrad Biesalski

Einleitung

Die Ernährungswissenschaft hat sich während der vergangenen Jahrzehnte auf den Nachweis und die Erforschung von Nährstoffdefiziten konzentriert. Später kamen dann spezifische Empfehlungen zur Vermeidung von Vitaminmangelerkrankungen. Ein weiterer Schritt voran war der epidemiologische Nachweis, dass die Ernährung einen Beitrag zu bestimmten Erkrankungen leistet. Das wachsende Wissen über Mikronährstoffe, einschließlich der Vitamine, Mineralstoffe und weiterer Bestandteile auf molekularer Ebene in Kombination mit Ergebnissen aus epidemiologischen Studien eröffnet darüber hinaus ein neues und aufregendes Betätigungsfeld für die Ernährungswissenschaft: **Nutraceuticals** – die Schnittstelle zwischen Ernährung und Medizin.

Bei Nutraceuticals kann es sich um isolierte Nährstoffe, Nahrungssupplemente, gentechnisch maßgeschneiderte Designerlebensmittel, Kräuterzubereitungen und verarbeitete Nahrungsmittel wie Zerealien, Suppen und Getränke handeln. Das wachsende Interesse an Nutraceuticals spiegelt die Tatsache wider, dass Verbraucher von epidemiologischen Studien hören, gemäß derer eine spezifische Ernährungsweise oder ein Nahrungsbestandteil mit einem niedrigeren Risiko für eine bestimmte Krankheit einhergeht (Tab. 5.**10**).

Vitamine und andere Mikronährstoffe

Bis vor kurzem wurden Vitamine und andere Mikronährstoffe nur zur Vermeidung der klassischen Mangelsymptome verwendet. Die wachsende Einsicht in die Bedürfnisse des menschlichen Organismus auf molekularer und zellulärer Ebene führte zu einer differenzierteren Betrachtung des gesundheitlichen Nutzens von Mikronährstoffen und deren Bedarf. In Tab. 5.**11** sind die wichtigsten Effekte zusammengefasst. Dabei stehen klinische Mangelsymptome meist am Ende einer längeren Phase mit niedriger Mikronährstoffaufnahme. Chronische Erkrankungen mit der Möglichkeit früh eintretender Alterungsprozesse sind die Folge.

Antioxidanzien

Der Begriff Antioxidanzien ist im Anti-Aging zu einem oft undifferenziert verwendeten Schlagwort geworden. Antioxidanzien sollten nur dann so genannt werden, wenn ihr Effekt als Radikalenfänger bei oxidativem Zellstress (Kapitel 9) belegt ist. Antioxidanzien können in der Prävention von Krebs, Herzkrankheiten, Demenz und altersbedingter Blindheit (AMD) von präventivem Nutzen sein.

Weitere zukünftige Möglichkeiten sind die Vitamin-C-Supplementierung bei Asthmapatienten und Vitamin E zur Prävention der Parkinson-Krankheit. Eine Kombina-

Tabelle 5.**10** Nahrungsfaktoren in Zusammenhang mit bestimmten Erkrankungen

	Gesamtmenge an Fett oder gesättigten Fetten	Antioxidanzien	Folsäure	Calcium	Komplexe Kohlenhydrate, Ballaststoffe	Omega-3-Fettsäuren
Kardiovaskuläre Erkrankungen	–	+	+	+	+	+
Krebs	–	+	+	+	+	+ (werden verwendet)
Diabetes	–	+			+	+
Katarakt/AMD[1]	–	+			+	
Adipositas	–				+	
Osteoporose				+	+	
Wirkung auf ungeborenes Leben		+	+		+	+
Immunfunktion	–	+	+		+	+

[+] = positiver Einfluss auf die Gesundheit [–] = negativer Einfluss auf die Gesundheit
[1] Altersassoziierte Makuladegeneration der Netzhaut

Tabelle 5.**11** Mikronährstoffe und ihr möglicher Nutzeffekt

Nährstoff	Nutzen für die Gesundheit
➤ Fettlösliche Vitamine	
Vitamin A	Essenziell für Wachstum und Entwicklung; Aufrechterhaltung gesunder Sehkraft, Haut und Schleimhäute; evtl. hilfreich in der Prävention und Behandlung bestimmter Krebsarten und in der Behandlung mancher Hautstörungen
Vitamin D (Cholecalciferol)	Essenziell für die Bildung von Knochen und Zähnen; hilft dem Körper bei der Absorption und Verwertung von Calcium; vorbeugend gegen Kolonkarzinom
Vitamin E (Tocopherol)	Wichtigstes fettlösliches Antioxidans; stärkt das Immunsystem; vorbeugend gegen koronare Herzerkrankungen
Vitamin K	Essenziell für die Blutgerinnung
➤ Wasserlösliche Vitamine	
Ascorbinsäure (Vitamin C)	Antioxidans; nötig für gesunde Knochen, Zähne und Haut; unterstützt die Wundheilung; evtl. vorbeugend gegen grippale Infekte
Folsäure	Nötig zur Synthese des genetischen Materials der Zelle; essenziell in der Schwangerschaft zur Prävention konnataler Defekte; hilft bei der Bildung roter Blutkörperchen; schützt vor Herzerkrankungen durch Senkung des Homocysteinspiegels
Niacin (Vitamin B_3)	Hilft bei der Umwandlung von Nahrung in Energie; hilft bei der Aufrechterhaltung einer normalen Hirnfunktion
Pantothensäure (Vitamin-B-Komplex-Gruppe)	Beteiligt an der Synthese von Cholesterin, Steroiden, Fettsäuren
Pyridoxin (Vitamin B_6)	Hilft bei der Synthese essenzieller Proteine und bei der Umwandlung von Nahrung in Energie; senkt Homocysteinspiegel
Riboflavin (Vitamin B_2)	Hilft bei der Energiebereitstellung und anderen chemischen Vorgängen im Körper; unterstützt die Aufrechterhaltung einer normalen Augen-, Haut- und Nervenfunktion
Thiamin (Vitamin B_1)	Hilft bei der Umwandlung der Nahrung in Energie; essenziell für die Nervenfunktion
➤ Vitaminähnliche Bestandteile	
Biotin (Vitamin H)	Mitglied des Vitamin-B-Komplexes; wird benötigt für verschiedene metabolische Aufgaben
Cholin	Lipotropes Agens; wird zur Behandlung von Fettleber und gestörtem Fettmetabolismus verwendet
Essenzielle Fettsäuren (Vitamin F)	Involviert in die regelrechte Entwicklung verschiedener Membranen und in die Synthese von Prostaglandinen, Leukotrienen und verschiedenen Hydroxyfettsäuren
Inositol	Nötig für den Aminosäuretransport und die Bewegung von Kalium und Natrium; lipotropes Agens
L-Carnitin	Oxidation von Fettsäuren, Förderung der Ausscheidung bestimmter organischer Säuren und Erhöhung der Rate der oxidativen Phosphorylierung
Taurin (Aminoethan-sulfonat)	Unterstützt die retinale Photorezeptoraktivität, die Gallensäurenkonjugation und die antioxidative Aktivität weißer Blutzellen; ZNS. Neuromodulation, Blutplättchenaggregation, kardiale Kontraktilität, Spermienbeweglichkeit, Wachstum und Insulinaktivität
➤ Mineralstoffe	
Eisen	Hilft bei der Energiebereitstellung, beim Transport von Sauerstoff im Blut und beim Transfer von Sauerstoff in die Muskeln
Calcium	Essenziell für den Bau von Knochen und Zähnen und die Aufrechterhaltung der Knochenstärke; womöglich vorbeugend gegen Kolonkrebs
Magnesium	Essenziell für gesunde Nerven- und Muskelfunktion sowie Knochenbildung; hilft eventuell bei der Vorbeugung des prämenstruellen Syndroms und in der Prävention von koronaren Herzerkrankungen
Phosphor	Essenziell für den Aufbau gesunder Knochen und Zähne; hilft beim Aufbau des genetischen Materials und in der Energiebereitstellung und -speicherung

Tabelle 5.**11** Fortsetzung

Nährstoff	Nutzen für die Gesundheit
➤ Spurenelemente	
Chrom	Zusammenarbeit mit Insulin in der Umwandlung von Kohlenhydraten und Fett zu Energie
Fluor	Erhöht vermutlich die Resistenz des Zahnschmelzes gegenüber der erosiven Wirkung bakterieller Säuren in der Mundhöhle
Jod	Essenziell für eine normale Funktion der Schilddrüse
Kobalt	Essenzieller Bestandteil von Vitamin B_{12}
Kupfer	Essenziell für die Synthese von Hämoglobin und Kollagen sowie für die Herzfunktion; hilft bei der Energiebereitstellung, bei der Absorption von Eisen aus dem Verdauungstrakt; essenziell für die antioxidative Wirkung von SOD
Mangan	Benötigt für die Glucoseverwertung, Synthese der Mucopolysaccharide im Knorpel und für die Synthese von Steroiden
Molybdän	Dient eventuell als enzymatischer Cofaktor
Nickel	Rolle in spezifischen Metalloenzymen
Selen	Antioxidativer Cofaktor, der essenziell für ein normales Funktionieren des Herzmuskels ist
Silicium	Aufgaben in der Entwicklung und Aufrechterhaltung von Bindegewebe
Vanadium	Evtl. bestimmte Funktionen im Bereich Wachstum und Fortpflanzung
Zink	Essenziell für zelluläre Reproduktion, normales Wachstum und normale Entwicklung bei Kindern, Wundheilung sowie für die Produktion von Sperma und des Hormons Testosteron
Zinn	Evtl. involviert in Wachstum und Fortpflanzung

tion von Vitamin E, Vitamin C und Beta-Carotin reduziert effektiv die Low-density-Lipoprotein(LDL)-Oxidation und beugt so Arteriosklerose vor. Als Mechanismus ist erwiesen:

- **Vitamin C** fängt Radikale in wässriger Lösung ab und regeneriert alpha-Tocopherol aus verschiedenen Arten von Tocopherol-Radikalen,
- **Vitamin E** schützt in Form von alpha-Tocopherol mehrfach ungesättigte Fettsäuren in Membranen und LDL-Partikeln vor Oxidation, reduziert die Blutplättchenaggregation und hemmt die Proliferation glatter Muskelzellen sowie die Proteinkinase-C-Aktivität und
- **Beta-Carotin** bietet antioxidativen Schutz, v.a. in der Haut und in der Arterienwand.

Wenngleich die Korrelation zwischen erhöhter Nährstoffzufuhr und bestimmten Erkrankungen tatsächlich besteht, kann die jeweils **individuelle Reaktion sehr variabel** ausfallen. Diese individuellen Unterschiede im Ansprechen auf eine geänderte Ernährungsweise sind wahrscheinlich auf die unterschiedliche genetische Ausstattung des Einzelnen zurückzuführen.

Zahlreiche **genetische Faktoren** sind daran beteiligt, die Empfänglichkeit für spezifische Nährstoffe aus der Nahrung zu bestimmen. Darin eingeschlossen sind Gene, welche eine Relevanz für die Nährstoffabsorption besitzen, genauso wie Gene, die für den Metabolismus und die Verarbeitung der Nährstoffe aus der Nahrung wichtig sind. Dazu kommt, dass die Menge eines jeden Nährstoffs in der Nahrung auch eine Auswirkung auf den Grad der spezifischen Genexpression besitzt. Solche regulatorischen Mechanismen könnten auch dafür verantwortlich sein, dass es individuelle Unterschiede in der Anfälligkeit für bestimmte ernährungsinduzierte Erkrankungen gibt.

Man hat gezeigt, dass es Hochrisikogruppen für Krankheiten wie Krebs oder KHK gibt, auch wenn die Mikronährstoffaufnahme in den betroffenen Gruppen normal oder sogar ideal ist. Bei diesen Individuen handelt es sich um Menschen, die eine Mutation in einem oder mehreren Enzymen besitzen, welche entweder am Metabolismus oder der Verteilung von Mikronährstoffen beteiligt ist. Solche genetischen Polymorphismen (Kapitel 31) haben eine unzureichende Funktion oder niedrige Gewebskonzentration des betreffenden Mikronährstoffs zur Folge.

! Es ist zu bedenken, dass bestimmte Wirkungen aufgrund einer hohen Zufuhr spezifischer Mikronährstoffe, wie sie in epidemiologischen Studien beschrieben werden, vielleicht nur in Gruppen mit bestimmten Polymorphismen erzielt werden. Das bedeutet aber auch, dass mehr Menschen als die mit genetischen Polymorphismen von spezifischen Nutraceuticals profitieren können.

Phytochemicals – sekundäre Pflanzenstoffe

Es handelt sich um biologisch wirksame Inhaltsstoffe von Pflanzen, die nicht zu den chemisch definierten Vitaminen zählen. Vielen verschiedenen Klassen von Phytochemicals wurden präventive Effekte gegenüber bestimmten Erkrankungen nachgesagt, v.a. während früher Phasen der Krankheitsentstehung (Tab. 5.**12**). Zunehmend werden im Anti-Aging Lebensmittel benannt, die einen positiven Effekt auf Krebs haben sollen. Tab. 5.**13** nennt die wichtigsten pflanzlichen Lebensmittel und ihre Wirkstoffe in Zusammenhang mit der Therapie und Sekundärprävention bösartiger Tumoren.

Mit diesem Wissen werden heute zunehmend Nahrungsprodukte mit potenziell medizinischem und gesundheitlichem Nutzen konfektioniert (Kapitel 33). Es werden traditionelle Nahrungsmittel verändert, um neu definierte gesundheitliche Bedürfnisse zu befriedigen. Zu diesen Bedürfnissen zählt auch Anti-Aging. In Tab. 5.**14** sind pflanzliche Heilstoffe und Phytochemicals sowie ihre Anwendungsgebiete und die ihnen nachgesagten Wirkungen in Therapie und Prävention zusammengefasst.

Tabelle 5.**12** Mögliche biologische Aktivität von Phytochemicals

Wirkungsweise	Beispiele
Als Antioxidans	Carotinoide, Tocopherol, Flavonoide, Catechine
Schutz vor hormonabhängigen Krebsarten	Isoflavone, Lignane
Hypocholesterinämische Wirkung	Saponine, Tocotrienole
Induzierung der DNA-Reparatur	Vanillin, Zimtaldehyd, Cumarin, Anisaldehyd
Antimetastatische Agentien	Tangeretin, Catechine, Retinoide
Inhibitoren der Zellproliferation	Quercetin, Genistein, Daidzein

Nutraceutical – Voraussetzungen und Zukunft

Die Forschung im Bereich der Nutraceuticals schafft eine faszinierende und viel versprechende Verbindung zwischen Ernährung, Medizin und medizinischem Anti-Aging. Zum ersten Mal bietet sich die Möglichkeit, Krankheiten zu verhindern, bevor klinische Symptome auftreten. Längst nicht in allen Fällen der in Tab. 5.**15** aufgeführten Nutraceuticals ist der gesundheitliche Nutzen im Sinne von Prävention oder Therapie wissenschaftlich erwiesen.

Eine der kritischsten Eigenschaften des modernen Nahrungsvertriebssystems ist, dass innerhalb weniger Tage praktisch alle Bevölkerungsgruppen eines Industrielandes den neuen Produkten ausgesetzt werden können. So gibt es praktisch keine Möglichkeit, zunächst in begrenztem Rahmen Erfahrungen am Menschen zu sammeln, bevor das Produkt flächendeckend verteilt wird. Daher muss ein Teil des Testprogramms darin bestehen, Menschen unter kontrollierten Bedingungen dem Produkt auszusetzen. Dies wird wiederum dazu führen, dass die Anforderungen an jene Studien wachsen, die dazu gedacht sind, den Metabolismus von Nährstoffen und anderen Stoffen aus neuen Lebensmitteln aufzuklären.

Tabelle 5.**13** Lebensmittel mit bestimmten Inhaltsstoffen, die angeblich vorbeugend gegen Krebs wirken (über Vorbeugung beim Prostatakrebs: Kapitel 21)

Wirkungsweise	Nahrungsquelle	Chemopräventives Agens	Lokalisation des Tumors
Modifizierung der Karzinogenaktivierung	➤ Zwiebelgewächse (z.B. Knoblauch, Zwiebeln) ➤ Kreuzblütler (z.B. Blumenkohl, Broccoli, Kohl) ➤ Zitrusfrüchte ➤ Kurkuma ➤ Tees	➤ Alkylsulfide und -disulfide ➤ Isothiocyanate ➤ Monoterpene ➤ Flavonoide ➤ Polyphenole	➤ Ösophagus, Kolon, Lunge ➤ Leber, Lunge, Brust ➤ Brust, Pankreas ➤ Kolon, Haut ➤ Kolon, Lunge, Haut
Modulierung der Entgiftung von Karzinogenen	➤ Zwiebelgewächse ➤ Kreuzblütler	➤ Flüchtige Sulfide, Alkylcysteine ➤ Isothiocyanate	➤ Ösophagus, Kolon, Lunge ➤ Leber, Lunge, Brust
Abfangen von DNA-reaktiven Molekülen	➤ Grüner Tee ➤ Ellaginsäure (in vielen Früchten und Nüssen)	➤ Polyphenolfraktion ➤ Epigallocatechinallat ➤ Polyphenole ➤ Kurkumin	➤ Kolon, Lunge, Haut ➤ Duodenum, Haut ➤ Ösophagus ➤ Haut, Brust, Kolon
Mitoseregulation	➤ Zitrusfrüchte	➤ Monoterpene ➤ Calcium ➤ Vitamin A und seine Präkursoren und Metabolite	➤ Allgemein ➤ Kolon ➤ Allgemein

Tabelle 5.**14** Kräuter und Phytochemicals

Kräuter bzw. Phytochemicals und ihre Anwendungsgebiete	Behauptete Wirkung
Leistungs- und ausdauerfördernd	
Sonnenhut (Echinacea purpurea bzw. angustifolia)	Oral: Immunstimulierend, Behandlung von Erkältungs- und Grippesymptomen Topisch: Behandlung von schwer verheilenden Wunden, Ekzemen, Verbrennungen, Schuppenflechte, Herpes, Herpes simplex etc.
Eleuthero (sibirischer Ginseng)	Adaptogen (fördert die Widerstandsfähigkeit gegenüber verschiedenen Arten von Stress)
Ginseng (Panax ginseng)	Adaptogen
Störungen des Nervensystems	
Mutterkraut (Tanacetum parthenium oder Chrysanthemum parthenium)	Behandlung von Kopfschmerzen, Fieber und Menstruationsbeschwerden; prophylaktisch zur Verringerung der Häufigkeit, Schwere und Dauer von Migräne
Johanniskraut (Hypericum perforatum)	Angst lösend, antientzündlich, antidepressiv, Monoaminooxidasehemmer
Baldrianwurzel (von Valeriana officinalis)	Krampflösend, leicht sedierend, Schlaf fördernd
Weidenrinde (von Salix alba)	Antientzündlich, schmerzstillend, Fieber senkend, adstringierend; Behandlung von rheumatischen und arthritischen Zuständen, Kopfschmerzen und Gicht
Metabolische und endokrine Funktionsstörungen	
Traubensilberkerze (Cimicifuga racemosa L. nuttal)	Menstruationsförderndes Mittel, Behandlung von prämenstruellem Unwohlsein und Dysmenorrhö
Schwarzes Johannisbeeröl (aus Ribes nigrum)	Nahrungsquelle für Linolsäure; Behandlung atopischer Ekzeme
Borretschöl (aus Borago officinalis)	Nahrungsquelle für Linolsäure; Behandlung atopischer Ekzeme
Mönchspfeffer/Keuschlamm (Agnus castus)	Behandlung von Menstruationsstörungen
Nachtkerzenöl (aus Oenothera biennis)	Nahrungsquelle für Linolsäure; Behandlung atopischer Ekzeme
Störungen des Respirationstrakts	
Meerträubchen (Ephedra sinica)	Bronchodilatorisch, gefäßverengend, Reduzierung bronchialer Ödeme, Unterdrückung von Hungergefühlen
Andorn (Marrubium vulgare)	Schleim lösend, Husten stillend, choleretisch
Ulmenrinde (von Ulmus fulva bzw. rubra)	Verflüssigt zähen Schleim, lindert Hustenreiz; Verwendung zur Beruhigung gereizter Schleimhäute oder von Geschwüren im Verdauungstrakt
Herzkreislaufstörungen	
Knoblauch (Allium sativum)	Antibakterielle, antifungale, antithrombotische, fibrinolytische, antientzündliche, antihyperlipidämische Wirkung
Gingko (Gingko biloba)	Erhöht die Vasodilatation und die periphere Durchflussrate in den Kapillargefäßen und Endarterien; zur Behandlung des postthrombotischen Syndroms, von chronischer Hirngefäßinsuffizienz, Verlust des Kurzzeitgedächtnisses, Wahrnehmungsstörungen aufgrund einer Depression, Demenz, Tinnitus und Schwindelgefühle
Weintraubenkerne (von Vitis vinifera)	Antioxidans; Behandlung einer Hypoxie verursacht durch Arteriosklerose, von Entzündungen und Herz- oder Gehirninfarkten
Weißdorn (Crataegus oxycantha oder monogyna)	Einschlafhilfe; Behandlung von verringerter Herzleistung
Kiefernrinde (von Pinus spec.)	Antioxidans; Behandlung einer Hypoxie verursacht durch Arteriosklerose, von Entzündungen und Herz- oder Gehirninfarkten

Tabelle 5.**14** Fortsetzung

Kräuter bzw. Phytochemicals und ihre Anwendungsgebiete	**Behauptete Wirkung**
Haut-, Schleimhaut- und Zahnfleischerkrankungen	
Aloe vera-Gel (aus Aloe vera)	Erweitert die Kapillaren; antientzündlich; lindernde und wundheilende Eigenschaften bei topischer Anwendung
Gelbwurz (Hydrastis canadensis)	Antimikrobiell, adstringierend, antihämorrhagisch; Behandlung von Schleimhautentzündungen, Dyspepsie und Gastritis
Zitronenmelisse (Melissa officinalis)	Topisch antibakteriell und antiviral
Teebaumöl (von Melaleuca alternifolia)	Topisch bakteriostatisch und keimtötend
Zaubernuss (Hamamelis virginiana)	Topische Behandlung lokaler Haut- und Schleimhautentzündungen; adstringierend, antientzündlich, lokal Blut stillend bei kleinen Hautverletzungen, Hämorrhiden und Varizen
Kamille (Chamomilla recutita)	Oral: antientzündlich, spasmolytisch, topisch antimikrobiell, Wundheilungsschutz vor hormonabhängigen Krebsarten
Ingwerwurzel (Zingiber officinale)	Gegen Blähungen und Erbrechen, Galle treibend, positiv inotrop, Behandlung von Schwindel
Lakritze (aus Glycyrrhiza glabra)	Schleim lösend, Sekretion anregend, Behandlung peptischer Ulcera
Mariendistel (Silybum marianum)	Prophylaxe und Behandlung chronischer Hepatotoxizität
Pfefferminze (Mentha piperita)	Blätter: gegen Blähungen, Galle treibend Öl: Reduktion der Symptome bei Reizkolon
Breitwegerich- und Flohsamen (Plantago major und Plantago ovata bzw. isphagula)	Abführmittel
Sennes (Cassia senna)	Abführmittel
Niere, Harnwege und Prostatastörungen	
Bärentrauben (Uva ursus)	Antibakteriell bei Harnwegsinfekten, diuretisch
Moosbeere (Vaccinium macrocarpon)	Bakteriostatisch bei Harnwegsinfekten
Goldrute (Solidago spec.)	Prophylaxe und Behandlung von Harn- und Nierensteinen
Sägepalme (Serenoa serrulata)	Antiadrenerg, antientzündlich, Behandlung der Symptome einer gutartigen Prostatahyperplasie

Good-Aging für die Praxis

Der individuelle Bedarf an sekundären Pflanzenstoffe und somit auch an Nutraceuticals hängt von vielen Variablen ab: Therapie oder Prävention als Einnahmeziel, ggf. Art der Krankheiten, genetische Polymorphismen, Umweltfaktoren einschließlich individueller Lebensstilfaktoren. Nutraceuticals, deren Nachweis von Effektivität und Sicherheit auf wissenschaftlichen Studiendaten basiert, stellen eine gute und viel versprechende Schnittstelle zwischen Ernährung, Medizin und medizinischem Anti-Aging dar.

Literatur

1. Biesalski HK, Köhrle J, Schümann K (eds). Vitamine, Spurenelemente und Mineralstoffe. Thieme 2002.
2. Biesalski HK. Nutraceuticals. The link between nutrition and medicine. In: Packer L. (ed). Nutraceuticals in Health and Disease Prevention. Marcell Dekker 2000.
3. Biesalski HK. The role of antioxidants in nutritional support. Nutrition. 2000;16(7–8):593–6.
4. Blundell JE, Tremblay A. Appetite control and energy (fuel) balance. Nutrition Research Reviews 1995;8:225–242.
5. Bravata DM, et al. Efficacy and safety of Low-Carbohydrate Diets. JAMA 2003;289:1837–1850.
6. Choi HK, et al. Purine rich food, dairy and protein intake, and the risk of gout in men. New Engl J Med. 2004;350:1093–1103.
7. DGE Info, Ernährungsumschau 2004, 51;2.
8. Esrey KL, Joseph L, Grover SA. Relationship between dietary intake and coronary heart disease mortality: lipid research clinics prevalence follow-up study. Journal of Clinical Epidemiology 1996;49:211–6.

Tabelle 5.**15** Nutraceuticals, die im Moment entwickelt werden oder bereits auf dem Markt sind

Produktbeschreibung	Behauptete Wirkung
Nahrungsergänzungsmittel	
Cardia, Salzersatz	senkt den Blutdruck
Cholestin, Lovastatin aus Hefe	senkt das Cholesterin
Lactoferrin, Lactoferrin bindet Eisen und verhindert mikrobielles Wachstum	antimikrobielle Substanz zur Anwendung bei immungeschwächten Patienten oder Frühgeborenen
Lysozym, antimikrobielles Enzym, das die Zellwände angreift	wie bei Lactoferrin
Neuromins, enthält DHA	senkt das Risiko für Herzkrankheiten
Seagold, enthält DHA	senkt das Risiko für Herzkrankheiten
Funktionelles Lebensmittel	
Formulaid, Supplement für Säuglingsersatznahrung, das DHA aus Algen und Pilzen enthält	fördert die neurologische und visuelle Entwicklung bei Säuglingen
Laurical; Rapsöl	senkt das Cholesterin
Ostar, beta-Glucan aus Hafer	Kontrolle des Blutglucosespiegels
Soja- und Rapsöl	senkt das Risiko für Herzkrankheiten
Phytrol, aus Pflanzen gewonnenes Sterol	senkt das Risiko für Herzkrankheiten
Proventra, Kefir, der mit polyklonalen Antikörpern vom Rind angereichert ist	verstärkt die Immunfunktion
PMS Excape, süßer Riegel	erhöht die Serotoninspiegel im Gehirn und hilft bei prämenstruellem Syndrom
Benecol Margarine, enthält Stanol	senkt die Cholesterinabsorption
Medizinische Lebensmittel	
NiteBite, Snackriegel für Diabetiker, aus dem Glucose nach und nach freigesetzt wird	verhindert nächtliche Hypoglykämie
Nährstoffhaltiges Getränk für Diabetiker mit Insulin aus Pflanzen	Faktor, der die Insulinwirkung unterstützt
Gallensalz stimulierte Lipase, die Lipide im Darm verdaut	für Patienten mit Mukoviszidose und Neugeborene

DHA: = Docosahexaensäure

9. Fehily AM, Yarnell JW, Sweetnam PM. Diet and incident ischaemic heart disease: the Caerphilly Study. British Journal of Nutrition 1993;69:303–14.
10. Foster GD, et al. A Randomized Trial of a Low-Carbohydrate-Diet for Obesity.N Engl J Med. 2003;348:2082–2090.
11. Gassmann B. Dietary Reference Intake (DRI), Report 6. Ernährungsumschau 2003;50:128.
12. Gordon T, Kagan A, Garcia-Palmieri M. Diet and its relation to coronary heart disease and death in three populations. Circulation 1981;63:500–15.
13. Heaney RP. Excess dietary protein may not adversely affect bone. J of Nutrition 1998;128:1054–1057.
14. Hu FB, et al. Dietary fat intake and the risk of coronary heart disease in women. N Engl J Med.1997;337:1491–9.
15. Hu FB, Willett WC. Diet and Coronary Heart Disease: Findings from the NHS and HPFU. J Nutr Health and Aging. 2001;5:132–137.
16. Hu FB., Stampfer MJ, Manson JE. Dietary protein and risk of ischemic heart disease in women. American Journal of Clinical Nutrition 1999;70:221–7.
17. Informations- und Dokumentationsstelle am Institut für Ernährungswissenschaft der Justus-Liebig-Universität Giessen (www.nutriinfo.de).
18. Kromhout D, de Lezenne Coulander C. Diet, prevalence and 10-year mortality from coronary heart disease in 871 middle-aged men. The Zutphen Study. American Journal of Epidemiology 1984;L 119:733–41.
19. Kromhout D, et al. The inverse relation between fish consumption and 20-year mortality from coronary heart disease. N Engl J Med. 1985;312:1205–9.
20. Küpper C. Ernährung im Alter. Med. Welt 2000;51:393–9. Dezember 2000.Schattauer Verlagsgesellschaft mbH, ISSN 0025–8512.
21. Kushi LH, Lew RA, Stare FJ. Diet and 20-year mortality from coronary heart disease. The Ireland-Boston Diet-Heart Study. New Engl J Med. 1985;312:811–8.
22. McGee DL, Reed DM, Yano K. Ten-year incidence of coronary heart disease in the Honolulu Heart Program. Relationship to nutrient intake. Am J of Epid. 1984; 119:667–76.
23. Samaha FF, et al. A low-Carbohydrate as Compared with a Low-Fat Diet in Severe Obesity. N Engl J Med. 2003;348:2074–2081.
24. Tremblay A, Doucet E. Obesity: A disease or a biological adaptation? Obesity Reviews 2000;1:27–35
25. Willett WC. Clinical practice. What vitamins should I be taking, doctor? N Engl J Med. 2001;345:1819–24.
26. Wolfe BM, Piche LA. Replacement of carbohydrate by protein in a conventional-fat diet reduces cholesterol and triglyceride concentrations in healthy normolipidemic subjects. Clinical Invest Medicine 1999;22:140–8.

6 Krebs und Alterungsprozess

Johannes Huber

Krebs, kein Abnutzungsschaden

> **!** Das Alter ist der größte Risikofaktor für die Entstehung von Krebs. Bösartige Tumoren zählen umgekehrt zu den häufigsten mit dem Alter assoziierten Erkrankungen.

Bis zum Lebensende nimmt die Wahrscheinlichkeit, an einem Karzinom zu erkranken, kumulativ zu und liegt bei einem von 2 Männern und bei einer von 3 Frauen. Das Karzinom ist damit ein Hauptproblem in der Altersmedizin und in der Altersprävention (Tab. 6.**1**).

Die 5 häufigsten Tumoren in der Altersgruppe von 65–85 Jahren sind beim Mann das Prostata-, Bronchial-, Kolon-, Magen und Rektumkarzinom. Bei Hochbetagten (> 95 Jahre) ist das häufigste Malignom der epitheliale Hautkrebs.

Die altersbereinigte Sterblichkeit an Krankheiten des Kreislaufsystems hat in Zentraleuropa für Männer und Frauen seit gut 30 Jahren deutlich abgenommen. Dieser Trend ist für die Krebssterblichkeit inkonstant.

> **!** Vielmehr muss damit gerechnet werden, dass in etwa 20 Jahren bei anhaltender Überalterung Krebs zur häufigsten Todesursache wird.

Es ist vor allem das **epitheliale Malignom**, das Karzinom, das ab dem 40. Lebensjahr in seiner Inzidenz kontinuierlich ansteigt. Mesenchymale Malignome (Sarkome) und hämatopoetische Krebsarten (Hämoblastosen) prädominieren dagegen in der ersten Lebenshälfte.

Von jeher wurden **Genmutationen** mit der Krebsentstehung im Alter in ursächlichen Zusammenhang gebracht. Die spontane Mutationsrate des Menschen liegt bei 2×10^{-7} pro Gen und Zellteilung. In den letzten Jahren wird aber immer mehr in Frage gestellt, ob für das „Altersrisiko Krebs" die kumulative Belastung durch Mutationen verantwortlich ist. Mutationen, also die Irrtumsanfälligkeit des menschlichen Genoms, ist mit derjenigen der Elektronik vergleichbar und weist eigentlich eine hohe Präzision auf. Für die Praxis würde dies bedeuten, dass jede Zelle während ihrer Lebenszeit nur eine Hand voll Mutationen aufweisen würde.

Dies ist einer der Gründe dafür, dass man das „Automodell" immer weniger auf den Menschen umzulegen beginnt. Der Mensch altert nicht, und erkrankt in der Folge auch deshalb nicht vermehrt an Krebs, wie ein Auto, das mit zunehmender Kilometerleistung in zunehmender Weise Schäden aufweist. Denn die Schäden der DNA bewirken einerseits sofortige und effektive Reparaturmechanismen innerhalb der Zelle. Andererseits kann der Zellkern bei nicht mehr reparierbaren DNA-Schäden über die Mitochondrien jederzeit die Notbremse der Apoptose ziehen, mit denen Zellen mit veränderter DNA in den „programmierten Selbstmord" geschickt werden.

> **!** Deswegen geht man zunehmend von dem Modell ab, dass Mutationen in beliebigen Zellen zum Karzinom führen.

Die Karzinogenese ist ein vielschichtiges, multifaktorielles, komplexes Geschehen. Dennoch setzt sich die Auffassung durch, dass Genomveränderungen, die möglicherweise tatsächlich zur Onkogenese führen, für die meisten Zellen aber irrelevant sind. Demgegenüber wird den **Progenitorzellen** eine direkte karzinogene Verantwortung zugesprochen. Progenitorzellen sind einerseits zur klonalen Expansion fähig, andererseits besitzen sie antiapoptotische Mechanismen.

Tabelle 6.**1** Todesursachen bei Männern (adaptiert nach dem DKFZ, Heidelberg 2004)

Herz-Kreislauf-Erkrankungen 50% **Krebserkrankungen 34%, darunter:**
➤ Lungenkrebs 5,5%
➤ Darmkrebs 2,5%
➤ Prostatakrebs 2% (Bei anderen Krebsarten beträgt der Anteil an der Gesamtsterblichkeit unter 1%.)

Onkologie der Progenitorzellen

Chromosomale Instabilitäten und/oder der Verlust der ohnedies nicht sehr ausgeprägten apoptotischen Mechanismen in Progenitorzellen können zu einer Zellproliferation führen. Dieser Mechanismus kann mit Karzinogenese assoziiert sein.

Die onkogene Potenz von Progenitorzellen wurde zunächst anhand der Stammzellen der Haut beschrieben. Die kutanen Stammzellen sind normalerweise dort positioniert, wo der M. arrector pili an den Haarschaft ansetzt. Von dieser Stelle aus können Stammzellen einerseits die Keratinozyten, andererseits auch die Haarpapille regenerieren.

Die Progenitorzellen unterliegen dabei einer Balance: Solange sie nicht das **p53-Molekül**, sondern nur die verwandten p63- und p73-Moleküle exprimieren, bleiben sie in einem teils dedifferenzierten Zustand. In symmetrischer Weise entsteht bei jeder Zellteilung aus einer Stammzelle eine andere. Das p53-Molekül wird in dem Augenblick transskribiert, in dem die Zelle die symmetrische Teilung und damit den Progenitorstatus verlässt und beginnt, sich in asymmetrischer Weise zu teilen. Hieraus resultiert die Differenzierung in eine Reihe von Keratinozyten.

Die Ausreifung der oberflächlichen Hautzellen ist mit dem Erscheinen des apoptotischen p53-Moleküls verbunden, über das undifferenzierte, aber höchst teilungsfähige Progenitorzellen nicht verfügen. Dies erklärt, warum hoch differenzierte Zellen – über das in ihnen freigesetzte p53-Molekül – leicht der Apoptose unterworfen werden können und damit nicht in gleicher Weise karzinomanfällig sind wie Stammzellen, in denen offensichtlich Teile des apoptotischen Regulationsmusters downreguliert sind.

Die Bedeutung von **p53 als Tumorsuppressorgen** liegt auch darin, dass es das wahrscheinlich am häufigsten mutierte Gen in der Krebsentstehung ist. Die häufigsten Punktmutationen in p53 haben zur Folge, dass das Molekül nicht mehr an die DNA binden kann. Man weiß heute, dass das p53-Protein das Fortschreiten von Zellen im Zellzyklus in negativer Weise beeinflusst und somit eine Kontrollfunktion im Rahmen der Zellvermehrung ausübt. Denn nach Eintreten von DNA-Schäden werden diese auf noch unbekannte Art und Weise registriert, und sodann wird die Bildung von p53-Protein aktiviert.

Involviert sind auch jene **Steuerungsproteine,** die für Reparaturmechanismen – über Progenitorzellen – verantwortlich sind und die bei der onkogenen Explosion der entsprechenden Progenitorzellen ebenfalls beteiligt sind. Die Steuerungsfamilie der **Notch-Proteine** ist für die Hämatopoese aus Blutstammzellen, aber auch für die Ausbildung der Milchgänge – neben zahlreichen anderen Faktoren – mitverantwortlich. Deshalb ist es verständlich, wenn diese Stammzellproteine auch bei der Leukämie sowie beim Mammakarzinom an der entarteten Signaltransduktion teilnehmen.

Andere Stammzell-Steuerungsmoleküle unterstützen die neuronale Regeneration aus entsprechenden Vorläuferzellen und sind auf der anderen Seite auch an der Entstehung des Medulloblastoms kausal beteiligt. Von besonderer Bedeutung sind die **Wnt-**Verbindungen, Steuerungssubstanzen für Stammzellen, die für die kontinuierliche Regeneration des Darms (ebenfalls aus Progenitorzellen am unteren Teil der Krypten) verantwortlich sind. Die gleichen Wnt Proteine findet man auch beim Kolonkarzinom.

> **!** Es gibt immer mehr wissenschaftliche Hinweise dafür, dass sich Karzinome aus „alt gewordenen" Stammzellen ableiten. Dies führt auch zu einer Diskussion über die Entwicklung neuer therapeutischer Strategien in der Onkologie.

Die konventionellen Therapien, deren Ziel es ist, möglichst viele Tumorzellen, die meist nur ein limitiertes proliferatives Potenzial haben, zu eliminieren, wird durch eine andere Auffassung ergänzt. Stammzellen entziehen sich meist der konventionellen onkologischen Behandlung. Dies erklärt die traurige Erfahrung, dass selbst nach primär als radikal erachteten Karzinomoperationen trotzdem Rezidive auftreten.

> **!** Momentan sind Behandlungsstrategien in Entwicklung, die sich vor allem gegen die Krebsstammzellen richten. Werden sie selektiv zerstört, verliert der Tumor die Fähigkeit zur klonalen Expansion.

Mechanismen der Stammzellalterung: Telomerenkrise

Die immer kürzer werdenden Telomere (Kapitel 2) sind offenbar ein zentraler Mechanismus, der die Karzinogenese im Alterungsprozess miterklärt. Durch die kontinuierliche Zellteilung kommt es zu einer kontinuierlichen Erosion der DNA-Endabschnitte, der Telomeren, die letztendlich in eine „zelluläre Krise" einmündet. Eine telomereninduzierte genomische Instabilität ist die Folge (Abb. 6.**1**).

Die Dysfunktion der Telomeren bewirkt eine Fusion von Chromosomen mit einem anschließenden Bruch derselben, wodurch die bekannte Polyploidie, eines der Kennzeichen epithelialer Karzinome, ausgelöst wird. Um den Zusammenhang zwischen Zellteilung, Karzinogenese und die Rolle der Telomeren zu verstehen, muss man mit den **Grundprinzipien der Mitose** vertraut sein.

Um die DNA im Laufe der Replikation vervielfältigen zu können, trennt ein Enzymkomplex beide Stränge. Die Polymerase sorgt dafür, dass jeder Base die komplemen-

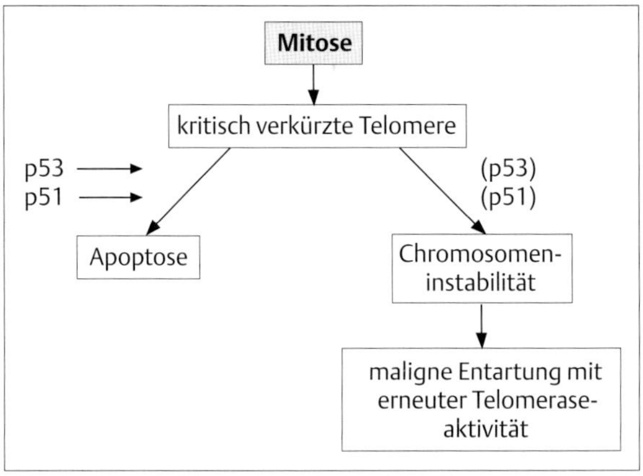

Abb. 6.**1** Zellen, deren Chromosomen durch die Mitose kritisch verkürzte Telomere aufweisen, werden normalerweise in die Apoptose geschickt. Wenn dieser Kontrollmechanismus aufgrund defizitärer p53- oder p51-Moleküle fehlt, kommt es zu Chromosomeninstabilität und möglicherweise zur malignen Entartung.

täre andere Base gegenübergestellt wird. Die beiden DNA-Stränge sind jedoch antiparallel zu einander angeordnet, der eine verläuft in die Richtung „drei bis fünf", der andere umgekehrt, nämlich in „fünf zu drei".

Die Polymerase kann jedoch nur in „drei zu fünf"-Richtung lesen und fährt am Leading-Strang in einem Zug entlang, was schnell geht, allerdings die Fehlerrate erhöht. Im anderen Strang ist dies schwieriger: die Polymerase liest ihn nur stückweise in der „drei zu fünf"-Richtung ab. Um der Polymerase, die nur in der „drei zu fünf"-Richtung lesen kann, auch den kontralateralen DNA-Strang in dieser Richtung anzubieten, bildet er eine Schlinge, wodurch für einen kurzen DNA-Abschnitt die „drei zu fünf"-Richtung „künstlich" hergestellt wurde.

Die Polymerase arbeitet damit „stückweise". Während die RNA sich ohne Primer verdoppeln kann, benötigt die DNA ein Initiationsstück, das komplementär an die DNA andockt und die Verdopplung in Gang bringt. Dieser Primer lässt jedoch ein kleines DNA-Stück zurück, das nicht mehr repliziert worden ist, wobei diese Abschnitte am „fünf zu drei"-DNA-Strang größer sind. Dies ist letztendlich der Mechanismus, der erklärt, warum bei jeder Zellteilung die Chromosomen kontinuierlich kürzer werden, was schlussendlich zum Verlust der Stabilität führt.

Die Chromosomen assoziieren, werden polyploid, und Karzinomzellen sind entstanden. Polyploide Zellen werden normalerweise in die Apoptose geschickt. Wenn allerdings davon Stammzellen betroffen sind, führt dies zu einer schwer zu hemmenden Expansion maligner Zellen. Manche Zellpopulationen verfügen über eine Telomeraseaktivität, die in der Lage ist, die Chromosomenenden wieder zu restituieren. Die Mehrheit der somatischen Zellen weist dieses Enzym jedoch nicht auf.

! Der einzige Weg, sich vor der Karzinogenese zu schützen, bestünde in der Reduktion der Mitose-Geschwindigkeit, oder dass Zellen (auch Progenitorzellen) dafür sorgen, durch Wachstumsfaktoren nicht in einen zu schnellen Proliferationsdruck zu geraten.

Epigenetische Suppression der Apoptose in Progenitorzellen

Am p53-Molekül konnte demonstriert werden, dass Progenitorzellen eine reduzierte apoptotische Aktivität aufweisen. Wird diese noch weiter supprimiert, so kann dies ebenfalls zur Karzinogenese beitragen. Zahlreiche Hinweise sprechen dafür, dass der **epigenetische Code** für den Alterungsprozess – und auch für die Entstehung von Karzinomen – von entscheidender Bedeutung ist.

Unter dem epigenetischen Code versteht man die gezielte Verpackung der DNA, die um Proteine, die Histone gewickelt ist, und sich je nach der jeweiligen Histonstruktur den Transskriptionsfaktoren unterschiedlich präsentiert. Darüber entscheidet letztendlich die Konfiguration der Histone, die von Einfachmolekülen (Methylreste, Acetylreste, Phosphatreste) einer Ordnung folgend in ihrer Konfiguration und damit auch in ihrer Funktion geändert werden können.

Grundsätzlich kann man davon ausgehen, dass Acetylierungen eine Aktivierung, Methylierungen eine Suppression der Genaktivität bewirkt. Damit wird die Transskription steuerbar. Außerdem werden durch die unterschiedliche Präsentation unterschiedlicher DNA-Stücke auch jene DNA-Stücke, welche letztendlich Transskriptionsfaktoren zugänglich sind, moduliert.

! Im Rahmen des Alterns und auch der Tumorentstehung ändert sich das Methylierungsmuster.

Es kommt zu einer **erhöhten Aktivität der Methyltransferasen**, und in umschriebenen Bezirken des Genoms zu einer De-novo-Methylierung von CpG-Inseln. Demonstriert werden konnte dies an einem gegenteiligen Bild: Die Abnahme der DNA-Methyltransferase-Aktivität und damit auch die Abnahme der Methylierung führt zu einer Abnahme der Bildung von Dickdarmpolypen und Kolonkarzinomen. Methyliert werden dabei offensichtlich die Gene für Tumorsuppressorproteine, vor allem für das p16-Tumorsuppressorgen. Beim Kolonkarzinom fand man auch eine Hypermethylierung des Östrogenrezeptorgens. Hierdurch lässt sich auf molekularbiologische Weise die epidemiologisch bekannte Schutzfunktion der Östrogene auf den Dickdarm erklären.

Die **Hypermethylierung von Promotoren** führt aber nicht nur zu einer Ruhigstellung der Gene, sondern auch zu einer Zunahme der Mutation durch Austausch des Nukleotids Guanin durch Adenosin. Die Methylierung im Promoterbereich kann damit auch zu einer erhöhten Mutationsrate führen. Generell gilt jedoch, dass mehr Gene durch eine Methylierung als durch eine Mutation inaktiviert werden.

Die **zentrale Frage**, warum es im Alter zu einer Hypermethylierung von Funktionsabschnitten des Genoms kommt, ist noch nicht beantwortet. Man nimmt an, dass dies die negative Folge eines Selbstschutzmechanismus ist, mit dem die DNA versucht, sich von viraler, in unser Genom eingedrungener DNA zu schützen.

Auch in Stammzellen dringen im Laufe des Lebens durch Infektion Fremd-DNA-Partikel ein, welche inaktiviert werden müssen, um keine falsche Transskription in Gang zu setzen. Dies geschieht unter Zuhilfenahme der Methylierung. Diese nimmt umso mehr zu, je mehr Fremd-DNA in unser Genom eingedrungen ist. Dieser Mechanismus kann die im Alter beobachtete Hypermethylierung und damit auch die Veränderung der Transskriptionsrate bestimmter Proteine erklären.

! Die epigenetische Ruhigstellung apoptotischer Vorgänge in Stammzellen ist ein Erklärungsmodell für die im zweiten Lebensabschnitt zu beobachtende starke Zunahme von Karzinomen.

Adduktbildungen im Genom

Exogene Noxen und endogene Metabolite können an der DNA Adduktbildungen hervorrufen. Sie haben in Stammzellen desaströse Folgen. Von polyzyklischen aromatischen Hydrocarbonen ist bekannt, dass sie ihre toxische und letale Wirkung über derartige DNA-Addukte entfalten. Auch **17-beta-Östradiol** kann während seines Stoffwechsels Adduktbildungen verursachen, die im Alter vermehrt vorkommen.

Prinzipiell erfolgt der Stoffwechsel in 2 Richtungen: 17-beta-Östradiol wird entweder in der 2er- oder in der 4er-Position beziehungsweise in der 16er-Position hydroxyliert, wodurch es nierengängig gemacht wird. Die beim Abbau der 17-beta-Östradiol entstandenen hydroxylierten Östrogene werden entweder über die Katecholmethyltransferase methyliert und dadurch ausgeschieden, oder in Semichinone und Gnone konvertiert, die mit der DNA reagieren.

Die Bildung **stabiler Addukte** oder **depurinierte Addukte** ist die Folge. Die Chinone des 2-Hydroxyöstrogens bildet stabile Addukte, die des 4-Hydroxyöstrogens depurinierte Addukte, welche genotoxisch sind.

> **!** Der Metabolisierung von Östrogenen kommt wegen der dadurch möglicherweise verstärkten Genombelastung in der Altersprävention besondere Bedeutung zu. Die Umgehung der Chinone kann durch eine Stimulation der Katecholmethyltransferase durch Folsäure umgangen werden.

Chronische Entzündung und Onkogenese

Der Alterungsprozess ist mitunter durch Symptome einer chronischen Entzündung begleitet. Interleukin 6, der Tumornekrosefaktor TNFα sowie das C-reaktive Protein (CRP) steigen an. Umgekehrt wurde gezeigt, dass die Hemmung inflammatorischer Prozesse (zum Beispiel durch Cox-Inhibitoren) eine protektive Wirkung im Sinne einer unterdrückten Onkogenese hat.

Das Ineinandergreifen zwischen chronischer Entzündung und Veränderung des epigenetischen Codes (beides häufige Altersbefunde) ist am **Beispiel der Entstehung des Prostatakarzinoms** dokumentierbar.

Dem Prostatakarzinom geht eine proliferative inflammatorische Atrophie voraus, die mit einer Veränderung des Endoribonuklease-Gens RNASE einhergehen kann. Vor allem der **Makrophagen-Scavenger-Rezeptor** (MSR1), dessen Gen auf Chromosom 8 p22 lokalisiert ist, ist für den Übergang von normalem Prostataepithel in die proliferative inflammatorische Atrophie mitverantwortlich. Es kodiert eine Untereinheit des Makrophagen-Scavenger-Rezeptors, der eine Reihe von Liganden bindet, darunter auch bakterielle Lipopolysaccharide und oxidiertes LDL. Das MSR1 mutierte Allel konnte bei 3% der an Prostatakarzinom erkrankten, allerdings nur bei 0,4% der nicht erkrankten Männer gefunden werden.

Der Übergang der proliferativen inflammatorischen Atrophie in die **prostatische intraepitheliale Neoplasie** (PIN, Kapitel 21) geht mit epigenetischen, aber auch entzündungsinduzierenden Prozessen einher. Die Hypermethylierung der CpG-Sequenzen in der Nähe des Promotors für die Gluthation-S-Transferase macht die DNA verletzlicher bei genomgefährdenden Stress-Situationen. In mehr als 90% der Fälle von Prostatakarzinomen, in denen das Glutathion-S-Transferase-Gen nicht expriminert wird, ist die Hypermethylierung dafür verantwortlich.

Dabei handelt es sich nicht um eine Keimzellmutation, sondern um eine **somatische Veränderung**, welche die Transskription von GST1 verhindert. Das Protein dieses Gens schützt die Prostata vor Karzinogenen und vor allem vor der durch die Karzinogene ausgelösten Inflammation.

> **!** Das demonstriert anschaulich, wie Veränderungen der Epigenetik und erhöhte Entzündungsbereitschaft im Gewebe an der Karzinogenese maßgeblich mitbeteiligt sein können. Dies trifft auch für Tumorsuppressorgene zu, deren Veränderung im Laufe des Lebens (somatische Mutation) für den Übergang der intraepithelialen Neoplasie in ein manifestes Prostatakarzinom verantwortlich sind.

Auf dem Niveau der Stammzellalterung (Telomerenkrise) können Mechanismen bei der Induktion des Prostatakarzinoms gerade in der Phase angenommen werden, in der die testikuläre Androgenproduktion altersentsprechend abnimmt.

Krebsprävention ist Alternsprävention

In der Alternsprävention spielen präventive Strategien gegen die Krebsentstehung eine bedeutende Rolle. Epidemiologische Untersuchungen belegen, dass bestimmte **Lebensstilmuster** (Sport, Idealgewicht, Stressanpassung) und **Ernährungsweisen** (Antioxidanzien, Spurenelemente, ballastreiche Faserstoffe, Cholesterinrestriktion, sekundäre Pflanzenstoffe etwa in Soja) eine krebspräventive Wirkung haben. Das Präventionsziel in Bezug auf die im Alter vermehrt auftretenden Karzinome ist die Reduktion bekannter Risiken der Krebsentstehung (Tab. 6.**2**). Wirksam sind

- die Reduktion der Mitose,
- die Verstärkung apoptotischer Mechanismen und
- die Verhinderung von DNA-Beschädigungen.

Zwei weitere wirksame Mechanismen zur Krebsprävention und Unterdrückung von Mechanismen der Zellalterung sind die **nächtliche Hibernation** und die **Kalorienrestriktion**.

Tabelle 6.2 Hauptsächliche Risiken der Krebsentstehung bei Männern als Ansatz für eine primäre Prävention

Risikofaktor	Anteil an der Krebsentstehung	Betroffene Tumoren
Rauchen	30%	Mundhöhle, Speiseröhre, Kehlkopf, Lunge, Bauchspeicheldrüse, Harnblase
Ernährungsgewohnheiten	30%	Mundhöhle, Speiseröhre, Kehlkopf, Bauchspeicheldrüse, Magen-Darm-Trakt, Prostata
Berufliche Exposition	6%	Lunge und Harnblase
Genetische Vorbelastung	5%	Auge, Darm
Infektionen	5%	Leberkrebs (Hepatitis-B- und -C-Viren), Lymphome (Epstein-Barr-Virus), eine bestimmte Leukämie (HTL-Virus-1) und Magenkrebs (Helicobacter pylori)
Übermäßiger Alkoholgenuss	3%	Mundhöhle, Rachen, Speiseröhre, Kehlkopf und Leber
Schadstoffbelastung	2%	Lunge

Andere Faktoren wie Medikamente oder Strahlung liegen unter 1%.

Nächtliche Hibernation

Für die biologischen Leistungen des Körpers ist eine vorgegebene Temperatur von grundsätzlicher Bedeutung. Diese führt zu einer physikalischen Instabilität, von der auch Chromosomen und Gene betroffen sind. Deswegen ist die **„Thermoinstabilität"** eine Erklärung, warum einerseits Leistung und andererseits Stabilität nur schwer vereinbar sind.

Bei der für biochemische Reaktionen notwendigen Körpertemperatur von 37°C kommt es in jeder Körperzelle innerhalb von einem Tag zu erheblichen DNA-Veränderungen durch Basenverluste, Basenveränderungen, Strangbrüche und Adduktbildungen. Man kann dies im Laufe eines Lebens anhand der Lymphozyten beobachten, die mit zunehmendem Alter Zellpopulationen aufweisen, die in der G_2-Phase des Zellzyklus liegen bleiben, weil sie offensichtlich bereits ein geschädigtes Genom besitzen.

Um diese Thermolabilität zu reduzieren, wäre das Absenken der Körpertemperatur von 37° auf 34°C eine effektive Möglichkeit, endogene DNA-Schädigungsprozesse zu verringern und damit die Lebenszeit zu verlängern. Auf der Basis von Modellrechnungen könnte der Mensch damit womöglich 200 (bis maximal 280!) Jahre alt werden. Eine massive, dauerhafte Absenkung der Körpertemperatur bleibt deswegen jedoch Utopie, weil viele biochemische (enzymatische) Reaktionen ein bestimmtes Temperaturoptimum voraussetzen. Dennoch bleibt die Frage, ob die Gesetze der Wärme und der biologischen Reaktionen nicht leicht modifiziert (zu Gunsten der Zellstabilität und zu Ungunsten der Leistung) durch das **passagere Absenken der Körpertemperatur** beeinflussbar ist.

Ähnlich wie das Hungergefühl ist auch die Temperaturregulation gut mit Gegenregulationsprozessen abgesichert und schwer zu manipulieren. Trotzdem existieren einfache Maßnahmen, die Kerntemperatur etwas zu senken. Man weiß vom weiblichen Menstruationszyklus, dass sich die Kerntemperatur im Laufe eines Monatszyklus ändert und zumindest in einigen Zehntelgrad durch innere Mechanismen beeinflussbar ist.

! Die medizinische Forschung bemüht sich derzeit, Medikamente zu finden, die ein leichtes, passageres und ungefährliches Absenken der Körpertemperatur erlauben.

Kalorienrestriktion

Während Entzündungsherde und hochkalorische Mahlzeiten die Körpertemperatur erhöhen, kann eine Kalorienrestriktion sie erniedrigen. So ist es durchaus sinnvoll und wahrscheinlich erfolgreich, Zeiten und Tage zu markieren, an denen der Körper die Möglichkeit bekommt, die Temperatur abzusenken, um damit Leistungen zu verringern und gleichzeitig die Abbaurate des Körpers abzubremsen. Dies gelingt am besten mit der **nächtlichen Kalorienrestriktion**.

Lässt man den Magendarmtrakt für 12 bis 14 Stunden frei von Nahrung, so sinkt dadurch der Glucosespiegel. Es entsteht eine **verstärkte Apoptose prämaligner Präkursorzellen**. Prämaligne Zellen benötigen einen erhöhten Stoffwechsel und holen sich das dafür notwendige ATP aus der Glycolyse. Ein Absinken des Glucosespiegels verstärkt die Apoptose.

Vor allem geht die Kalorienrestriktion mit einer **Verringerung der Mitosegeschwindigkeit** und mit einer **verstärkten Reparatur der DNA** einher. Bleibt nämlich der Organismus frei von Nahrung, so wechselt das Coenzym NAD seine Funktion: aus einem Coenzym der Verdauung (NADP**H**) wird ein Coenzym der DNA-Reparatur. Das nicht reduzierte NAD assoziiert sich mit dem Sir2 (**S**ilent **i**nformation **R**egulator/Gene-Silencing). Sir2 und NAD docken an der DNA an und bewirken dort eine Deacytelierung, d.h. eine Veränderung des epigenetischen Codes (Abb. 6.**2**).

Dadurch wird die DNA kurzfristig ruhig gestellt, die Mitoseaktivität und der Zellzyklus sind dadurch reduziert. Gleichzeitig bewirkt dieser Zustand aber eine verstärkte Reparatur, wodurch die Integrität der DNA wiederhergestellt wird.

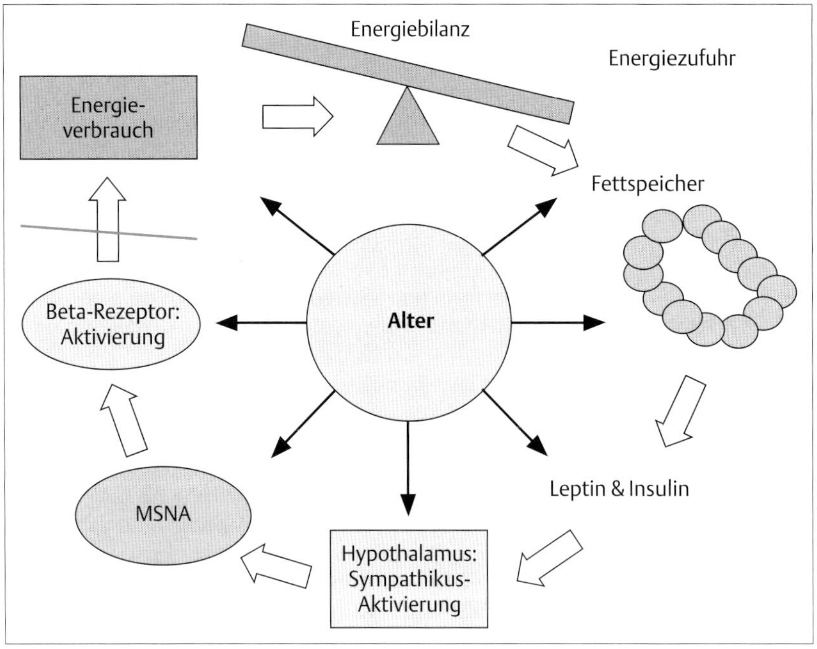

Abb. 7.**4** Leptin führt zusätzlich zur Hemmung der Nahrungsaufnahme über die Aktivierung des Beta-Rezeptors zum erhöhten Energieverbrauch und trägt damit zum Ausgleich der Energiebilanz bei. Im Alter ist bei Hyperleptinämie („Leptinresistenz") die Aktivierung des Beta-Rezeptors durch Down-Regulation gehemmt. Als Folge ergibt sich eine mit dem Alter zunehmende positive Energiebilanz (Übergewicht) (Seals u. Bell 2004) (MSNA = muscle sympathetic nerve activity, die vom Muskel direkt abgeleitete sympathische Nervenaktivität).

Altern von Adipozyten

Die Anzahl von Adipozyten im Fettgewebe wurde lange Zeit hindurch für annähernd konstant gehalten. Neuere Befunde belegen aber, dass die Fettgewebszellen einem Turnover unterliegen, was ihre Heterogenität hinsichtlich Größe und Funktion im Fettgewebe erklären könnte (Yu u. Zhu 2004).

Im Gegensatz zu der lange vorherrschenden Meinung ist es auch im Erwachsenenalter noch möglich, bei Bedarf aus Fibroblasten-ähnlichen Zellen reife Adipoyzten zu differenzieren, so dass die Kapazität zur Speicherung von Lipiden zunimmt. Andererseits sind reife Adipozyten einem kontinuierlichen Alterungsprozess ausgesetzt und können schließlich durch den Prozess der Apoptose – des so genannten programmierten Zelltodes – eliminiert werden (Yu u. Zhu 2004).

Mit der Reifung und Alterung sind charakteristische Veränderungen ihrer Größe, ihres Stoffwechsels und Sekretionsvermögens verbunden. Alte Adipozyten:

- sind metabolisch inerter,
- metabolisieren weniger Glucose und weisen eine verringerte Insulinsensitivität auf,
- werden mit zunehmendem Gehalt an gespeicherten Lipiden größer, und
- das Spektrum der von ihnen sezernierten Adipokinine verändert sich mit zunehmender Größe und Alterung (Hamann et al. 2001).

Aus experimentellen Untersuchungen folgt, dass fettreiche Diäten die Hypertrophie und das Altern von Adipozyten beschleunigen. Sollte dies tatsächlich auch *in vivo* stattfinden, würde eine positive Energiebilanz letzten Endes die Zusammensetzung der Adipozyten-Population selbst verändern; es entstünde eine Population von frühzeitig gealterten Fettgewebszellen, deren Sekretionsvermögen (Angiotensin II) den Alterungsprozess in einem positiven Feedback beschleunigte (Sharma et a. 2002, Yu u. Zhu 2004).

Altersabhängig und abhängig von der Menge an gespeicherten Lipiden verändert sich das Spektrum der **von der Fettgewebszelle sezernierten Signale**. Im Alter überwiegen proinflammatorische Mediatoren, was die enge Korrelation von Übergewicht / Adipositas zu einem chronischen inflammatorischen Zustand, der bei übergewichtigen Patienten häufig beobachtet wird, erklärt. Dieser chronisch inflammatorische Zustand ist gleichzeitig ein Marker des erhöhten Risikos für kardiovaskuläre Ereignisse und die Entwicklung von Typ-2-Diabetes (Hamann et al. 2001, Unger 2003).

Zwei für das Schicksal des gesamten Organismus wichtige Konsequenzen ergeben sich aus dem veränderten „Cross-talk" und der ektopischen Speicherung von Lipiden mit fatalen Folgen für die Funktion der betroffenen Organe und Gewebe:

- die systemische Lipotoxizität und
- der oxidative Stress.

Lipotoxizität verursacht Insulinresistenz

Die unzureichende Speicherung von Lipiden im Fettgewebe aufgrund der Alterung von Adipozyten sowie der ohnehin im Alter verminderte Energieverbrauch haben bei entsprechender genetischer Disposition zur Folge, dass Fettsäuren und Triglyceride vermehrt in der Zirkulation bleiben.

Damit es zur ektopischen Speicherung von Fettsäuren in Form von Triglyceriden und langkettigen Derivaten

(Acyl-CoA und -Carnitine) kommt, muss aber noch eine zweite Voraussetzung erfüllt sein: die Verbrennung der Fettsäuren in der Betaoxidation darf nicht im gleichen Maße ansteigen wie ihre Aufnahme; die Aufnahme muss die Kapazität zur Oxidation übertreffen. Erst unter derartigen Bedingungen kommt es zur ektopischen Speicherung von Lipiden etwa in Muskulatur, Herz, Pankreas und Leber (McGarry 2002).

Warum es zur Akkumulation von intramyozellulären Lipiden kommt, ist bisher nicht vollständig geklärt. Auffällig ist jedoch, dass in den betroffenen Geweben und Organen parallel mit der Fettspeicherung auch die Konzentration eines Intermediärprodukts des Lipidstoffwechsels, des **Malonyl-CoA**, erhöht ist, das nach den derzeitigen Vorstellungen die Funktion eines „Fuel-Sensors" innehat (An et al. 2004, McGarry 2002). Bei erhöhtem Energiebedarf (körperliche Aktivität) im Substratmangel (AMP steigt an) ist die Konzentration an Malonyl-CoA niedrig, bei reichlichem Substratangebot hoch.

Entscheidend für das Verständnis ist die Beobachtung, dass Malonyl-CoA nicht nur ein Zwischenprodukt der Lipogenese ist, sondern darüber hinaus ein Regulator der Fettsäureverbrennung.

Was sind die **Folgen der ektopischen Lipidspeicherung**? In der Muskulatur ist die intramyozelluläre Speicherung von Lipiden mit der Entwicklung einer Insulinresistenz assoziiert (An et al. 2004, Virkamaki et al. 2001). Die ansteigende Konzentration an aktivierten Fettsäuren und die vermehrte Bildung von Diglyceriden hat – und dafür gibt es gute Hinweise – Auswirkungen auf die Insulin-Signalkaskade; die Insulinwirkung wird abgeschwächt: die Phosphorylierung des Insulinrezeptor-Substrat 1 (IRS-1) ist vermindert, die Aktivierung der Phosphoinositol-3-Kinase (PI3-Kinase) und der Proteinkinase B sind deutlich reduziert, so dass typische Insulinwirkungen wie die Translokation des Insulin-abhängigen Glucosetransporters (Glut4) oder die Aktivierung der NO-Synthase ausbleiben oder abgeschwächt sind.

Ursächlich ist vermutlich die Aktivierung einer Serinkinase (einer Isoform der Proteinkinase C, vermutlich ϑ). Die dadurch verursachte Phosphorylierung von IRS-1 stört die Rekrutierung und die Aktivierung der PI3-Kinase im weiteren Verlauf des Signalweges, so dass sich eine Insulinresistenz ergibt. Folgen sind erhöhte Nüchternglucose und eine verschlechterte Glucosetoleranz als Vorstufen eines Typ-2-Diabetes (Rösen et al. 2001).

Fettsäuren verursachen oxidativen Stress

Ursache des oxidativen Stress ist die mit zunehmendem Alter losere Kopplung des Elektronenflusses in der mitochondriellen Atmungskette. Bereits physiologischerweise entkommen ca. 0,4–4% der Elektronen der Atmungskette und reduzieren Sauerstoff zu Superoxid-Anionen, einer Form von reaktiven Sauerstoffradikalen (Kapitel 9). Dieser Anteil nimmt mit dem Alter zu. Zusätzlich nimmt die Aktivität der mitochondriellen Superoxid-Dismutase ab, deren Aufgabe es ist, Superoxid-Anionen zu inaktivieren und damit einer Schädigung der Mitochondrienstruktur und -funktion entgegenzuwirken (Melov 2002, Sastre et al. 2003).

Unter Bedingungen des Substratüberschusses oder des „Substratstress", wie sie bei adipösen Patienten vorliegen, wird die mitochondrielle Bildung von reaktiven Sauerstoffradikalen weiter beschleunigt, worauf elegante Untersuchungen von Brownlee (2001) hinweisen. Durch die Oxidation von Acetyl-CoA als Zwischenprodukt der Verstoffwechslung von Glucose und Fettsäuren entstehen in den Mitochondrien NADH und $FADH_2$ als Substrate der Atmungskette. Da in Abhängigkeit von der Aktivität der Atmungskette (NADH und $FADH_2$) Protonen über die innere Mitochondrienmembran gepumpt werden, nimmt das Membranpotenzial proportional zur Aktivität zu. Bei Überschreiten eines kritischen Grenzpotenzials wird der Elektronenfluss in Komplex III gehemmt, so dass Elektronen vom Coenzym Q direkt auf Sauerstoff übertragen werden können.

Nach neueren Untersuchungen ist dieser Mechanismus der Bildung von Sauerstoffradikalen nicht nur charakteristisch für Gefäßzellen und Leukozyten, sondern lässt sich auch in Muskelzellen und Beta-Zellen unter Bedingungen von Überfluss an Energiesubstraten („Substratstress", Glucose, Fettsäuren) nachweisen.

! Die mitochondrielle Bildung von reaktiven Sauerstoffradikalen stellt somit eine generelle Zellantwort auf Stress dar.

Verstärkt wird der von Substrat und Stoffwechsel abhängige oxidative Stress im Alter noch durch drei weitere Mechanismen:

1. die antioxidativen Abwehrkräfte nehmen ab,
2. die Versorgung mit antioxidativen Vitaminen (Vitamin C, Vitamin E, Folsäure) ist im Alter häufig unzureichend und
3. die Aktivität wichtiger antioxidativer Schutzsysteme (Glutathion-System, Superoxid-Dismutase) ist gleichzeitig vermindert (Rösen u. Toeller 1999).

Zusätzlich gibt es gute Hinweise dafür, dass unter den beschriebenen Bedingungen auch die NAD(P)H-Oxidase aktiviert wird – möglicherweise als Folge des vom Fettgewebe sezernierten Angiotensin II -- und dass es zumindest zur partiellen Entkopplung des Elektronenflusses im Stickstoffmonoxid-Komplex kommt (Rösen et al. 2001). Beide Mechanismen würden den in den Mitochondrien entstehenden oxidativen Stress in das Zytosol und den Kern der Zelle weiterleiten, so dass die gesamte Zelle betroffen ist.

! Mitochondrieller oxidativer Stress ist somit ein Charakteristikum von zellulärem Altern. Schädigungen der mitochondriellen DNA nehmen mit dem Alter zu.

Was sind die **Konsequenzen**? Da der oxidative Stress in den Mitochondrien entsteht, ist es nicht verwunderlich, dass auch ihre Struktur und Funktion unmittelbar betroffen sind (Melov 2002).

Nach Untersuchungen von Meccoci et al. (1993) ist die Anzahl der mitochondriellen DNA-Schädigungen etwa 10-mal so hoch wie die von Veränderungen der nukleären DNA. Dieser Prozess wird dadurch beschleunigt, dass mit zunehmendem Alter die ohnehin nur gering ausgebildeten DNA-Reparaturmechanismen in den Mitochondrien weiter abgeschwächt werden. Oxidativer Stress verursacht aber nicht nur Schädigungen an der mitochondriellen DNA, sondern auch der mitochondriellen Proteine und Lipide.

Die Folgen sind:

- eine Reduktion des Membranpotenzials und der Dichtigkeit der Elektronentransportkette,
- die Bildung von Peroxiden,
- die zunehmende Heterogenität der Mitochondrien in Größe und Funktion,
- die Inaktivierung spezifischer Enzymsysteme wie der Aconitase im Zitrat-Zyklus, der antioxidative wirkenden Superoxid-Dismutase, der Adeninnukleotid-Translokase sowie
- die Verlangsamung des Turnovers und der Biogenese der Mitochondrien. Die Aktivität der Atmungskette und die Fähigkeit zur Bildung von ATP wird beeinträchtigt.

Parallel zu diesen funktionellen Defekten in den Mitochondrien werden Prozesse aktiviert, die entweder zum Zellarrest, zum Stopp des Zellzyklus, und damit dem Verlust der Proliferation oder auch zur **Apoptose** führen (Abb. 7.**5**).

So geht die Reduktion des mitochondriellen Glutathiongehalts als Folge des oxidativen Stress mit einer Verminderung des Membranpotenzials und der Öffnung von Poren in der Mitochondrienmembran („permeability transition pores") einher, so dass Cytochrom C aus den Mitochondrien in das Zytosol diffundiert und dort den Zelltod durch Aktivierung der Caspase-Signalkaskade auslösen kann (Fiordaliso et al. 2001).

Einen alternativen Weg stellt die Aktivierung der Poly(ADP-Ribose)-Polymerase dar. Dieses Enzym ist im Kern lokalisiert und an der Reparatur von stressbedingten DNA-Schäden, und an der Regulation der Replikation und des Zellzyklus beteiligt. Seine Aktivierung führt zum Verlust an Nicotinamid-Adenindinukleotiden (NAD) und ATP und damit zur Induktion des programmierten Zelltodes aufgrund von Energiemangel.

Oxidativer Stress aktiviert auch MAP-Kinasen, die das Tumorsuppressor-Protein p53 phosphorylieren und aktivieren, ein Protein, das in der Lage ist, entweder Apoptose, Zellarrest oder auch Seneszenz auszulösen (Fiordaliso et al. 2001). Ein derartig bedingter Verlust an Zellen durch Apoptose wurde in den Insulin sezernierenden Beta-Zellen des Pankreas, im Herzen, im Nervengewebe und der Muskulatur nachgewiesen. Die Folgen sind fatal, insbesondere wenn Pankreas (Insulinsekretion), Herz und Nervenzellen betroffen sind.

Weitere Folgen des oxidativen Stress betreffen weniger den Alterungsprozess selbst oder den Zelltod spezifischer Zellen, sondern erhöhen das **Risiko, krankheitsabhängig vorzeitig zu altern** (Abb. 7.**6**).

Dazu gehört insbesondere die Expression kardiovaskulärer Risikofaktoren, die die Entwicklung der Arteriosklerose beschleunigen (Hypertonie, chronische Inflammation, erhöhte Thrombogenität). Eine entscheidende Rolle hierbei spielt die Aktivierung von redoxsensitiven Signaltransduktionswegen. Redoxabhängig kommt es

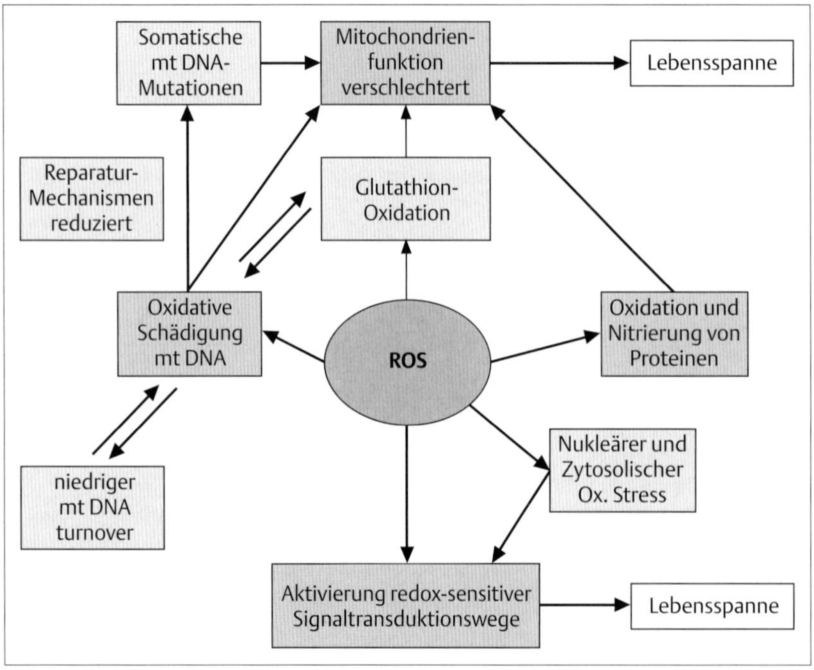

Abb. 7.**5** Die mitochondrielle Generation von reaktiven Sauerstoffradikalen (ROS) beeinträchtigt die Funktion und Aktivität von Mitochondrien (ATP-Produktion, Apoptose) (Sastre et al. 2003) (mt = mitochondriell).

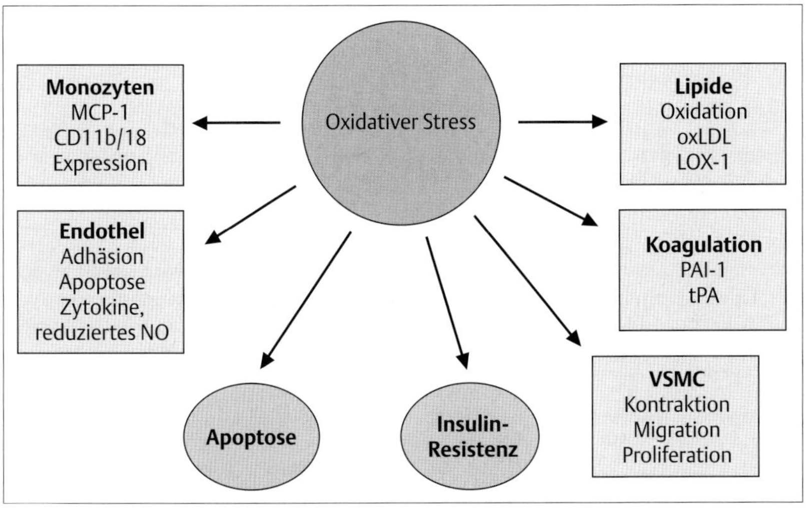

Abb. 7.**6** Oxidativer Stress als Ursache von Insulinresistenz, Apoptose und weiteren Faktoren, die eine Gefäßdysfunktion bedingen (Endotheldysfunktion, thromboembolische Komplikationen, Veränderungen in der Struktur und Funktion durch Wachstum und Migration von glatten Muskelzellen).
oxLDL = oxidierte Low Density Lipoproteine,
PAI-1 = Plasminogenaktivator-Inhibitor-1,
tPA = Gewebeplasminogenaktivator,
VSMC = vascular smooth muscle cell, glatte Muskelzellen,
NO = Stickstoffmonoxid,

zur Phosphorylierung und Dissoziation des inaktiven $NF_{\kappa}B$-Inhibitor, wodurch der Transkriptionsfaktor freigesetzt wird und nach Passage in den Kern die Gen-Expression spezifisch beeinflusst wird.

Die Expression pro-inflammatorischer Zytokine (u.a. IL-6, MCP-1), von Adhäsionsproteinen (VCAM-1, ICAM-1) und Metalloproteinasen, die die Stabilität von bereits gebildeten Plaques vermindern und ihre Ruptur und damit den akuten Infarkt begünstigen, sind wenige, aber typische Beispiele für die vielfältigen Wirkungen von $NF_{\kappa}B$ (Rösen et al. 2001).

Die mit der **Aktivierung von $NF_{\kappa}B$** einhergehende chronische Inflammation scheint einer der wichtigsten Mechanismen für typische Alterserkrankungen zu sein, darunter

- die rheumatische Arthritis,
- der Typ-2-Diabetes,
- die koronare Herzerkrankung und
- die Alzheimer-Erkrankung.

NFkB initiiert und unterhält die Synthese pro-inflammatorischer Zytokine und damit die chronische Inflammation, die als „secret killer", als Auslöser der genannten Erkrankungen angesehen wird.

Good-Aging für die Praxis

Zusammengefasst ist oxidativer Stress auch Folge von metabolischen Veränderungen, die sich im Verlauf der Adipositas und der Veränderung der Fettgewebszellen mit zunehmender Größe und zunehmendem Alter entwickeln.

Oxidativer Stress beeinträchtigt einerseits die Funktionsfähigkeit der Mitochondrien und damit die energetische Versorgung des Organismus, verursacht aber andererseits den Verlust von differenzierten Zellen durch Apoptose und die Aktivierung redox-sensitiver Transkriptionssysteme. Zusammen mit der ektopischen Speicherung von Lipiden ist er Ursache für die Entstehung von Endotheldysfunktion (verminderte Dilatation, erhöhte Thrombogenität) und eines chronisch-inflammatorischen Zustandes.

Damit entsteht ein kardiovaskuläres Risikopotenzial, wie es charakteristischerweise mit der Adipositas assoziiert ist. Sauerstoffradikale begünstigen auch die Manifestation des Diabetes, indem sie Apoptose induzieren und damit entweder den Verlust von funktionsfähigen Beta-Zellen verursachen oder die Insulinsekretion beeinträchtigen, da die Synthese von ATP unter Bedingungen des oxidativen Stress reduziert ist.

Durch die Induktion der anhaltenden Synthese von Zytokinen verursacht er schließlich eine chronische Inflammation und trägt damit zur Entstehung von in den westlichen, durch Überernährung und Bewegungsmangel gekennzeichneten Gesellschaften typischen „Alterserkrankungen" wie der koronaren Herzkrankheit, des Typ-2-Diabetes und Demenz vom Typ Alzheimer bei.

Literatur

1. An J, Muoio DM, Shiota M, et al. Hepatic expression of malonyl-CoA decarboxylase reverses muscle, liver and whole-animal insulin resistance. Nat Med. 2004;19:268–274.
2. Benecke A, Vogel H. Übergewicht und Adipositas. Gesundheitsberichterstattung des Bundes. Robert-Koch-Institut; Berlin, 2003:Heft 16.
3. Bluher M, Kahn BB, Kahn CR. Extended longevity in mice lakking the insulin receptor in adipose tissue. Science 2003;299:572–574.
4. Brownlee M. Biochemistry and molecular cell biology of diabetic complications. Nature 2001;414:813–820.
5. Fasshauer M, Paschke R. Regulation of adipocytokines and insulin resistance. Diabetologia 2003; 46:1594–1603.
6. Fiordaliso F, Leri A, Cesselli D, et al. Hyperglycemia activates p53 and p53-regulated genes leading to myocyte cell death. Diabetes 2001;50:2363–2375.
7. Hales CN, Barker DJ. The thrifty phenotype hypothesis. Br Med Bull. 2001; 60:5–20.
8. Hamann A, Munzberg H, Algenstaedt P, Tafel J. Molecular principles of obesity. Herz 2001;26:178–184.
9. Lewis GF, Carpentier A, Adeli K, Giacca A. Disordered fat storage and mobilization in the pathogenesis of insulin resistance and type 2 diabetes. Endocr Rev. 2002;23:201–229.
10. McGarry JD. Banting lecture 2001: Dysregulation of fatty

acid metabolism in the etiology of type 2 diabetes. Diabetes 2002;51:7–18.
11. Mecocci P, MacGarvey U, Kaufman AE, et al. Oxidative damage to mitochondrial DNA shows marked age-dependent increases in human brain. Ann Neurol. 1993;34:609–616.
12. Melov S. Therapeutics against mitochondrial oxidative stress in animal models of aging. Ann NY Acad Sci. 2002;959:330–340.
13. Rathmann W, Haastert B, Icks A, et al. High prevalence of undiagnosed diabetes mellitus in Southern Germany: target populations for efficient screening. The KORA survey 2000. Diabetologia 2003;46:182–189.
14. Reaven GM. Banting lecture 1988. Role of insulin resistance in human disease. Diabetes 1988;37:1595–1607.
15. Rösen P, Nawroth PP, King G, Moller W, Tritschler HJ, Packer L. The role of oxidative stress in the onset and progression of diabetes and its complications: a summary of a Congress Series sponsored by UNESCO-MCBN, the American Diabetes Association and the German Diabetes Society. Diabetes Metab Res Rev. 2001;17:189–212.
16. Rösen P, Toeller M. Vitamin E in diabetes. Increased oxidative stress and its prevention as a strategy to prevent vascular complications? Int J Vitam Nutr Res. 1999;69:206–212.
17. Saltiel AR. You are what you secrete. Nat Med. 2001;7:887–888.
18. Sastre J, Pallardo FV, Vina J. The role of mitochondrial oxidative stress in aging. Free Radic Biol Med. 2003;35:1–8.
19. Seals DR, Bell C. Chronic sympathetic activation: consequence and cause of age-associated obesity? Diabetes 2004;53:276–284.
20. Sharma AM, Janke J, Gorzelniak K, Engeli S, Luft FC. Angiotensin blockade prevents type 2 diabetes by formation of fat cells. Hypertension 2002;40:609–611.
21. Unger RH. Minireview: weapons of lean body mass destruction: the role of ectopic lipids in the metabolic syndrome. Endocrinology 2003;144:5159–5165.
22. Virkamaki A, Korsheninnikova E, Seppala-Lindroos A, et al. Intramyocellular lipid is associated with resistance to in vivo insulin actions on glucose uptake, antilipolysis, and early insulin signalling pathways in human skeletal muscle. Diabetes 2001;50:2337–2343.
23. Yamauchi T, Kamon J, Waki H, et al. The fat-derived hormone adiponectin reverses insulin resistance associated with both lipoatrophy and obesity. Nat Med. 2001;7:941–946.
24. Yu YH, Zhu H. Chronological changes in metabolism and functions of cultured adipocytes: a hypothesis for cell aging in mature adipocytes. Am J Physiol Endocrinol Metab. 2004;286:E402-E410.

8 Adipositas und Mortalität

Ute Gola

Rückblick

Adipositas als singuläre Erscheinung gab es schon immer. Bereits im 17. Jahrhundert war Adipositas als Ursache für Tod und Behinderung bekannt. Im legendären New Yorker „Harper's Weekly Journal of Civilization" von 1865 sind Instruktionen zur Gewichtsreduktion beschrieben, die durchaus Ähnlichkeit mit unseren heutigen Empfehlungen haben. Waren damals die Interventionsmöglichkeiten noch weitgehend im Verhalten angesiedelt, so hat sich in den letzten 20 Jahren unser Wissen über die Ursachen und Folgen der Adipositas und die entsprechenden Interventionen erheblich entwickelt.

Epidemiologie

Übergewicht und Adipositas sind weltweit inzwischen so verbreitete Phänomene, dass sie beginnen, Unterernährung und Infektionen als Hauptverursacher von Erkrankungen zu verdrängen. Die Zunahme von Übergewicht und Adipositas in den letzten 100 Jahren kann man sehr anschaulich in den Aufzeichnungen von Militärärzten nachlesen. Ein amerikanischer Rekrut mit einer Größe von 173 cm wog im Jahre 1863 noch 67 kg, 1962 dann schon 76 kg.

1990 waren 56% aller erwachsenen Amerikaner übergewichtig und 23% adipös, 10 Jahre später betrug die Rate bereits 64% bzw. 31%. Aber nicht nur der Anteil Adipöser steigt, sondern innerhalb dieser Gruppe erhöht sich besonders der Anteil massiv Adipöser mit einem BMI von über 40 (Abb. 8.**1**). Während 1986 auf 200 Amerikaner eine Person mit einem BMI von > 40 kam, hat sich die Zahl im Jahr 2000 vervierfacht, d.h. einer auf 50 (Spake 2004).

In **Deutschland** war 1985 knapp jede zweite Person übergewichtig, jede fünfte adipös. 1999 war nur noch ein Drittel der männlichen erwachsenen Bevölkerung normalgewichtig. Im Alter von 30–60 Jahren ist Adipositas bei Frauen und Männern etwa gleich häufig, danach sind Männer im Vorteil. Abb. 8.**1** zeigt die Verteilung des BMI bei deutschen Männern.

! Adipositas ist kein „Gewichtsproblem", sondern Leitsymptom für einen bestimmten Lebensstil, der mit „Western Lifestyle" umschrieben wird und für die Entwicklung in den letzten 50 Jahren in Europa und Amerika (und heute zunehmend in Asien) steht.

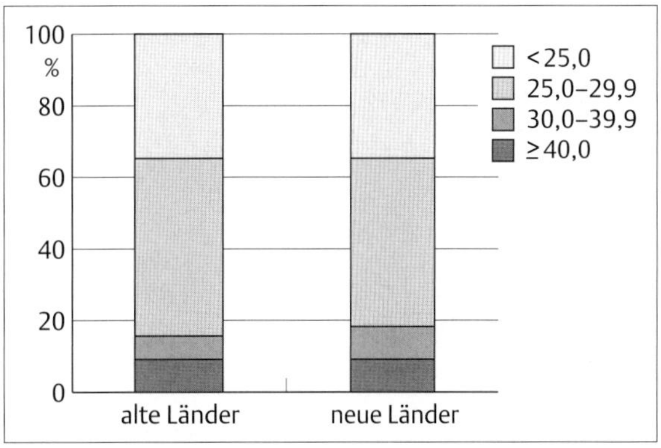

Abb. 8.**1** Männliche Bevölkerung in Deutschland mit prozentualem Anteil des BMI in 4 Altersgruppen (nach Angaben des Robert-Koch-Instituts, 2003).

Dieser Lebensstil zeichnet sich u.a. aus durch:
- abnehmende körperliche Aktivität sowohl im Beruf als auch in der Freizeit (Motorisierung, TV, Computer),
- ständige Verfügbarkeit von Nahrungsmitteln, die zum Teil auch stark verarbeitet sind (fast food, convenience food), und durch den
- Verlust traditioneller, stressreduzierender Rituale durch Veränderung der Familienstruktur.

Wann ist man übergewichtig, wann adipös?

Adipositas kann definiert werden als Erkrankung, bei der sich das Körperfett in einem so starken Maße angehäuft hat, dass die Gesundheit dadurch beeinträchtigt wird.

Laut vorsichtiger Schätzungen der ökonomischen Belastung durch Adipositas in den entwickelten Ländern machen diese Erkrankung und ihre Folgen ungefähr 2–7% der Gesamtgesundheitskosten aus. Spake (2004) schätzt die Ausgeben der USA für Erkrankungen im Zusammenhang mit Adipositas auf 75 Milliarden Dollar.

Weltwelt hat sich seit mehr als 100 Jahren die von dem belgischen Mathematiker, Statistiker und Astronomen Lambert Adolphe Quetelet (1796–1874) entwickelte Richtgröße (**Quetelet-Index**) zur Beschreibung des 2- und 3-dimensionalen Wachstums des Körpers bewährt, die heute unter dem Begriff **Body Mass Index** (BMI) bekannt ist. Die WHO hat den BMI als einfach zu eruierendes Maß vorgeschlagen, um die Definition der Adipositas zu standardisieren (Tab. 8.**1**).

Tabelle 8.**1** Methoden zur Beschreibung/Quantifizierung von Adipositas

Methode	Definition	Vorteile/Grenzen
BMI	Gewicht (kg) geteilt durch Körpergröße (m) im Quadrat	BMI korreliert stark mit Densitometrie-Messungen des Fettgewebes; er unterscheidet aber nicht zwischen Fett- und Nichtfettgewebe
Taillenumfang	gemessen in cm zwischen unterem Ende der Rippen und oberem Ende des Beckens	Taillenumfang und Taille-Hüft-Quotient erlauben eine Beurteilung der Fettverteilung am Oberkörper; keine Beurteilung des viszeralen Fetts möglich
Hautdickemessung	Messung der Hautdicke in cm	Messungen weisen starke Variationen je nach Beobachter auf, keine Information über abdominales und intramuskuläres Fett
Bioimpedanz	misst den elektrischen Widerstand: Nichtfettgewebe leitet Strom besser als Fettgewebe	Geräte sind einfach, praktisch, gut reproduzierbar bei sorgfältiger Präanalytik, keine „Fettmessung"

Mit dem BMI (kg/m^2) werden nur Gewicht und Körperlänge erfasst. Die Körperzusammensetzung, d.h. die Differenzierung nach Anteil Muskulatur, Knochen, Wasser und Fett wird dabei vernachlässigt. Tab. 8.**2** zeigt die Klassifikation der Adipositas entsprechend den Empfehlungen der WHO-Expertenkommission (Chopra et al. 2002).

Die Studien vor 1998 bezogen sich häufig auf verschiedene BMI-Klassifikationen, was deren Vergleichbarkeit erschwert. Der BMI erlaubt keine Beurteilung der Verteilung des Körperfetts. Für die gesundheitlichen Folgen des Übergewichts ist aber der **Körperfettanteil** von Bedeutung und dabei insbesondere das abdominale oder viszerale Fett. Ein hoher Anteil viszeralen Fetts bei der Adipositas des Mannes (und die damit häufig assoziierte Insulinresistenz) wird heute als Leitsymptom des Metabolischen Syndroms angesehen (Kapitel 7).

Gut geeignet für die Abschätzung des abdominalen und viszeralen Fetts ist der **Taillenumfang**. Liegt der BMI deutlich über 30, so ist meist auch der Taillenumfang erheblich erhöht. Anders kann die Situation bei Männern mit einem BMI zwischen 25 und 30 sein. Ein weiterer Parameter ist das Verhältnis vom Taillen- zum Hüftumfang (Waist-to-hip-Ratio [WHR], Berechnung Seite 265). Janssen und Mitarbeiter (2004) regten unlängst an, anstelle des BMI den Taillenumfang allein als Indikator des gesundheitlichen Risikos von Adipositas zu verwenden. Als Richtschnur gilt Tab. 8.**3**.

Welche Faktoren beeinflussen die Entwicklung der Adipositas?

! Übergewicht ist keine isolierte Störung, sondern multifaktoriell bedingt. Körpergewicht wird durch Interaktion zwischen genetischen, Umwelt- und psychosozialen Faktoren bestimmt (Abb. 8.**2**).

Je nach Untersuchung geht man heute von einer zumindest genetisch mitbedingten Ursache der Adipositas in den Größenordnungen von 30–60% aus. Das viszerale Fett wird dabei deutlicher als das subkutane vererbt. Adipositas ist eine polygenetische Erkrankung. Monogenetische Erscheinungsformen sind äußerst selten. Ein

Tabelle 8.**2** Klassifikation der Adipositas nach BMI

Klassifikation	BMI (kg/m^2)
Untergewicht	< 18,5
Normalgewicht	18,5–24,9
Grad I Übergewicht	25,0–29,9
Grad II Adipositas	30,0–39,9
Grad III Morbide Adipositas	> 40,0

Tabelle 8.**3** Taillenumfang bei Männern und damit assoziiertes gesundheitliches Risiko

Taillenumfang (Männer)	Gesundheitliches Risiko
< 94 cm	kein
95–102 cm	mäßig
> 102 cm	erheblich

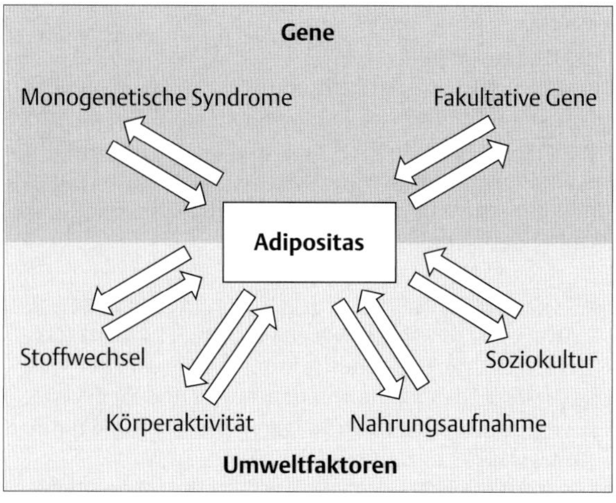

Abb. 8.**2** Genetische Einflussgrößen und Umweltfaktoren (einschließlich Lifestyle) bei der Entwicklung einer Adipositas.

Beispiel für eine Einzelgenerkrankung ist das Prader-Willi-Syndrom, das charakterisiert ist durch Adipositas v.a. am Oberkörper, relativ kleine Statur, mentale Retardierung und Hypogonadismus. Es tritt mit einer Häufigkeit von ungefähr 1/25.000 Geburten auf.

Im weitesten Sinne genetisch mitgeprägt ist der **Energieverbrauch**. Alle Komponenten wie Grundumsatz, Thermogenese und körperliche Aktivität sind beteiligt. Gerade am Beispiel des Energieverbrauchs zeigt sich auch die Rolle von Umweltfaktoren. Die körperliche Aktivität repräsentiert mit ungefähr 20–50% des Gesamtenergieverbrauchs eine bedeutende Komponente. Unser „Western-Lifestyle", der in einem hohen Maße mit körperlicher Inaktivität verbunden ist, ist eine wesentliche Ursache für eine langsame aber stetige Gewichtszunahme.

Essen Übergewichtige wirklich mehr?

... oder ist die unzureichende Bewegung entscheidend? Die Antwort auf diese Frage ist wissenschaftlich gegenwärtig noch nicht eindeutig entschieden. Denn es gibt überraschenderweise keine in großen Studien ermittelte direkte Korrelation zwischen der beobachteten Prävalenz von Adipositas und einer absolut angestiegenen Energiezufuhr. Abb. 8.**3** zeigt den Zusammenhang zwischen Adipositas und körperlicher Aktivität/Lebensstil.

Adipositas scheint das Resultat einer langdauernden Imbalance zwischen Energiezufuhr und -verbrauch zu sein. Auch wenn Underreporting, d.h. die zu geringe Angabe der zugeführten Energie in Ernährungsprotokollen, häufig bei Adipösen beobachtet wird (Blundell 2000), sind das Verschwinden von Berufen mit hoher körperlicher Aktivität und ein Trend zu „lazy lifestyle" weltweit entscheidende Promotoren der Adipositasentwicklung. Dieser Trend ist in niedrigen sozialen Schichten stärker ausgeprägt als bei Menschen eines hohen Sozialstatus.

Die individuellen Relationen der **Makronährstoffzufuhr** (Protein, Fett und Kohlenhydrate) unterscheiden sich bei Adipösen deutlich. Fett hat eine schlechte Sättigungskapazität, verglichen mit Proteinen oder Kohlenhydraten. Ernährung mit hohem Fettanteil scheint mit einem hohen Risiko für die Entwicklung einer Adipositas assoziiert zu sein.

Hinweise für die kritische Rolle von **Umweltfaktoren** bei der Entwicklung der Adipositas kommen in vielen Fällen von Studien mit Migranten. So erfolgt die Gewichtszunahme bei migrierten Ethnien beim Wechsel von der traditionellen Küche zur Ernährung nach einem „Western-Lifestyle". Mit dieser Gewichtszunahme ver-

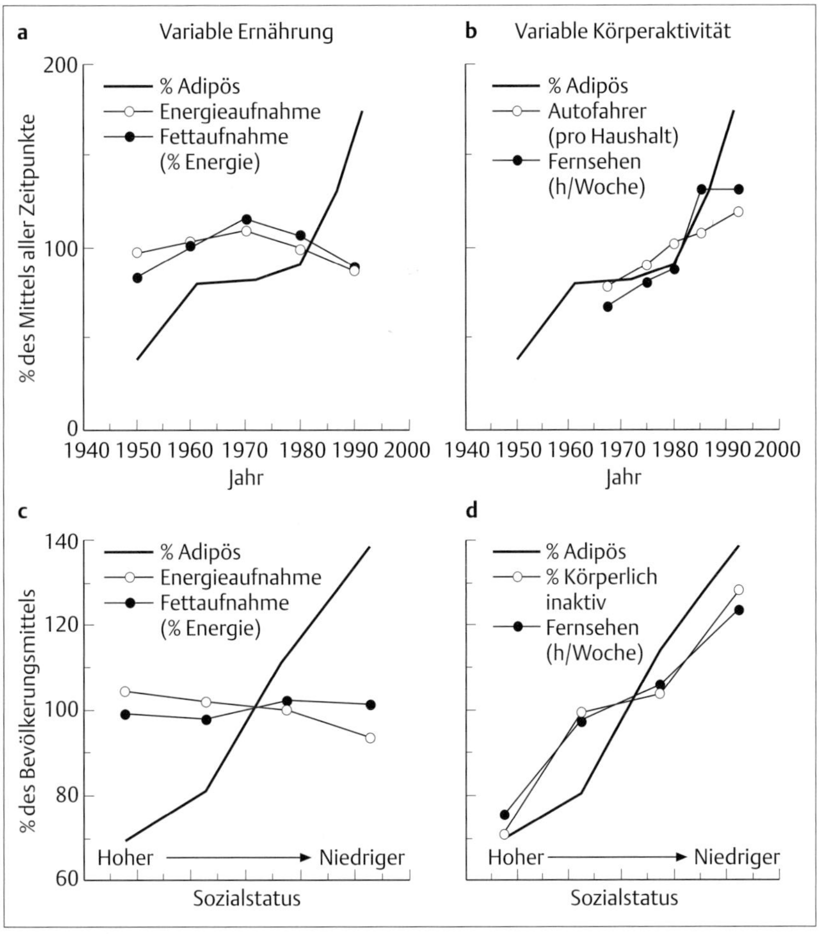

Abb. 8.**3** Zusammenhang zwischen der Entwicklung der Adipositas in den letzten Jahrzehnten in Großbritannien, wenn Energie- bzw. Fettzufuhr sowie – als Parameter für die körperliche Aktivität – der Besitz von PKWs pro Haushalt und die TV-Zeit pro Woche genommen werden (modif. nach Prentice u. Jebb 1995).
a und **c**: Ernährung als Variable über 40 Jahre bzw. entsprechend des Sozialstatus
b und **d**: Körperaktivität als Variable über 40 Jahre bzw. entsprechend des Sozialstatus

gesellschaftet sind im Allgemeinen auch eine deutliche Zunahme von Risikofaktoren und Erkrankungen.

Pima-Indianer in den Vereinigten Staaten sind im Durchschnitt 25 kg schwerer als Pima-Indianer in Mexiko. Ein ähnlicher Trend stellt sich bei Afrikanern dar, die in den Vereinigten Staaten leben. In Nigeria ist der durchschnittliche BMI für Männer 21, in den Vereinigten Staaten steigt er bei diesen Männern auf 27 an (Kopelman, 2000).

In den letzten Jahren beschäftigt sich die Adipositas-Forschung zunehmend auch mit Fragen der **fetalen Ernährung**. Mangelernährung des Fetus während der Schwangerschaft kann später zu Entwicklung von Übergewicht, Bluthochdruck und Typ-2-Diabetes unabhängig von der Genetik beitragen (Barker et al. 1989). Dieses Phänomen lässt es als durchaus wahrscheinlich erscheinen, dass es Langzeitprogrammierungen von genetischen Expressionen als Konsequenz von verändertem intrauterinen Wachstum geben kann.

Zentralpunkt der **Barker-Hypothese** ist die Ansicht, dass die Prädisposition zu Typ-2-Diabetes, Herz-Kreislauf-Erkrankungen und auch Erwachsenen-Adipositas die Folge einer Adaptation an eine Malnutrition während der Fetalzeit ist.

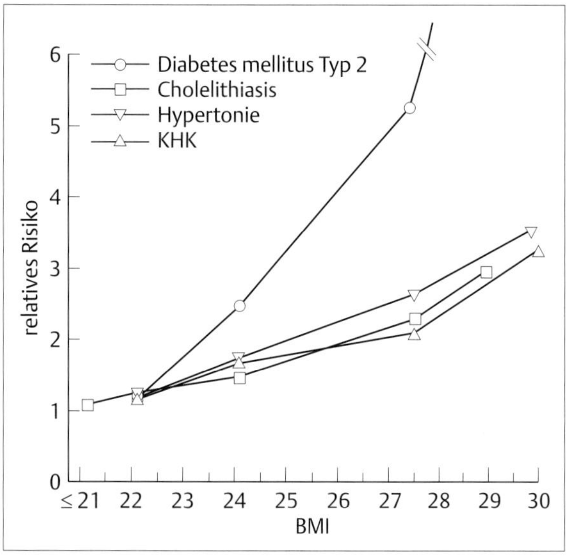

Abb. 8.**4** Beziehungen zwischen einem BMI über 30 und dem relativen Risiko von Diabetes mellitus Typ 2, Hypertonie, koronarer Herzkrankheit (KHK) und Gallensteinen bei Männern, die initial 40 bis 65 Jahre alt waren und 10 Jahre verfolgt wurden (Willet u. Mitarb., 1999).

Adipositas und Morbidität

Die komplexe metabolische und regulatorische Funktion des Adipozyten führt bei steigender Körperfettmasse und abhängig von deren Verteilung im Körper zu starken Veränderungen der physiologischen Funktionen (Kapitel 7).

Die PROCAM-Studie verfolgte fast 20.000 Betriebsangehörige im Raum Augsburg im Alter von 40–65 Jahren über 6–7Jahre. Hiernach war bereits bei einem BMI zwischen 25 und 30 die Prävalenz von Risikofaktoren für Herz-Kreislauf-Erkrankungen deutlich erhöht, bei Männern von 12,4% (normaler BMI) auf 47,8% (Assmann 1993).

Noch weiter reichende Gesundheitsrisiken als Folge einer Adipositas ergaben Untersuchungen von Willett u. Mitarb. (1999), die in Abb. 8.**4** zusammengefasst sind. Ebenfalls hat James 1998 auf den Zusammenhang zwischen abdominaler Adipositas und der Häufigkeit von Typ-2-Diabetes hingewiesen (Tab. 8.**4**).

Verändert Adipositas die Mortalität?

Wenn Adipositas die Morbidität erhöht, dann könnte Adipositas auch eine vorzeitige Alterung und damit Sterblichkeit nach sich ziehen – dick sein etwa als Todesurteil? Eine effektive Anti-Aging-Maßnahme wäre dann die konsequente Verhütung von Adipositas.

Erste Daten zu dieser Frage stammen aus den Anfängen der Versicherungswirtschaft in Amerika um 1900. Zeitgleich mit dem Beginn der Reformbewegung, die gesunden Lebensstil mit natürlicher Ernährung und Sport forderte, begann das Bild vom Adipösen als Symbol für einen glücklichen und gesunden Menschen zu wanken.

Bray (1987) untersuchte die Häufigkeit von Übergewicht und Adipositas in Australien, Großbritannien und den USA. Dabei ergab sich eine U-förmige Relation zwischen dem BMI und dem Mortalitätsrisiko. Die erhöhte Mortalität bei Adipositas ist in erster Linie Folge einer erhöhten Sterblichkeit an Herzerkrankungen, Hypertonie, Diabetes und Krebs (Abb. 8.**5**).

Tabelle 8.**4** Mit einem BMI über 30 steigt das Risiko von Erkrankungen (James 1998): Relatives Risiko von mit einer Adipositas assoziierten Gesundheitsstörungen

3fach und mehr erhöhtes Risiko	doppelt–3fach erhöhtes Risiko	bis doppelt erhöhtes Risiko
Diabetes mellitus	KHK	Karzinome
Dyslipidämie	Hypertonie	Infertilität
Insulinresistenz	Hyperurikämie	Lumbago
Dyspnoe	Gonarthrose	(Depression)
Schlafapnoe		

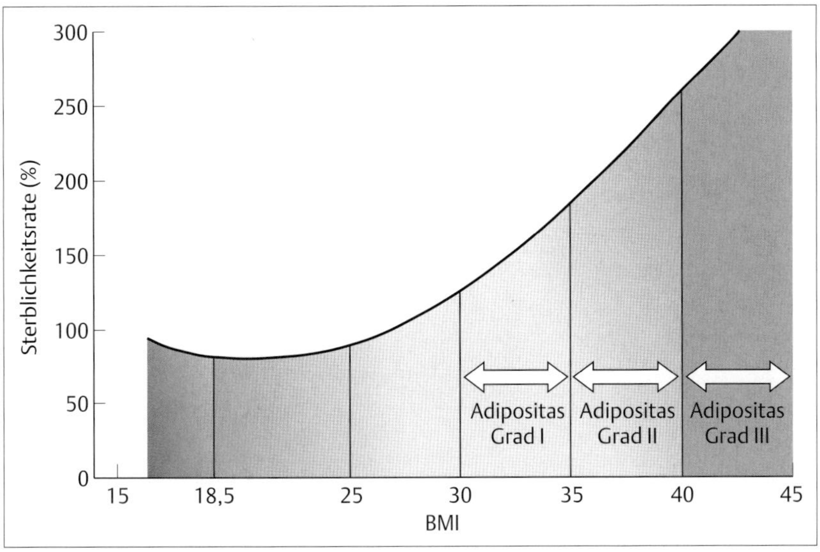

Abb. 8.**5** Prozentuale Sterblichkeitsrate (Mortalität) in Abhängigkeit vom BMI (nach Bray 1987).

Nach Untersuchungen von Peeters (2003) trägt der rauchende Adipöse das größte Risiko einer Lebensverkürzung: Zwischen 1948 und 1951 wurden die Einwohner von Framingham erstmals über ihren Lebensstil, ihren Blutdruck und ihr Gewicht befragt. 1990 waren die meisten Einwohner, die 1950 zwischen 30 und 49 Jahre alt waren, bereits gestorben.

Anhand dieser Daten wurde die Lebenserwartung in Bezug auf das Anfangsgewicht untersucht. Nicht rauchende Männer mit Adipositas im Alter um 40 Jahre verloren durch Adipositas 5,8 Jahre an Lebenserwartung im Vergleich zu nicht rauchenden normalgewichtigen Kontrollpersonen. Adipöse Männer um 40 Jahre, die zusätzlich rauchten, wiesen eine um 13,7 Jahre (!) verkürzte Lebenserwartung im Vergleich zu normalgewichtigen Nichtrauchern auf.

! Adipositas allein im mittleren Lebensalter verkürzt ähnlich stark die Lebenserwartung wie Rauchen allein. Treffen beide Risikofaktoren zusammen, verdoppelt sich auch die Verkürzung der Lebenserwartung, und zwar unabhängig vom BMI und vom Raucherstatus im Alter zwischen 50 und 69 Jahren (Peeters, 2003).

Adipositas und Krebsmortalität

Auch wenn es vielfältige tierexperimentelle und klinische Hinweise auf einen kausalen Zusammenhang von Übergewicht bzw. Adipositas und Krebs gibt, zählen viele Fachgesellschaften bösartige Tumoren nicht zu den Folgeerkrankungen von Adipositas. Die meisten der bisherigen Studien waren entweder störanfällige Fall-Kontroll-Studien oder relativ kleine prospektive Untersuchungen.

In der **Cancer Prevention Study II** (prospektive Kohortenstudie) wurden nun erstmals mehr als 900.000 Amerikaner, die 1982 ohne Krebserkrankungen waren, während einer 16-jährigen Nachbeobachtungszeit untersucht. In der Gruppe der Nichtraucher (n=383.594) wurde auch der Zusammenhang zwischen BMI und allgemeinem und spezifischem Krebsrisiko untersucht.

Ab einem BMI von 30 wurde eine signifikant erhöhte Gesamtkrebsmortalität beobachtet. Für Kolon-, Pankreas-, Nieren- und Prostatakrebs begann die signifikant erhöhte Mortalität bereits bei einem BMI zwischen 25 und 30. Die Studie kommt zu dem Schluss, dass Übergewicht und Adipositas bei Männern für 14% aller Krebstodesfälle der > 50-Jährigen verantwortlich sein dürften (Calle et al. 2003).

! Schon 1993 hatten McGinnes und Foege die nicht angeborenen, sondern die von außen einwirkenden Ursachen, die zum Tod führen, als die *tatsächlichen* Todesursachen bezeichnet. Hierunter nehmen Fehlernährung und die daraus resultierenden Gesundheitsschäden zunehmend einen führenden Stellenwert ein. Wenn es nicht gelingt, den Trend zu immer mehr Übergewicht zu stoppen, werden schlechte (Über-) Ernährung und körperliche Untätigkeit schon bald Tabak als führende, präventiv zu verhindernde Todesursache überholt haben (Mokdad et al. 2000).

Körperstatur im höheren Lebensalter

Ist Adipositas auch im Alter noch ein Mortalitätsrisiko? Jeder kennt Menschen, die „dick und gesund" alt geworden sind. Denkt man aber an Hochbetagte und sieht man Fotos von 100-Jährigen, so prädominieren doch eher hagere, schmächtige Menschen. Werden wir nun im hohen Alter alle wieder schlank oder werden die Adipösen nur selten sehr alt?

Sofern wir gesund ein hohes Alter erreichen, werden wir mit dem Knochenabbau etwas kleiner, als wir in un-

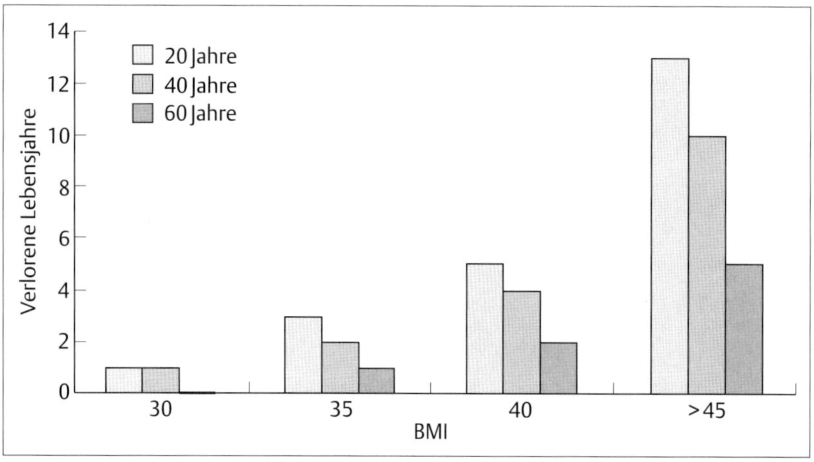

Abb. 8.**6** Verlust an Lebensjahren durch Adipositas verschiedener Schweregrade in unterschiedlichem Ausgangsalter bei Männern (nach Fontaine et al. 2003).

seren besten Zeiten waren. Auch unser Gewicht wird durch den stetig voranschreitenden Muskelabbau nicht zu halten sein (Samaras 2002). Weil mit steigendem Alter Fett teilweise die fettfreie Masse ersetzt, haben Ältere trotz gleichem BMI eine größere Fettmasse als jüngere Individuen.

In allen entwickelten Ländern steigt der BMI und auch der Anteil Adipöser mit dem Alter bis um 60–65 Jahre, danach fällt er langsam ab (ca. 0,5 kg pro Jahr) (Elia 2001). Der Anteil an intraabdominalem Fett steigt dagegen mit dem Alter. Und auch im Alter haben schlanke Individuen mit wachsender intraabdominaler Fettmasse eine höhere Mortalität.

Die **Datenlage** bezüglich des Einflusses eines hohen BMI im Alter auf die Sterblichkeit ist nicht einheitlich, was zum größten Teil auf methodischen Mängeln der Studien beruht. Aber der Einfluss von Lebensstilfaktoren wie Ernährungsgewohnheiten und das Maß an körperlicher Fitness scheinen im Alter stärker als in jüngeren Jahren Einfluss auf Gesundheitsrisiken zu nehmen. So ist ein BMI bis etwa 28 im hohen Alter mit geringerer Mortalität assoziiert. Ein BMI über 30 scheint auf jeden Fall bis 70 Jahre (wahrscheinlich auch noch später) die Mortalität zu erhöhen, insbesondere dann, wenn bereits ernährungsbedingte Erkrankungen bestehen.

Die gegenwärtige Datenlage zur Adipositas im Alter ist nicht eindeutig. Insbesondere wissen wir nicht, ob es sinnvoll ist, im hohen Alter eine Gewichtsreduktion zu empfehlen. Jedenfalls ist der Verlust an Lebensjahren durch Adipositas und durch adipositasassoziierte Erkrankungen umso größer, je niedriger das Ausgangsalter ist (Fontaine et al. 2003). Abb. 8.**6** veranschaulicht diesen Sachverhalt für die weiße männliche Bevölkerung der USA.

Good-Aging für die Praxis

Wahrscheinlich ist es ratsam, wenn Übergewichtige über 70 Jahre ohne chronische Erkrankungen ihr Gewicht halten. Jenseits der 85 Jahre wird alles eindeutiger. Wer mit 85 Jahren und Übergewicht noch gesund ist, scheint gefeit gegen die fatalen Folgen erhöhten Körperfetts zu sein.

Fazit

Adipositas erhöht sowohl die Mortalität als auch die Morbidität und zählt gegenwärtig neben Rauchen zu den Faktoren mit dem größten Einfluss auf die Lebenserwartung. Bei heutigen retrospektiven Langlebigkeitsuntersuchungen greift man auf Probanden zurück, die in Zeiten aufgewachsen sind, als Adipositas und Übergewicht singuläre Phänomene waren, und hohe und regelmäßige körperliche Aktivität zum Alltag gehörte. Aber schon damals war ein niedrigeres Gewicht mit einer höherer Lebenserwartung verbunden (Samaras 2002).

Je früher Adipositas beginnt, je länger sie andauert und je höher sich der BMI entwickelt, umso stärker sind die zu erwartenden gesundheitlichen Einschränkungen durch Multimorbidität im Alter, und um so größer wird die Wahrscheinlichkeit, früher zu sterben. Prävention von Adipositas als Lebensstilmaßnahme ist die beste Anti-Aging-Strategie für Gesundheit und Wohlbefinden im Alter und gegen vorzeitiges Altern und frühzeitigen Tod.

Gleichzeitig scheint ein über die gesamte Erwachsenenzeit stabiles Gewicht unterhalb der Adipositasgrenze eine gute Voraussetzung für eine lange Lebensdauer zu sein. Gezielte Gewichtsreduktion verbessert die Morbidität von mit einer Adipositas assoziierten Erkrankungen in jedem Alter. Inwieweit hierdurch auch altersunabhängig die Mortalität vermindert werden kann, bleibt derzeit offen.

Literatur

1. Assmann G. Lipid metabolism disorders and coronary heart disease. MMV, München, Medizin Verlag 1993, S. 19–67.
2. Barker DJP, et al. Growth in utero, blood pressure in childhood and adult life and mortality from cardiovascular disease. BMJ 1989;298:654–657.
3. Blundell JE. What foods do people habitually eat? A dilemma for nutrition, an enigma for psychology. Am. J Clin Nutr. 2000;71:3–5.
4. Bray GA. Overweight is risking fate. Ann N Y Acad Sci. 1987;499:14–28.
5. Calle EE, Rodriguez C, Walker-Thurmond K, Thun MJ. Overweight obesity and mortality from Cancer in a prospectively studied cohort of U.S. adults. N Engl J Med 2003;348:1625–1638.

6. Chopra et al. Bull World Health Organ 2002;80:952–958.
7. Elia M. Obesity in the Elderly. Obes Res. 2001;9:244S-248S.
8. Fontaine KR, Redden DT, Wang C, Westfall AO, Allison DB. Years of life lost due to obesity. JAMA. 2003;289(2):187–93.
9. James WP. What are the health risks? The medical consequences of obesity health risks. Exp Clin Endocrinol Diabetes. 1998;106 Suppl 2:1–6.
10. Janssen I, Katzmarzyk PT, Ross R. Waist circumference and not body mass index explains obesity-related health risk. Am J Clin Nutr. 2004;79:379–84.
11. Kopelman PG. Obesity as a medical problem. Nature. 2000;404 Suppl:635–643.
12. McGinnes JM, Foege WH. Actual causes of death in the United States, JAMA. 1993;270:2207–12.
13. Mokdad AH, Marks JM, Stroup DF, Gerberding JL. Actual Causes of Death in the United States, 2000. JAMA 2004;291:1238–1245.
14. Prentice AM, Jebb SA. Obesity in Britain: gluttony or sloth? Brit. Med J 1995, 311: 437–439.
15. Peeters A. Obesity in Adulthood and its consequences for Life Expectancy. A life-table analysis. Ann Intern Med. 2003;138(1):24–32.
16. Robert Koch Institut. Gesundheitsberichterstattung des Bundes, Heft 16, Übergewicht und Adipositas;August 2003.
17. Samaras TT. Longevity, mortality and body weight. Ageing Research Reviews 2002;1:673–691.
18. Spake A. Rethinking weight. U.S. News & World Report. 2004,February 9:50–56.
19. Willet WC, Dietz WH, Colditz GA. Guidelines for healthy weight. N Engl J Med. 1999, 341(6):427–34.

9 Oxidativer Stress und Altern

Tilman Grune

Freie Radikale und Altern

Seit 1956 existiert die **„Free Radical Theory of Aging"**. Sie beschreibt den Alterungsprozess als einen von freien Radikalen und Oxidanzien bedingten Prozess (Harman 1992). In dieser Theorie ist die Ansammlung der durch reaktive oxidative Spezies verursachten Schäden kritisch bzw. limitierend für die verbleibende Lebensspanne.

Dabei geht man davon aus, dass die ständig im Stoffwechsel entstehenden oxidierenden Produkte sowie aus der Umwelt einwirkenden Oxidanzien bereitwillig mit intrazellulären Komponenten reagieren und so dauerhafte Schäden in Zellen verursachen. Bei einer unvollständigen Reparatur dieser Schäden kommt es zur fortschreitenden Veränderung des Stoffwechsels und der mangelhaften Erfüllung von zellulären Funktionen.

Diese Veränderungen werden als die Grundlagen des Alterungsprozesses angesehen. So leitet sich die „mitochondriale" Alterungstheorie eindeutig von der „Free Radical Theory of Aging" ab. Sie legt nur die maßgebliche Quelle des Hauptanteils der Oxidanzien eindeutig auf die Mitochondrien fest (Kirkwood 1997).

Viele Resultate bestätigen, dass verschiedene Einflussfaktoren, wie genetische Polymorphismen, Ernährung, Lifestyle usw. die Alterungsrate von Organismen und auch von Zellen beeinflussen können. Weiterhin konnte gezeigt werden, dass oxidativer Stress die Verkürzungsrate der Telomere wesentlich beeinflusst. Damit scheinen sich die bereits erwähnte Theorie der Telomerverkürzung (Kapitel 2 u. 6) und die „Free Radical Theory of Aging" zu ergänzen.

Oxidativer Stress – Wechselspiel zwischen Radikalbildung und antioxidativem Schutz

Aerob lebende Organismen sind während ihres gesamten Lebens dem oxidierenden Einfluss des Sauerstoffs ausgesetzt. Zugleich ist ohne Sauerstoff, d.h. ohne die umfängliche Energiebereitstellung durch Oxidation, ein multizelluläres Leben nicht möglich.

Im physiologischen und im pathophysiologischen Stoffwechsel entstehen **reaktive Sauerstoffverbindungen** (**r**eactive **o**xygen **s**pecies = **ROS**). Zu diesen gehören freie Radikale wie das Hydroxylradikal und das Superoxid-Anionradikal, aber auch Verbindungen nicht radikalischer Natur, wie das Wasserstoffperoxid und der Singulettsauerstoff.

Während das Superoxid-Anionradikal relativ reaktionsträge ist, reagiert das Hydroxylradikal mit fast allen organischen Verbindungen schnell. Andere, wie das Wasserstoffperoxid, reagieren nur mit bestimmten Substanzen. Etwa 1–5% des vom Menschen konsumierten Sauerstoffs enden in einer der unter ROS zusammengefassten Verbindungen.

Neben den ROS sind seit einigen Jahren **die reaktiven Stickstoffspezies RNS** (**r**eactive **n**itrogen **s**pecies) in den Mittelpunkt des Interesses gerückt. Mit der Entdeckung des Stickstoffmonoxid (NO) als „Endothelial Derived Relaxing Factor (EDRF)" begann die Untersuchung der RNS. NO ist ein, wenn auch reaktionsträges, Radikal, das in der Lage ist, mit anderen Verbindungen zu reagieren. In der Reaktion mit dem Superoxid-Anionradikal wird Peroxynitrit gebildet, ein sehr aggressives Oxidans.

> **!** Zusammen mit den ROS sind die RNS die hauptsächlichen Oxidanzien in biologischen Systemen. Sie bilden ein enges Netzwerk, sind ineinander umwandelbar und entfalten ihre Wirkung vor allem in der Anwesenheit von katalytisch wirksamen Eisenionen über das Fe^{2+}/Fe^{3+}-Redoxsystem. Oxidanzien sind in der Lage, alle bekannten biologischen Stoffklassen anzugreifen, strukturell zu modifizieren und ihre normale Funktion zu stören.

Die endogene Bildung freier Radikale und anderer Oxidanzien in unserem Organismus muss als normal angesehen werden. Zusätzlich ist unser Organismus **exogenen Radikal- und Oxidanzienquellen** ausgesetzt:

- sowohl in chemischer Form (Nahrungsbestandteile, Umwelttoxine, Medikamente)
- als auch in physikalischer Form (UV-Strahlung, ionisierende Strahlung).

Zum Schutz gegen die ständige Präsenz des Sauerstoffs entwickelte sich in der Evolution ein vielschichtiges **antioxidatives Schutzsystem**. Dieses besteht aus primär schützenden und aus reparierenden Komponenten (Abb. 9.**1**).

Zu den primär schützenden Komponenten dieses Systems gehören Mechanismen, die die schädigende Wirkung von Oxidanzien verhindern, d.h. bereits gebildete Oxidanzien beseitigen, bevor es zu einer Oxidation von zellulären Makromolekülen kommt.

Die reparierenden Komponenten dagegen beseitigen einmal oxidierte, oft nicht mehr funktionelle Bestandteile der Zelle entweder durch Wiederherstellung des Ausgangszustandes oder durch Abbau und Ersetzen durch neu synthetisierte Bestandteile. Zum Zellschutz gehören

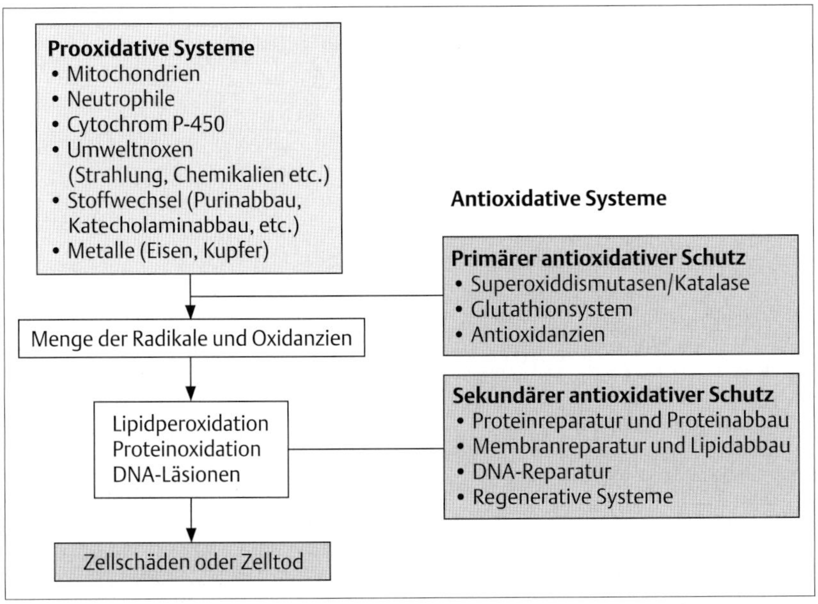

Abb. 9.**1** Die Wirkung von pro- und antioxidativen Systemen.

weiterhin die Proteinreparatur und der Proteinabbau und Membranreparaturprozesse.

Der antioxidative Schutz besteht somit aus einer Vielzahl von enzymatischen Systemen, die oft auch an anderer Stelle in den Stoffwechsel eingebunden sind. Hierzu gehören vor allem das Superoxiddismutasen/Katalase-System und das Glutathion-System. Daneben sind hier vor allem die endogenen und die exogenen niedermolekularen Antioxidanzien zu nennen.

Das **Superoxiddismutasen/Katalase-System** ist darauf gerichtet, das Superoxid über das Wasserstoffperoxid zu Wasser und Sauerstoff zu entgiften. Es gibt im menschlichen Organismus drei Formen der Superoxiddismutase, in denen die Spurenelemente Kupfer, Zink und Mangan vorkommen. Die Katalase enthält als reaktives Zentrum ein Häm-Eisen.

Zum enzymatischen **Glutathion-System** gehören u.a. die Glutathionperoxidasen, die Glutathionreduktase, die Glutathiontransferasen und verschiedenen Membran-Transportproteine. Das System ist in der Lage, Wasserstoffperoxid und organische Hydroperoxide zu entgiften.

Weiterhin gehören **niedermolekulare Antioxidanzien** zur Gruppe der direkt schützenden Komponenten des antioxidativen Schutzsystems. Antioxidanzien reagieren chemisch mit Radikalen oder Oxidanzien, absorbieren deren Reaktivität und verbrauchen sich währenddessen teilweise selbst. Hinsichtlich ihrer chemischen Struktur sind Antioxidanzien sehr verschieden, obwohl man sie häufig in wasser- und fettlösliche einteilt. Unter beiden gibt es sowohl endogene als auch exogene Stoffe.

Zu den klassischen Antioxidanzien gehören:

- Vitamin E,
- Vitamin C,
- Carotinoide,
- Ubichinon (Coenzym Q),
- Liponsäure und viele andere mehr.

Zu den endogenen Antioxidanzien gehört u.a. die Harnsäure. Entsprechend ihrer Löslichkeit, Verteilung und Reaktivität wirken diese Substanzen als Schutz verschiedener Strukturen. Die antioxidative Wirkung der einzelnen Substanzen wird durch die Wechselwirkung mit anderen von unterschiedlicher Reaktivität und Löslichkeit potenziert.

Viele andere Metabolite unseres Stoffwechsels oder Nahrungsbestandteile besitzen eine antioxidative Wirkung. Neben den klassischen antioxidativen Vitaminen zeigen die Vitamine D, K und einige Vitamine der B-Reihe *in vitro* antioxidative Effekte.

Die Zahl der größtenteils noch nicht charakterisierten antioxidativen Wirkstoffe wird allgemein mit mehreren Tausend angegeben. Sie sind vorwiegend in sekundären Pflanzenstoffen enthalten (Kapitel 5.2, 13, 33). Die Behandlung der Nahrungsmittel kann den Gehalt, die Resorption, die Wirksamkeit sowie weitere Eigenschaften verändern.

Zusätzlich zu den natürlich vorkommenden Antioxidanzien gibt es **verschiedene synthetische Medikamente und Wirkstoffe**, die ebenfalls antioxidative Eigenschaften besitzen. Dazu gehören zum Beispiel nichtsteroidale Anti-Rheumatika (NSAR), Lazaroide oder die Substanz PBN (N-t-Butyl-alpha-Phenyl-Nitron), ein Radikalfänger.

! Oxidativer Stress ist das Resultat einer verstärkten Bildung von oxidierenden Spezies, einer Schwächung der antioxidativen Abwehr oder der Kombination von beidem.

Zu solchen Änderungen kommt es bei einer Vielzahl von akuten und chronischen Erkrankungen. Oxidativer Stress ist ein Begleitsymptom entzündlicher Erkrankun-

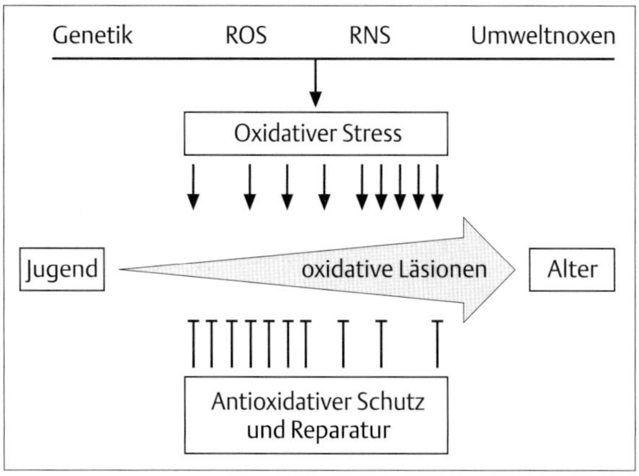

Abb. 9.**2** Die Akkumulation oxidativer Schäden im Alter (ROS: **r**eactive **o**xygen **s**pecies; RNS: **r**eactive **n**itrogen **s**pecies).

gen, degenerativer Erkrankungen und Durchblutungsstörungen. Weiterhin findet man Anzeichen von oxidativem Stress während des Alterungsprozesses (Abb. 9.**2**).

Oxidativer Stress während der Alterung

Da oxidativer Stress das Resultat einer Verschiebung des Gleichgewichts zwischen pro- und antioxidativen Systemen ist, kommt es bei oxidativem Stress während der Alterung entweder zu einer Erhöhung der Fehlerrate enzymatischer Reaktionen und damit einer verstärkten Produktion von Oxidanzien oder zu einem Schaden der antioxidativen Schutzsysteme.

Beschrieben wurde die Akkumulation von modifizierten Proteinen und Enzymen im alternden Organismus, jedoch ist eine Korrelation mit einer fehlerhaften metabolischen Funktion oft nicht untersucht. Wie bereits in Kapitel 2 beschrieben, kommt es durch die akkumulierenden mitochondrialen Mutationen offensichtlich zu Fehlleistungen dieser Organellen. Diese Tatsache trägt möglicherweise zu einer verstärkten Radikalbildung im alternden Organismus bei.

Ein Problem des Alterungsprozesses generell ist die **verminderte Reaktivität des Organismus**, also die ausbleibende oder langsamere Anpassung an sich verändernde Umwelteinflüsse. Dies trifft auch für die adaptive Anpassung an oxidative Belastungen zu. Biologische Systeme sind nach wiederholter oxidativer Belastung in der Lage, Dosierungen von Oxidanzien unbeschadet zu widerstehen, die im naiven System letal wären. Diese Eigenschaft ist mit der gesteigerten Expression verschiedener antioxidativer Schutzsystem verbunden.

Während der Alterung kommt es zur Einschränkung dieser Möglichkeiten von Organismen. So kommt es während des Alterungsprozesses zu einer stetig steigenden oxidativen Belastung. Da der Organismus immer weniger in der Lage ist, auf diesen oxidativen Stress zu reagieren, kommt es zur Akkumulation oxidativer Produkte (Abb. 9.**3**). Diese wiederum können den Stoffwechsel beeinflussen und zu weiteren Schäden führen.

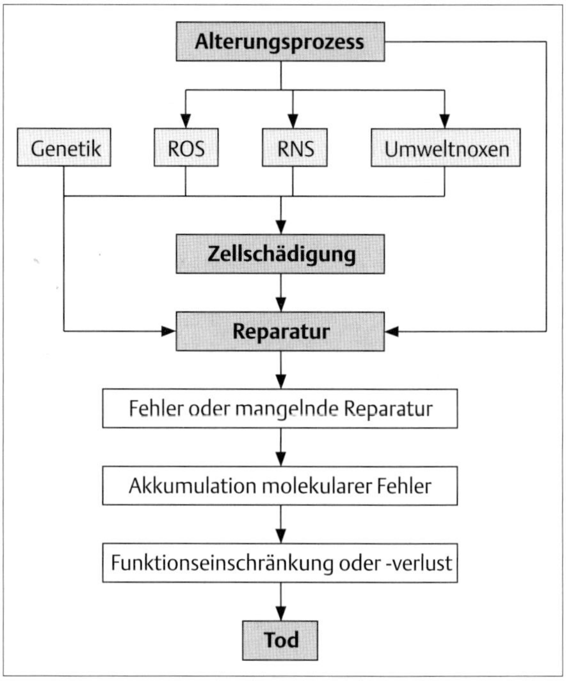

Abb. 9.**3** Die altersbedingte Funktionseinschränkung und oxidativer Stress (ROS: **r**eactive **o**xygen **s**pecies; RNS: **r**eactive **ni**trogen **s**pecies).

Eine Vielzahl von Untersuchungen hat verschiedene altersbedingte Oxidationsprozesse dokumentiert. Dabei wurden sowohl Lipid-Peroxidationsprozesse, Protein-Oxidationsprozesse als auch oxidative DNA-Läsionen dokumentiert (Grune 2001).

Umweltbedingter oxidativer Stress und sein Beitrag zur Alterung

Organismen sind während ihres gesamten Lebens einer Vielzahl von Umwelteinflüssen ausgesetzt. Viele dieser Einflüsse sind mit oxidativem Stress verbunden. Solche (oft negativen) Umwelteinflüsse können auf unterschiedliche Art und Weise ihre Wirkung entfalten.

Einige solcher Noxen werden aktiv oder passiv aufgenommen, verteilen sich im Intra- oder Extrazellularraum und sind dort an der Bildung freier Radikale beteiligt. Zu diesen Noxen gehören die meisten **Umweltgifte und Xenobiotika** (inkl. Arzneimittel und Kosmetika), die in der Lage sind, auf unterschiedliche Weise im Körper Radikale zu erzeugen. Die hauptsächlichen Mechanismen der Radikalerzeugung sind

- Autoxidationsprozesse,
- Redox-Cycling von Substanzen und
- der Stoffwechsel durch das Cytochrom P-450.

Hier kommen wesentlich verschiedene Aufnahmeprozesse, Verteilungsvorgänge und metabolische Aktivitäten des Organismus zum Tragen. Andere Umweltnoxen generieren Radikale und Oxidanzien durch die Aktivierung von Makrophagen oder Neutrophilen.

Ein **weiterer Typ von Umweltnoxen** ist in der Lage, Oxidanzien im Organismus zu produzieren, ohne dass die Noxe selbst im Körper präsent ist. Hierzu gehören die verschiedenen **Strahlungen**, die von außen auf den Körper einwirken und dort Oxidanzien freisetzen können. Von der Art der Noxe hängt im Wesentlichen die Wechselwirkung mit der biologischen Matrix und die Eindringtiefe ab. UV-Strahlung zum Beispiel wirkt im Wesentlichen auf die Haut, während Gamma-Strahlung auch in tiefere Schichten des Organismus eindringt.

Eine dritte Möglichkeit ist die **Generation von Radikalen und Oxidanzien durch Umweltnoxen außerhalb des Organismus**, die dann über die Atemwege, den Verdauungstrakt oder die Haut aufgenommen werden. Durch die Zunahme der Umweltverschmutzung ist der menschliche Organismus zusätzlich einer großen Anzahl von unterschiedlichen Oxidanzien ausgesetzt, die durch die anhaltende Belastung über viele Lebensjahrzehnte zum Alterungsprozess beitragen können.

Andere Faktoren wie die erhöhte UV-Strahlung für nicht adaptierte Personen (vermehrte Reisetätigkeit) tragen ebenfalls zur Alterung bei. So wird die UV-Strahlung als wichtigster Faktor der Hautalterung angesehen (Kapitel 13, 36). Andere Quellen von Umweltbelastungen sind erhöhte Belastungen mit ionisierender Strahlung (kosmische Strahlung bei Flugreisen, medizinische Diagnostik), die zunehmende Anzahl von Chemikalien in unserer Umgebung, und der erhöhte Verbrauch von Arzneimitteln.

Die Situation wird verstärkt durch die Mangelversorgung mit Antioxidanzien in der industriellen Produktion von Nahrungsmitteln und durch Umstellung der Ernährungsgewohnheiten.

Nachweis von Oxidation im Alterungsprozess

Lipidperoxidation während der Alterung

Derzeit existiert keine einfache und standardisierte Methode zur Messung von oxidationsbedingten Veränderungen der zellulären Lipide. Dies gestaltet die gesicherte und valide Messung von Lipid-Peroxidationsprodukten in der Alterung schwierig. Eine verstärkte Lipidperoxidation wurde im Hirn und in der Leber nachgewiesen Auch in menschlichem Plasma konnte eine Akkumulation von Lipid-Peroxidationsprodukten im Alter nachgewiesen werden.

Werden Gewebe verschiedener Altersstadien einem definierten oxidativen Stress ausgesetzt, so findet sich übereinstimmend eine verstärkte Bildung von Lipid-Peroxidationsprodukten in Geweben von alten Organismen. Dies deutet eindeutig auf eine Verringerung des antioxidativen Schutzes als eine mögliche Ursache altersbedingten oxidativen Stresses hin.

Oxidierte Proteine und deren Abbau im Alterungsprozess

Der Gehalt oxidierter Proteine nimmt mit steigendem Zellalter im Hirngewebe zu. Weiterhin ist ein Anstieg des Gehalts an oxidierten Proteinen in Lebergewebe, Lymphozyten, Herz- und Hautzellen sowie Zellen der Skelettmuskulatur in verschiedenen Spezies nachweisbar. Ein direkter Zusammenhang zwischen Lebensspanne und Gehalt an oxidierten intrazellulären Proteinen wird für mehrere Spezies diskutiert.

Mitochondrien tragen einen großen Teil zur intrazellulären Radikalbildung bei. An Tiermodellen konnte gezeigt werden, dass die Konzentration der oxidierten mitochondrialen Proteine stetig mit dem Proliferationsalter ansteigt. Nicht alle Proteine sind gleich stark betroffen. Eine Akkumulation oxidierter Formen mitochondrialer Proteine betrifft die mitochondriale Aconitase und den Adeninnukleotidtranslokator.

Bisher ist es jedoch unklar, ob dieser vereinzelte Anstieg an einer erhöhten Angreifbarkeit gegenüber den Radikalen liegt oder durch einen verringerten Abbau bedingt ist. Außer dem Anstieg von bestimmten oxidierten Proteinen konnte auch eine Abnahme der katalytischen Aktivität verschiedener Enzyme gemessen werden. Zu diesen Enzymen zählen die Glutaminsynthetase, Glucose-6-Phosphatdehydrogenase, Tyrosinhydroxylase und zahlreiche antioxidativ wirksame Schutzenzyme.

Oxidierte Proteine werden normalerweise durch intrazelluläre Proteasen abgebaut. Dazu gehören vor allem das zytosolisch und nukleär lokaliserte Proteasom und die mitochondriale Lon-Protease. Für beide ist ein altersabhängiger Abfall in der Aktivität beschrieben.

Damit kommt es sowohl durch die steigende Bildung oxidierter Proteine als auch durch einen Abfall der Aktivität der normalen „Entsorgungswege" zu einer verstärkten Ablagerung oxidierter Proteine in Zellen und Gewebe. Diese akkumulierenden Proteinaggregate sind chemisch und biologisch aktiv. Sie sind unter anderem in der Lage, mit Metaboliten und Proteinen zu reagieren, kovalente Bindungen einzugehen und sich somit ständig zu vergrößern. Andererseits beeinflussen sie den Stoffwechsel und können u.a. Proteasen hemmen und Apoptose auslösen.

Altersbedingte Oxidation der DNA

DNA-Schäden können entweder durch die direkte Analyse der DNA-Moleküle als auch durch die Konzentration oxidierter Basen in Plasma oder Harn von Organismen bestimmt werden. Beide Herangehensweisen reflektieren Aspekte der DNA-Schädigung als auch der DNA-Reparaturmechanismen.

Seit langem ist eine Korrelation zwischen der metabolischen Rate (d.h. dem Sauerstoffverbrauch) und der Exkretion von oxidierten Nucleobasen bekannt. Da der Sauerstoffverbrauch mit der Lebenserwartung eine inverse Korrelation eingeht, korreliert die Ausscheidung von oxidierten Nucleobasen ebenfalls invers mit der Lebenserwartung.

Es gibt mindestens 20 verschiedene oxidative Reaktionsprodukte von DNA-Basen, von denen das **8-Hydroxy-desoxy-Guanosin** (8-OHdG) eines der bedeutendsten ist. Interessanterweise enthält mitochondriale DNA eine um ein Vielfaches höhere Konzentration an 8-OHdG als die DNA des Zellkerns (Kapitel 2). Eine besonders hohe Konzentration an 8-OHdG wurde in Mitochondrien alter Zellen gefunden. Ähnlich zu den anderen Oxidationsprozessen scheint die altersabhängige Akkumulation von 8-OHdG gewebespezifisch zu sein.

Neben den oxidativen Veränderungen von DNA-Basen kommt es mit zunehmenden Alter zu einer immer größer werdenden Zahl von DNA-Deletionen, d.h. von Verlusten ganzer DNA-Stücke in den Mitochondrien. Zusätzlich zu den Veränderungen in der mitochondrialen DNA zeigen sich ebenfalls Veränderungen in der nukleären DNA mit altersbedingtem Abfall der DNA-Reparatur.

! Offensichtlich können solche Mutationen, DNA-Deletionen und die sich anschließenden DNA-Umstrukturierungen eine breite Palette metabolischer Veränderungen erzeugen, die oft altersbedingte Auslenkungen des Stoffwechsels weiter verstärken und so den fortschreitenden Altersprozesses beschleunigen.

Oxidativer Stress und Alterskrankheiten

Leider werden die mit der zunehmenden Lebenserwartung zu gewinnenden Jahre überwiegend in mäßigem oder schlechtem Gesundheitszustand bis hin zur Multimorbidität verbracht. Alterskrankheiten („age-related diseases") stellen eine neue Herausforderung der Medizin und der Altersforschung dar. Zu nennen sind:

- Herz-, Kreislauf- und Stoffwechselerkrankungen sowie
- neurodegenerative Erkrankungen und
- Krebs.

Viele altersbedingte metabolische, endokrinologische, angiologische oder immunologische Umstellungen sind nicht oder nicht dominant mit der vermehrten Bildung und Wirkung von Oxidanzien verbunden. Aber selbst bei Arthrosen haben wir es mit einem Krankheitsbild mit einer vermehrten Bildung von Oxidanzien zu tun.

! In der Tat sind die meisten, mit zunehmendem Alter gehäuft auftretenden, Erkrankungen pathogenetisch mit oxidativem Stress verbunden. Zumindest sind reaktive Sauerstoff-Spezies und ihre Folgeprodukte eine der kausalen Komponenten. In fast allen Fällen führt zudem Schweregrad und Chronifizierung der Krankheit zu einer verstärkten oxidativen Belastung für das betroffene Organ und den Gesamtorganismus.

In besonderem Maße gilt dies für alle Erkrankungen, die mit zeitweiliger oder dauernder regionaler oder generalisierter Durchblutungsverminderung einhergehen (Arteriosklerose, KHK, Hirninsult, chronisch obstruktive Lungenerkrankungen). Hier kommt es konstant oder periodisch zur Minderversorgung mit Sauerstoff, zu Gewebsischämien, und reaktiv zum so genannten Reperfusionssyndrom, das mit vermehrter Radikalbildung einhergeht. Im Krankheitsverlauf kommt es auch zum chemotaktischen „Anlocken" und zur Aktivierung von Neutrophilen und Makrophagen, die weiter zur Radikalbildung beitragen. Superoxidanionenradikale, H_2O_2, HOCl und Chloraminsäure werden gebildet.

Bei der Therapie von Erkrankungen, die mit Ischämie-Reperfusion verbunden sind, besteht ein möglicher wichtiger Therapieansatz in der Zufuhr von Antioxidanzien.

Die mit autoaggressiven Reaktionen einhergehende **rheumatoide Arthritis** beginnt meist zwischen dem 45. und 55. Lebensjahr. Im akuten Schub, in dem meist mehrere große Gelenke befallen werden, wird der gesamte Organismus mit Produkten radikalischer Reaktionen belastet.

Auch die **Karzinogenese** (Kapitel 6, 21) und **neurodegenerative Erkrankungen** (Kapitel 14) werden mit verstärkten oxidativen Prozessen im Alter in Zusammenhang gebracht.

Die Entstehung von Krebs durch oxidativen Stress im Alter kann entweder durch die verstärkte Anzahl an Mutationen (siehe DNA-Schäden) oder durch eine nachlassende Funktion von Tumor-Suppressorgenen bedingt sein. Im Normalfall werden potenzielle Tumorzellen durch solche Suppressorgene in Wachstum und Teilung gehindert und dann durch apoptotische Mechanismen aus dem Gewebe entfernt. Beide Prozesse können gestört sein.

In der Neurodegeneration kommt es zu einem verstärkten Absterben von Neuronen. Obwohl die Mechanismen bei unterschiedlichen Erkrankungen durchaus unterschiedlich sind, spielt oxidativer Stress oft (zumindest sekundär) eine Rolle.

! Diese Beispiele verdeutlichen, dass vor allem im Alter eine erhöhte Morbidität mit einer verstärkten Radikalbildung einhergehen kann. Aus diesem Grund wurden **antioxidative Therapien** immer wieder empfohlen.

Modulation des Alterungsprozesses durch Senkung des oxidativen Stress

Ausgehend von der Theorie, dass oxidative Faktoren wesentlich zum Alterungsprozess beitragen, wurde versucht, durch eine gezielte Beeinflussung der Radikalbildung bzw. durch Stärkung antioxidativer Schutzsysteme den Alterungsprozess zu verlangsamen.

Eine der drastischsten Möglichkeiten der Verminderung der Radikalbildung ist die Verringerung der metabolischen Rate. Diese wird insbesondere durch die Kalorien- und Proteinzufuhr bestimmt.

> **!** Die **Reduktion der Kalorienzufuhr** ist bis heute die einzige speziesübergreifende Methode, die durchschnittliche und maximale Lebenserwartung eines Organismus zu verlängern (s. Seite 49).

Eine Reduktion der Kalorienzufuhr auf ca. 60–75% der normalen (bei gleichbleibender Versorgung mit Vitaminen, Mineralstoffen und Flüssigkeit) hat bei Versuchstieren eine Verlängerung der Lebenserwartung um 30–50% zur Folge.

Die Reduktion der Kalorienzufuhr geht einher mit einer verringerten Akkumulation von Lipid-Peroxidationsprodukten, Lipofuszin und Proteinoxidationsprodukten. Zur Zeit werden solche Untersuchungen auch an Primaten durchgeführt. Eine **Ursache** für die geringere Akkumulation von Oxidationsprodukten ist vor allem die geringere Radikalbildungsrate, bedingt durch einen geringeren Stoffwechsel und einen niedrigeren Sauerstoffverbrauch.

In Fruchtfliegen gibt es eine Mutation im **INDY-Gen**, die ähnliche Änderungen hervorruft. Das Produkt dieses Gens ist dafür verantwortlich, die Resorption von Nährstoffen im Darm der Fliege zu beschleunigen. Bei Mutationen des INDY-Gens kommt es also zu einer genetisch bedingten kalorischen Restriktion. Es ist möglich, dass die kalorische Restriktion weitere Effekte hat, wie z.B. die Stabilisierung von Reparatursystemen und antioxidativen Schutzsystemen.

Neben der Kalorienrestriktion hat es Versuche gegeben, altersbedingte oxidative Veränderungen durch **Beeinflussung der antioxidativen Schutzsysteme** zu erzielen. Durch genetisch manipulierte Überexpression von Katalase und Superoxiddismutase wurde versucht, das Leben von Fruchtfliegen zu verlängern. Während die Überexpression eines dieser Enzyme keinen Effekt hatte, kam es bei der gleichzeitigen Erhöhung beider Proteine zu einer 30%igen Verlängerung der Lebenserwartung. Ähnliche Ergebnisse liegen aus anderen Spezies, nicht jedoch an Säugern vor.

Viele Untersuchungen beschäftigten sich auch mit dem Effekt einer **Supplementierung von Antioxidanzien** auf die Lebenserwartung (Kapitel 5.2). Dabei kamen sowohl die Vitamine C und E, als auch Liponsäure, Coenzym Q sowie die synthetischen Antioxidanzien PBN, Tempol und BHT zur Anwendung.

PBN, Tempol und BHT entgiften Radikale durch die Bildung stabiler Produkte und können einige Parameter des Alterungsprozesses positiv beeinflussen. So kann Vitamin E beispielsweise bei Nagern die Akkumulation von oxidierten Bestandteilen im Gehirn herabsetzen. Hohe Dosen von Vitamin E haben ebenfalls einen stabilisierenden Effekt auf das Immunsystem von Mäusen. Ähnliche Effekte konnten für Vitamin C und Liponsäure beschrieben werden. Das Coenzym Q scheint keinen Einfluss auf die Lebenserwartung bei Ratten zu haben.

Basierend auf solchen Untersuchungsergebnissen kann eine Stabilisierung des oxidativen Status durch eine Supplementierung mit Antioxidanzien und damit verbundenen positiven Effekt auf die Lebenserwartung und Lebensqualität im Alter erwartet werden. Durch welche Antioxidanzien dieses über einen langen Zeitraum erreicht werden kann, ist nach wie vor offen. Das trifft sowohl auf die Dosierung als auch auf das verwendete Agens zu.

Da die aufgenommenen Antioxidanzien in enger Wechselwirkung untereinander und mit zellulären Strukturen stehen, ist es entweder nicht wünschenswert oder sogar nutzlos, einzelne Komponenten dieses Systems durch hohe Dosierungen selektiv zu erhöhen. Eine **ausgewogene Versorgung mit allen in der Nahrung vorkommenden Antioxidanzien und Mineralstoffen** scheint weiterhin eine der besten Voraussetzungen für gesundes Altern zu sein.

Literatur

1. Beckmann KB, Ames BN. The free radical theory of aging matures. Physiol Rev. 1998;78:547–581.
2. Grune T, Davies KJA. Oxidative processes in Aging. In: Handbook of the Biology of Aging, Fifth Edition. Academic Press,25–58;2001.
3. Harman D. Free radical theory of aging. Mutation res. 1992;275:257–266.
4. Kirkwood TB, Kowald A. The network theory of aging. Exp Gerontol. 1997;32:395–399.

10 Einfluss von körperlicher Bewegung auf Altern bei Männern

Frank Sommer

Physiologische Bewegungseinbußen nicht erst im Alter

Der männliche Körper ist ebenfalls für Bewegung geschaffen, und er braucht von seiner Organstruktur her auch ein geregeltes Maß an Fitness – heute wie vor zwei Millionen Jahren. Nur durch gesunde Bewegung können Skelett, Muskulatur und ihre Verbindungen (Bewegungsapparat) optimal funktionieren.

Mit der vorhersehbaren Entwicklung der Altersstruktur in unserer Bevölkerung (Kapitel 3) gewinnen bewegungsassoziierte Zivilisationskrankheiten und typische Altersbeschwerden besonders bei Männern an Bedeutung.

Alter kann als zeitbedingte Modifikation von Struktur und Funktion definiert werden. Dieser abstrakten Begrifflichkeit liegt im Prinzip die veränderte Leistungsfähigkeit zu Grunde. So sind Alterungsvorgänge generell durch drei Charakteristika geprägt:

- eine Reduzierung der Leistungsfähigkeit um etwa 10–15% pro Dekade,
- eine langsame Verringerung der funktionellen Kapazität fast aller Organsysteme, und
- eine veränderte Adaptionsfähigkeit.

Speziell beim Mann weiß man, dass der Alterungsprozess bereits mit dem 40. Lebensjahr (also in den so genannten besten Jahren) beginnt. Sportwissenschaftler und Sportmediziner beziffern den Verlust der globalen funktionellen Kapazität auf 10–15% pro Lebensjahrzehnt. Alterungsprozesse und Folgen durch Bewegungsmangel weisen viele Gemeinsamkeiten auf:

- Rückgang der kardiopulmonalen Leistungsfähigkeit und der Muskelmasse,
- Abnahme des Mitochondrienvolumens und der Aktivität von Enzymen,
- Verringerung des Myoglobingehalts und der Glykogenmenge,
- Reduktion der Kapillarisierung in der Skelettmuskulatur,
- verminderte Hormonproduktion sowie
- im zentralen und peripheren Nervensystem Abnahme von Synapsengröße und Dendritenzahl.

! Alterungsprozesse und Erscheinungen bei chronischem Bewegungsmangel haben einen Rückgang der koordinativen, muskulären und der Ausdauer-Leistungsfähigkeit gemeinsam, sowie auch eine verringerte Flexibilität.

Körperliche Bewegung als Überlebenschance

Die durch Bewegungsmangel ausgelöste „Hypofunktion" lässt die Adaptationsreserven unbeeinflusst und ist bei jungen Menschen völlig reversibel. **Altersbedingter Leistungsabbau** erfolgt hingegen zu Lasten der Adaptationsreserven und ist nur insofern reversibel, als das durch Training eine noch vorhandene, wenn auch verringerte Anpassungsreserve mobilisiert wird. Dies gilt insbesondere für Männer.

! Körperliche Aktivität und Sport gehören unverzichtbar zu einem „gesunden" Alterungsprozess. Sportwissenschaftler betonen, dass körperliches Training die einzige wissenschaftlich gesicherte Maßnahme ist, den altersbedingten Leistungseinbußen von Herz, Kreislauf, Atmung, Stoffwechsel, Skelettmuskulatur und Nervensystem entgegenzuwirken.

Nur durch ein differenziertes Krafttraining ist es möglich, altersbedingte Kraftverluste und Zellmasseverluste sowie assoziierte Prozesse, wie etwa die Osteoporose, einzudämmen. Die positiven Auswirkungen von regelmäßigem Sport auf die wichtigsten Gesundheitsparameter sind in Tab. 10.**1** zusammengefasst.

Mit zunehmendem Alter stellt sich zudem das Problem der **Gewichtszunahme** ein. Übergewicht stellt jedoch keinen eigenständigen Risikofaktor dar. Es begünstigt allerdings die Entstehung der wichtigsten Risiken für vorzeitiges Altern, wie Hypertonie und Diabetes mellitus, deren gemeinsames Auftreten im Rahmen des Metabolischen Syndroms zunehmend an Bedeutung gewinnt (Kapitel 7, 8, 11).

Abb. 10.**1** zeigt sehr vereinfacht diese Zusammenhänge.

Viele Männer argumentieren auf die Frage nach fehlender sportlicher Betätigung und nicht vorhandener Rücksichtnahme auf die Bedürfnisse des Körpers, wie gesunde Ernährung, Stressbewältigung und regelmäßige Gesundheitsvorsorge, mit akutem Zeitmangel durch Beruf und Familie. So steht in der Leistungsgesellschaft mit immer höheren beruflichen und gesellschaftlichen Anforderungen Körpertraining auf der Liste der Verpflichtungen weit unten.

Tabelle 10.**1** Positive Auswirkungen von Sport auf den Alterungsprozess in allen Organ- und Funktionssystemen mit dem Resultat einer verbesserten Lebensqualität

➤ Stärkung des Immunsystems
➤ Verringerung des Darmkrebs- und Prostatakrebsrisikos
➤ Gewichtsreduktion
➤ Anregung des Fettstoffwechsels; HDL-Cholesterin steigt, LDL-Cholesterin fällt
➤ Senkung des kardiovaskulären Risikos
➤ Senkung des Bluthochdruckrisikos
➤ Verringerung des Risikos eines frühzeitigen Todes durch einen Schlaganfall
➤ Verbesserung die Durchblutung aller Organe – einschließlich des Gehirns
➤ Erhöhung der maximalen Sauerstoffaufnahme
➤ Senkung der Anfälligkeit für Infektionen
➤ Vorbeugung von Osteoporose
➤ Stärkung von Muskeln, Sehnen und Bindegewebe
➤ Verbesserung der Kurzzeitgedächtnisleistung
➤ Erhalt und Verbesserung der Libido und der Sexualität
➤ Stimulation der Hormonproduktion
➤ Stabilisierung der seelischen Balance
➤ Stärkung des Selbstbewusstseins
➤ Bessere Bewältigung von Stress-Situationen
➤ Verbesserung der allgemeinen Leistungsfähigkeit, beispielsweise im Beruf
➤ Fortsetzung eines unabhängigen Lebensstils bis ins hohe Alter

Lifestyle – Fitness – Lebensqualität

„Fitness", „Lifestyle", „New Image", „Body Shape" sind Begriffe, die zum alltäglichen Sprachgebrauch geworden sind und geradezu inflationär gebraucht werden. Fitness und damit einhergehend auch der Lebensstil wollen für eine umfassende geistige und körperliche Leistungsfähigkeit stehen. Körperlich fit zu sein beinhaltet **eine ausgewogene Entwicklung der fünf motorischen Grundfertigkeiten**:

- Ausdauer,
- Schnelligkeit,
- Kraft,
- Flexibilität und
- Koordination.

Körperlich und mental fit zu sein impliziert darüber hinaus:

- ein gutes Konzentrationsvermögen,
- die Fähigkeit sich entspannen zu können,
- ein adäquater Ernährungszustand und
- ein gesunder Schlaf.

Diese Inhalte bedingen sich gegenseitig.

Im Bezug auf Lebensqualität und Lifestyle spielt auch die **sexuelle Potenz** eine zunehmende Rolle. 87% der betroffenen Männer und 60% der betroffenen Paare sehen in der gestörten Sexualfunktion (Kapitel 17) eine Einschränkung ihrer Lebensqualität.

Einfluss auf Kreislauf und Herzleistung

Während das Herzvolumen konstant bleibt, nimmt das Herzschlagvolumen im Alter ab. Hinsichtlich des Blutdrucks ist mit zunehmendem Alter ein **erhöhter systolischer Blutdruck** auf gegebenen Belastungsstufen zu beobachten. Durch den vergrößerten peripheren Gefäßwiderstand und die altersbedingt verringerte Windkesselfunktion der Aorta nimmt die Herzarbeit und infolgedessen auch der myokardiale Sauerstoffbedarf zu.

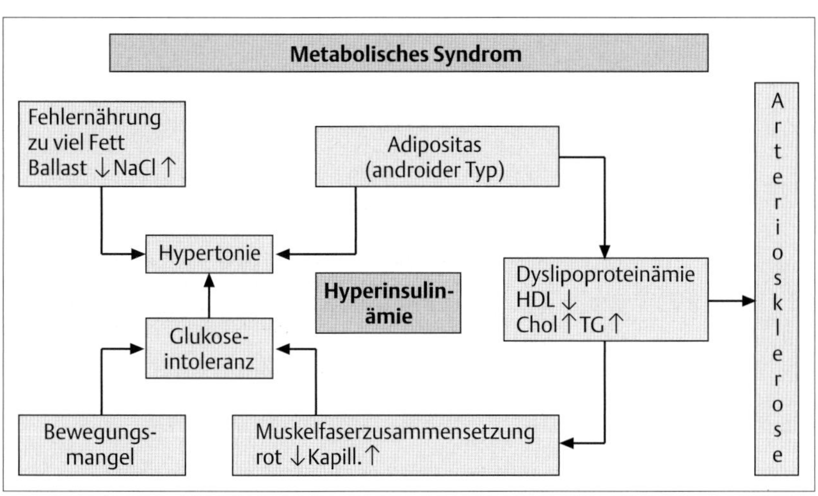

Abb. 10.**1** Das Metabolische Syndrom als Resultat mehrerer intrinsischer (genetisch) und extrinsischer (Verhalten) Funktionsstörungen.

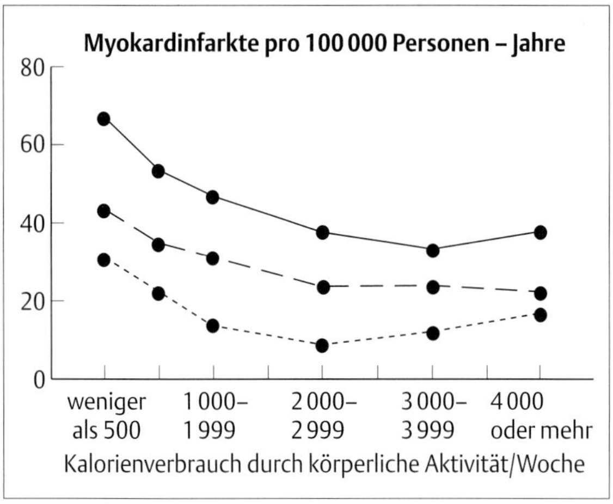

Abb. 10.**2** Zusammenhang zwischen körperlicher Aktivität und kardialen Ereignissen:
•——• Gesamtzahl kardialer Ereignisse
•– – –• nicht-tödliche Herzinfarkte
•- - - - -• tödliche Herzinfarkte (nach Paffenbarger u. Hyde 1984)

Das ist insofern ungünstig, als mit zunehmendem Alter die koronare Bluttransportkapazität abnimmt. Darüber hinaus weisen Männer unter 60 für fast alle relevanten Erkrankungen, wie etwa Herzinfarkt, eine höhere Morbidität und Mortalität auf als Frauen. Körpereigene und dem Lebensstil anzulastende Risiken für Herz- und Kreislauferkrankungen mit zunehmendem Alter werden in Kapitel 30 ausführlich behandelt. Studien belegen, dass bei einem zusätzlichen Kalorienverbrauch durch körperliche Aktivität von wöchentlich 2000–3000 Kilokalorien die Herzinfarktsterblichkeit signifikant zu verringern ist (Abb. 10.**2**).

Motorische Grundfertigkeiten und ihr Trainieren

Ausdauer

! Ausdauer ist charakterisiert durch die Fähigkeit, eine gegebene Leistung über einen möglichst langen Zeitraum durch dynamische Muskelarbeit mit einer möglichst großen Muskelbeteiligung vollziehen zu können.

Laufen, Joggen, Walken können Ausdauertraining sein. Denn ⅙ der Körpergesamtmuskulatur betrifft die Beinmuskulatur. Herz, Kreislauf und Atmung im Sinne des sauerstoffabhängigen (aeroben) Energiestoffwechsels und lokale Stoffwechselvorgänge wie Milieuveränderungen, Wasser- und Elektrolythaushalt, neuromuskuläre Steuerungs- und Regelungsvorgänge sind die entscheidenden leistungsbegrenzenden Faktoren. Motivation und andere zentrale Prozesse sowie die Regenerationsfähigkeit können ebenfalls die Ausdauerleistungsfähigkeit beeinflussen.

Das **Training der Ausdauer** wird nach dem Anteil der arbeitenden Muskulatur (lokal/allgemein), nach der Art der Energiebereitstellung (aerob/anaerob) und nach der Art der Muskelarbeit (statisch/dynamisch) differenziert. Darüber hinaus lässt sich die Ausdauer nach zeitlichen Kriterien (Kurz-, Mittel- und Langzeitausdauer) sowie im Wechsel mit anderen motorischen Hauptbeanspruchungsformen beschreiben (Kraftausdauer, Schnelligkeitsausdauer).

Unter den Ausdauerformen ist die wichtigste die so genannte allgemeine aerobe Ausdauer. Die positiven Auswirkungen eines regelmäßigen Ausdauertrainings wirken sich auf den gesamten Organismus aus (Tab. 10.**2**).

Tabelle 10.**2** Vermittelbare Wirkung von Ausdauertraining auf Organe und Funktionen

➤ **Gehirn:** Die Durchblutung wird gefördert, die doppelte Menge Sauerstoff gelangt in das Gehirn. Dadurch wird man wacher, die Konzentrationsfähigkeit erhöht sich und die Leistungsfähigkeit des Gehirns wird gesteigert.
➤ **Nervensystem**: Laufen hält das Gehirn jung, denn es werden neue Nervenbahnen im Gehirn angelegt, die Verknüpfungen der Hirnzellen nehmen zu (im Alter nehmen die Verknüpfungen stetig ab).
➤ **Muskeln:** Die Funktion der Muskelzellen verbessert sich. Die Durchblutung wird gesteigert, indem eine vermehrte Produktion von Blutgefäßen im Muskel stattfindet. Dies schützt vor peripherer Gefäßkrankheit (Claudicatio intermittens) und reduziert das Herzinfarktrisiko.
➤ **Immunsystem:** Durch Lauftraining wird das Immunsystem gestärkt. Schon nach 30 Minuten vermehren sich die K-Lymphozyten (Killerzellen) um 30%.
➤ **Lunge:** Die Lunge wird gekräftigt, da die Belüftung und Durchblutung verbessert wird.
➤ **Herz/Kreislauf:** Der Herzmuskel wird kräftiger und bringt mehr Leistung. Der Ruhepuls sinkt und der Blutdruck bleibt normal oder normalisiert sich. Dadurch kann sich das Herz besser erholen. Die Fließeigenschaften des Blutes verbessern sich.
➤ **Botenstoffe:** Das Gedächtnis wird geschärft, das Lernvermögen und die Kreativität verbessert sich.
➤ **Pankreas:** Die Insulinproduktion wird gedrosselt, da die Körperzellen empfindlicher gegen dieses Hormon werden. Hierdurch wird das Risiko einer Diabeteserkrankung verringert.
➤ **Hoden:** Es wird mehr Testosteron gebildet, wodurch sich die männliche sexuelle Potenz verbessern kann.

So hat Ausdauersport **positive Auswirkungen auf den Gesamtorganismus**. Im Sinne eines effektiven Anti-Aging sind auch die günstigen Stoffwechseleffekte auf die Cholesterin- und Harnsäurebelastung zu werten.

Neben den genannten Organen und Funktionssystemen wirkt sich Sport auch auf die **Schlafqualität** aus. Ausdauertraining verbessert die Schlafqualität bei 40% der Menschen mit Schlafstörungen.

Durch gezieltes Fitnesstraining wird die Durchblutung in den trainierten Muskelgruppen deutlich verbessert. Trainingseinflüsse auf die Blutbeschaffenheit sind die Verringerung des Fibrinogengehalts, die verminderte Adhäsion und Aggregation der Thrombozyten.

Ein individuell erstelltes Trainingsprogramm hat neben der verbesserten Leistungsfähigkeit und Belastbarkeit auch psychotrope Effekte. Der Körper wird ansehnlicher und straffer, was seelisches und soziales Wohlbefinden fördern kann. Die psychische Belastbarkeit nimmt zu, die psychische Belastung selber dagegen nimmt ab. Durch eine vermehrte Serotoninausschüttung kann Ausdauersport sogar als Antidepressivum wirken. Sport und körperliche Aktivität hat auf fast alle physiologischen Variablen einen günstigen Einfluss (Tab. 10.**3**).

Die erreichbare **maximale Leistung der Lunge** liegt bei Männern bei einem Alter zwischen 18–20 Jahren und ist etwa 25–30% höher als bei Frauen. Ohne regelmäßiges Training ist eine Abnahme der aeroben Leistungsfähigkeit ab dem 30. Lebensjahr zu verzeichnen. Mit Erreichen der 6. Lebensdekade haben Männer etwa ⅓ bis ¼ der ehemaligen Maximalkapazität verloren.

Als Ursache können unter anderem der Rückgang der maximal erreichbaren Herzfrequenz, des maximalen Schlagvolumens und dadurch das maximale Herzzeitvolumen angesehen werden. Die körperliche Ausdauer hängt letztendlich neben dem Zustand von Knochen, Bändern und Gelenken vom Funktionszustand des Herz-Kreislauf-System und der Lunge ab.

Die Lungenleistung (maximale Sauerstoffdiffusionskapazität) erfährt bei untrainierten Personen bereits ab dem 30. Lebensjahr einen Rückgang. Der Rückgang des arteriellen O_2-Partialdrucks kann als Ausdruck aller Veränderungen der Atmung angesehen werden. Hierzu zählt der Elastizitätsverlust im knöchernen Thorax und im Lungengewebe sowie die Verminderung der Alveolen und Lungenkapillaren („Altersemphysem").

Tabelle 10.**3** Physiologie – trainiert versus untrainiert bei Normalpersonen (7)

	Normalpersonen trainiert	**Normalpersonen untrainiert**
Ruhepuls (/min)	40–60	60–80
Blutdruck (mmHg)	120/65	135/78
Vitalkapazität (l)	6,2	5,8
Blutvolumen (Mann)	6,0–7,4	4,7–5,6
Muskelkapillardichte (mm^2)	300–500	200–300
Körperfett (Mann)	6–13%	15–25%

Grundsätzlich ist ein **aerobes Training** zu empfehlen. Hierbei deckt der eingeatmete Sauerstoff den Bedarf des Körpers für die gewählte Geschwindigkeit und notwendige Herzarbeit. Kohlenhydrate und Fette werden bei ausreichend Sauerstoff in der Muskulatur oxidiert und verwertet.

Beim Training unter anaeroben Bedingungen wird Energie unter Sauerstoffmangelbedingungen hauptsächlich aus der Glykolyse gewonnen (Seite 83). Der Organismus geht eine Sauerstoffschuld ein. Dabei fallen schädliche freie Sauerstoffradikale an (Kapitel 7, 9).

Die Ausdauerleistungsfähigkeit bestimmt sich insbesondere durch die so genannte **aerob-anaerobe Schwelle**, die den Übergangsbereich von aerober zu anaerober Energiebereitstellung definiert. Ermittelt wird diese Schwelle meist über die Registrierung der Laktatkonzentration im Blut. Sobald der Wert über 4 mmol/l steigt, ist die optimale Pulsgrenze überschritten. Optimal wäre ein Laktatwert bei 3,9 bis 4,0.

Da diese Verfahren sehr aufwändig sind, hat sich im Freizeit- und Breitensport die Bestimmung der maximalen sowie submaximalen Leistungsfähigkeit durch die Ergometrie durchgesetzt. Die Herzfrequenz steigt bei zunehmender Belastung linear an und flacht im Bereich der anaeroben Schwelle ab. Für praktische Belange bedeutet der Zeitpunkt vom Übergang des linearen Pulsfrequenzanstiegs in die asymptotische Abflachung die Ausnutzung der aeroben Stoffwechsellage. Dieses Verfahren wird in guten Fitness-Studios in der Eingangsanalyse angewendet. Die aerob-anaerobe Schwelle lässt sich durch Ausdauertraining erhöhen.

Selbst ältere Menschen profitieren hiervon. In Abb. 10.**3** ist die maximale Sauerstoffaufnahme von untrainierten Männern zwischen dem 55. und 70. Lebensjahr vor und nach einem 8-wöchigen Ausdauertraining mit jeweils 3-mal wöchentlich 40 Minuten aeroben Training dargestellt.

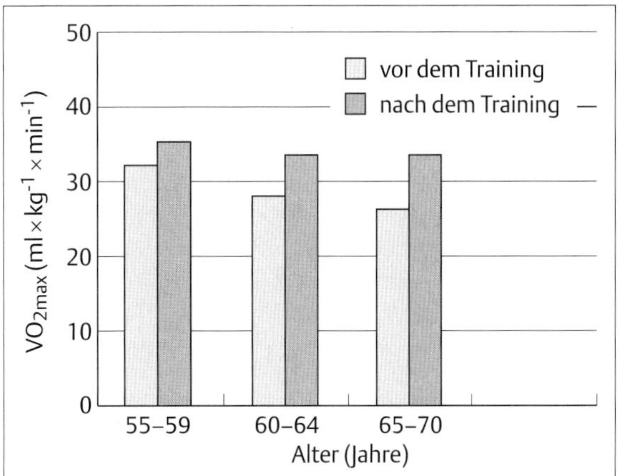

Abb. 10.**3** Zunahme der maximalen O2-Aufnahme/min pro kg Körpergewicht bei jahrzehntelang untrainierten Personen im Alter von 55–70 Jahren nach 8-wöchigem Training. Das Körpergewicht hatte sich als Mittelwert nach dem Training nicht verändert; es resultierte ein Anstieg der maximalen Sauerstoffaufnahme im Mittel um 18% sowie ein gesundheitsfördernder Anstieg der aerob-anaeroben Schwelle um 22% (5,13).

Tabelle 10.**4** Ermittlung der empfohlenen Pulsfrequenz für Dauertraining

220–Lebensalter = maximale Herzfrequenz (X) Ruhepuls = **Y** **X–Y = Z** **Z** × ⅔ = **V** für Breitensportler (**Z** × ¾ = **V** für Leistungssportler) **Y+V** = empfohlene Herzfrequenz für Dauertraining	
50-jähriger Breitensportler	**20-jähriger Leistungssportler**
220–50 = 170 (maximale Herzfrequenz) (= X) 70 (Ruheherzfrequenz) (= Y) 170–70 = 100 (= Z) 100 × ⅔ = 67 (= V) 70+67 = 137 (= empfohlene Pulsfrequenz für Dauerlauftraining)	220–20 = 200 (maximale Herzfrequenz) (= X) 60 (Ruheherzfrequenz) (= Y) 200–60 = 140 (= Z) 140 × ¾ = 105 (= V) 105+60 = 165 (= empfohlene Pulsfrequenz für Dauerlauftraining)

Eine andere Möglichkeit zur Bestimmung der optimalen Trainings-Herzfrequenz besteht in der Berechnung des persönlichen Belastungsoptimums über Alter und Ruheherzfrequenz. Die maximale Herzfrequenz wird errechnet, indem man von der Zahl 220 das jeweilige Lebensalter subtrahiert. Den Ruhepuls misst man am besten morgens nach dem Aufwachen (Tab. 10.**4**).

Schnelligkeit

Schnelligkeit als definitionsgemäß höchstmögliche Bewegungsgeschwindigkeit besaß im evolutionären Überlebenskampf (Flucht, Jagd) eine herausragende Bedeutung, die heute nur noch im Leistungssport zum Tragen kommt. Als reine Schnelligkeitsformen unterscheidet man

- die Reaktionsschnelligkeit als Fähigkeit, auf einen Reiz in kürzester Zeit zu reagieren,
- von der Aktionsschnelligkeit, die als Fähigkeit azyklische Bewegungen mit höchster Geschwindigkeit gegen einen Widerstand auszuführen definiert wird.

Gemeinsam ist den Unterteilungen der Schnelligkeit die **hauptsächlich anaerobe Energiebereitstellung**. Dieser Umstand bedeutet eine starke Laktatproduktion mit entsprechendem Abfall des pH-Werts, Anstieg von Adrenalin und Noradrenalin sowie eine relativ hohe Belastung des Herz-Kreislauf-Systems.

Faktoren der Grundschnelligkeit wie Reaktionszeit und maximale Kontraktionsgeschwindigkeit gehen schon jenseits des 30. Lebensjahres zurück. Gerade nach längerer sportlicher Nichtbetätigung sollte aus medizinischer Sicht wegen der erhöhten Verletzungsgefahr von Muskeln, Sehnen, Bändern, Gelenken und Knochen ein Schnelligkeitstraining anfangs vermieden werden.

Good-Aging für die Praxis

Individuell angepasstes Ausdauertraining ist eine hervorragende Möglichkeit zur Verbesserung der ganzheitlichen Leistungsfähigkeit in fast jedem Lebensalter. Alle physiologischen Variablen des Herz-Kreislauf-Systems und der Lunge werden positiv beeinflusst. Gutes Ausdauertraining erfolgt im aeroben Bereich, der sich durch die empfohlene Pulsfrequenz erreichen lässt. Schnelligkeitstraining ist wie „Gift" für den älteren Menschen!

Kraft

Als Kraft wird die Fähigkeit des Nerv-Muskel-Systems bezeichnet, durch Innervations- und Stoffwechselprozesse mit Muskelkontraktionen Widerstände zu überwinden (konzentrische Arbeit), ihnen entgegenzuwirken (exzentrische Arbeit) oder sie zu halten (statische Arbeit).

Die Kraft der Skelettmuskulatur kann als Basisform jeglicher Mobilität angesehen werden.

Im Krafttraining unterscheidet man zwei Arbeitsweisen:

- Dynamisch-konzentrische Arbeitsweise: Hierbei bewegt der Muskel das Gewicht während er sich verkürzt.
- Dynamisch-exzentrische Arbeitsweise: Hierbei muss der Muskel unter erhöhter Gewichtsbelastung langsam nachgeben.

Darüber hinaus gibt es noch die statisch-isometrische Arbeitsweise, wobei der Muskel unter Anspannung das Gewicht hält, ohne dabei seine Länge zu verändern.

Der Untrainierte kann trotz maximaler Anspannung höchstens 45–60% seiner gesamten Muskelfasern willkürlich aktivieren. Durch entsprechendes Training gelingt eine Erhöhung bis 90% (intramuskuläres Koordinationstraining). Der Rest ist Reservekapazität.

In Kenntnis dieser Sachzusammenhänge sollte das Krafttraining eine gerade so hohe Intensität und Bewegungsgeschwindigkeit aufweisen, dass der Bewegungsapparat (Sehnen, Bänder, Gelenke) nicht überfordert wird. Gleichzeitig ist zu beachten, dass Krafttraining im Vergleich zum Ausdauertraining zu einer höheren Ermüdungstiefe mit entsprechend verlängerter Regenerationszeit führt. Nach einem mittelintensiven Krafttraining dauert es je nach Lebensalter beim Untrainierten zwischen 36 und 72 Stunden bis zur vollständigen Regeneration (Superkompensation), beim Trainierten nur halb so lang.

Bewährt hat sich ein stufenweiser Einstieg bis zu trainingswirksamen Belastungen. Optimal ist eine anfängliche Hilfestellung durch geschulte Trainer sowie ein individuell zusammengestellter Trainingsplan. Tab. 10.**5** gibt die positiven Auswirkungen eines Krafttrainings wider.

Muskelarbeit hat von allen Organtätigkeiten den höchsten Energieverbrauch im Organismus. Im Alltag wird jedoch zumeist nur 40% des Muskelgewebes beansprucht. Eine Zunahme dieser Beanspruchung durch

Tabelle 10.**5** Positive Aspekte des Krafttrainings

➤ Verbesserung und Erhalt der Muskelkraft
➤ Verbesserung und Erhalt der lokalen Muskelkraftausdauer
➤ Veränderung der Muskelstruktur
➤ Verminderung der alters- oder ruhebedingten Muskelatrophie
➤ Anpassung an den passiven Bewegungsapparat (Skelettsystem)
➤ Aufbau und Verbesserung der Körperhaltung
➤ Ganzkörpertraining zur Stabilisation des Rumpfes und der Extremitäten
➤ Förderung der Fettverbrennung
➤ Förderung des Selbstbewusstseins durch „wohlgeformtes" Erscheinungsbild
➤ Steigerung der Selbstwahrnehmung und der Körperwahrnehmung

Sport bedeutet somit auch Fettverbrennung und Regulierung des Körpergewichts.

Bei Männern ist die maximale Muskelkraft mit der 2. Lebensdekade erreicht. Die Muskelkraft verringert sich ab dem 40. Lebensjahr um etwa 1,5% pro Jahr. Die Rükken- und Armmuskelkraft nimmt erst ab dem 7. Lebensjahrzehnt deutlich ab. Im Gegensatz dazu steht die schon früher einsetzende Verringerung der Bein- und Rumpfmuskulatur.

Mit zunehmendem Alter kommt es zu einer Abnahme der Muskelmasse. Diese kann u.a. als prozentuale Abnahme der statischen Maximalkraft dargestellt werden (Abb. 10.**4**).

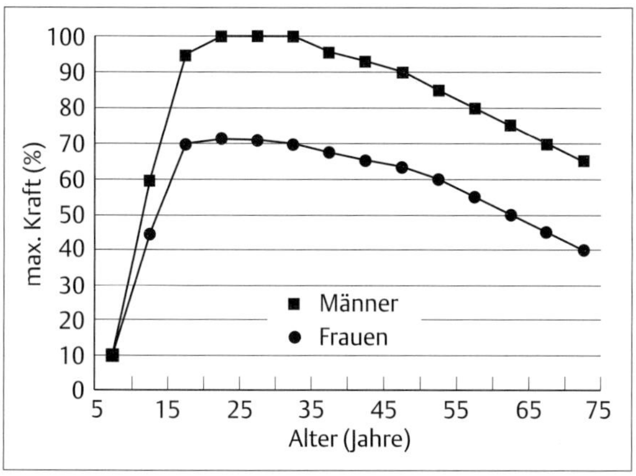

Abb. 10.**4** Verlauf der prozentualen statischen Maximalkraft im Altersgang bei untrainierten Frauen und Männern; 100% entsprechen der Maximalkraft junger Männer.

Good-Aging für die Praxis

Krafttraining ist ein oft vernachlässigter Faktor im Anti-Aging. Zwei mal 30 Minuten Krafttraining pro Woche sind das Minimum, um sich vor Verlust an Muskelmasse und vor Osteoporose zu schützen. Ein stufenweiser Einstieg unter Anleitung eines Trainers ist unbedingt zu empfehlen.

Flexibilität

Neben der Entwicklung der Kraft zählt die Verbesserung der Flexibilität der Muskulatur zu einem Schwerpunkt des Muskeltrainings.

! Flexibilität, auch Beweglichkeit oder Gelenkigkeit genannt, bezeichnet die Fähigkeit, Bewegungen mit einem möglichst großen Bewegungsausmaß in einem oder mehreren Gelenken auszuführen.

Flexibilität wird von vielen Faktoren wie Tageszeit, Ermüdungs- und Aufwärmzustand, inhibitorischen Mechanismen (Schmerz) sowie der intramuskulären Koordination beeinflusst. Je besser die Koordination in einem Bewegungsablauf ist, desto geringer ist die unerwünschte (Mit-)Innervation der antagonistischen Muskulatur. Hierdurch wird ein größeres Bewegungsausmaß und eine höhere Kraftentfaltung möglich.

Schon ein tägliches 5- bis 10-minütiges Dehnungsprogramm

- ➤ führt zu einer Optimierung der Gelenkbeweglichkeit,
- ➤ dient der Verbesserung der Kontraktilität und Plastizität der Muskulatur,
- ➤ der muskulären Entspannung und Lockerung,
- ➤ der Vorbeugung von Fehlhaltungen/-stellungen und
- ➤ der Verletzungsprophylaxe.

Darüber hinaus führt regelmäßiges Beweglichkeitstraining zu einer verbesserten muskulären Steuerungsfähigkeit und einem erhöhten Körpergefühl.

Das Maximum an Flexibilität wird zwischen dem 11. und 14. Lebensjahr erreicht. Ab dem 25. Lebensjahr nimmt die Flexibilität bei Untrainierten ab. Bei trainierten Männern zeigt sich eine Abnahme der Flexibilität ab der 5. Lebensdekade.

Good-Aging für die Praxis

Durch eine regelmäßig betriebene Flexibilitätsbeanspruchung in den wichtigsten Gelenken kann einer fortschreitenden Steifheit effizient entgegengewirkt werden.

Koordination

Koordination wird als die Organisation von Bewegungsvollzügen in Abhängigkeit von einem geplanten Ziel definiert. Dem liegt ein gerichtetes Zusammenwirken von ZNS und Skelettmuskulatur innerhalb eines gezielten Bewegungsablaufes zugrunde.

Es wird zwischen der **intra**muskulären Koordination (Zusammenwirken von Nerven und Muskulatur) und der **inter**muskulärer Koordination (Zusammenspiel von Muskelgruppen) innerhalb eines gezielten Bewegungsablaufs unterschieden. Nach Meinel und Schnabel (1998) lassen sich **sieben koordinative Fähigkeiten** unterscheiden. Sie sind in ihrem Zusammenspiel für eine ökonomische Bewegung ausschlaggebend:

- Differenzierungsfähigkeit,
- Orientierungsfähigkeit,
- Kopplungsfähigkeit,
- Umstellungsfähigkeit,
- Reaktionsfähigkeit,
- Rhythmisierungsfähigkeit und
- Gleichgewichtsfähigkeit.

Die Bewegungskoordination gilt als eine wichtige qualitative Komponente der Motorik. Sie ist gekennzeichnet durch hohe Ökonomie, angemessene Bewegungsstärke, entsprechendes Bewegungstempo und damit durch eine hohe Bewegungskonstanz und Präzision der Bewegung.

Während die konditionellen Fähigkeiten, zu denen Kraft, Ausdauer und Schnelligkeit zählen, durch energetische Prozesse determiniert sind, werden koordinative Fähigkeiten hingegen durch die Prozesse der Bewegungssteuerung und -regelung bestimmt.

Koordinative Fähigkeiten sind komplex wirkende Voraussetzungen für Muskelleistung. Eine Bewegung besteht immer aus einem Beziehungsgefüge mehrerer koordinativer und konditioneller Fähigkeiten. Koordinative Fähigkeiten sind in der Regel verfestigte und generalisierte Abläufe in den Steuerungs- und Regelungsprozessen motorischer Handlungen. Sie sind Voraussetzungen für die adäquate Ausführung von Bewegungen.

Günstige Auswirkungen eines Koordinationstrainings auf den Körper sind:

- Ökonomisierung der Bewegungsabläufe,
- Verbesserung der motorischen Lernfähigkeit,
- erhöhte motorische Anpassungsfähigkeit an nicht standardisierte Situationen,
- verbesserte Reaktions- und Gleichgewichtsfähigkeit (Unfallprophylaxe),
- ökonomischer Krafteinsatz und somit eine verminderte Ermüdbarkeit und
- Reduzierung des Sauerstoffbedarfs.

Alle die Motorik determinierenden Fähigkeiten wie die Gleichgewichtsfähigkeit, die Orientierungs- und Reaktionsfähigkeit sowie die manuelle Geschicklichkeit (Abb. 10.**5**) verschlechtern sich ab dem 40. Lebensjahr. Männer sind insbesondere bei der Feinmotorik eher betroffen als Frauen.

Ohne Training kommt es zum Verlust der Koordinationsfähigkeit. Die Ursache der alterungsbedingten koordinativen Qualitätsverluste sind primär im Nervensystem zu suchen. Im Vordergrund dürften Synapsenatrophien (vielfach durch ungenügende Beanspruchung bei Arthrose) stehen.

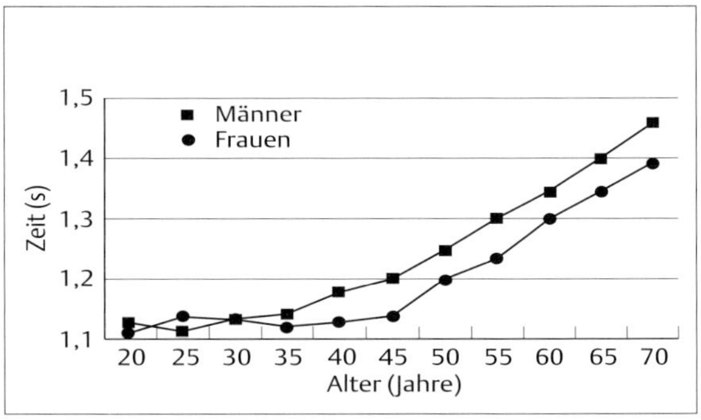

Abb. 10.**5** Zeitbezogene Lösung manueller Geschicklichkeitsaufgaben von Männern und Frauen in Abhängigkeit vom Alter (Platen 2001).

Koordinatives Training ist in vielen Sportarten schon integriert, kann aber durch ein spezielles Techniktraining noch zusätzlich gefördert werden.

Good-Aging für die Praxis

Flexibilitäts- und Koordinationstraining sollte regelmäßig in das sportliche Programm eingebaut werden. Das kann auch im Rahmen des Ausdauersports (beispielsweise Ballspiele zur Förderung der Koordination) erfolgen.

Fitness ist Lebensqualität

Fitness im körperlichen, motorischen Sinne bedeutet genau so Lebensqualität wie Fitness im psychischen, mentalen und sozialen Bereich. Wirklich gesund fühlt sich nur derjenige, der versucht, sein volles Potenzial auszuschöpfen, und zwar in jeglicher Hinsicht.

Die Kraftquellen kommen bei Männern zum einen aus der geistig-seelischen Ebene wie Naturerlebnisse, Musik, Literatur, Meditation sowie aus der sozialen Ebene der Freundschaften und Begegnungen zum Tragen. In den Äußerlichkeiten ist die Wertschätzung bei Männern im Gegensatz zu Frauen (Schönheit, körperliche Harmonie), eher in der einwandfreien Funktionalität des Bewegungsapparates, der kraftvollen Muskulatur und der Figur angesiedelt.

Wer Verantwortung für den eigenen Körper übernimmt und ihn täglich aufs Neue fordert, stärkt sein Selbstvertrauen und erweitert seinen Horizont, anstatt sich einschränken zu lassen. Die heute als neu apostrophierte, aber von jeher in allen Kulturen geschätzte Körperästhetik diente immer dem Einzelnen auch in seiner Beziehung zur Gesellschaft.

Ein normales Körpergewicht, eine leistungsbereite Muskulatur, ein trainierter Kreislauf und ein freier Geist sind Grundlage einer lebenslangen „Leichtigkeit des Seins" und damit auch Grundlage des gesunden Alterns.

Gute Anti-Aging-Konzepte sind ohne körperliches, auch abverlangendes Training undenkbar.

Literaturauswahl

1. Dietz J, Matheis K. Fit, gesund und vital – der umfassende Anti-Aging-Ratgeber. Zürich: Orell Füssli Verlag AG; 2002.
2. Frischknecht R. Effect of training on muscle strength and motor function in the elderly. Reprod Nutr Dev. 1998,38:167–174.
3. Froböse I, Nellessen G (Hrsg.). Training in der Therapie – Grundlagen und Praxis. Wiesbaden: Ullstein Medical 1998.
4. Geiger L. Gesundheitstraining. München: BLV Sportwissen; 1999.
5. Hollmann W, Hettinger T. Sportmedizin. Arbeits- und Trainingsgrundlagen. Stuttgart: Schattauer; 2000.
6. Hollmann W, Rost R, Mader A, Liesen H. Altern, Leistungsfähigkeit und Training. Deutsches Ärzteblatt 1992;(30), 89,Heft 38.
7. Jacobi GH (Hrsg.). Praxis der Männergesundheit. Stuttgart: Thieme; 2003.
8. Klotz T. Männergesundheit unter sportphysiologischen Aspekten. In: Aging male – Man(n) wird nicht jünger. Marburg: Kilian; 2000.
9. Meinel K, Schnabel G. Bewegungslehre Sportmotorik. Berlin: Sport Verlag; 1998.
10. Meryn S, Kindel G. Kursbuch Mann. München: Heyne Verlag; 2000.
11. Morris J, Everitt M, Pollard R, Clave S. Vigorous exercise in leisure – time protection against coronary heart disease. Lancet 1980;2:1207.
12. Paffenbarger RS, jr., Hyde RT. Exercise in the prevention of coronary heart disease. Prev Med 1984,13:3–22.
13. Petersen O. Lifepower – Das Anti-Aging-Programm. Hamburg: Rowohlt Taschenbuch Verlag; 2001.
14. Platen P. Sport in der Peri- und Menopause. J. Menopause 2001;2:43–49.
15. Rost R (Hrsg.). Lehrbuch der Sportmedizin. Köln: Deutscher Ärzte Verlag; 2001.
16. Roth K, Willimczik K. Bewegungswissenschaft. Hamburg: Rowohlt Taschenbuch Verlag; 1999.
17. Sommer F, Graf C. „Sports meets Medicine – Urologie und Sport – Lifestyle, Sexualität, Onkologie und Sport". Göttingen: Cuvillier-Verlag; 2002.
18. Sommer F, Klotz T. Mann intakt. Göttingen: Cuvillier Verlag; 2003.
19. Sommer F. VigorRobic – Potenter durch gezieltes Fitnesstraining. Aachen: Meyer & Meyer; 2000.

11 Diabetes als Alternsrisiko

Baptist Gallwitz

Diabetes als Teil eines Syndroms

! Als Metabolisches Syndrom wird das gehäufte gemeinsame Auftreten eines Diabetes mellitus Typ 2, einer stammbetonten Adipositas, einer arteriellen Hypertonie und einer Fettstoffwechselstörung bezeichnet.

Reaven hat diese Konstellation auch als das „tödliche Quartett" bezeichnet, da die kardiovaskuläre Mortalität bei Menschen mit Metabolischem Syndrom deutlich erhöht ist (Reaven 1988). Ferner sind beim Metabolischen Syndrom häufig auch eine Hyperurikämie, eine Mikroalbuminurie und eine vermehrte Gerinnungsneigung feststellbar. Dem Cluster aus den folgenden Stoffwechselabnormitäten liegt eine Insulinresistenz als gemeinsames Merkmal zugrunde (Wilson u. Grundy 2003):

- Erhöhung der Plasmaglucose,
- Erhöhung der Triglyzeride und Zunahme des Bauchumfangs,
- Erniedrigung des HDL-Cholesterins und
- Vorliegen einer arteriellen Hypertonie.

Das Cluster liegt gewöhnlich in unterschiedlicher Ausprägung der einzelnen Veränderungen vor.

Zur **Diagnose** des Metabolischen Syndroms reicht es aus, wenn drei dieser fünf Stoffwechselauffälligkeiten vorliegen. Die Grenzwerte, die in dem *Adult Treatment Program* III (ATP III) des *National Cholesterol Education Program* (NCEP) (Executive Summary of NCEP 2001) festgelegt wurden, sind in Tab. 11.**1** zusammengefasst.

Eine etwas ältere Definition der WHO (Definition, Diagnosis and Classification of Diabetes mellitus, WHO 1999) hat vor allem für den Blutdruck höhere Werte angesetzt und unterscheidet sich im Übrigen vor allem durch die Aufnahme der Mikroalbuminurie in die Liste der Diagnosekriterien.

Tab. 11.**1** Diagnosekriterien des Metabolischen Syndroms

Faktor	Diagnosekriterium
1	Bauchumfang: Frauen > 88 cm, Männer > 102 cm
2	HDL-Cholesterin: Frauen < 50 mg/dl, Männer < 40 mg/dl
3	Nüchtern-Triglyzeride > 150 mg/dl
4	Blutdruck > 130/85 mmHg
5	Nüchtern-Glucose ≥ 110 mg/dl

Die Mikroalbuminurie ist ein wichtiger Risikofaktor für kardiovaskuläre Erkrankungen und beträgt beim Metabolischen Syndrom > 20 μg/min (oder vom Albumin/Kreatinin-Quotienten > 30 mg/g). Beim Maß für die Adipositas wird in der WHO-Definition die „Waist-to-hip-ratio" angegeben. In der Praxis hat sich die Angabe des Bauchumfangs mehr bewährt.

Für die **Behandlung** des Metabolischen Syndroms sollten die in Tab. 11.**1** angegebenen Grenzwerte, die zur Diagnosestellung herangezogen werden, als Zielwerte gelten (Haffner u. Taegtmeyer 2003, Wilson u. Grundy 2003).

Klinik

Das Metabolische Syndrom ist zunächst symptomarm. Zumindest zu Beginn der Erkrankung sind die Symptome unspezifisch. Am augenfälligsten ist die stammbetonte Adipositas. Diabetes, Hypertonus und Fettstoffwechselstörung rufen zunächst keine Beschwerden hervor. Epidemiologische Daten weisen darauf hin, dass der Diabetes in der Regel erst ca. 4–7 Jahre nach Auftreten diagnostiziert wird (Harris et al. 1992). Erst eine ausgeprägte Hyperglykämie führt vor allem zu Müdigkeit und Leistungsschwäche und ggf. auch, aber nicht zwingend, zu Durst und Polyurie.

Sehr häufig wird der Diabetes aber erst durch das **Auftreten von Folgeerkrankungen** erkannt, dann treten vor allem kardiale Symptome (Angina pectoris, Belastungsdyspnoe) oder polyneuropathische Beschwerden, besonders der Füße und Beine mit Dysästhesien, in den Vordergrund. Arterielle Hypertonie kann zu Kopfschmerzen und Schwindel oder pektanginösen Beschwerden oder Luftnot bei Belastung führen.

Der Patient sucht den Arzt nicht *wegen* eines Metabolischen Syndroms sondern *mit* einem solchen auf.

Epidemiologie, Risikofaktoren, Konsequenzen

Das Metabolische Syndrom und der Diabetes mellitus, von Gesundheitsökonomen gern als Volkskrankheit benannt, sind in den westlichen Industrienationen eine Herausforderung der Präventiven Verhaltensmedizin ersten Ranges. Die steigende Lebenserwartung sowie veränderte Lebensgewohnheiten und Umweltbedingungen lassen den Typ-2-Diabetes weltweit ständig zunehmen. Derzeit liegt die Prävalenz der Erkrankung in Europa bei über 8%. Gut begründeten Prognosen zufolge muss bis zum Jahr 2010 mit einer weiteren Zunahme auf mindes-

Tab. 11.**2** Risiko für das Auftreten eines Metabolischen Syndroms: Genetik und Umwelt – Das Dilemma

➤ **Früher:** Bewegung garantiert und regelmäßig → Essen nicht garantiert und wenig.
➤ **Heute:** Essen garantiert und viel → Bewegung nicht garantiert und wenig.

tens 10% der Weltbevölkerung gerechnet werden (Zimmet et al. 2001).

Die **Ursachen** sind offensichtlich: Anstelle einer ausgewogenen Mischkost mit ausreichendem Anteil komplexer Kohlenhydrate setzt sich zunehmend eine hyperkalorische, fettreiche „Fast-Food"-Ernährung durch. Besonders hervorzuheben ist ein zunehmender Kohlenhydratanteil mit hohem glykämischen Index bzw. hoher **glykämischer Load** (Kapitel 5.1). Gleichzeitig wird regelmäßige ausreichende körperliche Bewegung eher zu einem Luxusgut der Freizeitindustrie (Tab. 11.**2**).

In diesem Zusammenhang ist das zunehmende Auftreten von Adipositas und Typ-2-Diabetes bereits im Kindes- und Jugendalter (Sinha et al. 2002) besonders erschreckend. Galt ein Typ-2-Diabetes in der Altersklasse der unter 18-Jährigen bis vor wenigen Jahren noch als Rarität, so gibt es heute bereits Berichte mit einer höheren Inzidenz eines Typ-2-Diabetes als eines Typ-1-Diabetes in dieser Altersklasse. Besonders das kardiovaskuläre Risiko von Patienten mit Diabetes übersteigt das von stoffwechselgesunden Personen um etwa das 4-fache.

Der Typ-2-Diabetes ist immer noch der wesentliche Verursacher von Erblindungen, Major-Amputationen und terminaler, dialysepflichtiger Niereninsuffizienz.

Die Prävalenz der Adipositas steigt dramatisch in einer Bevölkerung, die zudem immer älter wird. In der vorhersehbaren Zukunft werden mindestens die Hälfte aller Menschen über 60 Jahre die derzeit gültigen Diagnosekriterien des Metabolischen Syndroms erfüllen.

Pathophysiologie in Bezug zum Alterungsprozess

Die Funktionsreserve vieler Organsysteme nimmt im Alter ab. Damit erfährt der in Abb. 11.**1** dargestellte Energiestoffwechsel messbare Veränderungen.

Neben dem verminderten Grundumsatz im Alter und einem geringeren Energie- bzw. Kalorienbedarf sind **gastrointestinale Ursachen** wie eine schlechtere Resorptionsleistung des Darms u.a. durch Durchblutungsstörungen, Abnahme der Resorptionsfläche und eine veränderte Motilität erwähnenswert.

Die Leber als größtes Stoffwechselorgan zeigt im Alter bisweilen eine geringere Funktionskapazität. Über die Veränderungen der endokrinen Pankreassekretion und damit vor allem der Insulinsekretion wird weiter unten eingegangen.

Als Richtgrößen seien für den täglichen durchschnittlichen Energieverbrauch eine Abnahme von etwa 150 kcal pro Dekade für Männer und von 100 Kcal pro Dekade für Frauen genannt (Elia 2001). Der niedrigere Energieverbrauch ist in erster Linie durch eine Abnahme der körperlichen Bewegung bedingt. Erst sekundär trägt eine geringere basale Stoffwechselrate im Alter hierzu bei.

Als **Folge** des verminderten Bedarfs an Energieträgern nehmen Fettreserven zu. Augenfällig ist hier der Anteil an abdominellem **Fettgewebe**. Dieses Fettdepot ist mit einem erhöhten Morbiditäts- und Mortalitätsrisiko behaftet (Kapitel 8). Daneben spielen angeborene immunologische Faktoren eine Schlüsselrolle bei der Entstehung der Insulinresistenz, der chronischen Entzündung und der einzelnen Komponenten des Metabolischen Syndroms. Beteiligt sind die Wirkung der Adipokine (z.B. Leptin, Adiponektin, Resistin) und Zytokine (z.B. Tumornekrosefaktor-alpha, Interleukin-6) auf die Leber, den Skelettmuskel und die Zellen des Immunsystems (Abb. 11.**2**).

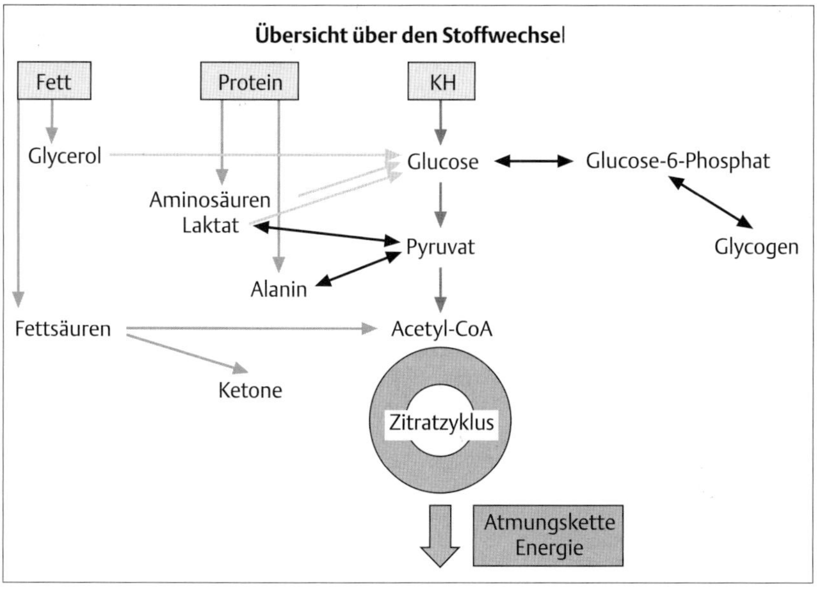

Abb. 11.**1** Übersicht über den Energiestoffwechsel. Die einzelnen Makronährstoffe (Fett, Proteine, Kohlenhydrate [KH]) unterliegen einem komplexen Intermediärstoffwechsel, der letztendlich über den Zitratzyklus in die Energiegewinnung führt. KH → Zitratzyklus = Glykolyse.

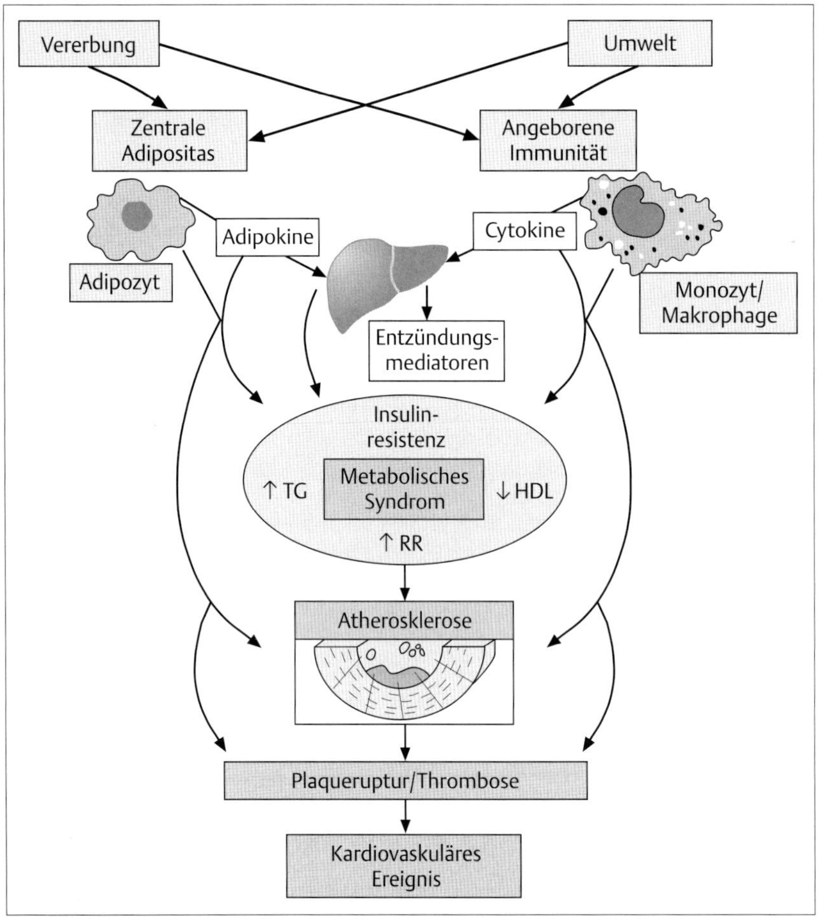

Abb. 11.**2** Pathophysiologie der kardiovaskulären Komplikationen beim Metabolischen Syndrom; Erläuterungen siehe Text.

Zusätzlich können von den Monozyten/Makrophagen und Fettzellen sezernierte Faktoren direkte atherothrombotische Effekte ausüben, die die Entwicklung der atherosklerotisch bedingten kardiovaskulären Ereignisse auslösen. Häufige genetische Anlagefaktoren (Polymorphismen) und Umweltfaktoren können die Entwicklung der **Atherosklerose** auf verschiedenen Ebenen durch Auswirkungen auf die zentrale Adipositas, das Immunsystem, den Glucose- und Fettstoffwechsel und die Endothel- und Gefäßfunktion beeinflussen (Haffner u. Taegtmeyer 2003, Kereiakes u. Willeson 2003, Wilson u. Grundy 2003).

Energiestoffwechsel auf zellulärer Ebene – oxidativer Stress

Das Altern stellt eine zunehmende Veränderung in grundlegenden Stoffwechselfunktionen dar, die sich gemeinsam auf die Zunahme des Morbiditäts- und Mortalitätsrisikos auswirken. Die Kaskade dieser Veränderungen ist noch nicht bis ins letzte Detail charakterisiert. Zwei wichtige bekannte Mechanismen betreffen:

- die zunehmende Bildung freier Radikale, die einen deletären Effekt auf die Struktur und Funktion von Proteinen, Nukleinsäuren und Lipiden haben;
- die gesteigerte Glycierung von Proteinen und Nukleinsäuren, die eine Rolle im zellulären Alterungsprozess spielt.

Die **Glycierung** ist eine unspezifische, in zwei Schritten ablaufende chemische Reaktion zwischen Eiweiß und Zucker (auch als Maillard-Reaktion bekannt). Sie führt zu zahlreichen zellulären Veränderungen. Die Endprodukte (auch als **A**dvanced **g**lycation **e**ndproducts oder **AGEs** bezeichnet) sind so genannte glykierte Proteine. Sie entstehen nicht nur aus der Reaktion mit Glucose, sondern auch aus der Reaktion mit anderen Zuckern und Reaktionsprodukten des Zuckerstoffwechsels (Abb. 11.**3**).

AGEs spielen eine wichtige Rolle bei Funktionsveränderungen am Endothel und damit bei der Entstehung von diabetesbedingten Folgeerkrankungen. Mittlerweile besteht auch darüber Klarheit, dass AGEs selbst zu einer vermehrten Bildung von freien Sauerstoff-Radikalen beitragen können, die dann kettenreaktionsartig zu chemischer Modifizierung umliegender Moleküle (besonders relevant sind Proteine und Nukleinsäuren) führen.

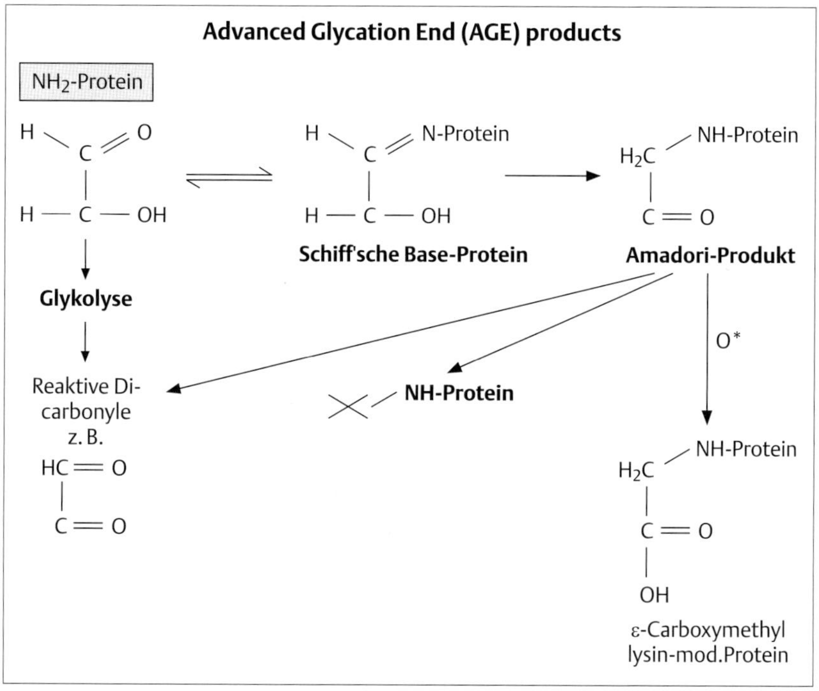

Abb. 11.**3** Entstehung von „Advanced glycation endproducts" (AGEs). Die zweischrittige Reaktion von Proteinen mit Zuckern über die Schiff'sche Base als reversibles Zwischenprodukt ist als Schema dargestellt. Die Endprodukte können miteinander wiederum vernetzen; dies ist durch die Pfeile gekennzeichnet, die vom Amadori-Produkt weiterführen.

! Der primäre Faktor, der die Lebensspanne ausschlaggebend mitbeeinflusst, ist die kumulative Schädigung des genetischen Materials durch chemische ungezielte Redox-Reaktionen durch Radikale, die nicht komplett durch Reparaturmechanismen ausgeglichen werden können. Dieses Phänomen wird auch häufig als „oxidativer Stress" bezeichnet (Kapitel 9).

Veränderungen im Energiestoffwechsel auf Organebene

Die größten Auswirkungen haben die altersbedingten Veränderungen im Energiestoffwechsel auf
- das kardiovaskuläre System,
- den Bewegungsapparat,
- das Fettgewebe sowie
- die neuro-endokrinen Regelkreise.

Am **Gefäßsystem** erhöht sich durch Einlagerungen von thrombogenem Material und durch die zunehmende Endotheldysfunktion die Rigidität der Gefäßwände. Hierdurch kommt es zu einer Erhöhung der Blutdruckamplitude und zu einer weiteren Schädigung der Gefäßwand. Die Mikrozirkulation und somit die Versorgung des Gewebes mit Substraten verschlechtert sich, es entsteht ein Circulus vitiosus, bei dem über die Aktivierung des autonomen Nervensystems auf Sympathikusseite und Aktivierung des Renin-Angiotensin-Systems schließlich eine arterielle Hypertonie, die koronare Herzkrankheit, eine Herzinsuffizienz und eine Niereninsuffizienz folgen können.

Über die **Sympathikusaktivierung** wird außerdem die Insulinresistenz der peripheren Gewebe, vor allem des Muskels und des Fettgewebes, verstärkt.

Beim **Bewegungsapparat** ist die altersbedingte Abnahme der Muskelmasse entscheidend. Die Abnahme der Muskelmasse trägt mit zur zunehmenden Insulinresistenz im Alter bei und führt zudem zu einer geringeren Beweglichkeit und damit letztendlich zu einer eingeschränkten Bewegungsaktivität. Die Abnahme der Knochendichte und Knochenmasse führt zu einer erhöhten Frakturgefährdung, besonders bei pathologischen Belastungen. Körperliche Inaktivität im Alter beschleunigt den Abbauprozess und leistet so der Entwicklung der Osteoporose Vorschub. Degenerative Gelenkerkrankungen spielen vor allem bei Adipositas und Fehlbelastung der Gelenke eine Rolle und können zur körperlichen Inaktivität maßgeblich beitragen.

Die **Masse des Fettgewebes** nimmt im Alter zu, wobei hier besonders die Zunahme des abdominellen Fettgewebes eine Rolle spielt. Hierdurch wird ebenso wie durch die Abnahme der Muskelmasse die Insulinresistenz gefördert. Durch Abnahme der Muskelmasse und Zunahme des abdominellen Fettgewebes und der Insulinresistenz verschlechtert sich die Glucoseaufnahme und die periphere Glucoseverwertung besonders durch die Muskulatur.

Diabetes als Alterungsrisiko

Adipositas und Typ-2-Diabetes beschleunigen die oben geschilderten degenerativen Vorgänge besonders am Gefäßsystem. Arteriosklerose mit dem erhöhten Risiko für tödliche kardiovaskuläre Ereignisse und kongestive Herzinsuffizienz sowie zerebrovaskuläre Insuffizienz mit Schlaganfall stehen am Ende dieser Kausalkette. Insgesamt ist das kardiovaskuläre Risiko bei Personen mit Diabetes um das etwa 3- bis 5-fache erhöht; Patienten mit Diabetes, die noch kein kardiovaskuläres Ereignis hatten, haben ein ebenso hohes Risiko für ein solches Ereignis, wie Personen ohne Diabetes, die bereits ein kardiovaskuläres Ereignis erlitten haben.

Kardiovaskuläre Ereignisse machen die Haupt-Todesursache bei Diabetespatienten aus, 75% der Todesfälle bei Diabetespatienten sind hierdurch bedingt.

Die Insulinresistenz und der relative Insulinmangel sind kennzeichnend beim Typ-2-Diabetes. Klinisch fallen hierbei hohe Nüchtern-Glucosekonzentrationen im Plasma auf. Die Nüchtern-Hyperglykämie ist entscheidend durch die erhöhte hepatische Glucoseproduktion bedingt. Die hohen Blutzuckerwerte entstammen also in erster Linie der endogenen Produktion, nicht unbedingt exogener Nahrungszufuhr. Erhöhte hepatische Glucoseproduktionsraten findet man schon ab einer Nüchtern-Glucosekonzentration von 140 mg/dl.

Während beim Gesunden nach oraler Glucoseaufnahme die Gluconeogenese gehemmt wird, ist dies bei Patienten mit Typ-2-Diabetes nicht der Fall. Der Typ-2-Diabetes ist somit durch eine unzureichende Suppression der hepatischen Glucoseabgabe bei unvermindert niedriger Glucoseaufnahme in die peripheren Gewebe (Fettgewebe und Muskel) gekennzeichnet.

Der Alterungsprozess des Organismus ist bereits von früher Jugend an mit zahlreichen Reparaturmechanismen versorgt. Diese Kompensationsmechanismen betreffen vor allem den Energiestoffwechsel. Hier spielen der Fettstoffwechsel und die Insulinresistenz eine besonders wichtige Rolle. Lebensstil und genetische Voraussetzungen sind entscheidend für den Nettoeffekt der Alterungsprozesse.

Therapie des Metabolischen Syndroms

Da das Metabolische Syndrom seitens des Krankheits- und Todesrisikos mehr zu Buche schlägt als seine einzelnen Befundkomponenten (Reilly u. Rader 2003) ist die Therapie grundsätzlich multimodal. So spielen nichtmedikamentöse und medikamentöse Behandlungsstrategien eine Rolle. Den **nichtmedikamentösen Elementen** wird hier ein ganz besonders wichtiger Stellenwert eingeräumt und sie sollten immer zuerst zum Einsatz kommen.

Als wichtigster Punkt sei hier die Informationsvermittlung und „Schulung" des Patienten genannt, die zu einer Änderung der Lebensgewohnheiten („Lifestyle-Intervention") führen soll. Eine Änderung der Lebensgewohnheiten soll zu mehr Bewegung und einer gesünderen Ernährung führen und damit eine Gewichtsreduktion begünstigen. Ferner ist ein Aufgeben des Rauchens und eine Einschränkung des Alkoholkonsums unabdingbar.

Bei der Informationsvermittlung, um diese Änderungen zu erreichen, ist es jedoch nicht mit der reinen Wissensvermittlung getan. Vielmehr kommt es auf die gemeinsame Vereinbarung eines Therapieziels zwischen Patienten und therapeutischem Team an. Das therapeutische Team aus Diabetesberaterinnen, ärztlichem Personal und ggf. Physiotherapeuten, Ernährungsberatern und Psychologen unterstützt den Patienten beim Erreichen seines selbstdefinierten Behandlungsziels.

An **medikamentösen Therapiemöglichkeiten** kommen für die Normalisierung des Gluosestoffwechsels unterschiedliche Substanzgruppen zum Einsatz, die entweder die Insulinsekretion stimulieren, die Insulinresistenz abschwächen oder die Kohlenhydratresorption aus dem Darm verlangsamen. Bei der Therapie des Metabolischen Syndroms müssen neben der Kohlenhydratstoffwechselstörung ebenso der erhöhte Blutdruck und die Fettstoffwechselstörung behandelt werden.

Prävention (Anti-Aging)

Jeder Patient mit Typ-2-Diabetes durchläuft im Rahmen der Krankheitsentwicklung das Stadium einer eingeschränkten Glucosetoleranz (**„impaired glucose tolerance": IGT**) Sie ist definiert als eine Plasmaglucose-Konzentration zwischen 140 und 200 mg/dl 2 Stunden nach 75 g oraler Glucose. Eine IGT kann bereits mit strukturellen Veränderungen des Endothels und damit erhöhtem kardiovaskulärem Risiko assoziiert sein. Dieses Risikokollektiv muss rechtzeitig diagnostisch erfasst werden.

> **!** Leider wird die Diagnose Diabetes viel zu spät gestellt. Es kann von einer Latenz von ca. 4–7 Jahren von der Manifestierung eines Typ-2-Diabetes bis zur Diagnose ausgegangen werden. Der Einsatz des oralen Glucosetoleranz-Tests (OGTT) als frühes diagnostisches Instrument ist daher wichtig.

Da ein Screening der gesamten Bevölkerung mit einem OGTT in regelmäßigen Abständen unpraktikabel ist, hat die amerikanische Diabetes-Gesellschaft (ADA) jüngst Richtlinien zum **Diabetes-Screening** vorgeschlagen (American Diabetes Association 2002). Hiernach sollten alle Patienten >45 Jahre mit Übergewicht (Body-Mass-Index = BMI >25 kg/m²) auf eine Störung des Glucosestoffwechsels untersucht werden.

Bei Personen >45 Jahren mit BMI <25 kg/m² erscheint der OGTT sinnvoll, sofern ein anderer der folgenden **Risikofaktoren** präsent ist:

- Erstgradige Verwandte mit Typ-2-Diabetes,
- Frauen mit einem Gestationsdiabetes in der Anamnese,
- arterielle Hypertonie,
- Dyslipidämie,
- Zugehörigkeit zu einer nichtkaukasischen ethnischen Gruppe mit besonders erhöhtem Diabetesrisiko (z.B. Afro-Amerikaner, „Hispanics", u.a.) oder
- Vorliegen einer KHK.

Die Untersuchung sollte auch Patienten unter 45 Jahren einschließen, wenn sie einen BMI > 25 kg/m² und einen zweiten Risikofaktor aufweisen.

Zusammengefasst gilt also die Empfehlung eines OGTT bei:

- Personen von < 45 Jahren mit einem BMI ≥ 25 und einem zusätzlichen Risikofaktor,
- Personen von ≥ 45 Jahren mit einem BMI < 25 und einem zusätzlichen Risikofaktor und
- Personen von ≥ 45 Jahren mit einem BMI ≥ 25.

Die Störung der Glucosehomöostase kann zum einen anhand des Nüchtern-Glucosewerts („impaired fasting glucose" (IFG): Nüchtern-Glucosekonzentration zwischen 110 und 125 mg/dl) oder anhand des 2-Stunden-Wertes im OGTT diagnostiziert werden (Tab. 11.**3**).

Da sich der 2-Stunden-Wert im OGTT in epidemiologischen Untersuchungen als klar richtungsweisender Wert zur Diagnose und Vorhersage eines Typ-2-Diabetes erwiesen hat als die Nüchtern-Glucose, wird die Durchführung des OGTTs gefordert.

Diabetesprävention – die Studienlage

Das gesteigerte kardiovaskuläre Risiko bei IGT sowie die hohe Konversionsrate zum Typ-2-Diabetes legten nahe, schon in diesem Stadium die Diabetesentwicklung zu verzögern oder aufzuhalten. Kleinere Studien hatten Hinweise auf den Nutzen einer medikamentösen Intervention und einer Verhaltensänderung in Hinblick auf die Entstehung eines Typ-2-Diabetes und makrovaskulärer Komplikationen erbracht.

Drei große prospektive randomisierte Interventionsstudien liegen jetzt vor:

- die finnische „Diabetes Prevention Study" (DPS) (Tuomilehto et al. 2001),
- das „Diabetes Prevention Program" (DPP) (The Diabetes Prevention Program 2000) und
- die „STOP-NIDDM"-Studie (Chiasson et al. 1998).

Die Diabetes Prevention Study (DPS)

Es wurden die Auswirkungen einer so genannten „Lifestyle-Intervention" auf die Diabetesentstehung untersucht. 522 Personen mit IGT wurden zu einer intensiven „Lifestyle"-Interventions-Gruppe und einer Kontrollgruppe randomisiert (Tuomilehto et al. 2001). Die Teilnehmer der Kontrollgruppe erhielten nur eine allgemeine Ernährungsberatung sowie generelle Empfehlungen hinsichtlich der günstigen Auswirkungen ausreichender Bewegung auf den Stoffwechsel.

Den Teilnehmern in der „Lifestyle"-Gruppe wurde ein sehr individuell abgestimmtes, umfangreiches Programm mit definierten Interventionszielen angeboten. Es fand eine bedarfsadaptierte Beratung mit dem Ziel einer Gewichtsreduktion, Ernährungsumstellung und Erweiterung des täglichen Bewegungsausmaßes statt. Ernährungsprotokolle wurden 4-mal jährlich während der gesamten Studiendauer von 4 Jahren geführt und mit einem ausgebildeten Ernährungsberater besprochen. Die Teilnehmer erhielten kostenlosen Zugang zu Sportstudios, wo sie individuell angeleitet wurden und Gelegenheit hatten, an Gruppen-Programmen teilzunehmen.

Am Ende der Studie (im Mittel nach 3,2 Jahren) lag die Diabetesinzidenz in der Interventionsgruppe um 58% unter der in der Kontrollgruppe (relatives Risiko). Die „number needed to treat" (= Anzahl von Patienten, die behandelt werden muss, um ein Ereignis zu verhindern) lag bei 8,3. Bemerkenswert ist vor allem die klare Abhängigkeit der Risikoreduktion vom Erreichen der jeweiligen Interventionsziele:

> **!** Bei keinem der Teilnehmer, die mindestens vier der vorher festgelegten fünf Therapieziele (Reduktion des Körpergewichtes, Erhöhung des Ballaststoffanteils der Nahrung, Verringerung der Gesamt-Fettzufuhr, Verringerung des Anteils gesättigter Fettsäuren, Erhöhung des Bewegungsausmaßes) erreicht hatten, trat während der Beobachtungszeit ein Diabetes auf.

Das Diabetes Prevention Program (DPP)

Hier wurden 3234 Probanden mit IGT randomisiert in drei Studienarme eingeteilt (The Diabetes Prevention Program, 2000).

- „Lifestyle"-Interventions-Gruppe,
- Metformin-Arm,
- Kontrollgruppe.

Die Teilnehmer in der Lifestyle-Gruppe erhielten ein individuelles Beratungsprogramm hinsichtlich ausgewogener Ernährung, Bewegung und Verhaltensänderung. Zusätzlich wurden über die gesamte Studiendauer monatliche Einzel- und Gruppensitzungen mit Beratern angeboten, um die Teilnehmer beim Erreichen und Erhalten ihrer jeweiligen Interventionsziele zu unterstützen.

Ebenso wie in der finnischen DPS-Studie wurden die Probanden der beiden übrigen Gruppen in allgemeiner Form über Ernährungs- und Bewegungsmaßnahmen informiert. Am Studienende nach 2,8 Jahren zeigte sich eine Verminderung des relativen Diabetesrisikos in der

Tab. 11.**3** Diagnose eines Diabetes mellitus anhand des oralen Glucosetoleranz-Tests (venöse Plasmaglucose)

Zeitpunkt	Normale Glucosetoleranz	Gestörte Nüchternglucose (IFG), eingeschränkte Glucosetoleranz (IGT)	Diabetes mellitus
Nüchtern	< 110 mg/dl (6,0 mmol/l)	110–125 mg/dl (6,0–7,0 mmol/l)	≥ 126 mg/dl (7 mmol/l)
2 h nach 75 g oraler Glucose	< 140 mg/dl (7,8 mmol/l)	140–199 mg/dl (7,8–11,2 mmol/l)	≥ 200 mg/dl (11,2 mmol/l)

„Lifestyle"-Gruppe von 58% und in der Metformin-Gruppe von 31% gegenüber der Kontrollgruppe.

Die „number needed to treat" lag für die „Lifestyle"-Intervention bei 6,9, für Metformin bei 13,9. Es zeigte sich ferner, dass vor allem übergewichtige, jüngere Personen von der medikamentösen Intervention mit Metformin profitierten.

Die STOP-NIDDM-Studie

Hier wurde die Wirkung einer medikamentösen Intervention mit Acarbose auf die Konversion einer IGT zu einem Typ-2-Diabetes untersucht (Chiasson et al. 1998). Es zeigte sich nach der Beobachtungszeit von 3,3 Jahren eine Reduktion des relativen Diabetesrisikos um 36%. Kardiovaskuläre Ereignisse und Neuauftreten von Hypertonie wurden signifikant gesenkt.

In der 3-monatigen Nachbeobachtungsphase nach Beendigung der medikamentösen Intervention mit Acarbose stieg die zuvor verminderte Konversionsrate zum Typ-2-Diabetes abrupt an.

Präventionsmaßnahmen und deren Nutzen

Gut belegt ist also die Möglichkeit, einem Diabetes durch Veränderung des Lebensstils zuvorzukommen. Merkmale einer erfolgreichen Prävention, die lange in der Erfahrungsmedizin als offensichtlich galten, ließen sich in randomisierten Studien beweisen: Änderung des Ernährungsverhaltens und verstärkte körperliche Bewegung. Es scheint ausschlaggebend, dass die hierzu notwendigen Kenntnisse und Fertigkeiten, aber auch die Motivation hierzu in strukturierten Programmen vermittelt werden. Eine medikamentöse Therapie der IGT ist auch effektiv, jedoch weitaus weniger als die Veränderung des Lebensstils.

Ob ein Diabetes mellitus bei Personen mit IGT jedoch auf Dauer gänzlich verhindert werden kann, lässt sich nicht abschließend beantworten. Allerdings zeigte die STOP-NIDDM-Studie, bei der sich an die Therapiephase eine 3-monatige Phase ohne medikamentöse Therapie anschloss, dass die positiven Effekte nach Absetzen der Acarbose nicht weiter anhielten. Dies lässt vermuten, dass wahrscheinlich nur eine lebenslange Fortführung der Therapie zum gewünschten Effekt führt.

Im direkten Vergleich der Studien erweist sich die „Lifestyle"-Veränderung als deutlich effektivste Methode. Die Wirkungen von Acarbose und von Metformin sind vergleichbar, aber weniger effektiv.

! Somit kann eine durchgreifende, nachhaltige Änderung der Lebensgewohnheiten für Diabetes als Präventionsmaßnahme der ersten Wahl angesehen werden.

Es ist jedoch unrealistisch zu erwarten, dass alle Patienten gleichermaßen ihre Interventionsziele auf diese Weise erreichen können. Verschiedene persönliche, ethnische, ökonomische und soziale Ursachen werden sicherlich bei einem nennenswerten Teil der Betroffenen dazu führen, dass tief greifende Veränderungen ausbleiben oder nicht mit der notwendigen Dauer aufrechterhalten werden können. Für diese Patienten kann eine **medikamentöse Therapie durchaus als sinnvolle Alternative** angesehen werden. Dies beinhaltet wiederum die womöglich lebenslange Einnahme von Medikamenten mit allen damit verbundenen Problemen.

Metformin hat sich im Rahmen des „Diabetes Prevention Program" als sicher und nebenwirkungsarm erwiesen. Aufgrund der vorliegenden und weiterer zukünftiger Erfahrungen könnte sich durchaus ein differenziertes Behandlungsangebot für Betroffene mit unterschiedlichen Voraussetzungen (je nach Alter, Geschlecht, Begleit- und Folgeerkrankungen) ergeben.

Perspektiven

Die Entstehung eines Typ-2-Diabetes kann aufgehalten werden! Damit steht Präventivmedizinern ein wirkungsvolles Anti-Aging-Instrument zur Verfügung. Die effektivste Maßnahme ist zweifelsfrei eine eingehende Veränderung der Lebensgewohnheiten. Hierbei ist es jedoch nicht mit der einfachen Empfehlung zu mehr Bewegung und ausgewogener Ernährung getan. Umfangreiche, **multiprofessionelle Strategien** müssen von Ärzten, Psychologen, Ökotrophologen, Kostenträgern und Politikern gemeinsam erarbeitet werden.

Umsetzbare Hilfestellungen zu einer Ernährungsumstellung, welche die Patienten individuell befriedigt und nicht Bedenken in Richtung einer Beschneidung ihrer Lebensqualität aufkommen lässt, müssen geleistet werden. Zudem müssen Sportmöglichkeiten angeboten werden, die für den Normalbürger finanzierbar und erreichbar sind und nicht nur von einer jugendlichen, finanzkräftigen Fitness-Generation genutzt werden.

Einer Ausgrenzung älterer und möglicherweise übergewichtiger Menschen muss von vornherein entgegen gewirkt werden. Auch reicht die einmalige Schulung der Patienten sicher nicht aus, um die Diabetesentwicklung aufzuhalten. Vielmehr muss die Prävention den Patienten lebenslang durch regelmäßige Beratungen und Schulungen begleiten.

Erste strukturierte Behandlungsprogramme bei **adipösen Kindern** zeigen, dass schon intensive, multiprofessionelle kontinuierliche Betreuung notwendig ist, wenn bereits Lebensgewohnheiten bestehen, die einer Adipositas Vorschub leisten. Unter diesem Aspekt wäre es sicher günstig, mit einer niedrigschwelligen „Lifestyle-Intervention" schon in Kindergärten und Schulen zu beginnen.

Derartige Veränderungen bedürfen zunächst großer und langfristiger finanzieller Unterstützung, eines politischen Willens und eines gesellschaftlichen Konsens. Dennoch ist es heute an der Zeit, den Wandel von einer reparativen Medizin hin zu einer präventiven Medizin zu vollziehen. Inwieweit derartige Visionen jedoch vor dem Hintergrund der heutigen gesundheitspolitischen Finanz- und Strategieplanung realisierbar sind, ist eine noch offene Frage.

Literatur

1. American Diabetes Association, National Institute of Diabetes Digestive and Kidney Diseases. The prevention or delay of type 2 diabetes. Diabetes Care 2002;25:742–9.
2. Chiasson JL, Gomis R, Hanefeld M, Josse RG, Karasik A, Laakso M. The STOP-NIDDM Trial: An international study on the efficiacy of an alpha-glucosidase inhibitor to prevent type 2 diabetes in a population with impaired glucose tolerance: rationale, design, and preliminary screening data. Study to prevent Non-Insulin-Dependent Diabetes Mellitus. Diabetes Care 1998;21:1720–5.
3. Definition, Diagnosis and Classification of Diabetes Mellitus and Its Complications: Report of a WHO Consultation. Geneva, Switzerland: Department of Noncommunicable Disease Surveilance, World Health Organisation; 1999.
4. Elia M. Obesity in the elderly. Obes Res. 2001;9 Suppl 4:244S-8.
5. Executive Summary of The Third Report of The National Cholesterol Education Program (NCEP) Expert Panel on Detection, Evaluation, and Treatment of High Blood Cholesterol in Adults (Adult Treatment Panel III). JAMA 2001;285:2486–97.
6. Haffner S, Taegtmeyer H. Epidemic obesity and the metabolic syndrome. Circulation 2003;108:1541–5.
7. Harris MI, Klein R, Welborn TA, Knuiman MW. Onset of NIDDM occurs at least 4–7 yr before clinical diagnosis. Diabetes Care 1992;15:815–9.
8. Kereiakes DJ, Willeson JT. Metabolic syndrome epidemic. Circulation 2003;108:1552–3.
9. Reaven GM. Banting lecture 1988. Role of insulin resistance in human disease. Diabetes 1988;37:1595–1607.
10. Reilly MP, Rader DJ. The Metabolic Syndrome. More than the sum of its parts? Circulation 2003;108:1546–51.
11. Sinha R, Fisch G, Teague B, et al. Prevalence of impaired glucose tolerance among children and adolescents with marked obesity. N Engl J Med. 2002;346:802–10.
12. The Diabetes Prevention Program Research group. The Diabetes Prevention Program: baseline characteristics of the randomized cohort. Diabetes Care 2000;23:1619–29.
13. Tuomilehto J, Lindström J, Eriksson JG, et al. Prevention of type 2 diabetes mellitus by changes in lifestyle among subjects with impaired glucose tolerance. N Engl J Med. 2001;344:1343–9.
14. Wilson PWF, Grundy SM. The Metabolic Syndrome. Practical Guide to Origins and Treatment: Part I. Circulation 2003;108:1422–5.
15. Wilson PWF, Grundy SM. The Metabolic Syndrome. Practical Guide to Origins and Treatment: Part II. Circulation 2003;108:1537–40.
16. Zimmet P, Alberti KG, Shaw J. Global and social implications of the diabetes epidemic. Nature 2001;414:782–7.

III Einfluss des Alterns auf sensible Organe und Systeme

12 Alter und Sinnesorgane – Prävention

Konrad Kohler, Donatus Nohr und Hans Konrad Biesalski

Sehen

Bedeutung des Sehens

Ein Verlust der visuellen Fähigkeiten und eine Verminderung der Sehkraft bedeutet für die Betroffenen in einer visuellen Kommunikationsgesellschaft eine zunehmende Isolation von Informationen und von gesellschaftlichen Vorgängen.

Hinzu kommt, dass die Mobilität des Einzelnen ganz wesentlich von seinem Sehvermögen bestimmt wird und ein Verlust des Gesichtssinns die Beweglichkeit erheblich einschränkt. Isolation und Abhängigkeit sind die Folge.

Natürliche altersbedingte Veränderungen im Auge

In der zweiten Hälfte der 4. Lebensdekade kommt es zur Ausbildung einer Altersweitsichtigkeit (Presbyopie), die durch einen Verlust der Elastizität der Linse verursacht wird. Dadurch wird das Akkommodieren, d.h. die Scharfeinstellung des Auges auf einen nahen Punkt, das zu einer Stauchung der Linse und damit zu einer Erhöhung ihrer Lichtbrechung führt, erschwert; der Nahpunkt für das scharfe Sehen rückt immer mehr in die Ferne.

Die Altersweitsichtigkeit erreicht etwa Mitte 60 ihren Gipfelpunkt, und die Veränderungen an der Linse gehen dann wieder in Richtung einer Kurzsichtigkeit zurück. Die Zunahme des Brechungsindex wird von einem fortschreitenden Verlust in der Transparenz der Linse begleitet, so dass sie bereits bei einem 50-Jährigen um rund das 10fache weniger durchsichtig als bei einem Kind sein kann. Linsentrübungen sind die Folge eines normalen Alterungsprozesses und stellen keine krankhafte Veränderung im Sinne einer Katarakt dar.

Die Photorezeptoren, die die äußere Retina bilden, und die Neurone, die in den inneren Schichten der Retina für eine erste Verarbeitung der Lichtsignale verantwortlich sind, verhalten sich bei fortschreitendem Alter ganz unterschiedlich.

Ursachen für natürliche Alterungsprozesse an der Linse und der Retina

Gene: Jüngste Untersuchungen haben in der Retina rund zwei Dutzend Gene nachgewiesen, deren Expression sich mit dem Alter ändert. Damit konnten zum ersten Mal Mechanismen identifiziert werden, die biologisch vorgegeben und spezifisch für die Retina an altersabhängigen Veränderungen beteiligt sind.

Umwelt und Lebensgewohnheiten: Bei den Alterungsprozessen im Auge sind äußere, umweltbedingte Faktoren und individuelle Lebensgewohnheiten von ganz entscheidender Bedeutung. Sowohl die optischen (Linse) als auch die neuronalen Komponenten (Photorezeptoren und Neurone) des Auges sind einer permanente Strahlenexposition ausgesetzt. Dies kann physiologischer Stimulus aber auch Schaden für das Auge bedeuten.

Der wesentliche Mechanismus der Schädigung besteht in der Bildung von toxischen Sauerstoffradikalen durch die permanente Lichtexposition und den hohen Sauerstoffgehalt im Auge (Augustin et al. 2001). Die Radikalschädigungen betreffen besonders die ungesättigten Fettsäuren (Lipidperoxidation), die DNA im Zellkern und den Um- und Abbau von Proteinen.

Altersabhängige Makuladegeneration (AMD)

! Die altersabhängige Makuladegeneration ist in den Industrieländern zur häufigsten Ursache für die Verminderung der Sehleistung jenseits des 50. Lebensjahres geworden und ist die häufigste irreversible Erblindungsursache im Alter (Holz 2003; Holz et al. 2003). Möglichkeiten der Prophylaxe und Prävention machen die AMD zu einem Paradebeispiel im medizinischen Anti-Aging.

Definition

Die AMD ist eine multifaktorielle, komplexe Erkrankung, bei der sowohl genetische als auch Umweltfaktoren eine Rolle spielen. Stoffwechselveränderungen im Bereich des retinalen Pigmentepithels führen letztendlich zum Untergang der Photorezeptoren in der Makula. Die Makula ist die zentrale Region in der neuronalen Netzhaut (Retina), und stellt die Stelle des schärfsten Sehens dar. Bei einer AMD tritt der Verlust der Sehleistung genau in diesem zentralen Gesichtfeld auf, das die höchste Bildauflösung besitzt und für das Lesen von ausschlaggebender Bedeutung ist.

Symptome

Die AMD verursacht keine Schmerzen. Die Sehdefizite treten meist zuerst nur an einem Auge auf. Häufig merken die Betroffenen die ersten Anzeichen beim Lesen: in der Mitte des Schriftbildes tritt ein verschwommener Fleck oder ein grauer Schatten auf, der mit der Zeit größer wird. Gerade Linien, z.B. an Fensterrahmen, können verzerrt erscheinen, Farben wirken blasser, die Sehschärfe lässt akut nach.

Epidemiologie und Risikofaktoren

Die Inzidenz der AMD steigt mit fortschreitendem Alter rapide (AREDS Report No. 8, 2001). In den USA erkrankten innerhalb einer Periode von 5 Jahren 4,5% der unter 75-Jährigen und 20,4% der über 75-Jährigen neu an AMD. So ist in der zweiten Hälfte des 7. Lebensjahrzehnts jeder Vierte mit dieser Erkrankung konfrontiert.

Die Identifikation von Risikofaktoren ist ein wesentlicher Schritt hin zu gezielten Vorbeugemaßnahmen. Hier können Anti-Aging-Maßnahmen den Zeitpunk für ein Einsetzen der AMD hinauszögern oder ihre Ausprägung mildern.

Genetische Faktoren haben einen starken Einfluss auf die Ausbildung einer AMD. Bisher wurde aber noch kein AMD-Gen gefunden, so dass von einer Vielzahl genetischer Determinanten für eine AMD ausgegangen werden muss. Zu den gesicherten Risikofaktoren zählen bei der AMD auch das **Rauchen** (Verdoppelung des AMD-Risikos) und **kardiovaskuläre Erkrankungen mit Bluthochdruck**. Daneben bestehen zahlreiche Hinweise für eine oxidative Schädigung.

Damit handelt sich bei der AMD um eine typische Erkrankung, bei der durch Anti-Aging eine wirkungsvolle Prävention möglich ist.

Pathophysiologie in Bezug zum Alterungsprozess

Durch die Exposition des Auges mit hochenergetischem kurzwelligen Licht und den hohen Sauerstoffgehalt der Netzhaut kann es zur Freisetzung toxischer Radikale kommen, die bevorzugt Lipide in Membranen peroxidieren. Die Außensegmente der Photorezeptoren sind besonders reich an solchen Membranen, die hier als Scheiben in dicht gepackten Stapeln vorliegen (Abb. 12.**1**).

Diese Scheiben werden andauernd am proximalen Ende der Außensegmente neu gebildet und dadurch weitergeschoben, bis sie schließlich am distalen Ende abgestoßen werden. Die abgestoßenen Membranen werden dann durch das retinale Pigmentepithel (RPE) aufgenommen, abgebaut und entsorgt.

Werden nun vermehrt Membranen mit photochemisch veränderten Molekülen vom retinalen Pigmentepithel phagozytiert, kommt es in den für den Abbau zuständigen Lysosomen des RPE zu einer Akkumulation toxischer und phototoxischer Metaboliten (z.B. Lipofuszin), die nicht mehr entsorgt werden können und den normalen Zellstoffwechsel nachhaltig stören („Membranabfall").

Eine besondere Rolle beim **Schutz der Makula** spielen verschiedene **Carotinoide**. Carotinoide sind Farbstoffe in Pflanzen, die diese nutzen, um sich gegen zellzerstörende Wirkungen von UV-Licht und Sauerstoff zu wehren. Sie können so genannte ROS (Kapitel 9) inaktivieren. Damit schützen sie die Pflanze vor aggressiven oxidativen Attacken.

Menschen nehmen mit pflanzlichen Lebensmitteln Carotinoide weitgehend unverändert auf, so dass diese ihre antioxidative Wirkung in gleicher Weise entwickeln können. Besonders in Haut und Auge, wo UV-Licht zusammen mit Sauerstoff zur Bildung der toxischen Radikale beiträgt, finden sich hohe Konzentrationen an verschiedenen Carotinoiden.

In der Makula sind besonders die beiden (farbigen) Carotinoide Lutein und Zeaxanthin vorhanden. Die Makula

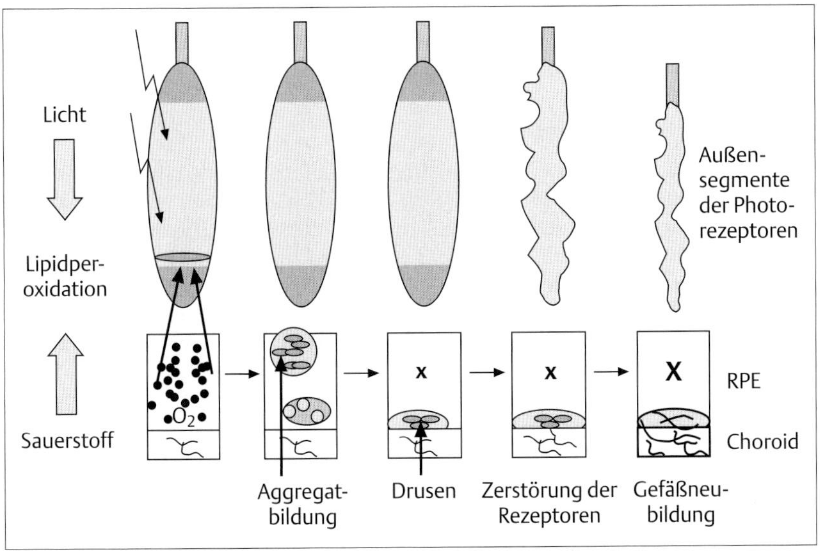

Abb. 12.**1** Degeneration der lichtsensitiven Außensegmente der Photorezeptoren in der Retina als Folge von Lipidperoxidation, Drusenbildung und Neovaskularisierung. Das X im retinalen Pigmentepithel (RPE) symbolisiert die zunehmende Störung im Zellstoffwechsel des RPE.

wird daher auch als „Gelber Fleck" bezeichnet. Lutein und Zeaxanthin können durch Radikale ausgelöste Schäden verhindern und somit der Entwicklung der AMD vorbeugen. Messungen der Luteinkonzentration in der Makula haben ergeben, dass Patienten mit AMD deutlich geringere Werte aufweisen als gesunde Vergleichspersonen.

Supplementierung mit Lutein in Dosisbereichen, die auch durch Ernährung erzielt werden können, führen zu einer messbaren Anreicherung dieses Carotinoids in der Makula. Unterstützt werden die Carotinoide durch die antioxidativen Vitamine C und E und möglicherweise durch einzelne Spurenelemente wie Zink und Kupfer. Durch die Einnahme einer Kombination aus Vitamin E, C, Beta-Carotin, Zink und Kupfer konnte in der ARED-Studie (2001) das Risiko für ein Fortschreiten der AMD bei bestimmten Patientengruppen deutlich gesenkt werden.

Therapie

Eine kausale Therapie für eine manifeste trockene AMD gibt es nicht. Zum jetzigen Zeitpunkt sind die Laserphotokoagulation und die photodynamische Therapie an kleinen Gefäßen in den zentralen Makulabereichen (Fovea) der einzige Therapieansatz mit einem gewissen Erfolg. Die Verfahren sind nur bei Patienten mit einer feuchten AMD sinnvoll. Rezidive sind mit 50% innerhalb von 2–5 Jahren häufig.

Prävention der AMD durch Einnahme von Supplementen

Um eine Grundlage im Sinne der evidenz-basierten Medizin zur Wirksamkeit von Antioxidanzien und Spurenelementen zu schaffen, wurde in den 1990er Jahren die **Age-Related Eye Disease Study (ARED)** initiiert. Untersucht wurde der Effekt einer Hochdosistherapie mit Vitamin C, Vitamin E, Zink und Beta-Carotin in 5- bis 15fach höheren Mengen als üblicherweise für den täglichen Bedarf empfohlen. Es bestanden folgende Therapiegruppen:

- Plazebo,
- Antioxidanzien (Vitamin C 500 mg, Vitamin E 400 IU, Beta-Carotin 15 mg),
- Zinkoxid (80 mg, Kupferoxid 2 mg) und
- Antioxidanzien plus Zink.

Bei Studienteilnehmern mit hohem Erkrankungsrisiko führte eine tägliche Einnahme von Antioxidanzien plus Zink gegenüber der nur mit einem Plazebo versorgten Kontrollgruppe zu einem um 25% geringeren Risiko AMD-Spätformen zu entwickeln. Auch die alleinige Einnahme des Antioxidanzien-Cocktails oder von Zink reduzierte das Risiko, allerdings zu einem deutlich geringeren Ausmaß (Antioxidanzien 17%, Zink 21%).

Good-Aging für die Praxis

Patienten mit mittelschweren und Spätformen der AMD können von einer Supplementierung mit Vitaminen C, E, Beta-Carotin und Zink profitieren.

Die in der ARED-Studie verabreichten Mengen an Antioxidanzien und Spurenelementen sind durch entsprechende Diät alleine nicht zu erreichen. Gegenwärtig sind auf dem Markt mehrere Präparate erhältlich, die die ARED-Medikation auch mit den geprüften Dosierungen enthalten.

AMD-Prävention durch Ernährung

Im Bereich der AMD-Prävention durch eine entsprechende Diät existieren eine Vielzahl von Untersuchungen mit nicht einheitlichen Ergebnissen. Insgesamt konnten die epidemiologischen Studien die Bedeutung der Carotinoide in der Prävention der AMD bestätigen. So haben Personen, die reichlich die beiden Carotinoide Lutein und Zeaxanthin verzehren, ein signifikant geringeres Risiko für AMD.

Auch korreliert ein hoher Plasmawert an Lutein und Zeaxantin mit einer hohen Pigmentdichte der Makula. Letztere ist wiederum mit einem reduzierten AMD-Risiko verbunden. Durch Anwendung von Lutein sowie anderen Antioxidanzien ist also eine wirksame Prävention dieser Alterserkrankung möglich. Die beiden Carotinoide Lutein uns Zeaxanthin kommen in besonders hoher Konzentration in tiefgrünem Gemüse vor (Abb. 12.**2**).

Good-Aging für die Praxis

Bereits regelmäßige kleine Portionen Spinat oder Grünkohl genügen, um das Auge ausreichend mit den wichtigen Carotinoiden zu versorgen. Die Versorgung mit dem antioxidativen Vitamin E lässt sich durch Pflanzenöl, mit Vitamin C durch Paprika oder Zitronen in ausreichender Menge erreichen.

Katarakt

Definition

Als altersabhängige, senile Katarakte (Grauer Star, Linsentrübung) werden Trübungen der Augenlinse bezeichnet, die sich ohne ersichtliche Ursache etwa ab dem 60. Lebensjahr ausbilden und zu einer Einschränkung der Sehschärfe führen (Kottler et al. 2003). Die Pathogenese ist multifaktoriell. Das Krankheitsbild entwickelt sich langsam und in enger Verbindung mit normalen Alterungsprozessen oft über Jahre.

Symptome

Das Hauptsymptom ist eine allmähliche Sehverschlechterung meist über Monate hin, die oft als Grauschleier empfunden wird. Vor allem bei Trübungen der hinteren

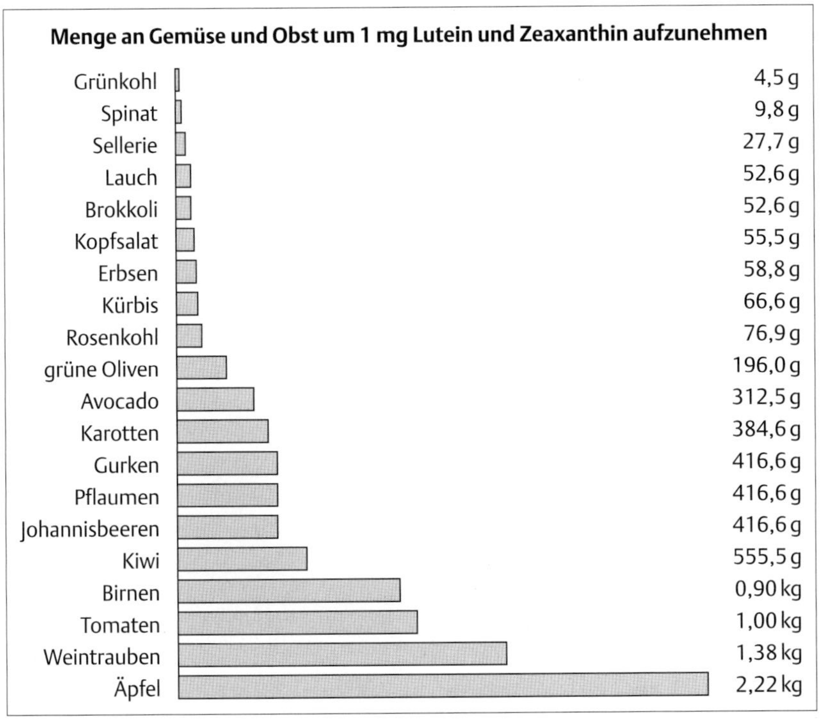

Abb. 12.**2** Aufnahme von Lutein und Zeaxanthin beim Verzehr verschiedener Gemüse und Obstsorten. Besonders effektiv wird Lutein beim Essen tiefgrüner Blattgemüse aufgenommen.

Linse kommt es zu Blendungsempfinden, bei nukleärer Katarakt (der Kern der Linse bricht stärker als die Rinde) zu monokularen Doppelbildern.

Epidemiologie und Risikofaktoren

Weltweit sind Katarakte die häufigste Ursache für Erblindungen mit ca. 25 Millionen Betroffenen. Katarakte verursachen bei ca. 110 Millionen Menschen eine schwere Sehbehinderung (Sehschärfe unter 0,1). Die altersbedingte Katarakt stellt hierbei die Hauptgruppe. Der Diabetes mellitus ist neben dem Alter der bedeutendste Risikofaktor für die Entwicklung einer Katarakt. Bei Diabetikern besteht eine 3- bis 4-mal höhere Kataraktprävalenz. Auch eine lebenslang andauernde hohe Sonnenlichtexposition kann den grauen Star begünstigen.

Good-Aging für die Praxis

Alle Faktoren, die das Diabetesrisiko senken, vermindern auch das Kataraktrisiko! Daher gilt: Eine fettarme und ballaststoffreiche Ernährung, eine Erhöhung des Anteils an ungesättigten Fettsäuren (Olivenöl) und Omega-3-Fettsäuren (Fisch) plus mehr als 4 Stunden körperliche Bewegung pro Woche.

Therapie

Die Katarakttherapie der Wahl ist das operative Entfernen der trüb gewordenen Linse und die Implantation einer Kunstlinse. Kataraktoperationen sind die am häufigsten durchgeführten operativen Eingriffe überhaupt. Sie erfolgen normalerweise unter Lokalanästhesie und dauern 10–20 Minuten. Eine Indikation zur Operation liegt gewöhnlich dann vor, wenn die Sehleistung durch eine Katarakt so reduziert ist, dass wichtige Dinge des täglichen Lebens nicht mehr alleine bewältigt werden können.

Prävention

Der **Schutz des Auges vor intensiver Lichtexposition** entweder durch Kopfbedeckung oder Brillen mit Lichtschutzgläsern gilt als effektive Kataraktvorbeugung. Dies betrifft besonders Lichteinwirkung mit hohen UV-Anteilen im Hochgebirge und an der See. Die empfohlene Expositionsprophylaxe sollte bereits frühzeitig im Leben beginnen.

Eine weitere Möglichkeit der Kataraktprophylaxe bietet die **Stärkung des antioxidativen Schutzsystems** der Linse. Zum Einsatz kamen bisher in Studien Vitamin C, Vitamin E, Folsäure, Riboflavin, Beta-Carotin, Lutein, Zeaxanthin und Zink.

Einzelne Untersuchungen zeigten dabei erhebliche protektive Effekte: Nach der Einnahme von Vitamin C, Vitamin E oder Multivitaminpräparaten war in der **Beaver Dam Studie** das Kataraktrisiko um 60% gegenüber der Kontrollgruppe ohne Supplementierung reduziert. Bei hohen Tagesdosen von Lutein und Zeaxanthin (rund 14.000 μg/Tag) wurde in der **Nurses' Health Studie** eine 22%ige Reduktion an Kataraktoperationen gegenüber eine Gruppe mit rund 10fach geringerer (1200 μg/Tag) Dosis berichtet.

Hören

Prävalenz

Ab dem 65. Lebensjahr leidet die Hälfte der Bevölkerung unter Hörstörungen, mit 90 sind es 90%. Der Prozess beginnt etwa ab dem 30. Lebensjahr.

Altersbedingter Hörverlust

Die Ätiologie des Hörverlusts im Alter (Presbyacusis) ist multifaktoriell. Störungen oder Veränderungen des Außen-, des Mittel- als auch des Innenohrs und letztendlich auch der neuronalen Verschaltung sind möglich. Ursächliche Zusammenhänge bestehen mit
- Diabetes mellitus,
- Hyperthyreose,
- Bluthochdruck,
- Koronarer Herzkrankheit,
- Schlaganfall und
- Gefäßerkrankungen.

Exogene Faktoren können Lärmexposition und Lifestyle (Ernährung, Alkohol, Nikotin, Medikamente) sein.

Zu den auch ursächlich zu nennenden **natürlichen Alterungsprozessen** (Seidman et al. 2002) zählen:
- die Gen-Repression mit letztendlichem Ausfall biologischer Systeme,
- eine Störung der interzellulären Kommunikation, z.B. Mutationen von Connexin-26, einem Gap-junction-Protein,
- Akkumulation von Abfallstoffen wie Lipofuscin, zerstörtes Kollagen oder eine Intimaverdickung sowie
- progressiver Verlust diverser Zellfunktionen.

Presbyacusis beginnt mit zunehmender bilateraler Verminderung der Hörfähigkeit. In den meisten Fällen sind zuerst die hohen Frequenzen nicht mehr zu erkennen. Interessanterweise wird „schlecht Hören" oft mit „schlecht Verstehen" verwechselt; bei Letzterem ist ein Erkennen und Bewerten der aufgenommenen Töne erschwert, nicht die Lautaufnahme selbst.

! Männer erleiden meist einen stärkeren Hörverlust als Frauen, der früher beginnt und auch schneller voranschreitet. Hohe Frequenzen sind besonders betroffen. Andererseits erleiden Frauen einen stärkeren Hörverlust bezogen auf niedrige Frequenzen.

Das im Innenohr eingebettete, flüssigkeitsgefüllte Labyrinth des Hör- und Gleichgewichtsorgans zeigt neben den neuronalen Anteilen wohl die ausgeprägtesten Altersveränderungen des Hörsystems. Die Haarzellen und Neurone stellen die verwundbarsten Anteile der Cochlea dar und sind beim Menschen nicht regenerierbar (Abb. 12.**3**).

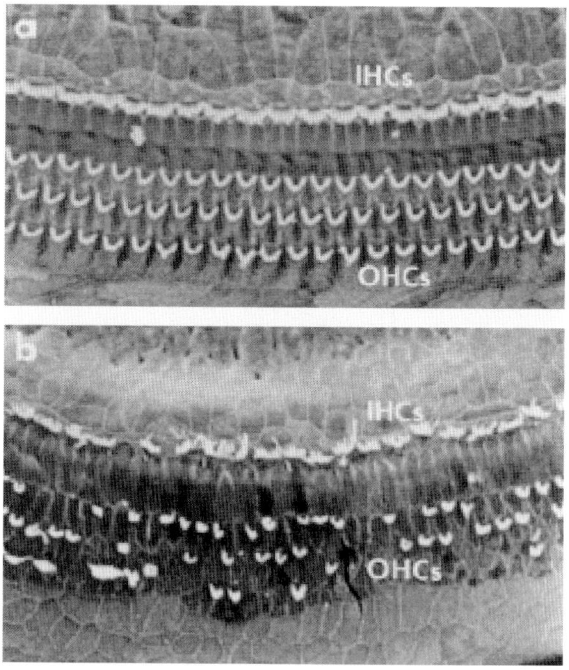

Abb. 12.**3a, b** Rasterelektronische Aufnahme aus einer intakten (**a**) und einer geschädigten (**b**) Cochlea. Die inneren Haarzellen (IHCs) stehen in einer Reihe, während die äußeren Haarzellen (OHCs) drei Reihen bilden. Weiß erscheinen die Stereovilli der einzelnen Zellen (aus Ryan 2000, Courtesy of Elizabeth M. Keithley).

Rolle von reaktiven Sauerstoffspezies, Vitaminen und Antioxidanzien

Ein potenziell negativer Einfluss so genannter reaktiver Sauerstoffspezies (ROS) oder freier Radikale ist für unterschiedlichste Zell- und Organsysteme erwiesen (Kapitel 9).

In der Cochlea finden mit zunehmendem Alter und bei Presbyacusis vermehrte Deletionen in mitochondrialer DNA (mtDNA) statt, wodurch die zelluläre Energieversorgung beeinträchtigt wird („mitochondrial clock theory"). Sowohl die auditorischen Symptome bei Morbus Menière als auch bei plötzlichem idiopathischem Hörverlust konnten durch Antioxidanzien (**Vitamine C, E**) oder **Radikalenfänger** (Scavengers; Rebamipid, Glutathion) signifikant verbessert werden.

Neben den antioxidativen Vitaminen spielt auch **Vitamin A** im Innen- und Mittelohr eine Rolle. Eine Supplementierung mit Vitamin A kann bei Lärmarbeitern das Ausmaß der lärminduzierten Hörverschlechterung verringern. Der Nachweis von Vitamin A in den äußeren und inneren Haarzellen sowie die Beobachtung, dass ein Vitamin A-Mangel (noch ohne klinische Symptome) im Tierversuch die Empfindlichkeit gegenüber lärminduziertem Hörverlust steigert, haben die Bedeutung des Vitamins für die strukturelle Integrität des Innenohrs weiter belegt. Dazu gehört die Wirkung von Vitamin A bei der Bildung von Gap-junctions und für die Regeneration von Sinneszellen im Innenohr.

Einfluss auf die Hörleistung durch geeigneten Lifestyle

Wie für viele andere Organe ist auch für das Hörsystem **allgemeine körperliche Fitness** von Vorteil. Viele Studien belegen, dass Menschen mit guten kardiovaskulären Werten sowohl besser hören als auch unempfindlicher gegen Lärm sind. Beide Parameter konnten von untrainierten Personen innerhalb eines 2-monatigen Aerobicprogramms erheblich verbessert werden. Eine besondere Rolle wird hierbei der Durchblutung des Innenohrs und des Gehirns zugesprochen. Andere Studien zeigen deutliche Hörstörungen bei Hyper- als auch bei Hypotonikern.

Lärm als starker kurzzeitiger Lärm oder Dauerlärm sollte unbedingt vermieden werden. Dies betrifft sowohl den Schutz am Arbeitsplatz als auch den meist privaten Musikgenuss, d.h. kontrollierte Lautstärke bei Lautsprechern und Kopfhörern, Vermeiden von Dauerlärm.

Medikamente können ebenfalls direkte Effekte auf das Hören haben. Für Antibiotika ist dies seit langem bekannt. Hochdosierte Salizylate bei Arthritis können zu Hörverlust und Tinnitus führen, ebenso wie Cisplatin bei der Krebstherapie.

Good-Aging für die Praxis

Ein gesunder Lebensstil, d.h. ausreichend Bewegung, wenig Lärmbelastung, vernünftiges vitamin- und ballaststoffreiches Essen, wenig Alkohol und Verzicht auf Nikotin sind in jedem Alter die besten Voraussetzungen zur Verringerung von Hörschäden im Alter.

Riechen und Schmecken

Physiologie des Geschmacks

Die beiden Sinne Riechen und Schmecken liegen nicht nur anatomisch, sondern auch physiologisch funktionell eng beieinander. Geschmack wird über spezielle Rezeptoren wahrgenommen, die in der Hauptsache auf der Zunge vorkommen, jedoch auch in die Schleimhaut von Gaumen, Pharynx und Larynx eingebettet sind. Die verantwortlichen Geschmacksknospen liegen eingebettet in Vertiefungen neben den Zungenpapillen und bestehen aus bis zu 50 Geschmackssinneszellen (Chemosensoren), die auf der Oberfläche eintreffende Substanzen bezüglich der Grundgeschmäcker differenzieren können.

Es gibt verschiedene Störungen des Geschmackssinns, die nicht nur im Alter, sondern auch aus unterschiedlichsten Gründen bei jüngeren Menschen auftreten können. Diese sind krankheitsbedingt, durch Medikamente induziert oder unklarer (idiopathischer) Ursache. Man unterscheidet:

- Dysgeusie (Parageusie; Fehlempfindung des Geschmackssinss; N. lingualis),
- Hypogeusie (Geschmacksabschwächung) und
- Ageusie (Geschmacksverlust).

Physiologie des Geruchs

Der Geruchssinn beginnt im so genannten Riechepithel, einem etwa Centstück großen Areal, das beidseits des Nasenseptums das Dach der Nasenhöhle auskleidet. Die hier vorliegenden Riechepithelzellen, ebenfalls Chemosensoren, nehmen die Geruchsstoffe mittels auf der Oberfläche ausliegender, fadenförmiger Fortsätze auf. Die Geruchsinformation wird über Riechfäden (*Fila olfactoria*) durch die knöcherne Basis der vorderen Schädelgrube zum Riechkolben geleitet, der zum *N. olfactorius*, dem 1. Hirnnerven gehört.

Wie beim Geschmack wird auch hier die Information an höhere Zentren (Rhinencephalon) weitergeleitet, wo sie mit Gedächtnisinformation verquickt und dann entsprechend wahrgenommen wird. Der Geruchssinn ist der Sinn, der uns die über die Grundgeschmacksarten hinausgehenden und allgemein ebenfalls als „Geschmack" bezeichneten Wahrnehmungen vermittelt. Eine Nahrung wird also nicht am Geschmack, sondern an ihren Duftmolekülen erkannt. Beim Krankheitsbild der Anosmie (fehlende Geruchswahrnehmung) ist es ein großes Problem der Betroffenen, ihr Essen nicht schmecken zu können.

! Geschmack und Geruch sind zwei Sinneswahrnehmungen, die zwar getrennte Sinnesorgane besitzen, in ihrer Wahrnehmung jedoch eng miteinander verknüpft sind. Den vier (fünf) Grundgeschmacksrichtungen salzig, süß, sauer, bitter (umami) des Geschmackssinns stehen eine nahezu unzählbare Anzahl an Geruchsempfindungen zur Seite.

Altersbedingte Veränderung der Geschmacks- und Geruchsorgane

Wie der Körper insgesamt, so unterliegen auch die Sinnesorgane für Geruch und Geschmack altersbedingten Veränderungen. Sie führen in erster Linie zu einer Verringerung ihrer Leistungsfähigkeit, so dass die Fähigkeiten zu riechen und zu schmecken abnehmen. Immer häufiger tritt mit einem Alter ab 50–60 Jahren das Phänomen auf, dass altvertraute Gerichte anders, in erster Linie fade, schmecken, obwohl sich nachweislich nichts an deren Zubereitung geändert hat.

In diesem Zusammenhang ist es bedeutsam, dass etwa 80–90% der Information, die wir als Geschmack empfinden, eigentlich über den Geruchssinn wahrgenommen wird. So müssen altersbedingte Defizite immer auch in diesem Zusammenhang gesehen werden.

! Geschlechtsunterschiede bestehen darin, dass Männer generell und in jedem Alter schlechter riechen können als Frauen und darüber hinaus zusätzlich ein höheres Risiko in Bezug auf den Geruchsverlust haben.

Geschmack: Der Funktionsverlust hat nicht ausschließlich mit der abnehmenden Menge oder Dichte der Geschmacksknospen zu tun, obwohl hier ab 50 Jahren ein Verlust auf letztlich 80–10% zu beobachten ist. Bei Säuglingen wird eine Zahl von etwa 10.000 Knospen angegeben; die Alterswerte sinken je nach Untersuchung auf 1000–5000. Offensichtlich hängt der Erhalt des Geschmacksinns im Alter auch vom allgemeinen Gesundheitszustand ab.

Oft bleiben später nur noch diffuse Vorstellungen oder Erinnerungen an spezifische Geschmacksrichtungen. Das tägliche Essen wird dann nur noch undifferenziert erkannt und somit oft als fade schmeckend empfunden. Mit der Zeit ergibt sich daraus eine oft beobachtete zunehmende Appetitlosigkeit und ungenügende Nahrungsaufnahme.

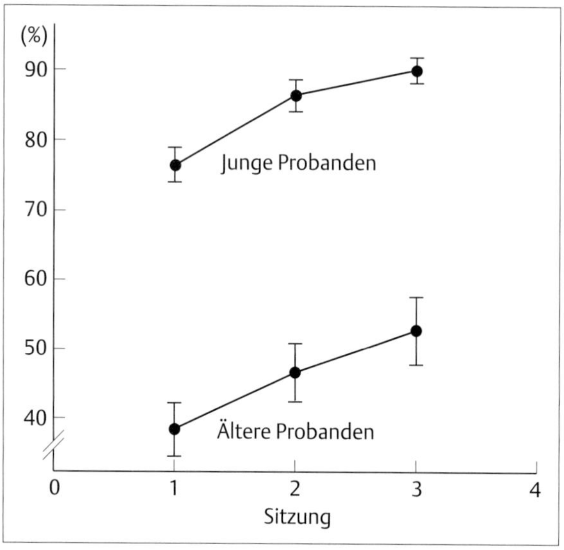

Abb. 12.**4** Prozentualer Anteil richtiger Nennung von Alltagsgerüchen in drei verschiedenen Sitzungen. Beide Altersgruppen zeigen einen Lerneffekt, doch zeigen die Älteren generell schlechtere Resultate (aus Cain u. Stevens 1989).

! Im Alter reduziert sind die Wahrnehmungen für bitter (Koffein), salzig (NaCl) und, wenn auch weniger prägnant, für sauer (Zitronensäure). Die Geschmacksqualität süß (Sukrose) scheint nicht betroffen zu sein.

An erster Stelle der exogenen Faktoren stehen Medikamente. Sie verursachen eine Dysgeusie oder gar Ageusie, und zwar abhängig von Dosis und Expositionszeit.

Rauchen spielt ebenfalls eine Rolle bei der Geschmacksperzeption. Zwei japanische Studien ergaben für alle 4 Grundgeschmäcker Hinweise für erhöhte Schwellenwerte; statistisch signifikant war die Geschmacksstörung durch Rauchen jedoch nur für bitter und sauer.

Geruch: Auch die Riechsinneszellen werden im Alter weniger neugebildet, so dass sich ihre Gesamtzahl reduziert. Zunehmend wird das Riechepithel durch ein respiratorisches Epithel ersetzt. Bezogen auf die Reizweiterleitung und Verarbeitung im Gehirn gilt sinngemäß dasselbe wie für den Geschmack, d.h. auch hier findet eine Minderung der Leistungsfähigkeit statt. Das Erinnern von Gerüchen nach wiederholter Geruchsexposition ist bei alten Menschen schwieriger als bei jungen.

Abb. 12.**4** zeigt die Ergebnisse einer Untersuchung, in der jüngere und ältere Menschen 40 verschiedene All-

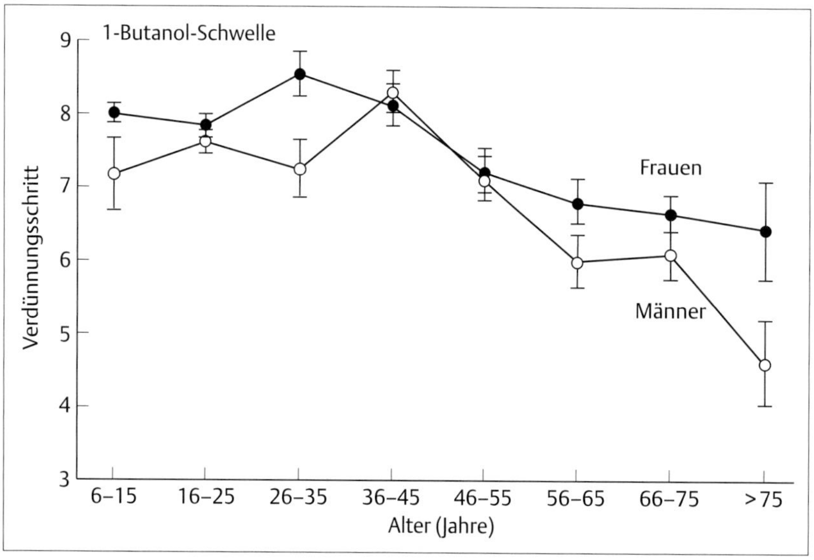

Abb. 12.**5** Abnahme der Riechleistung mit dem Alter am Beispiel 1-Butanol. Zu beachten sind die Geschlechtsunterschiede ab der 6. Dekade (aus Cain u. Stevens 1989).

tagsgerüche in drei Versuchen erkennen sollten. Die älteren Menschen gaben nur knapp 50% richtige Antworten.

Geruchsverlust ist nicht exklusiv ein Phänomen des höheren Alters. Verlust des Riechvermögens beginnt schon ab etwa 20 Jahren und setzt sich kontinuierlich fort. Männer sind in stärkerem Maße hiervon betroffen als Frauen (Abb. 12.**5**).

Eine Prävention dieser altersbedingten Störungen ist nicht bekannt.

Good-Aging für die Praxis

Beide Sinnesqualitäten nehmen mit zunehmendem Alter natürlicherweise ab. Hauptsächlicher exogener Risikofaktor sind Medikamente. Während eine allgemein gute Gesundheit auch die Qualität dieser Sinnessysteme auf höherem Niveau erhält, haben Rauchen und langfristige Schadstoffbelastung einen negativen Einfluss. Geschlechtsunterschiede treten bezogen auf den Geschmack kaum, beim Geruch etwas stärker, und zwar mit schlechteren Altersleistungen der Männer, auf.

Entsprechend der persönlichen Geruchs- und Geschmackswahrnehmung sollte die Ernährung geschmacklich attraktiv und wohlriechend sein, so dass eine qualitativ adäquate Versorgung mit Lebensmitteln gewährleistet ist.

Literatur

1. AREDS Report No. 8. Age-Related Eye Disease Study Group. A randomized, placebo-controlled, clinical trial of high-dose supplementation with vitamins C and E, beta carotene, and zinc for age-related macular degeneration and vision loss. Arch Ophthalmol. 2001;119:1417–1436
2. AREDS Report No. 9. Age-Related Eye Disease Study Group. A randomized, placebo-controlled, clinical trial of high-dose supplementation with vitamins C and E, and beta carotene for age-related cataract and vision loss. Arch Ophthalmol. 2001;119:1439–1452.
3. Augustin AJ, Dick HB, Winkgen A, Schmidt-Erfurth U. Ursache und Prävention oxidativer Schäden des Auges. Der Ophthalmologe 2001;98:776–797.
4. Cain WS, Stevens JC. Uniformity of olfactory loss in aging. Ann NY Acad Sci. 1989;561:29–38.
5. Holz FG. Die altersabhängige Makuladegeneration – AMD. Medgen 2003;15:1–6.
6. Holz FG, Pauleikhoff D, Spaide RF, Bird AC. Altersabhängige Makuladegeneration. 2. Auflage. Springer Verlag, 2003.
7. Kottler UB, Dick HB, Augustin AJ. Ist die Katarakt vermeidbar? Der Ophthalmologe 2003;100:190–196.
8. Ryan AF. Protection of auditory receptors and neurons: evidence for interactive damage. PNAS 2000;97(13):6939–6940.
9. Seidman MD, Ahmad N, Bai U. Molecular mechanisms of age-related hearing loss. Ageing Res Rev. 2002;1:331–343.

13 Hautalterung: Hormonelle Einflüsse und protektive Rolle der Ernährung

Johannes Huber und Hans Konrad Biesalski

Einleitung

Die Haut als größtes und nach außen gerichtetes Organ ist vielfachen **extrinsischen Schadenseinwirkungen** (Kapitel 36) und **intrinsischen Einflüssen** ausgesetzt. Der Funktionszustand und die Gesundheit und damit auch die „Attraktivität" der Haut wird sowohl von der Genetik als auch von selbst beeinflussbaren Faktoren wie etwa UV-Strahlung, Rauchen, Ernährung, Stress u.a.m. beeinflusst.

In besonderer Weise ist das Organ Haut **hormonellen Einflüssen** ausgesetzt. Zum einen ist die Haut ein differenziertes parakrines Organ. Außerdem unterliegt sie einer komplexen hormonell-immunologischen Regulation. Endokrine Mangelzustände im Hinblick auf den sich im Alter ändernden Hormonstoffwechsel bei Frau und Mann schlagen sich zwangsläufig auf der Haut des alternden Menschen nieder.

Schon wegen der Vielschichtigkeit ihrer Funktionen und der Besonderheiten der Belastungen muss die Haut ausreichend und spezifisch ernährt werden. Neben Makronährstoffen, Vitaminen, Mineralstoffen und Spurenelementen benötigt die Haut viele Substanzen, um nicht nur gesund auszusehen, sondern um auch den täglichen Attacken chemischer und mechanischer Art gewachsen zu sein.

Hautalterung durch UV-Strahlen (Photoalterung)

Photobiologische Schädigung

Durch UV-Einstrahlung werden reaktive Sauerstoffverbindungen (ROS; Kapitel 9) in der menschlichen Haut generiert. Als Folge entstehen DNA-Strangbrüche. Zusammen mit der Bildung toxischer, so genannter Photoprodukte kommt es zur vorzeitigen Alterung der Haut und zu einem erhöhten Hautkrebsrisiko. Um eine photobiologische Reaktion hervorzurufen, müssen die Photonen die Haut durchdringen und von Zielmolekülen, den **Chromophoren**, absorbiert werden.

Im **UV-B-Bereich** absorbieren v.a. Nukleinsäuren und Proteine, daneben auch NADH, Chinone, Flavine, Tetrahydrobiopterin, Protein-Kofaktoren und lösliche Metaboliten. Viele Chromophore, die im **UV-A-Bereich** absorbieren, sind nur in geringen Konzentrationen in der Zelle enthalten. Je langwelliger das Licht ist, desto tiefer kann es in die Haut eindringen. Aus diesem Grund sind v.a. die oberen Gewebeschichten der Haut von Strahlenschäden betroffen.

Längerwelliges Licht ist vor allem über Einzelstrangbrüche an der DNA-Schädigung beteiligt, die nicht als Resultat einer DNA-Photon-Interaktion, sondern durch ROS entstehen. Diese reagieren mit der DNA und bilden Oxidationsprodukte wie 8-Hydroxyguanin, welche wiederum zu Strangbrüchen führen.

Maßgeblich im molekularen Initialisierungsmechanismus der photobiologischen Schädigung sind die Chromophoren, welche als **Photosensitizer** wirken. Ein Photosensitizer im angeregten Zustand kann ein Elektron oder Energie auf molekularen Sauerstoff übertragen und so das Superoxid-Anion (O_2-) oder Singulettsauerstoff ($^1O_2$) bilden. Singulettsauerstoff reagiert mit ungesättigten und mehrfach ungesättigten Fettsäuren unter Bildung von Hydroperoxiden. Diese zerfallen unter Beteiligung eines Katalysators (Fe^{2+}) und bilden dabei modifizierte Lipide und weitere Radikale.

Bedeutung der extrazellulären Matrix

Der Begriff **„Photoaltern"** wurde erst in neuerer Zeit geprägt und bezeichnet die Verstärkung der intrinsischen Hautalterung durch chronische Sonnenlichtexposition. Mehr als 80% der äußerlich sichtbaren und histologisch nachweisbaren Veränderungen der Haut, die wir als Alterserscheinungen (Kapitel 36 u. 37) deklarieren, werden durch UV-Licht verursacht.

Während für den normalen Alterungsprozess die Verfestigung des Kollagens durch Quervernetzungen einzelner Proteinketten mitverantwortlich ist, wird durch Lichteinwirkung ein Kollagenabbau durch Proteolyse ausgelöst. Das Signal für die dazu erforderliche Expression der **M**atrix**m**etallo**p**roteinasen (MMPs) wird über Transskriptionsfaktoren wie AP-1 und NFκB (s.u.) vermittelt. Selbst bei suberythemalen UV-Strahlendosen werden schon innerhalb von Minuten die Transskriptionsfaktoren hochreguliert.

Viele der beim Kollagenabbau entstehenden Stoffwechselprodukte sind entzündungsauslösend. Die Photoalterung der Haut ist daher auch als ein **Zustand einer chronisch persistierenden Entzündung** anzusehen. Morphologisch wandelt sich dabei die Dermis der Haut in eine amorphe Masse um. Wahrscheinlich können die Schäden nicht wieder vollständig repariert werden, und die wiederholt einsetzende Verletzung hinterlässt eine unsichtbare Narbe.

Die Ansammlung dieser Narben einer über Jahre andauernden Sonnenlichtexposition führen zu den sichtbaren Veränderungen der Hautoberfläche, welche für das Erscheinungsbild des Photoalterns verantwortlich sind.

Grundlage der Altersprävention der Haut

Alterspräventive Interventionen an der Haut sind mit den Mechanismen der Zytokinsteuerung, die während der Embryonalentwicklung die Hautbildung modulieren und von denen einige im späteren Leben weiter regenerierende und unterstützende Aufgaben in der Haut wahrnehmen, eng verknüpft. Die Regeneration der Haut gleicht, ähnlich wie bei anderen Organen, einem Dialog zwischen dem aus dem Ektoderm stammenden Epithel und den darunter liegenden mesodermalen Schichten.

In der Haut sind zwei Anteile zu unterscheiden, die während der embryonalen Entwicklung interagieren und eng miteinander verbunden sind. Die **Epidermis** (Oberhaut) und die **Dermis** (Lederhaut).

Erstere entsteht aus dem Ektoderm, die Dermis aus dem Mesoderm, im Kopfbereich auch aus dem Mesektoderm (Neuralleiste). Die Proliferation der basalen epidermalen Zellen wird durch Wachstumsfaktoren kontrolliert:

- EGF, TGFα, IGF1 und FGF1/-2 fördern die Proliferation;
- Interferone TNFα und TGFβ reduzieren sie.

Diese **Zytokine** haben auch für die Regeneration der Haut im adulten Leben Bedeutung, genauso wie die Steuerung der Ektodermdifferenzierung durch die Dermis. Wird etwa Ektoderm der Fußsohle mit der Dermisanlage der Kopfhaut kombiniert, dann entwickelt sich die typische Kopfhaut mit Haaren. Dies unterstreicht den auch für die Hautregeneration notwendigen Dialog zwischen Dermis und Epidermis. Als Mediatoren dieser dermoepidermalen Interaktion fungieren die Catherine, der NGF, der EGF und die Retinoide.

Für die Altersprävention der Haut ist das Verständnis von **symmetrischer und asymmetrischer Zellteilung** der noch in der Haut enthaltenen Stammzellen wichtig. Während die asymmetrische Mitose, in der aus Stammzellen Prokeratinozyten und Keratinozyten entstehen, durch die erwähnten Wachstumsfaktoren und Zytokine gesteuert werden, wird bei der symmetrischen Teilung aus einer Stammzelle wieder eine neue Stammzelle, die noch nicht differenziert ist. Bei der Steuerung der symmetrischen Zellteilung spielen embryonale Wachstumsfaktoren, aber auch die Proteine p53, p63 und p73 eine wichtige Rolle.

Die Stammzellen für die Haut finden sich in der Nähe des Haarfollikels, in engem Kontakt zum M. arrector pili. Die Stammzellen können sich zu **„Transit amplifying (TA)“-Zellen** teilen, die so flexibel sind, dass sie entweder Haare bilden oder nach außen wandern und zu Epidermis werden. In ähnlicher Weise besitzt auch die Kornea des Auges eine Nische, in der Stammzellen beheimatet sind, welche vertikal auswandern und die Hornhaut regenerieren.

Die Haarfollikelumgebung ist eine Quelle epidermaler Stammzellen, die durch die hohe Synthese von Beta-1-Integrinen identifiziert werden können. Die Rolle des p53-Moleküls ist gerade an der Haut in seiner Funktion als Stammzellkoordinator gut dokumentiert (Kapitel 6).

Bei der **endogenen Seneszenz der Haut** spielt das **Hormonmilieu** eine herausragende Rolle. Gemeint sind auch die zahlreichen Wachstumsfaktoren, die während der Embryonalzeit die Ausbildung der Haut und den ektodermal-mesenchymalen Dialog steuern und auch im adulten Leben an der Regeneration der Haut beteiligt bleiben. Einen zentral regulierenden Einfluss auf die Hautregeneration haben die Sexualsteroide Östradiol, Progesteron und Testosteron.

> **!** Die Keratinozyten sind in der Lage, aus Cholesterin Steroide zu bilden, eine Eigenschaft, die mit zunehmendem Alter abnimmt. Dadurch leidet auch die Hautqualität, was durch eine topische Behandlung mit Sexualsteroiden ausgeglichen werden kann.

Die Epidermis, ein parakrines Hormongewebe

Östrogene wirken auf die Epidermis anabol. Sie stimulieren die epidermale Differenzierung und erhöhen die mitotische Aktivität im Stratum germinativum.

Damit steht die protektive und kosmetische Wirkung dieses C18-Steroids außer Zweifel. Vom **Östrogen** abhängig sind andere Wachstumsfaktoren in der Haut, unter denen der durch Östrogene induzierte **IGF-1** eine herausragende Bedeutung hat. Durch den Östrogenrezeptorkomplex werden die in der Epidermis liegenden Fibroblasten angeregt, den IGF freizusetzen, der dann in einem zweiten Schritt das Epithel, nämlich die Epidermis stimuliert.

IGF-1 ist ein mitosesteigerndes Protein, das in zahlreichen Zellen über die S-Phase in den Zellzyklus eingreift und nicht nur in der Haut, sondern auch in anderen Organen vom 17-beta-Östradiol als zwischengeschaltete Relaysubstanz, die erst die eigentliche Wirkung vermittelt, benützt wird. Die östrogeninduzierte Produktion des IGF findet nicht in den Keratinozyten selbst statt, sondern in den kutanen Fibroblasten, die die Keratinozyten in die S-Phase bringen.

Im Stratum basalis und im Stratum spinosum finden sich hohe Konzentrationen des IGF-Rezeptors. Wird er auch in den höheren Hautschichten der Epidermis exprimiert, so kann dies zu einem überschießenden, völlig ungeordneten Wachstum der Keratinozyten führen; das klinische Bild der Psoriasis resultiert. Im Laufe des Lebens und v.a. während des Alterungsprozesses variiert die Konzentration der IGF1-Rezeptoren in der Haut. Die parakrine Aktivität der Haut ist in Abb. 13.**1** dargestellt.

Testosteron erhöht den Keratingehalt. Dies geschieht über eine gesteigerte Synthese der Tonofilamente, die eine höhere Bereitstellung des Keratins in den Korniozyten ermöglichen. Der Androgenrezeptor und der nukleäre Faktor kappa B (NFκB) konkurrieren um einen gemeinsamen Koaktivator, nämlich um das CREB-Bindungsprotein. **NFκB** ist eines der wichtigsten Transskriptionsproteine bei inflammatorischen Reaktionen, die während des Alterungsprozesses fortdauernd zunehmen.

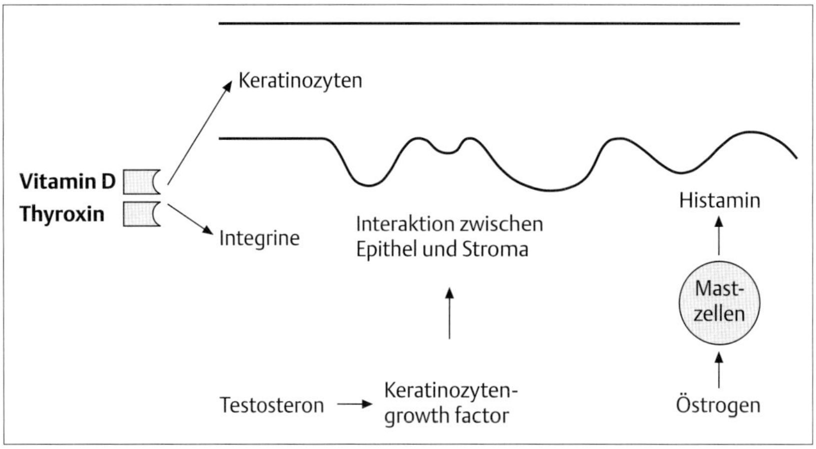

Abb. 13.**1** Sowohl die Epidermis wie auch die Dermis und die Subkutis stehen unter dem Einfluss zahlreicher systemischer und parakriner Hormone, welche für die Gesundheit der Haut mitverantwortlich sind. Vitamin D3 und Thyroxin steuern die Proliferation der Keratinozyten. In der Dermis regulieren sie die Integrinsynthese. Testosteron wirkt wie ein Keratinozyten-Growth-Factor. Östrogene stimulieren die in der Haut vorkommenden Mastzellen zur Freisetzung von Histamin.

Sexualsteroide besitzen die Fähigkeit, den aktivierten NFκB zu binden. Möglicherweise erklärt dies die antiinflammatorische Wirkung der Androgene. Ebenfalls interferiert der Androgenrezeptor mit Transskriptionsfaktoren, die für die Matrixmetalloproteinasen verantwortlich sind. Die unterdrückende Wirkung der Androgene auf MMPs ist ein weiterer protektiver Mechanismus, den man auch beim Progesteron findet.

Über einen ähnlichen molekularbiologischen Rezeptormechanismus, dessen sich die Geschlechtssteroide bedienen, agiert auch das **Vitamin D3**, das entsprechend seiner chemischen Struktur und entsprechend seines Rezeptors als Steroidhormon-Analog einzustufen ist.

! Vitamin-D-Synthese und damit die Vitamin-D-Konzentration nehmen in der alternden Haut ab. Dieser Aspekt ist für die Altersprävention der Haut von Bedeutung, da Vitamin D die Orthokeratose der Keratinozyten steuert.

Wie Östrogene übt Vitamin D3 so auf die epidermale Differenzierung einen positiven Einfluss aus. An den Keratinozyten stimuliert das Vitamin D die Differenzierung und reduziert gleichzeitig die Proliferation.

Neben den Keratinozyten findet man in der Haut auch Melanozyten, Merkelzellen und Langerhanszellen. Letztere entstehen aus Monozyten, die vom Knochenmark in die Haut einwandern und sich dort differenzieren. Sie spielen bei allergischen Reaktionen eine Rolle. Da sie in der Lage sind, Interleukine zu synthetisieren, wird eine Rolle bei der stressbedingten Haut- und Haaralterung angenommen. Testosteron, Östradiol und Progesteron haben unterschiedliche Aktivitäten an den genannten Zelltypen (Abb. 13.**2**).

Mit der Hautalterung verbunden ist auch eine **veränderte Aktivität der Melanozyten**. Diese synthetisieren und speichern das Hautpigment Melanin in den Melanosomen und geben es an die benachbarten Keratinozyten ab. Die Stimulierung der Melanozyten ist nicht nur UV-abhängig, sondern über ACTH auch durch Stress getriggert (Abb. 13.**3**). Dies kann den Zusammenhang zwischen langer Stressexposition (endogen oder exogen) und **Altersflecken** erklären.

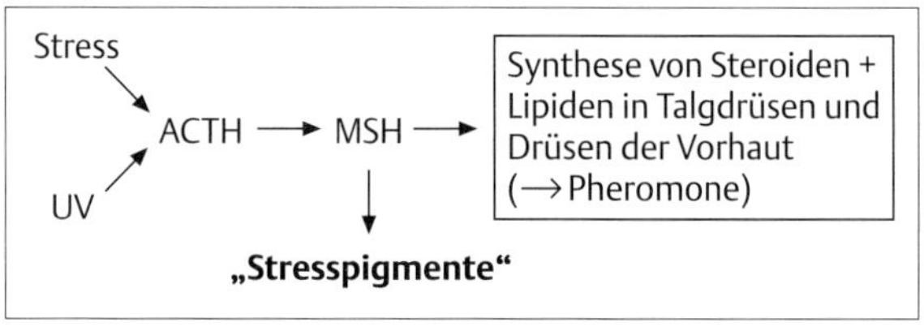

Abb. 13.**2** Sowohl durch Stresssituationen wie auch durch UV-Exposition wird in der Haut ACTH stimuliert, welches das die Melanozyten stimulierende Hormon (MSH) zur Pigmentbildung und Synthese von Lipiden spezieller Funktion anregt.

Unter Östradiol nehmen die Melanozyten an Größe und Melaningehalt zu (Sexualpigmentierung!).

Altersflecken können unterschiedlicher Genese sein. Hauptursache ist zweifellos die gestörte Melaninsynthese durch endogene oder exogene Stressfaktoren. Ein weiterer Mechanismus ist die im Alter zunehmende Glycosylierung von Proteinen, die die **Schiff'sche-Basen** erzeugen (Seite 85). Diese lagern sich im Kollagen und im Bindegewebe ab und beeinträchtigen die Integrität der Stützmoleküle. Schiff-Basen entstehen präferenziell bei einer Hyperglycosämie im Rahmen eines Diabetes mellitus, können aber auch durch die Anwesenheit freier Radikale induziert werden.

Freie Radikale können über das Retinol-Retinaldehyd-System die Ausbildung der Schiff-Basen beschleunigen. Der die Radikale hemmende Effekt von Östradiol scheint auch hier zur Wirkung zu kommen. Da die Glycolysierung zur Schiff-Base führt, ist wahrscheinlich ein normaler Zuckerhaushalt auch für die Haut wichtig.

Scavenger-Mechanismen in der Haut

Die eingangs beschriebenen photobiologischen Schädigungen der Haut durch freie Radikale induzieren einen Alterungsprozess. Als Abwehrreaktion hat die Haut zahlreiche Mechanismen entwickelt, um sich vor freien Radikalen zu schützen, allen voran durch die **Etablierung radikalfangender Enzyme**.

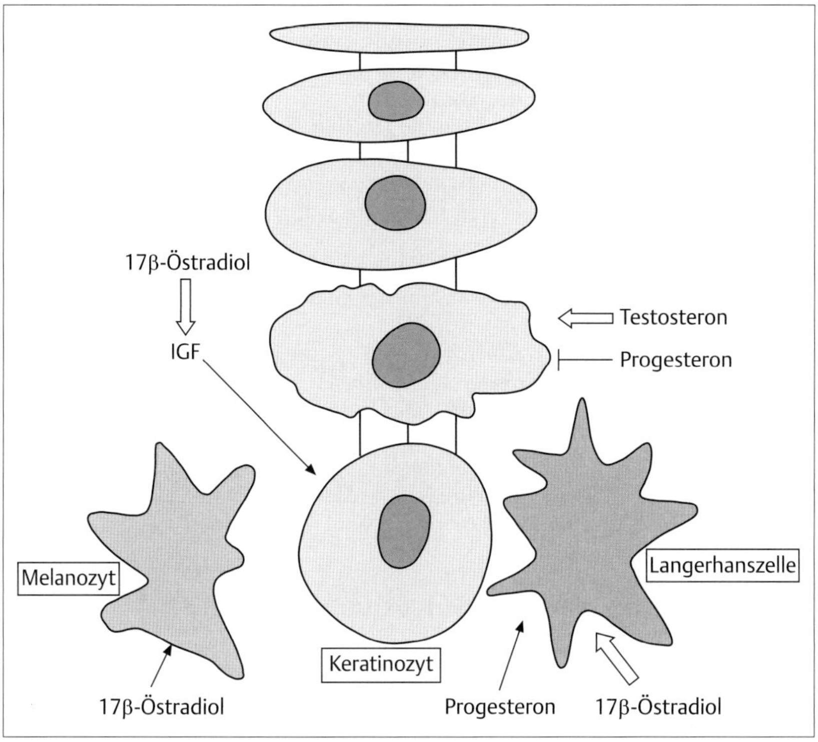

Abb. 13.**3** Während Testosteron auf die Keratinozytenreifung genauso wirkt wie Östradiol (IGF-vermittelt), hat Progesteron v.a. auf die Langerhans-Zellen in der Haut einen Einfluss.

An der Außenseite der Keratinozyten wirkt die Thioredoxinreduktase, die die Reduktion von Sauerstoffradikalen zu Peroxidionen katalysiert. Auch eine Katalase ist in den Keratinozyten zu finden, die mit dem Grad der Differenzierung ansteigt. Da die äußere Keratinozytenschicht im besonderen Maße freien Radikalen ausgesetzt ist, besitzt sie die höchste Aktivität an Katalase. Auch die dazwischen gelagerten Fibroblasten weisen eine derartige Enzymaktivität auf. Sie können die Expression der Glutathionperoxidase sowie der Superoxiddismutase abrufen, wenn eine starke Radikalbelastung in der Haut stattfindet. Auch Co-Enzym Q ist in hoher Konzentration in der oberen Hautschicht enthalten. Aminoguanin kann in der Haut die Ausbildung von Schiff-Basen hemmen (Abb. 13.**4**).

Unabhängig davon befinden sich in der Haut auch Thiole. Das sind Schwefelwasserstoffreste, die aus der Aminosäure Glutathion herausragen und in der Lage sind, in direkter Weise Radikale zu binden. Thiole fungieren aber auch als Kofaktoren für die Glutathionperoxidase.

Einen direkten radikalschützenden Einfluss auf die Haut haben **Östrogene**. Sie sind in der Lage, direkt zwischen den einfachen Doppelbindungen des Phenolringes Radikale einzufangen und wirken demnach ähnlich wie die Vitamine E und C.

Dass ein Überschuss an freien Radikalen bei der Hautalterung tatsächlich eine Rolle spielt, wird bei der altersbedingten Lipofuszin-Einlagerung (Lentigo senilis) deutlich. Denn sie ist durch eine Abnahme der lokalen Glutathionreduktase verursacht. Freie Radikale verändern auch die Strukturen von Makromolekülen, v.a. von den in den Zellmembranen eingelagerten Fettsäuren und Lipoproteinen.

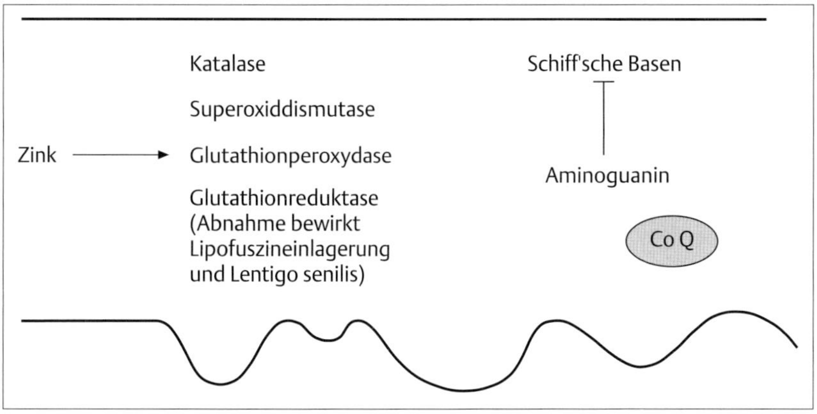

Abb. 13.**4** Eine Reihe von Radikalfang-Enzymen ist in der Haut lokalisiert, welche für die Integrität dieses Organs von großer Bedeutung ist. Zink stimuliert die Gluthationperoxidase; Coenzym Q verhindert die Bildung von Schiff'sche Basen.

Die Dermis

Sie ist die unter der Epidermis gelegene Hautschicht, die sich bis zum subkutanen Fett erstreckt und aus verschiedenen Zellarten besteht. Sie stammt aus dem Mesoderm und kontrolliert und moduliert die Stützfunktionen in der Epidermis.

Fibroblasten synthetisieren das intrazelluläre Gerüst der Haut, das Kollagen, das Elastin sowie die dermale Matrix. Die primäre Aufgabe der Histiozyten ist die Phagozytose von abgestorbenen Zellen, Fetten und Proteinen. Sie sind immunologisch aktiv, produzieren Interferone und steuern damit endokrin-immunologische Vorgänge. Mastzellen vermitteln allergische und entzündliche Reaktionen und enthalten u.a. Histamin und Serotonin.

Die dermale Matrix

Der Einfluss von Sexualsteroiden auf Histiozyten und Mastzellen ist hier von besonderem Interesse. Bekannt und bereits von hoher klinischer Bedeutung ist der positive Effekt von Östradiol auf die Kollagenfasern und auf das Elastin. Von den sieben Kollagenarten kommen in der Haut v.a. das Kollagen vom Typ I und vom Typ III vor. Östrogene sind starke Stimulatoren der Kollagensynthese und modifizieren darüber hinaus auch die Zusammensetzung der einzelnen Kollagenfasern.

Neben den Kollagenfasern wird in der Dermis die dermale Matrix gebildet. Hierunter versteht man ein Gerüst aus hauptsächlich Proteoglykanen. **Glykosaminglykane** sind die Hauptvertreter der Proteoglykane. Entsprechend den Zuckerresten, der Art ihrer Verbindung und der Zahl und Position der Sulfatgruppen, kann man die Glykosaminglykane in 4 Hauptgruppen einteilen:
- Hyaluronsäure,
- Chondroitinsulfat,
- Heparansulfat und Heparin sowie
- Keratansulfat.

Glykosaminglykane weisen eine hohe Dichte negativer Ladungen auf, die osmotisch Kationen anziehen und so beträchtliche Wassermengen in die Matrix einlagern. Dadurch entsteht in dieser extrazellulären Matrix ein Quelldruck (**Turgor**), der Druckkräften Widerstand entgegensetzt und neben den Kollagenfasern ebenfalls ein wichtiges stabilisierendes Element der Haut ist. Für die Funktionsfähigkeit, aber auch für die Frische der Haut ist dieser Aspekt von Bedeutung.

Ähnlich wie Steroidhormone die Knochendichte vermehren, induzieren sie auch die **Kollagensynthese** in der Haut. Damit verbessert sich die Abwehr- und Stützfunktion dieses Organs. Östrogene stimulieren die Expression der **Hyaluronsäure**, einem wichtigen Bestandteil der Glykosaminglykane.

Die Hyaluronsäure hat aber nicht nur die Aufgabe, im Gewebe einen Quelldruck zu erzeugen, sondern bildet eine hoch organisierte Matrix, in der Adhäsionsmoleküle eine gerichtete und direkte Zellwanderung möglich machen. Die Embryogenese, das Knochen-Remodelling, die Gewebserneuerung, aber auch die Kollagensynthese bedürfen dieser aus Hyaluronsäure bestehenden Matrix und werden wahrscheinlich durch Adhäsionsproteine gesteuert.

Neben den Kollagenfasern kommen in der Haut auch **elastische Fasern** vor, die über das gesamte Korium verteilt sind und subepidermal ein feines Netz bilden. Strukturell setzen sie sich aus 2 Komponenten zusammen:
- einem hohen amorphen Anteil aus Elastin
- sowie aus fibrillären Strukturen.

Die Fibrillen dienen als Gerüst, an dem sich die Elastinmoleküle in einer Faserstruktur ausrichten können. Für die Elastizität der Dermis sind diese elastischen Fasern wesentlich; sie sind v.a. im Gesicht in hoher Konzentration vorhanden. Ihre Synthese nimmt ab dem 30. Lebensjahr ab, was die Alterserscheinung der Haut mitverursacht.

Kollagen-Remodelling

Ähnlich wie der Knochen einem Remodelling-Mechanismus unterworfen ist, in dessen Rahmen es zu einer permanenten Erneuerung des Knochens durch einen koordinierten Ab- und Anbaumechanismus (Osteoklasten bzw. -blasten) kommt, existiert auch im Kollagen ein derartiger Remodelling-Mechanismus.

Das „Steady state" des Kollagens, das sich aus der Kollagensynthese, seiner Verteilung und dem Kollagenabbau zusammensetzt, wird durch das endokrine Steroidmilieu stark beeinflusst.

Östradiol ist v.a. für die Kollagenvernetzung, aber auch für seine Degraduierung verantwortlich. Es stimuliert die „Cross links" der Kollagenfibrillen. Die Kollagendegraduierung hängt von der Aktivität der **Kollagenasen** ab. Sie gehören zur Familie der Matrixmetalloproteinasen und sind die einzigen Enzyme, die intaktes Kollagen unter physiologischen Bedingungen abbauen können.

Kollagenasen sind intrazelluläre Enzyme, die in den Lysosomen in inaktiver Form (Prokollagenasen) gespeichert sind. Sie werden kontinuierlich in den extrazellulären Zwischenraum abgegeben und dort durch endogene Prokollagenasen-Aktivatoren (Stromelysin) aktiviert.

Matrixmetalloproteinasen sind für die alternde Haut von großer Bedeutung, da sie während des Alters vermehrt exprimiert werden, was die Hautalterung bewirkt. Angeregt werden diese Enzyme durch Noxen wie UV-Licht und Rauchen, gehemmt durch Progesteron. Der Alterungsprozess findet kontinuierlich statt. Dennoch gibt es Perioden, in denen verstärkt Alterssymptome hervortreten, so dass die Hautalterung kontinuierlich wie auch phasisch eintritt. Die Matrixmetalloproteinasen werden mit zunehmendem Alter vermehrt gebildet, deren Inhibitoren nehmen kontinuierlich ab. Dies führt letztendlich zum vermehrten Kollagenabbau und zur Entstehung von Falten.

Die Subkutis

Die Frische der Haut ist auch eine Funktion der **Durchblutung**, die ebenfalls unter dem Einfluss der Sexualsteroide steht. Östrogene erweitern die Blutgefäße und erzeugen dadurch eine verbesserte Oxygenierung und einen vermehrten Abtransport von Schad- und Ballaststoffen. Ein bedeutender Mediator ist dabei das Stickstoffmonoxid, das durch 17-beta-Östradiol stimuliert wird. Die Subkutis besteht hauptsächlich aus Adipozyten, deren Wachstum im abdominellen Bereich geschlechtsabhängig stimuliert wird. Dadurch wird auch das subkutane Fettgewebe zu einem steroidabhängigen Organ. Auch die neben den Adipozyten vorhandenen Fibroblasten haben eine hormonbildende Kompetenz. Sie exprimieren die Aromatase und fördern damit die Umwandlung der Androgene in Östrogene.

> **!** Unterhautfettgewebe ist somit sowohl ein hormonbildendes Gewebe als auch ein Erfolgsorgan für Steroideinwirkungen.

Die Bindegewebssepten der Subkutis sind steroidabhängig: Bindegewebsfaserzüge, die das subkutane Fett in Logen zusammenfassen, werden von Östrogenen in einer parallelen Anordnung, von Androgenen hingegen in einer vernetzten Weise konzipiert, was für die **Ausbildung der Orangenhaut** (Cellulite) wichtig ist. Das subkutane Fettgewebe ist normalerweise von Kollagensträngen kreuzförmig durchzogen, wodurch das Binde- und Fettgewebe seinen Halt bekommt. Dieses „Crossing over" ist eine Funktion der Androgene.

Hautprotektive Rolle der Ernährung

Vitamine, Fettsäuren und so genannte Phytochemicals (biologisch aktive Substanzen in Pflanzen) entwickeln Schutzfunktionen besonders gegenüber UV-Licht als einem der wesentlichen die Haut „attackierenden" Faktoren. Am besten untersucht sind für ihre Anwendung in der Kosmetik neben dem **Vitamin A** die **Carotinoide** (Kapitel 36). In Bezug auf die tägliche Nahrungsaufnahme sind viele verschiedene Faktoren im Gespräch:

- Calcium,
- Phosphor,
- Magnesium,
- Zink,
- Silicium,
- Proteine,
- Antioxidanzien (Selen, Vitamin E, Vitamin C, Vitamin A),
- B-Vitamine,
- Biotin,
- Folsäure,
- Flavonoide,
- die Trinkmenge,
- die Aminosäure Cystein und
- ungesättigte Fettsäuren.

Fehlernährung zeigt sich frühzeitig als Veränderungen an der Haut. Dies betrifft die Ernährung als Ganzes als auch einzelne Inhaltsstoffe. So treten bei genereller Mangelernährung oder auch bei einem Ungleichgewicht der Eiweißzufuhr Veränderungen wie verstärkte Faltenbildung, Xerose, Verlust des subkutanen Fettgewebes oder auch Alopezie auf.

> **!** Die Reduktion der Energiezufuhr im Rahmen von Diäten oder bei einseitiger Ernährung bewirkt unterhalb 1500 kcal/d die Gefahr einer Minderversorgung mit für die Haut essenziellen Mikronährstoffen.

B-Vitamine

B-Vitamine werden in der Haut- und Haarpflege eingesetzt, allen voran die **Pantothensäure**. Als wasserlösliches Vitamin weist sie einen positiven Effekt auf die Hautfeuchtigkeit auf. Solche Verbindungen, die auch als „Humectants" bezeichnet werden, tragen dazu bei, Wasser im Stratum corneum zu binden und die Haut damit scheinbar „weicher" erscheinen zu lassen. **Niacin** zeigt interessante anti-inflammatorische Effekte, die erfolgreich bei Akne eingesetzt werden können. In Keratinocyten bewirkt Niacinamid eine Stärkung der Epithelbarriere mit Senkung des transepidermalen Wasserverlustes nach topischer Anwendung. Auch als Antioxidans scheint Niacin eine Wirkung zu haben. Gleiches gilt für Biotin, dem eine antioxidative Wirkung nachgesagt wird.

Essenzielle Fettsäuren

Die essenziellen mehrfach ungesättigten **Omega-3-Fettsäuren** (PUFA: Eicosapentaensäure, Docosahexaensäure) sind neben ihrer Bedeutung in der Risikominderung von Arteriosklerose, degenerativen Gelenkerkrankungen und chronischen Entzündungen auch als Hautschutzfaktoren von Bedeutung. Erwiesen sind ihr Effekt als UV-Schutz und auf das kutane Immunsystem. Nachgewiesen ist eine Verringerung der PGE_2-Expression und damit einer Verringerung der Entzündungsantwort. Mit einem solchen Effekt sollte auch eine verringerte Bildung von ROS einhergehen.

Eine gute Quelle für Omega-3-PUFA ist fetter Fisch wie Makrele und Lachs, sowie Leinöl (Kapitel 5.1).

Antioxidanzien

Unterschieden werden endogene antioxidative Systeme (Enzyme, Proteine) von exogen zugeführten antioxidativ wirksamen Stoffen. **Exogene Antioxidanzien** sind Verbindungen, die in Lebensmitteln vorkommen und zu denen Vitamine, Spurenelemente (als Kofaktoren), Polyphenole, Flavonoide, Carotinoide und viele andere gehören. Allen gemeinsam ist, dass sie die ständig ablaufenden oxidativen Vorgänge mit Bildung von reaktiven Sauerstoffverbindungen in einem Gleichgewicht halten und so, v.a. bei verstärkter oxidativer Belastung, Schäden an Zellen und Geweben verringern (Kapitel 5.2).

Verstärkte Bildung von ROS als Folge spezieller Belastungen, wie UV-Licht, lokale Infektionen, Medikamente oder eine Dysbalance des antioxidativ/prooxidativen Systems durch unzureichende Zufuhr von Antioxidanzien führt zu Schäden an Lipiden, Proteinen und Nukleinsäuren. Hauptvertreter der exogen zugeführten Antioxidanzien in der Kosmetik zur Photoprotektion sind die **Vitamine C und E sowie das Beta-Carotin.**

Weiter gibt es Verbindungen mit antioxidativen Eigenschaften, die zu den Phytochemicals gezählt werden (z.B. Quercetin, Bioflavonoide).

Im Zuge der Hemmung der radikalischen Kettenreaktion gibt Vitamin E ein Proton ab und unterbricht die weitergehende Lipidperoxidation, indem es zum Vitamin-E-Radikal wird. Letzteres ist aber wesentlich reaktionsträger und kann schon aufgrund der Lage innerhalb der Membran keine weitere Lipidperoxidation initiieren.

Zur Reduktion des Vitamin-E-Radikals ist dann ein wasserlösliches Redoxsystem erforderlich, deren Funktion Vitamin C übernimmt. Wahrscheinlich wird Ascorbinsäure über das Glutathionsystem mit Hilfe von NADH oder NADPH ständig regeneriert. Das Vitamin E in der Lipidphase biologischer Systeme und die Antioxidanzien in der wässrigen Phase (Ascorbat und Glutathion) wirken damit synergistisch beim Schutz der Membranen gegen Lipidperoxidation (Abb. 13.**5**).

Good-Aging für die Praxis

Die Vitamine E und C ergänzen sich in ihren antioxidativen Wirkungen, indem Vitamin C das bei dem Abfangen der ROS entstehende Vitamin-E-Radikal wieder zum Vitamin E reduziert. Folglich sollte eine Gabe von Vitamin E immer gleichzeitig mit Vitamin C im Verhältnis 1:3 erfolgen, um auf diese Weise eine ausgewogene antioxidative Balance zu sichern.

Antioxidative Vitamine können in unterschiedlichen Dosierungen die Reaktion der Haut auf UV-Licht modulieren. Einen Sonnenbrand verhindern sie in keinem Fall. Durch Stärkung des antioxidativen Netzwerkes, was am besten mit einer Kombination unterschiedlicher Antioxidanzien gelingt, hat die Haut eine bessere Möglichkeit zur Abwehr UV-induzierter ROS. In diesem Zusammenhang kommt einer ausreichenden Versorgung mit antioxidativen Mikronährstoffen eine besondere Bedeutung zu.

Wenig sinnvoll erscheinen nach bisherigem Kenntnisstand die Anwendung einzelner Antioxidanzien in topischer Form, sofern nicht gesichert ist, dass diese auch in die Haut aufgenommen werden.

Der sicherste Schutz scheint eine **ausgewogene, mikronährstoffreiche Ernährung** zusammen mit einem **vernünftigen Umgang mit Sonnenlicht** zu sein. Bei empfindlicher Haut, bei zu erwartender höherer Belastung oder, wenn eine gesunde Ernährung nicht durchgeführt werden kann, ist eine Nahrungsergänzung vorübergehend zu empfehlen. Die topische Anwendung von Antioxidanzien wird in Kapitel 36 behandelt.

Carotinoide – Bedeutung in Prävention und Therapie

Das lange System konjugierter Doppelbindungen, welches das lichtabsorbierende Chromophor der Carotinoide ausmacht, bedingt deren Instabilität und macht sie außerordentlich reaktiv gegenüber oxidierenden Agentien und freien Radikalen. Durch ihre rasche eigene Oxidation vermögen Carotinoide die Oxidation anderer Stoffe zu verhindern. Der günstige Einfluss von Beta-Carotin auf biologische Systeme beruht auf 2 Besonderheiten:

- Singulettsauerstoff-Quenching-Eigenschaften, d.h. Bildung eines resonanzstabilisierten C-Atoms und
- Hemmung der Lipidperoxidation und damit Wirkung als kettenbrechendes Antioxidans.

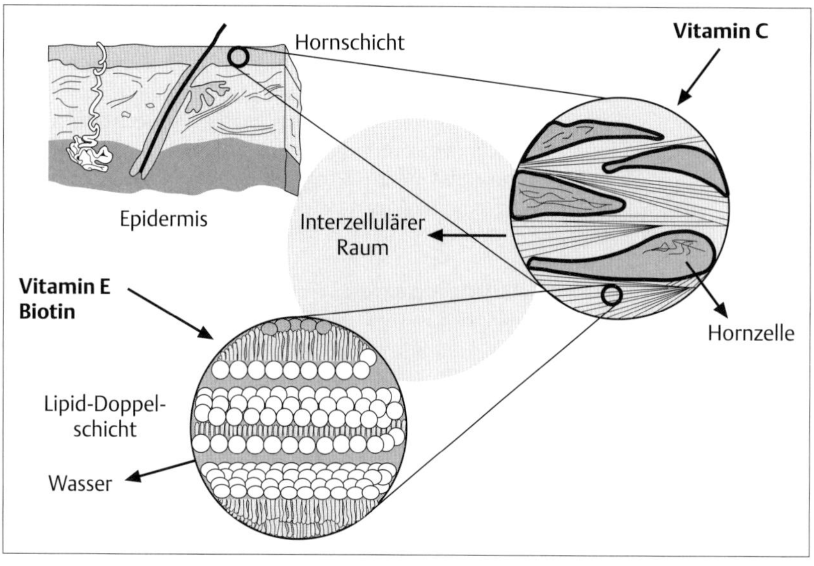

Abb. 13.**5** Barrieremodell der intrazellulären Hornschicht-Lipide. Die Lipide des Stratum corneum und die wässrige Phase bilden ein mehrschichtiges System zwischen den Keratinozyten (Hornzellen) und stellen so die eigentliche Barriere dar.
Vitamin E: Schutz vor Lipidperoxidation;
Vitamin C: Aufbau kollagener Fasern;
Biotin: essenziell für die Fettsynthese.

Singulettsauerstoff-Quenching-Eigenschaften: Angeregt durch Licht können bestimmte Moleküle (Photosensitizer) in angeregte Singulettzustände übergehen, die nach sehr kurzer Halbwertszeit (10–11 s) ihre Energie wieder abgeben oder in einen neuen angeregten Triplettzustand übergehen. Die hieraus folgenden photochemischen Reaktionen führen wieder zur Bildung von Singulettsauerstoff oder direkt zu radikalkatalysierten Schäden. Der hoch aggressive Singulettsauerstoff wird durch Carotinoide abgefangen, indem das Molekül wie am Beispiel von Beta-Carotin aufgezeigt reagiert:

$^{\bullet}O_2$ + Beta-Carotin → O_2 + •Beta-Carotin
•Beta-Carotin → Beta-Carotin + Wärme

Hemmung der Lipidperoxidation: Carotinoide quenchen nicht nur Singulettsauerstoff, sondern tragen auch zur Hemmung der z.B. durch Singulettsauerstoff ausgelösten Lipidperoxidation und der damit verbundenen schädigenden Wirkungen bei. Carotinoide können Peroxylradikale inaktivieren und unterliegen dabei wiederum der Autooxidation. Besonders bei niedrigen Sauerstoffpartialdrücken bilden sich dabei resonanzstabilisierte Radikale, so dass sie auch als kettenbrechende Antioxidanzien wirksam sind.

! Carotinoide ergänzen somit die Wirkung anderer endogener (z.B. Superoxiddismutase, Glutathionreduktase) und exogener (Tocopherol) Antioxidanzien.

Provitamin A

Von den über 600 natürlich vorkommenden Carotinoiden können nur wenige, darunter Beta-Carotin, zu Vitamin A metabolisiert werden. Beta-Carotin ist u.a. als Vorstufe des Retinals, eines Chromophors in allen bekannten Sehpigmenten, entscheidend am Sehvorgang beteiligt. Ein Mangel an Vitamin A äußert sich demnach zuerst in einer gestörten Dunkeladaptation des Auges, der Nachtblindheit.

Lichtschutz der Haut durch Carotinoide: Beta-Carotin und andere Carotinoide ohne Provitamin-A-Funktion haben protektive Effekte gegenüber der zellzerstörenden Wirkung von UV-Licht auf lichtsensible Zellen. So sind Carotinoide für die meisten photosynthetisch aktiven Organismen essenziell, indem sie vor der durch Photosensibilisierung des Chlorophylls ausgelösten Photooxidation schützen.

Die UV-Schutzstoffe der Pflanzen werden vom Menschen mit der Nahrung aufgenommen und haben auch dort eine entsprechende Lichtschutzwirkung. Die Wirksamkeit von Carotinoiden ist nicht auf die Lichtabsorption durch die Verfärbung der Haut aufgrund der Anreicherung im Stratum corneum und im Unterhautfettgewebe allein zurückzuführen. Vielmehr kommt es ganz wesentlich auf die Verhinderung der durch Photooxidation ausgelösten Zellzerstörungen an.

Die höchsten Konzentrationen der Carotinoide finden sich in der Epidermis, also der direkt dem Licht ausgesetzten Seite, und der Subkutis, dem den blutführenden Kapillaren am nächsten liegenden Bereich.

Je längerwellig das UV-Licht ist, desto tiefer kann es in die Haut eindringen. Aus diesem Grund sind v.a. die oberen Gewebeschichten von Strahlenschäden betroffen. Etwa 35–50% der oxidierenden UVA-Strahlung vermag die Dermis hellhäutiger Menschen zu durchdringen und mit ihren Bestandteilen zu interagieren. Fortgesetzte Sonneneinstrahlung führt dosisabhängig zu starker Reduzierung des Beta-Carotin-Gehalts im Blut und in der Haut.

Beta-Carotin und Sonnenbrand: Erytheme, erhöhte Pigmentation und eine gesteigerte Zytokinproduktion sind die unmittelbare Antwort normaler menschlicher Haut auf UV-Exposition. Beim Lichterythem, dem Sonnenbrand, handelt es sich um eine akute Entzündung der Epidermis. Der nach außen hin sichtbaren Hautrötung geht die Photoaktivierung der Arachidonsäurekaskade und damit der Prostaglandinsynthese voraus, wodurch der Entzündungsprozess in Gang gesetzt wird.

Durch ihr Eingreifen in die Regulation der Genexpression kann die UV-Strahlung zusätzlich zu den Hautschädigungen systemische Einflüsse ausüben. Ob eine UV-Dosis ein Erythem hervorruft, hängt sowohl von der Wellenlänge ab als auch von der individuellen MED (minimal erythema dose). Ab ca. 4 MED (Kapitel 36) ist mit einem Sonnenbrand zu rechnen, bei 8 MED bilden sich Blasen, wobei suberythemale Dosen von UVA oder UVB innerhalb von 24h einen kumulativen Effekt haben.

! Die Sonnenbrandschwelle lässt sich durch hohe Dosen Beta-Carotin erhöhen. Durch die Supplementierung in physiologischen Mengen ist kein Schutz vor UV-induzierter Sonnenbrandbildung zu erwarten. Jedoch bieten moderate Beta-Carotin-Gaben vor und während der Sonnenlichtexposition zusammen mit topischen Sonnenschutzmitteln einen wirksameren Schutz als Sonnenschutzcremes allein.

Carotinoide und kutane Immunantwort: UV-Licht hat neben den akut schädigenden Effekten, welche zu Erythemen, Sonnenbrand und DNA-Läsionen führen, auch einen negativen Einfluss auf das örtliche und systemische Immunsystem. Folgen sind eine Unterdrückung der Hypersensibilisierung vom verzögerten Typ und Überempfindlichkeitsreaktionen. Die UV-induzierten Veränderungen im Immunstatus werden als besonders kritischer Schritt in der Karzinogenese von Hauttumoren bewertet. Die Immunsuppression durch UV-Licht ist wellenlängenabhängig und wird insbesondere durch Wellenlängen des UVB-Bereichs, wie sie im natürlichen Sonnenlicht vorkommen, ausgelöst.

Zur Zeit werden verschiedene Mechanismen des protektiven Wirkungsspektrums der Carotinoide in Bezug auf die Photoimmunsuppression diskutiert. Carotinoide vermögen die Karzinogenese entweder direkt über ihre antioxidativen Eigenschaften zu beeinflussen oder indirekt über ihre Konversion zu Retinoiden.

Spezifische Einflüsse der Ernährung auf die Gesundheit der Haut

Die Kenntnisse um die Bedeutung der Mikronährstoffe für die Haut stammen aus Untersuchungen, bei denen man einen gezielten Mangel erzeugt und zeigen kann, dass eine Behebung dieses Mangels durch Ernährung oder ein Nahrungsergänzungsmittel zum Verschwinden der Symptome führt.

! Damit ist jedoch keinesfalls gezeigt, dass bei ausreichender Ernährung eine Supplementierung dieser Mikronährstoffe vergleichbare Symptome, die durch andere Einflüsse entstanden sind, beheben können, wie dies in der Lebensmittelwerbung gerne suggeriert wird.

Bei einer Vielzahl von Nährstoffen sind Mangelsymptome an der Haut bekannt und durch gezielte Supplementierung zu beheben (Tab. 13.**1**).

Sofern es sich um Hautveränderungen auf der Basis eines ernährungsbedingten Mangels handelt (laborchemische Erfassung möglich), führt eine Substitutionstherapie in den meisten Fällen zu einem raschen Rückgang der Symptome. Anamnestisch bedeutend ist die Zugehörigkeit zu einer Risikogruppe für einseitige Ernährungsweise oder Fehlernährung.

Eine gezielte Anwendung einzelner Vitamine, v.a. in hohen i.v.-Dosen, sollte nur bei biochemisch nachgewiesenem Mangel erfolgen. **Risikogruppen für Multi-Mikronährstoffdefizite** sind:

- alte Menschen,
- Menschen mit Essstörungen oder einseitigen Diäten,
- Patienten mit Resorptionsstörungen bei gastrointestinalen Erkrankungen oder bei besonderen Belastungen der Haut.

Tabelle 13.**1** Mangelsymptome an der Haut durch Fehlernährung

Substanz	Hautspezifische Mangelsymptome
Vitamin C	Korkenzieherhaare, follikuläre Hyperkeratose, Wundheilungsstörungen
Vitamin A	Xerosis, Plattenepithelmetaplasie
Vitamin B12	Generalisierte Hyperpigmentierung
Vitamin K	Unterhautblutungen
Biotin	Xerosis, Dermatitis, Alopezie
Riboflavin	Seborrhoische Dermatitis
Vitamin B6	Seborrhoische Dermatitis, Pellagra-ähnliche Dermatitis
Niacin	Symmetrische hyperpigmentierte Areale an sonnenexponierten Stellen
Zink	Acrodermatitis enteropathica
Kupfer	Pili torti
Antioxidanzien	Keine spezifischen Mangelsymptome bekannt; vermehrte Bildung von ROS durch UV-Licht kann zu chronischen Veränderungen (Photoaging) führen.
Essenzielle Fettsäuren	Alopezie, xerotische Ekzeme, verstärkter transepidermaler Wasserverlust

Hautschutz als Prävention von Hautkrebs

Über funktionelle und kosmetische Aspekte hinaus gilt die Verhütung bösartiger Hautgeschwülste als Anti-Aging-Maßnahme erster Ordnung. Durch jahrelange ungeschützte Sonnenexposition besteht ein erhöhtes Hautkrebsrisiko. In der mehrstufigen Karzinogenese kommt es durch UV-(v.a. UVB)-Strahlen zu genetischen Veränderungen in der Zelle mit irreversiblen DNA-Schäden. Je nach Hautschicht der Entstehung werden drei Hautkrebsarten unterschieden: Basaliom, Spinaliom, malignes Melanom.

- Das **Basaliom,** auch Basalzellkarzinom genannt, ist die bei uns am häufigsten vorkommende Hautkrebsart. Das Basaliom entsteht aus entarteten Basalzellen der epidermalen Keimschicht. Basaliome treten meist nach dem 60. Lebensjahr auf; übermäßige Sonnenbestrahlung ist die Hauptursache. So entstehen sie gern in den der Sonne verstärkt ausgesetzten Hautarealen: zu 80% der Fälle im Gesicht-, Kopf- und Halsbereich. Menschen mit geringer Hautpigmentierung (Seite 284) und bei täglichem Aufenthalt im Freien sind besonders gefährdet.
- Das **Spinaliom** (Plattenepithelkarzinom) tritt ebenfalls in der alternden Haut auf, bei Männern doppelt so häufig wie bei Frauen. Es geht von der epidermalen Stachelzellschicht (Stratum spinosum) aus. Hauptursache ist andauernde Vorschädigung wie chronische Entzündung, Schäden durch chemische Einwirkungen und v.a. jahrelange ungeschützte Sonnenbestrahlung: bevorzugtes Auftreten in verstärkt sonnenexponierten Hautarealen (90% im Gesicht, besonders gefährdet Hauttyp I, s. Seite 284).
- Das **maligne Melanom** (so genannter „schwarzer Hautkrebs") ist der bösartigste Hauttumor. Wegen der frühen Metastasierung ist die Sterberate hoch. Am häufigsten befallen sind Menschen in der Lebensmitte. Insbesondere bei Hellhäutigen steigt die Inzidenz ständig an. In Deutschland sind jährlich knapp 7.000 Neuerkrankungen und 2.000 Todesfälle zu beklagen, in der Schweiz 1.000 / 200 und in Österreich 2.000 / 400. Die steigende Inzidenz des Melanoms insbesondere bei Hellhäutigen macht die Notwendigkeit von Maßnahmen zur primären Prävention und Früherkennung deutlich. Prädisponierende Faktoren sind Pigmentmale (Muttermale, Leberflecken) und die Anzahl der erworbenen Nävuszellnävi. Auch eine genetische Prädisposition ist von Bedeutung, da der schwarze Hautkrebs familiär gehäuft vorkommt.

14 Neurodegenerative Erkrankungen – eine Anti-Aging-Herausforderung

Kurt A. Jellinger

Einleitung

! Neurodegenerative Erkrankungen, die mit Ausnahme relativ seltener genetisch bedingter Formen vorwiegend im vorgerückten Lebensalter auftreten, sind durch langsam progredienten Verlauf und komplexe klinische und morphologische Phänotypen gekennzeichnet. Gemeinsam liegt ihnen ein langsam fortschreitender Funktionsverlust bis zum Ausfall von Nervenzellen in bestimmten sensiblen Bereichen des Zentralnervensystems (ZNS) zugrunde.

Diese Erkrankungen sind im Wesentlichen **Ausdruck von Störungen in Proteinverarbeitung und -abbau** mit Ablagerung fehlgefalteter Eiweißanteile in Nerven- und Gliazellen. Das morphologische Erscheinungsbild ist geprägt von Veränderungen der Zytoskelettproteine und Ablagerung unlöslicher Eiweißbruchstücke oder Einschlusskörper in Zytoplasma oder Zellkern, wie Amyloidablagerungen, Neurofibrillendegeneration, Lewy-Körper.

Das Risiko eines solchen abnormen zellulären Eiweißstoffwechsels nimmt mit fortschreitendem Lebensalter stark zu. Die meisten neurodegenerativen Erkrankungen werden daher heute als **Proteinopathien** aufgefasst und, soweit aufgeklärt, nach den wesentlichen betroffenen Mechanismen und abgelagerten Proteinen klassifiziert. Die häufigsten Vertreter dieser Krankheitsgruppe, die mit unaufhaltsamen Hirnfunktionsausfällen bis zu völliger Pflegebedürftigkeit und Tod fortschreiten, sind die degenerativen Demenzen, im Wesentlichen die Alzheimer-Krankheit, sowie die Parkinson-Krankheit als häufigste Bewegungsstörung im höheren Lebensalter.

Die Ursachen und grundlegenden molekularbiologischen Läsionsprozesse der meisten neurodegenerativen Erkrankungen sind trotz großer Fortschritte der modernen Neurowissenschaften bisher ungeklärt und eine kausale Behandlung daher unbekannt. Der Stellenwert der im Alter abnehmenden Sexualhormone für die Genese neurodegenerativer Prozesse ist umstritten.

Die klinisch diagnostische Treffsicherheit ist trotz Anwendung moderner Zusatzuntersuchungen und Konsensuskriterien begrenzt. Der Schwerpunkt der Bemühungen in Klinik und Forschung liegt auf einer Verbesserung der Früherkennung und Risikoabschätzung dieser mit dem Altersanstieg der Weltbevölkerung rasch zunehmenden Erkrankungen. Abklärung ihrer Ursachen und Risiken als Grundlagen für Frühdiagnose, Risikoverhütung (Prävention), Vorsorge und effizientes Management sind Kernpunkte der modernen Grundlagenforschung und klinischen Neurowissenschaften.

Szenario heute und in Zukunft

Neurodegenerative Erkrankungen gehen mit langsam fortschreitendem Funktionsverlust und Ausfall spezifischer Neuronenpopulationen und ihrer Verbindungen einher. Die Erkrankungen zeigen progressiven Verlauf mit charakteristischen klinischen, morphologischen und biochemischen Veränderungen.

Da sie vornehmlich, aber nicht ausschließlich, im fortgeschrittenen Alter auftreten, führen steigende Lebenserwartung und Zunahme des Anteils älterer Menschen zu einem erheblichen Anstieg dieser oft mit schweren neurologischen Ausfällen und Demenz einhergehenden Leiden. Im EU-Raum wird bis 2030 eine Zunahme der 60- bis 80-Jährigen um 50%, der über 80-Jährigen um 200% erwartet. Voraussichtlich ein Drittel der Bevölkerung wird über 65 und ein Viertel über 80 Jahre alt sein und hat daher ein erhöhtes Risiko für neurodegenerative Krankheiten und Demenzen.

Die **Alzheimer-Krankheit** (AK) und **Parkinson-Krankheit** (PK) als häufigste dieser Leiden zeigen weltweit eine erschreckende Zunahme. Typisch ist ein schleichender Beginn, meist zwischen dem 50. und 75. Lebensjahr und langsame Krankheitsprogredienz. Die Dauer beträgt 5–10 Jahre oder länger und führt meist durch Sekundärkomplikationen (Pneumonie, Harnwegsinfekte, Lungenembolie u.a.) oder Ausfall lebenswichtiger zerebraler Funktionen zum Tode. Angesichts der sich rasch verändernden Alterszusammensetzung der Bevölkerung und steigenden Gesundheitskosten ist diese Krankheitsgruppe ein aktuelles sozialmedizinisches wie gesundheitspolitisches Problem höchster Priorität.

! Die wichtigsten neurodegenerativen Erkrankungen des ZNS sind die Alzheimer-Krankheit (AK) und die Parkinson-Krankheit (PK). Sie beginnen durchweg im Alter (50–75 Jahre), sind fortschreitend und führen nach 5–10 (AK) bzw. 10–25 (PK) Jahren zum Tode. AK und PK sind Störungen in Proteinverarbeitung und -abbau mit Ablagerung fehlgefalteter Eiweißanteile in Nerven- und Gliazellen. So kommt es zu unaufhaltsamen Hirnfunktionsausfällen mit der Folge einer völligen Pflegebedürftigkeit. Zum Tode führen meist Sekundärkomplikationen (schwere Infektionen) oder der Ausfall lebenswichtiger zerebraler Funktionen. Angesichts der sich rasch verändernden Alterszusammensetzung der Bevölkerung und steigenden Gesundheitskosten ist diese Krankheitsgruppe ein aktuelles sozialmedizinisches wie gesundheitspolitisches Problem höchster Priorität.

Klassifikation

Neurodegenerative Erkrankungen wurden traditionell nach **klinisch-pathologischen Kriterien** gegliedert, d.h. nach den besonders betroffenen Neuronensystemen und ihren klinischen Phänotypen. Man unterscheidet

1. physiologische und pathologische Alternsprozesse des Gehirns: senile und präsenile Demenzen, je nach Erkrankungsalter, Schweregrad und Verlauf der Hirnschäden;
2. neurodegenerative Prozesse (Systematrophien)
   - mit Vorzugsbefall der Stammganglien: Parkinson-Syndrome, Chorea Huntington;
   - der Motoneuronen: Amyotrophe Lateralsklerose;
   - mit Befall der Kleinhirn-, Hirnstamm- und Rückenmarkssysteme: spinozerebellare Ataxien;
3. Prion-Erkrankungen (übertragbare spongiforme Enzephalopathien): Creutzfeldt-Jakob-Krankheit.

Daneben unterscheidet man erbliche Erkrankungen, so genannte **Heredodegenerationen**, für welche die moderne Neurogenetik das verantwortliche Gen identifiziert hat, von so genannten **sporadischen Erkrankungen**, für die bisher keine hereditären Grundlagen erhoben wurden. Erbkrankheiten sind die Chorea Huntington, familiäre Alzheimer- und Parkinsonformen und spinozerebellare Ataxien.

Spezielle Erkrankungen

Alzheimer-Demenz

Definition

Als Demenz (zu deutsch *Verstandesverlust*) bezeichnet man erworbene Störungen mehrerer kognitiver Funktionen mit Abnahme von Gedächtnis, Denkvermögen oder anderen höheren Hirnleistungen bei bewusstseinsklaren Personen.

Die Störungen betreffen:

- Sprache,
- Urteilskraft,
- Orientierung,
- Affektkontrolle und
- Persönlichkeit.

Die Krankheit führt zur Beeinträchtigung sozialer, beruflicher und anderer Alltagsaktivitäten. Häufigste Ursache ist die AK, deren Anteil 50–70% beträgt, gefolgt von der erst seit wenigen Jahren bekannten Demenz mit Lewy-Körpern (DLK), einer Kombination von Parkinson mit geistigem Abbau, vaskulären Demenzen bedingt durch Hirndurchblutungsstörungen, sowie anderen zu Demenz führenden Erkrankungen.

Epidemiologie und Häufigkeit

Das Demenzrisiko steigt mit zunehmendem Lebensalter drastisch an. Die Zahl dementer Menschen wird in Europa auf 8–10 Millionen, in den USA auf 5–7 Millionen mit Zunahme bis 2050 auf 14 Millionen geschätzt. Das lebensalterliche Risiko für Demenzen im Alter zwischen 65 und 100 Jahren beträgt 33% für Männer und 45% für Frauen.

Die jährliche Inzidenz steigt von 1–2% in der 7. bis über 4% in der 9. Lebensdekade, die Prävalenz von 1,5% in der 7. bis über 50% in der 10. Dekade mit Verdoppelung alle 5 Jahre.

> **!** **Risikofaktoren** einer Alzheimer-Demenz sind Alter, familiäre Belastung, Apolipoprotein Eε4, Bluthochdruck, Diabetes, Nikotinabusus, Hypercholesterinämie, weibliches Geschlecht (Hormonmangel), Schädelhirntrauma.

Klinik

Anfangs bestehen leichte, von Patienten und seiner Umgebung wenig bemerkte Störungen von Gedächtnis, Merkfähigkeit, Aufmerksamkeit und Informationsverarbeitung. Diese geringen Veränderungen ohne Hinweise auf Demenz bedingen noch keine Beeinträchtigung im Alltagsleben, doch zeigen spezifische neuropsychologische Tests bereits einen Leistungsabfall vom früheren Niveau. Diese Phase geht in bis zu 80% in eine Demenz über (Progressionsrate 10–15% pro Jahr).

Frühstadien von Alzheimer (Dauer 1–2 Jahre) mit Störungen von Kurzzeitgedächtnis, Konzentration, Depression bleiben bei guter „Fassade" oft verborgen. Später schreiten Störungen von Gedächtnis, Denken und Orientierung, Sprache und Handlungsabläufen oft verbunden mit Aggressivität, motorischer Unruhe, Apathie, Aphasie und Agnosie bis zu Desorientiertheit, Psychosen, Sprachzerfall, Gangstörungen, Harn- und Stuhlinkontinenz, Wahnbildung bis zur völligen Pflegebedürftigkeit fort.

Die **Diagnose** einer wahrscheinlichen AK kann durch sorgfältige Anamneseerhebung, klinische, psychologische, Laboruntersuchungen (Blutchemie, Harn, Apolipoprotein-E-Bestimmung im Serum, HIV, evtl. Amyloid- und Tau-Protein im Liquor) und bildgebende Verfahren (CT, MRT, PET) bei Anwendung etablierter Konsensuskriterien (ICD-10, DSM-IV, NINCDS-ADRDA) mit einer Sicherheit von etwa 90% gestellt werden. Eine eindeutige Diagnose ist bisher der histologischen Hirnuntersuchung (meist Autopsie, selten Biopsie) vorbehalten.

Neuropathologie

Die Erfassung der beiden Hauptveränderungen liegt den gängigen morphologischen Diagnosekriterien der AK zugrunde, nämlich die Ablagerung

- von Amyloid im Gewebe als Plaques und in Hirngefäßen durch Abbaustörungen des im ZNS ubiquitär vorhandenen Amyloid-Vorläufer-Proteins (APP) sowie

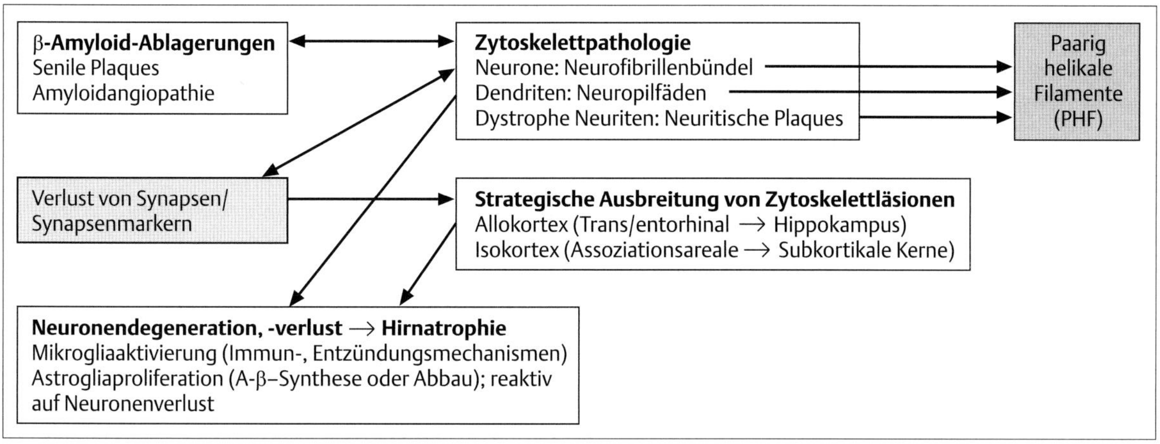

Abb. 14.1 Pathologie und Diagnosekriterien der Alzheimer-Krankheit (AK) und Erfassung der Wahrscheinlichkeit von AK als Ursache der Demenz.
Diagnostische Marker (quantitativ-semiquantitativ): neuritische Plaques, Neurofibrillenbündel, Ausbreitungsmuster und Intensität neuritischer Läsionen.
Erfassung der Wahrscheinlichkeit von AK als Ursache der Demenz (NIA-RI-Kriterien):
1. Hoch: neuritische Plaques und NFD im Neokortex (CERAD C/häufig, Braak V und VI);
2. Mittel: mäßig reichlich neokortikale Plaques, NFD in limbischen Arealen (CERAD B/mäßig, Braak III und IV);
3. Gering: neuritische Plauqes und NFD vorwiegend auf limbische Areale beschränkt (CERAD 0–A/selten, Braak 0–II).

➤ von hyperphosphoryliertem Tau-Protein in Nervenzellen (Neurofibrillendegeneration), ihren Fortsätzen (Neuropilfäden) und um Amyloiddeposits (neuritische Plaques) (Abb. 14.1).

Während das β-Amyloidpeptid neurotoxisch wirkt, bindet sich das fibrilläre Tau-Protein an die Mikrotubuli (Transportstrukturen in der Nervenzelle) und führt durch synchrone Wechselwirkung zu Gewebsschädigung (Verlust von Synapsen und Nervenzellen); durch Unterbrechung wichtiger Nervenverbindungen kommt es zur Demenz.

Die neuritische Tau-Pathologie zeigt eine gesetzmässßige Ausbreitung mit Beginn in der (Trans-) Entorhinalrinde im mediobasalen Schläfenlappen (Ursache früher Merkfähigkeitsstörungen) über den Hippokampus mit dessen Funktionsabtrennung zu neokortikalen Assoziationsarealen mit Zusammenbruch der höheren Hirnfunktionen und subkortikalen Strukturen (Ursachen vegetativer u.a. Störungen).

Pathogenese

Bei den nur bei 5–8% aller Patienten auftretenden autosomalen AK-Formen führen Punktmutationen der Sekretasen Presenilin 1 und 2 oder des APP-Gens durch unvollständig aufgeklärte Einflüsse der genotypischen Konstellation des ApoEε4-Allels zur verstärkten Bildung von β-Amyloid mit 42 statt 40 Aminosäuren.

Nach der Amyloidhypothese stellt die Ablagerung von Amyloidpeptid durch fehlerhaften Abbau des im ZNS ubiquitär vorkommenden Amyloid-Vorläufer-Proteins (APP) den ersten Schritt in der Pathogenese dar, während die Tau-Pathologie mit Bildung fibrillärer Zellniederschläge durch Störungen in Bildung und Abtransport von Amyloid erklärt wird. Beide Prozesse beginnen lange vor der klinischen Manifestation.

Nach neueren Studien zeigen über 50% kognitiv intakter oder minimal beeinträchtigter Senioren bereits eine erhebliche AK-Pathologie und nur rund 20% sind weitgehend frei davon. Das weist auf Kompensationsfähigkeiten des Gehirns hin und erschwert die Abgrenzung zwischen fraglicher und sicherer Demenz.

Therapiemöglichkeiten

1. Medikamentöse Behandlung:

a) kognitiver Symptome mittels Cholinesterasehemmer (Donepezil, Rivastigmin, Galanthamine), Vigilanz-steigender Substanzen (Memantin, ein NMDA-Hemmer), Nootropika (Piracetham, Gingko bilobata, Vincamin, u.a.);

b) psychischer Begleitsymptome mittels Antidepressiva, bevorzugt Serotonin-Wiederaufnahmehemmer und atypischer Neuroleptika (z.B. Risperidon).

2. Psychosoziale Maßnahmen:

Patientenführung, Umgebungsgestaltung, Angehörigenschulung, enge Kooperation von Hausarzt, Facharzt und Betreuer zur Verbesserung der Lebensqualität dementer Patienten.

3. Künftige Strategien:

Neurotrophe und neuroprotektive Substanzen, Aktivatoren von Nikotin- und Muscarinrezeptoren, Hemmung der Amyloid- und Tauablagerung (Impfung), Cholesterinsenker und Stammzellen sind in Erprobung.

Synukleinopathien

Diese komplexe Gruppe neurodegenerativer Proteinopathien ist gekennzeichnet durch pathologische Ablagerungen des veränderten und fehlgefalteten Hirnproteins α-Synuklein als Lewy-Körper in Nervenzellen und Neuriten bzw. als Zytoplasmaeinschlüsse (Papp-Lantos-Körper) in Oligodendroglia und Neuronen. Die Ablagerungen gehen mit Degeneration multipler Neuronensysteme einher.

Parkinson-Krankheit

Epidemiologie

Die Parkinson-Krankheit (idiopathisches Parkinsonsyndrom) als häufigste Form extrapyramidaler Erkrankungen im höheren Lebensalter ist bedingt durch fortschreitende Degeneration der striato-nigralen und extranigralen Neuronensysteme sowie Auftreten vorwiegend subkortikaler Lewy-Körper („Hirnstammform der Lewy-Körper-Krankheit"). Ihre Prävalenz nimmt exponentiell mit dem Alter zu (10/100.000 der 50-Jährigen bis zu 150–200/100.000 in der 9. Dekade). Sie ist bei Männern etwa doppelt so häufig wie bei gleichaltrigen Frauen, vermutlich unabhängig von hormonalen Einflüssen.

Klinik

Wichtig ist es, an die Initialsymptome und Folgen der Parkinson-Krankheit zu denken:

- einseitiger Tremor und Rigor (Steifigkeit), gefolgt von
- Gang- und Haltungsstörungen,
- Bradykinese (Verlangsamung der Bewegungen),
- Maskengesicht und Mikrographie und
- vegetative Dysfunktionen bis zur Bewegungslosigkeit und Pflegebedürftigkeit.

Im Allgemeinen liegt der Erkrankungsbeginn zwischen 55 und 65 Jahren. Kognitive Störungen, wie frontaler Planungs- und Exekutionsverlust und Demenz treten in etwa 30% mit 6fachem Risiko gegenüber der Normalbevölkerung auf. Sie führen zu starker Verkürzung der Überlebenszeit von etwa 10 bis über 25 Jahren. Psychiatrische Komplikationen und Depression bei rund 50% der Patienten beeinträchtigen neben motorischer Behinderung wesentlich die Lebensqualität.

Neuropathologie

Neben Abblassung der Substantia nigra (schwarzer Kern) im Mittelhirn durch Verlust melaninhaltiger Neurone mit Dopaminmangel im Striatum finden sich weitläufig Lewy-Körper und dystrophe Neuriten im ZNS. Die Läsionsausbreitung beginnt in Kernen im verlängerten Mark und im olfaktorischen System (Stadium 1 und 2), gefolgt vom Befall des Mittelhirns und limbischen Systems (Stadium 3 und 4) mit inkonstantem Befall des Neokortex und seinen Assoziationsarealen (Stadium 5 und 6).

Neuropathologisch und pathophysiologisch zeigen die beiden klinischen Hauptformen der PK (akinetisch-rigider Typ und Tremordominanz-Typ) spezifische Läsionsmuster und neurotransmittervermittelte Funktionsstörungen. Für kognitive Störungen sind neben der Dysfunktion striato-subfrontaler Verbindungen das Zusammenwirken von Lewy-Körpern und Alzheimer-Pathologie im limbischen System und in der Großhirnrinde verantwortlich.

Pathogenese

Ätiologie und Pathogenese der PK sind bisher ungeklärt. Neben genetischen werden Umweltfaktoren angeschuldigt, die durch komplexe Läsionskaskaden über oxidativen Stress, Eisen-Melanininteraktion, Komplex-I-Mangel, Mitochondrienstörungen, gestörte Proteolyse mit Bildung und Ablagerung fehlgefalteter, nicht abbaubarer Proteine (in Lewy-Körpern), Bildung freier Radikale, DNS-Schädigung, Störungen des Calciumeinstroms und Energiemangel zu Dysfunktion/Tod von Nervenzellen führen.

Zwar lieferten experimentelle Tiermodelle Aufschlüsse über den Pathomechanismus der PK, doch sind die grundlegenden molekularen Vorgänge und die Rolle der Lewy-Körper (schädigende/neurotoxische Effekte oder Schutzmechanismen der Zelle zur Proteinentgiftung) bisher wenig aufgeklärt.

Therapie

Als Goldstandard der PK-Behandlung gilt nach wie vor die Dopaminsubstitution durch den Vorläufer L-Dopa mit Decarboxylasehemmern (Benserazid oder Carbidopa) oder Dopaminagonisten (Bromocriptin, Pergolid, Cabergolin, Ropinirol, Pramipexol, Piribedil).

Bei jüngeren unbehandelten und älteren Patienten ohne kognitive Störungen wird eine Monotherapie mit Dopaminagonisten zwecks Minimierung der nach Dopa-Langzeitgaben auftretenden Nebenwirkungen (Halluzinationen, Verwirrtheit, Dyskinesien) empfohlen.

Moderne operative Methoden sind stereotaktische Ausschaltung bzw. Tiefenstimulation bestimmter Hirnstammkerne und die Thalamusstimulation bei Tremor. Die Transplantation dopaminerger fetaler Zellen wurde wegen mangelnden Langzeiteffekts und Dyskinesien kürzlich ernstlich in Frage gestellt.

Weitere Synukleinopathien sind:

- Demenz mit Lewy-Körpern (DLK) und
- Multisystematrophie (MSA).

Tauopathien

Diese heterogene Erkrankungsgruppe ist durch intrazelluläre Ablagerung unlöslicher Eiweißfibrillen aus hyperphosphoriliertem mikrotubulus-assoziiertem Tau-Protein in Nerven- und Gliazellen gekennzeichnet.

Progressive supranukleäre Lähmung

Diese auch Steele-Richardson-Olczewski Syndrom genannte Krankheit stellt die nach der Parkinson-Krankheit häufigste extrapyramidale Erkrankung (Prävalenz 3–6 pro 100.000) dar und tritt sporadisch, selten familiär auf.

Klinisch bestehen

- ein gegenüber L-Dopa refraktäres Parkinson-Syndrom,
- supranukleäre vertikale Blickparese,
- gehäufte Stürze,
- Dysarthrie,
- Dysphagie und
- frontale Demenz.

Morphologisch finden sich Atrophie der Stammganglien und anderer subkortikaler Kerne mit Tau-Ablagerungen in Neuronen (Fibrillendegeneration) und Glia sowie Befall von frontaler und limbischer Hirnrinde.

Pathogenetisch liegt ein Polymorphismus des Exons 10 im Intron 9 mit Prädisposition des H1/H1 Haplotyps des Tau Gens vor.

Geringe **Therapieeffekte** wurden durch L-Dopa und Amitryptilin und Amantadin, evtl. lokale Botulinum-Toxin-A-Injektionen erzielt.

Weitere Tauopathien sind:

- Kortikobasale Degeneration,
- frontotemporale Demenz,
- Pick-Krankheit und
- Frontotemporaldemenz mit Parkinsonismus (Chromosom 17).

Polyglutamin-Erkrankungen

Einige neurodegenerativer Erkrankungen werden durch Verlängerung der Trinukleotidexpansion für Polyglutamine verursacht. Gemeinsames Merkmal ist die Anhäufung von Polyglutamin enthaltenden Proteinen als intranukleäre Neuroneneinschlüsse. Die Gruppe umfasst Chorea Huntington, spinozerebellare Ataxien und andere Erkrankungen.

Huntington-Krankheit (Chorea Huntington)

Die autosomal-dominant vererbte Erkrankung hat eine Prävalenz von 5–10/100.000. Sie beginnt zwischen dem 5. und 80. Lebensjahr, meist in der 4. oder 5. Dekade, doch sind auch juvenile Formen bekannt. Sie wird durch eine verlängerte Anzahl von Wiederholungen der Trinukleotidsequenz CAG (Cytosin-Adenosin-Guanidin) im Huntingtin-Gen bedingt, das am kurzen Arm des Chromosoms 4p kodiert ist. Die mutierte Form des Proteins Huntingtin ist neurotoxisch und bildet gemeinsam mit Ubiquitin neuronale Kerneinschlüsse.

Klinik

Klinisch geht die Erkrankung mit anfänglichen Verhaltensstörungen und choreiformen Hyperkinesen (unwillkürliche Bewegungen größerer Muskelgruppen), Gangstörungen, gehäuften Stürzen, früh einsetzender fortschreitender Demenz, Depression und fakultativen Symptomen, wie Rigor, Akinese, Dystonie, Athetose, Ataxie, Sprach- und Schluckstörungen einher. Sie führt nach 15–25 Jahren zum Tode.

Morphologie, Pathogenese und Therapie

Morphologisch bestehen Atrophie des Linsenkerns (Neostriatum) mit Erweiterung der Seitenventrikel und diffuse Hirnatrophie. Huntigtinhaltige Kerneinschlüsse betreffen Neurone von Striatum, limbischen Systemen und Großhirnrinde.

Pathogenetisch werden Exzitotoxizität und Mitochondrienschäden durch Interaktionen des mutierten Huntingtin mit anderen Proteinen, und Schädigung des Proteosomen-Ubiquitinsystems zur Entgiftung schädlicher Eiweißstoffe vermutet, doch sind die molekularen Ursachen trotz experimenteller Tiermodelle bisher ungeklärt.

Symptomatische Therapie mit Neuroleptika bzw Dopamin-blockierenden Substanzen dämpft die Hyperkinesen; eine kausale Behandlung ist unbekannt. Genetische Beratung ist essenziell.

Einfluss von Sexualhormonen (Neurosteroiden) auf die Neurodegeneration

Zusammenhang mit dem Alterungsprozess

> **!** Die Mehrzahl neurodegenerativer Erkrankungen und Demenzprozesse mit Ausnahme seltener, genetisch bedingter Formen setzt im höheren Lebensalter mit unterschiedlicher Geschlechtsbeteiligung ein. Die Ursachen und Pathomechanismen der meisten Krankheiten sind bisher ungeklärt. Hauptrisikofaktor ist das Alter.

Von den häufigsten dieser Leiden betrifft die Alzheimer-Krankheit Frauen annähernd doppelt so häufig wie Männer, vermutlich durch Hormonmangel in der Menopause. Die Geschlechterverteilung bei der Parkinson-Krankheit ist umgekehrt.

Nach epidemiologischen und tierexperimentellen Daten dürften **Östrogenen und Testosteron und anderen Neurosteroiden** eine wichtige Rolle in der Kognition und Neuroprotektion spielen. Sie wirken direkt auf Nervenzellen durch Bindung an spezifische Rezeptoren, zeigen antioxidative Wirkung, aktivieren verschiedene membrangebundene intrazelluläre Signal- und Transportprozesse, beeinflussen die Neurotransmission (Dopamin, Serotonin u.a.), besitzen immunosuppressive Eigenschaften sowie Beziehungen zu Apolipoprotein E, dem Risikogen der Alzheimer-Krankheit. Diese und andere experimentell nachgewiesene Mechanismen können die Abwehr von Nervenzellen gegen neurotoxische und andere schädigende Faktoren und damit deren Überleben fördern.

Die Abnahme der Hormonspiegel im höheren Lebensalter (Meno- und Andropause) stellt einen vermutlich therapeutisch beeinflussbaren Risikofaktor für Demenzen und neurodegenerative Prozesse dar. So wird eine Komorbidität von Testosteronmangel und Parkinson-Krankheit vermutet.

Während die Risikominderung der AK durch Östrogenersatztherapie bei älteren Frauen durch zahlreiche Studien gesichert ist, liegen für andere neurodegenerative Erkrankungen sowie allfällige Therapieeffekte durch Sexualhormongaben bei beiden Geschlechtern keine gesicherten Daten vor.

Präventiver Ansatz bei neurodegenerativen Erkrankungen

Wegen der engen pathogenetischen Beziehungen der meisten neurodegenerativen Erkrankungen zu zahlreichen bekannten Risikofaktoren (Bluthochdruck, Hypercholesterinämie, Diabetes mellitus, unvernünftiger „Lifestyle" und Ernährungsgewohnheiten, Vitaminmangel, toxische Unweltfaktoren und Alter) wären folgende vorbeugende Ansätze zu Demenzen und verschiedenen degenerativen ZNS-Erkrankungen zu empfehlen:

- Vernünftiger „Lifestyle" mit ausgewogener und gesunder Ernährung sowie körperlicher und geistiger Regsamkeit,
- Vermeidung bekannter o.g. Risikofaktoren und gesundheitsschädigender Faktoren,
- geistiges Training während des Lebens und insbesondere nach der Pensionierung (nach dem Grundsatz „use it or loose it"),
- vernünftiges körperliches Training und
- regelmäßige ärztliche Vorsorgeuntersuchungen.

Die Testosteronbehandlung bei älteren Männern mit PADAM (Kapitel 16) ist hinsichtlich präventiver Wirkung von Demenzen und anderen Neurodegenerationen umstritten.

Literaturauswahl

1. Czlonkowska A, Ciesielska A, Joniec I. Influence of estrogens on neurodegenerative processes. Med Sci Monit. 2003;9:RA247–56.
2. Dickson D (ed). Neurodegeneration: The molecular pathology of dementia and movement disorders. SIS Neuropath. Press, Basel 2003.
3. Goetz CG (ed). Textbook of Clinical Neurology, 2nd ed. Philadelphia, Saunders, 2003.
4. Jankovic JJ, Tolosa E (eds). Parkinson's disease and movement disorders, 4th ed., Philadelphia; Lippincott Williams & Wilkins, 2002.
5. Jellinger KA. General aspects of neurodegeneration. J Neural Transm 2003;Suppl. 65:101–144.

15 Veränderungen des Muskel- und Skelettsystems mit dem Alter

Christoph Kollmeier, Frank Sommer, Nicole Baake und Dietmar Pierre König

Veränderungen der Muskulatur als Alterungsprozess

Die Veränderungen des Bewegungssystems (Muskeln, Bänder, Sehnen, Knochen) haben im fortgeschrittenen Alter meist Auswirkungen auf die Funktionalität und Beweglichkeit des Menschen. Vom Volumen her ist die Muskulatur das größte Organ des menschlichen Körpers. Im Laufe der Zeit verliert die Muskulatur mehr als ein Drittel ihrer ursprünglichen Masse.

Sehr eindrücklich zeigt sich der Schwund der Skelettmuskulatur (Sarkopenie) in Bezug auf den Kraft- und Qualitätsverlust und der dadurch verlorenen Kapazitäten des alternden Menschen (Kressig u. Proust 1998).

Definition der Sarkopenie

Hierunter wird die Abnahme der Skelettmuskulatur verstanden. Die Abnahme der Muskelfasern beginnt bereits mit dem 20. Lebensjahr und verläuft kontinuierlich. Mit dem 50. Lebensjahr sind bereits 10% der Fasern geschwunden. Bis zum 70. Lebensjahr hat sich die Faserzahl und Querschnittsfläche um bis zu 50% reduziert (Benninghoff 1994).

Der schwindende Muskelanteil wird durch Fett- oder Bindegewebe ersetzt (Fielding u. Meydani 1997). Damit einher geht eine Verringerung der Muskelkraft von 30–50% zwischen dem 30. und 80. Lebensjahr. Neben dem Alter, hormonellen Faktoren und Fehlernährung sind Bewegungsmangel und Immobilisation die hauptsächlichen Entstehungsfaktoren.

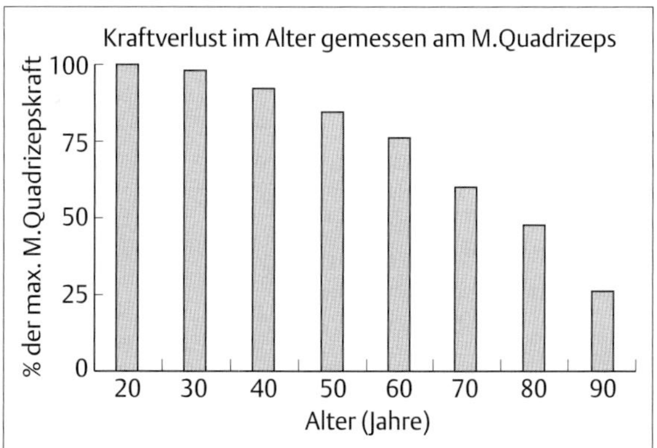

Abb. 15.**1** Muskelatrophie und Kraftverlust im Alter.

Pathophysiologie und Folgen

In der Muskelbiopsie zeigt sich eine stetige Verminderung der Muskelfibrillenzahl zwischen dem 20. und 70. Lebensjahr um 40%. Dabei bleibt das Verhältnis zwischen Muskelfibrillen des Typs I und des Typs II nahezu unverändert.

Der Verlust der Muskelmasse ist auf eine Größenreduktion der schnellen Muskelfasern des Typs II im Alter zurückzuführen (Lexell et al. 1988). Im Tiermodell kann gezeigt werden, dass es zu einer Reduzierung der Quervernetzungen zwischen Aktin- und Myosinfilamenten der Muskulatur kommt. Beim Menschen verändert sich die **Mikrostruktur der Myosinfilamente**. Gleichzeitig verringert sich das Mitochondrienvolumen und die Aktivität von Enzymsystemen.

Zu den Folgen zählt die Abnahme von Glycogen und Myoglobin. Die Kapillarisierung in der Skelettmuskulatur verringert sich (Hollmann et al. 1992). Die Muskeldichte verringert sich ebenfalls, und der inter- und intramuskuläre Fettanteil steigt (Männer < Frauen) (Fontera 2002).

Diese Zusammenhänge zusammen mit einem verminderten Testosteronangebot führen zu verminderter Kraft- und Ausdauerleistung der verbleibenden Muskulatur. Insgesamt ist ein Verlust der Elastizität, Dehnbarkeit, Reißfestigkeit und Gleitfähigkeit von Muskelfasern, Bändern und Sehnen zu beobachten. Hieraus resultiert mit zunehmendem Alter eine **zunehmende Verletzungsgefahr**. Der durchschnittliche Kraftverlust liegt pro Lebensjahrzehnt bis zum 50. Lebensjahr bei etwa 15%, jenseits des 70. Lebensjahres 30% (Abb. 15.**1**) (Kallmann et al. 1990).

Nervensystem, Redoxpotenzial, Energiestoffwechsel

Als weitere Ursache für den kontinuierlichen Muskelabbau gilt auch die **Degeneration des Nervensystems** und der damit verbundene Verlust der Motoneurone (Roos et al. 1997). Die Motoneurone sind als erste Bereiche des Nervensystems vom Alterungsprozess betroffen. Im ventralen Rückenmark ist ein Motoneuronverlust um 25% zwischen dem 5. und 10. Lebensjahrzehnt zu beobachten.

Im weiteren Verlauf wirkt sich die neuronale Degeneration auf die motorischen Einheiten der jeweils gekoppelten Muskelfasern aus. Die verbleibenden Nervenenden versuchen eine Kopplung (De- und Reinnervation) an neue Muskelfasern herzustellen. Trotz dieser dauerhaft im Alterungsprozess stattfindenden Reparationsversuche kommt es aufgrund mangelnder Innervation zum Muskelschwund.

Ebenso sind mangelnde Bewegung, unzureichende Proteinzufuhr und erhöhter oxidativer Stress für den Verlust von Muskelzellen zu bedenken. Wird der Sauerstoffverbrauch der Muskulatur gesteigert, so kommt es zur Ansammlung von schädlichen freien Radikalen. Unter normalen Bedingungen kann sich die Skelettmuskulatur dem oxidativen Stress durch Stimulation der muskeleigenen antioxidativen Enzyme anpassen. Die Enzyme richten ihre Aktivität parallel zur Belastungssteigerung aus.

Diese Möglichkeiten nehmen mit zunehmendem Alter kontinuierlich ab. Nimmt die Muskelmasse ab, so stehen weniger energieliefernde, stoffwechselaktive Zellen zur Verfügung. Dadurch kommt es zu einer Leistungseinschränkung bzw. zum Verlust der Muskelkraft und zu verminderter Widerstandskraft gegenüber Stress.

Muskelkraftverlust und die dadurch verminderte Aktivität führen zu metabolischen Störungen. Durch die reduzierte Muskelmasse kommt es zu einem verminderten Energieverbrauch (die Hälfte des Grundumsatzes werden durch Skelettmuskulatur und Leber erzeugt!). Mit zunehmendem Alter steigt der Fettanteil und steht in direktem Zusammenhang mit der inadäquaten Energiezufuhr im Verhältnis zum reduzierten Stoffwechselniveau (Kapitel 11).

Eine verminderte Muskelmasse im Alter führt zu einer verminderten Sauerstoffaufnahme und damit zu einer verminderten Leistungskapazität (Farrar et al. 1997). Hierzu tragen verschiedene Faktoren, wie

- vermindertes maximales Herzauswurfvolumen,
- verminderte Muskelzellzahl und
- verminderte Aktivierung der Mitochondrien bei.

Ab etwa dem 25. Lebensjahr beginnt bereits die Reduktion der maximalen Sauerstoffaufnahme und nimmt dann pro Lebensjahrzehnt um 10% ab (Burskirk u. Hodgson 1987).

Eine gute Muskelmasse im Alter:

- führt zu einem verbesserten Kohlenhydrat-, Fett- und Proteinstoffwechsel,
- steigert den Energiebedarf,
- verbessert die Gesundheitserwartung,
- reduziert das Risiko für Knochenfrakturen,
- verbessert die Mobilität und
- reduziert das Risiko für eine Nährstoffüberversorgung.

Knochen und Stützgewebe

Normale Entwicklung des Knochens

Das Knochenwachstum hört mit der Beendigung des Längenwachstums nicht auf. Während das Größenwachstums spätestens mit 25 Jahren beendet ist, bleibt der Knochen in stetigem Wandel. Er nimmt bis zum 30. Lebensjahr kontinuierlich an Stärke zu, bis er seine maximal erreichbare Knochendichte (Peak Bone Mass) erreicht. Diese liegt bei Männern um 30–50% höher als bei Frauen. Die **Peak Bone Mass** wird nur für eine kurze Zeit von wenigen Jahren aufrechterhalten. Danach beginnt der langsame (physiologische) Knochenabbau, ganz gleich, ob der Knochen am Ende osteoporotisch wird oder nicht.

Good-Aging für die Praxis

Es kann daher von Bedeutung sein, in jugendlichen Jahren soviel wie möglich Knochenmasse aufzubauen, um später nicht zu schnell in den kritischen Bereich einer Osteoporose zu kommen. Wird dieses Ziel versäumt, so kann es nicht mehr nachgeholt werden. Denn nach dem 30. Lebensjahr ist ein weiterer Aufbau von Knochenmasse nicht mehr möglich.

Der Knochen befindet sich kontinuierlich in einer stoffwechselaktiven Phase. Er besteht zu mehr als zwei Dritteln aus Hydroxyapatit, das zu einem großen Teil aus Calcium besteht. Der hohe Mineralgehalt gibt dem Knochen die nötige Stabilität. Wichtig für den Knochen ist auch der Anteil der Kollagenfasern Typ 1, dem Grundgerüst des Knochens. Sie verleihen ihm die Widerstandskraft gegen Zug- und Scherkräfte. Eine gute Blutzufuhr ist für den Knochen ebenfalls von vitaler Bedeutung.

Der Knochenaufbau findet durch die Osteoblasten statt, während die Osteoklasten für den Abbau verantwortlich sind. Dieser Umbauprozess setzt sich von der Jugend bis ins hohe Alter fort. Auch in osteoporotischen Knochen findet immer noch ein ständiger Knochenauf- und -abbau statt. Nur ist hier das Verhältnis stärker in Richtung Abbau verlagert. Dadurch kommt es im Knochen zu Stellen, an denen Lücken entstehen, weil die Osteoblasten nicht mit der Geschwindigkeit des osteoklastischen Knochenabbaus mithalten können (Birdwood 1996).

Die Knochenumbauprozesse, und damit auch die im Alter entstehende Ungleichverteilung, werden zentral gesteuert. Das geschieht über verschiedene **Hormone**, die Einfluss auf die Osteoblasten und Osteoklasten nehmen. Bei Männern sind dies vor allem die Androgene. Einer der wichtigsten Androgene ist das Testosteron (Kapitel 16). Testosteron kann in Östradiol umgewandelt werden und wirkt so direkt auf die Osteoblasten.

Die Hormone können ihre Wirkung ebenfalls über **Mediatoren** und **Zytokine** (TGF: transforming growth factor) entfalten. Darüber hinaus hemmen Androgene die Prostaglandin E_2- und die Interleukin-1-Produktion und hierüber die Resorption von Knochengewebe. Am Knochengewebe gibt es mehr Östrogen- als Testosteronrezeptoren, was womöglich die Bedeutung von Östradiol auch für den Mann erklärt (Colvard et al. 1989).

Durch vielerlei Ursachen kann der physiologische Knochenstoffwechsel aus dem Gleichgewicht geraten:

- Östrogen- und Testosteron-Mangel,
- Fehlernährung,
- das Alter als eigenständiger Faktor,
- Lebensstilfaktoren (Nikotin, körperliche Untätigkeit),
- Medikamente und
- genetische Polymorphismen.

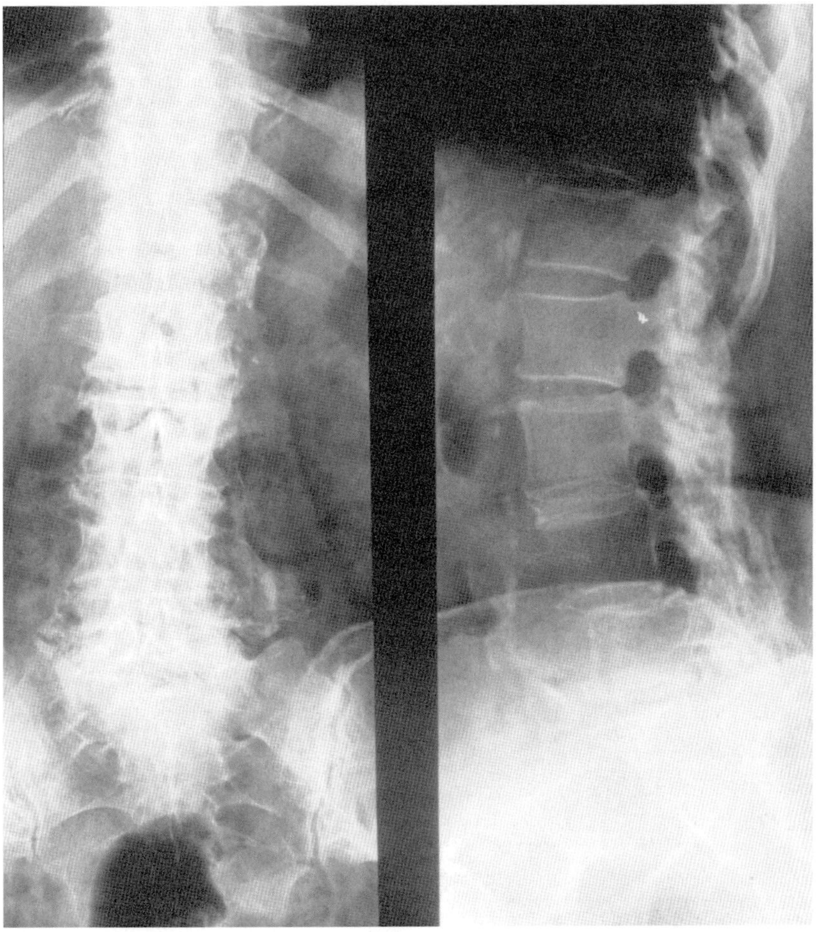

Abb. 15.**2** Röntgenaufnahme der Lendenwirbelsäule eines 65-jährigen Mannes mit Osteoporose.

Hieraus leiten sich die prophylaktischen Maßnahmen ab.

Veränderungen der Knochenstruktur im Alter

Am Beispiel des Bewegungssystems lässt sich der multifaktorielle Einfluss auf Alterungsprozesse besonders gut dokumentieren. Dabei gibt es gravierende Unterschiede zwischen den Geschlechtern, die den Verlust von Knochengewebe mit zunehmendem Alter bestimmen.

Körperliche Aktivität und Beanspruchung des Skelettsystems beeinflussen die Beschaffenheit des Knochens erheblich, und zwar positiv. Denn Zug und Druck geben am Knochen den Stimulus zum Aufbau und Erhalt. Am Knochen beginnt etwa ab dem 40. Lebensjahr die Abnahme des Mineralgehalts. Abb. 15.**2** zeigt die Verhältnisse an der Lendenwirbelsäule.

! In den letzten Jahren ist die Problematik der Osteoporose auch bei Männern in den Vordergrund gerückt. Lange Zeit wurde diese Erkrankung als eine reine Frauenangelegenheit angesehen.

Mehrere Studien haben jedoch gezeigt, dass Männer in einem höheren Maße an Osteoporose erkranken als bisher angenommen. Eine Hauptursache für den mitunter schnell einsetzenden Knochenverlust bei Frauen liegt in der Menopause. Als Korrelat hierzu findet man bei den Männern das partielle Androgendefizit des alternden Mannes (Kapitel 16).

Osteoporose als Beispiel einer multifaktoriellen Alterskrankheit

Definition

! Die Osteoporose ist eine systemische Skeletterkrankung. Nach der WHO (1993) ist sie charakterisiert durch Verminderung der Knochenmasse und Verschlechterung der Mikroarchitektur des Knochengewebes, mit hierdurch reduzierter Festigkeit und erhöhter Frakturgefahr.

Die Definition basiert auf dem messbaren Knochenmineralgehalt unter Verwendung der DXA-Messung (s. Seite 120) und dem Mittelwert der maximalen Knochenmasse einer Population kaukasischer Frauen. Gemessen wird an der Wirbelsäule von L2 bis L4. Liegt der Knochenmineralgehalt der Wirbelsäule altersunabhängig niedriger als –2,5 Standardabweichungen vom Mittelwert, so spricht man von einer Osteoporose.

Osteoporose ist ein schleichender Knochensubstanzverlust. Er betrifft die Mineralkristallinität, das Kollagen-Crosslink-Verhältnis und damit die Knochendichte. Der Knochen zeigt nach außen keine Veränderungen, während im Inneren der Knochenabbau überwiegt. Allein die Osteozyten nehmen im hohen Alter ab.

Der Grund des Knochenabbaus liegt dabei nicht direkt an den Osteoblasten und Osteoklasten selbst. Diese Zellen reagieren nur auf die äußeren Einflüsse und versuchen, dem Masseverlust mit einer Verstärkung der verbliebenen Substanz entgegenzuwirken.

Während sich die trabekuläre Struktur bei der Osteoporose zurückbildet, versucht die Kortikalis des Knochens dieses durch verstärktes Wachstum zu kompensieren. Auch der trabekuläre Knochen versucht, durch Verstärkung der noch vorhandenen Knochenstruktur dem Abbau entgegenzuwirken. So bilden zum Beispiel die Wirbelkörper bei Knochenmasseverlust so genannte Arkaden aus, um eine höhere Stabilität zu erreichen, was zu einem Verstärken der vertikalen Knochenbälkchen führt (Abb. 15.**3**).

Diese Umbauprozesse können den weiteren Abbau aber nur verlangsamen und die Folgen hinauszögern, jedoch nicht zu stoppen.

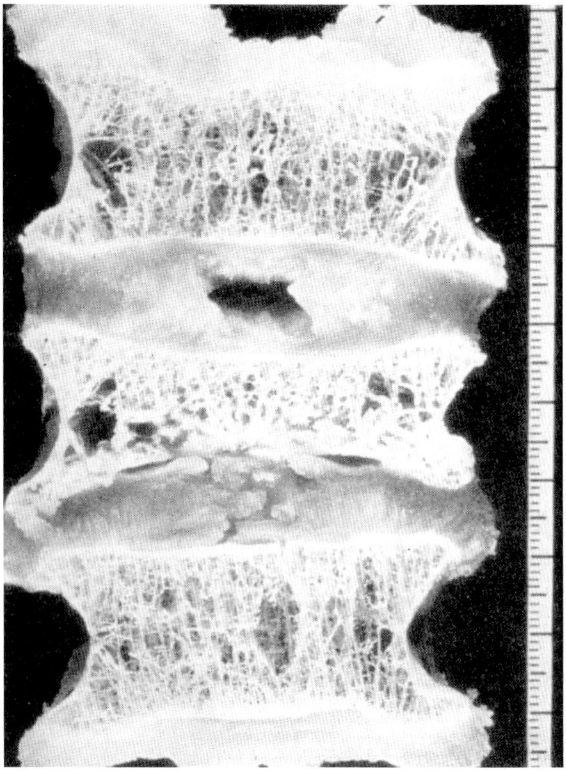

Abb. 15.**3** Demineralisierung eines Wirbelkörpers.

Epidemiologie

Bei beiden Geschlechtern steigt das Frakturrisiko mit dem Alter an, bei Frauen wegen der Menopause jedoch früher als bei Männern. Dabei ist die Frakturhäufigkeit bei Männern bis zum 45. Lebensjahr höher als bei gleichaltrigen Frauen. Nach dem 45. Lebensjahr steigt zunächst das Frakturrisiko der Frauen an. Mit zunehmendem Alter steigt dann für Männer das Risiko für Knochenbrüche nach inadäquaten Traumen erneut sprunghaft an.

In der **Dubbo Osteoporosis Study** (Nguyen et al. 1996) wurde ein Frakturrisiko von 25% nach inadäquaten Trauma nachgewiesen. Aufgrund der immer höheren Lebenserwartung der Männer beträgt ihr Anteil an den 1,7 Millionen Schenkelhalsfrakturen zurzeit 30%. Im Jahre 2025 werden weltweit 3 Millionen Schenkelhalsfrakturen erwartet. Der Anteil der Männer soll dann bereits 40% betragen (Cooper et al. 1992).

Risikofaktoren

Alter an sich: Das Alter selbst führt zu Knochenverlust und betrifft zunehmend auch Männer. Diese Art der Osteoporose beginnt zwischen dem 70. und 80. Lebensjahr und führt zu Veränderungen des trabekulären und kortikalen Knochens. Rund ein Drittel der Betroffenen sind Männer; ihr Vorteil besteht in einem höheren Ausgangswert der Peak Bone Mass gegenüber den Frauen.

Die typischen Folgen der senilen Osteoporose sind die Schenkelhalsfrakturen der 70- und 80-Jährigen. Die altersbedingte Osteoporose findet ihre Ursachen

- in einer geringeren körperlichen Aktivität,
- in Ernährungsdefiziten in den Bereichen Kalzium, Vitamin D, Proteine (Kapitel 24) und
- in der Hormonumstellung.

Es kommt zu einer verminderten Absorption von Calcium aus dem Darm. Der Tendenz zur Hypokalzämie versucht der Körper durch eine vermehrte Freisetzung von Calcium aus dem Knochen entgegenzuwirken. Der Verlust an Knochencalcium kann mehrere Hundert Gramm betragen (Abb. 15.**4**). Der resultierende Knochenabbau ist gleichmäßig auf Kortikalis und Trabekularstruktur verteilt.

> **!** Auch die Qualität der Knochenstruktur geht mit dem Alter verloren. So nimmt im Verhältnis zur Knochendichte die Knochenstärke stärker ab. Dieser Qualitätsverlust des Knochens erklärt die stärkere Frakturgefährdung bei verhältnismäßig weniger Knochenstrukturverlust als in den Lebensjahrzehnten zuvor.

Fehlende Muskelaktivität: Die mit dem Alter verbundene geringere körperliche Aktivität führt zu einem geringeren Umbaustimulus auf die Knochen. Wie wichtig körperliche Aktivität und Skelettbeanspruchung gegen die Schwerkraft ist, zeigen Erfahrungen aus der Raumfahrt. Astronauten auf längeren Missionen sind selbst

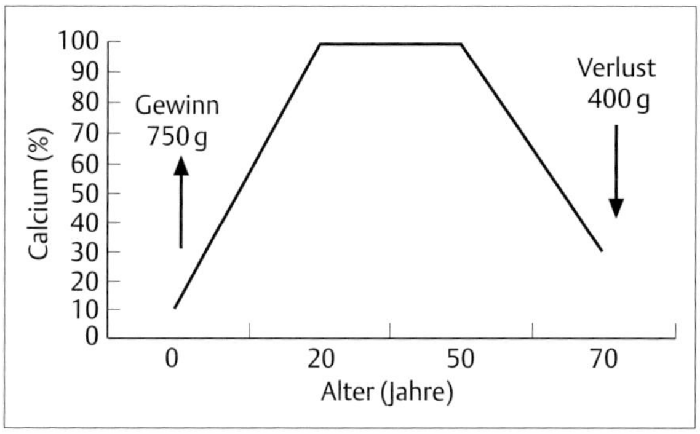

Abb. 15.**4** Calciumverlust aus dem Knochen in Abhängigkeit vom Alter.

aus guter Trainingsausgangslage heraus stark osteoporosegefährdet.

Damit spielt für einen gesunden Knochenbau auch eine gesunde Muskulatur eine wichtige Rolle. Durch Kontraktionen der Skelettmuskulatur wird der Knochenaufbau stimuliert, beim Fehlen der Stimulation oder bei verminderter Muskelaktivität wird der Knochen demineralisiert (Berard et al. 1997).

Medikamente: Diese Ursache für eine Osteoporose nimmt zu. Bedingt durch die zunehmende Anwendung von Corticosteroiden als Langzeittherapie (Arthrose, rheumatischer Formenkreis) im Alter gehört die durch Corticoide verursachte Osteoporose zu den häufigsten Knochenkrankheiten im Alter.

Steroide können zu einem jährlichen Verlust von 10% der trabekulären Knochenmasse führen. Dabei kommt es zu einer Hemmung der Calciumresorption aus dem Gastrointestinaltrakt und zu einer Hemmung der Knochenneubildung. Schon nach wenigen Tagen Therapie treten diese Wirkungen zu Tage und sind abhängig von der Höhe und der Dauer der Therapie. Auch eine mehr als 6-monatige Therapie mit Heparin kann zu einer Ursache für Osteoporose werden.

Androgen-Defizit: Im Rahmen des natürlichen (physiologischen?) Testosteronabfalls im Alter (PADAM; Seite 124) und nach mehrjährigem therapeutischen Testosteronentzug (Prostatakrebs; Kapitel 21) wird zunehmend die Entwicklung einer Osteoporose bei Männern beobachtet.

Genetische Risiken: Mehrere genetische Polymorphismen sind bekannt, die ein Osteoporoserisiko bedingen (Kapitel 31).

Weitere Risiken und Ursachen einer Osteoporose bei Männer sind in Tab. 15.**1** zusammengefasst.

Tabelle 15.**1** Ursachen einer Osteoporose bei Männern

➤ Testosteron-/Östrogendefizit: Hypogonadismus, Hodenfibrose, PADAM, medikamentöser Androgenentzug
➤ Calcium- und Vitamin-D-Defizit; Fehlernährung, gastrointestinale Probleme, Hyperkalzurie, Hyperparathyreoidismus
➤ Corticoid-Dauertherapie
➤ Weitere Medikamente: Antiepileptika, Heparin
➤ Kollagen- und Eiweißstoffwechselerkrankungen
➤ Maligne Erkrankungen mit Skelettmetastasierung (Prostata)
➤ Lebensstil: Alkoholismus
➤ Chronisch entzündliche Erkrankungen: rheumatoide Arthritis
➤ Immobilisation
➤ Transplantationsosteoporose (immunmodulierende Therapie)

Pathophysiologie

Man unterscheidet vier Typen der Osteoporose:
1. Die Osteoporose im Gefolge eines Mangels an Geschlechtshormon,
2. die altersassoziierte Osteoporose,
3. die corticosteroid-induzierte Osteoporose und
4. die Osteoporose bei rheumatoider Arthritis (RA).

Bei der Hormonmangel-Osteoporose kommen folgende pathogenetische Mechanismen zum Tragen:
- Ein Calciumleck in der Niere,
- eine verminderte Calciumabsorption,
- eine Osteoklastenapoptosis und
- eine über die Zytokine IL-1, IL-6 und TNF-alpha vermittelte Osteoporose.

Die corticosteroid-induzierte Osteoporose ist die häufigste der sekundären Osteoporose-Formen und eine der Hauptursachen für die Osteoporose des Mannes.

Bei der Osteoporose kommt es durch Sexualhormondefizite (Andropause, Somatopause; Kapitel 16), aber auch durch Vitamin-D-Mangel zu einer Entkopplung des Knochenumbaus mit einem erniedrigten Knochenanbau bei zum Teil extrem erhöhten Knochenabbau.

Einen entscheidenden Einfluss auf die Frakturinzidenz hat die **Peak Bone Mass**. Die Spitze erreicht ein Mann um das 30. Lebensjahr. Weiteren Einfluss haben die geringeren Verluste an Knochenmineralgehalt und die niedrigere Sturzhäufigkeit der Männer gegenüber Frauen.

Bei Männern kommt es im Gegensatz zu postmenopausalen Frauen häufiger zu einer Typ-II-Osteoporose. Darunter versteht man die senile Osteoporose, also der im Alter auftretende Knochensubstanzverlust. In 30–50% der Fälle mit nicht traumatischen Frakturen sind keine grundlegenden Stoffwechselstörungen feststellbar (idiopathische Osteoporose) (Ringe et al. 1997).

Diagnose

Grundlage bildet eine systematische Anamnese und körperliche Untersuchung hinsichtlich Risikofaktoren und möglichen Krankheitszeichen. Als Basislabor bei Verdacht auf Osteoporose sollten folgende Parameter untersucht werden:
- BSG/CRP;

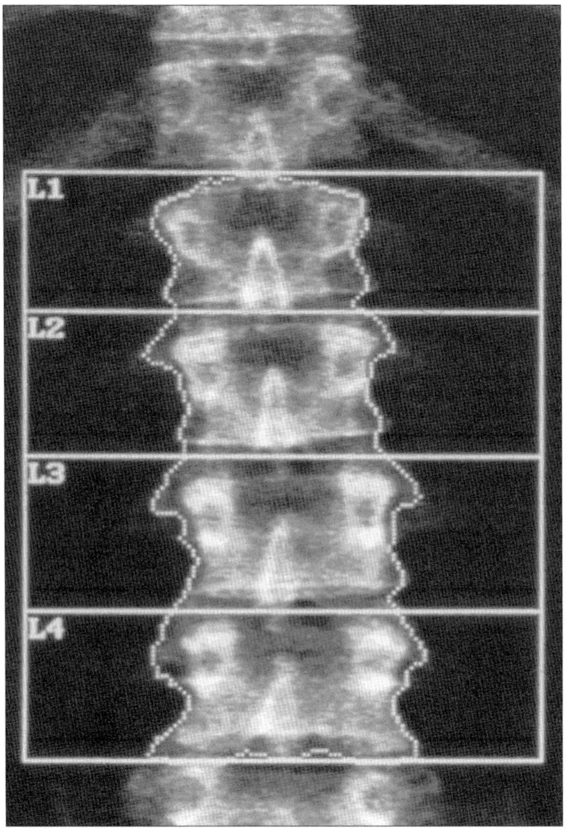

Abb. 15.**5** DXA-Befund bei Osteoporose.

➤ Blutbild;
➤ Calcium;
➤ Phosphat;
➤ AP;
➤ GGT;
➤ Kreatinin;
➤ basales TSH;
➤ Eiweiß-Immunelektrophorese.

Messen der Knochendichte erfolgt mittels Dual-X-Ray-Absorptiometry (DXA: Abb. 15.**5**).

Prophylaxe

Ausreichende Calciumzufuhr von Kindesbeinen an, Ausgleich eines Hypogonadismus, ein möglichst früh in der Adoleszenz einsetzendes Training des Bewegungsapparats zum möglichst hohen Aufbau einer Peak Bone Mass (s.o.) sowie eine Ernährung reich an Proteinen, Spurenelementen und Vitaminen sind hervorragende prophylaktische Maßnahmen zur Verhütung einer Osteoporose.

Da diese (und ihre Folgen) jedoch erst Jahrzehnte später zu erwarten ist, bleiben letztlich nur praktikable Möglichkeiten der sekundären Prävention. Im Prinzip laufen alle Bemühungen darauf hinaus, soviel Risikofaktoren wie eben möglich zu eliminieren (Tab. 15.**1**).

Männer tun gut daran

➤ ihre Ernährung entsprechend zu gestalten,
➤ Alkohol zu kontrollieren und Nikotin zu eliminieren,
➤ Kraft- und Ausdauertraining frühzeitig zu beginnen und
➤ bei nachgewiesenem Defizit von Testosteron und/oder Östradiol zu substituieren.

Literatur

1. Benninghoff, Anatomie. 1994; 176.
2. Berard A, Bravo G, Gauthier P. Meta-analysis of the effectiveness of physical activity for the pervention of bone loss in postmenopausal women. Osteoporos Int. 1997;7:331–337.
3. Birdwood G. Understanding Osteoporosis. 1996.
4. Burskirk ER, Hodgson JL. Age and aerobic power: the rate of change in men and women. Federation Proc 1987;46:1824–1829.
5. Colvard D, Eriksen P, Keeting E, et al. Identification of androgen receptor in normal human osteoblast like cells. Proc Nat Acad Sci. 1989;86:854–857.
6. Cooper C, Campion G, Melton L. Hip fractures in the elderly: a world wide projection. Osteoporosis Int. 1992;2:285–289.
7. Die DVO-Leitlinien zur Osteoporose. Osteologie 2003;12(6).
8. Farrar FP, Monnin KA, Fordyce DE, Walters TJ. Uncoupling of changes in skeletal muscle beta-adrenergic receptor density and aerobic capacity during the aging process. Aging 1997;9:153–158.
9. Fielding RA, Meydani M. Exercise, free redical generation, and aging. Aging 1997;9:12–18.
10. Fontera W. Arkopeniem Altern und körperliche Betätigung. Österreichisches Journal für Sportmedizin 2002;1:26.
11. Hollmann W, Rost R, Mader A, Liesen H. Altern, Leistungsfähigkeit und Training. Dt. Ärztebl. 1992;38:B1930-B1937.
12. Kallmann DA, Plato CC, Tobin JD. The role of muscle loss in the age-related decline of grip strength: cross-sectional and longitudinal perspectives. J Gerontol. 1990;45:M82-M88.
13. Kressig R, Proust J. Körperliche Aktivität und Alterungsprozess. Schweiz Med Wochenschr. 1998;128:1181–1186.
14. Lexell J, Taylor CC, Sjostrom M. What is the cause of the ageing atrophy? Total number, size and proportion of different fiber types studied in whole vastus lateralis muscles from 15 to n83 year old men. J Neurol Sci. 1988;84:275–294.
15. Nguyen T, Eisman J, Kelly P. Risk factors for osteoporotic fractures in elderly men. Am J Epidemiol. 1996;144:258–261.
16. Ringe JD, Dorst A, Faber H. Osteoporosis in Men. Osteologie 1997;6:81–86.
17. Roos MR, Rice CL, Vandervoort AA. Age-related changes in motor function. Muscle Nerve 1997;20:679–690.

IV Spezielle Alterungsprozesse bei Männern, Prävention

16 Hormonstoffwechsel des Mannes – Präventive und therapeutische Konzepte

Armin E. Heufelder

Einleitung

Die moderne Sichtweise im Hormonstoffwechsel des älter werdenden Mannes bewegt sich zwischen
- der Überzeugung, die Veränderungen seien physiologisch und damit normal, und
- der Meinung, ein Hormonabfall stelle in jedem Fall ein Defizit dar und gehöre immer behandelt, aufgefüllt, substituiert.

Angesichts der komplizierten Datenlage bei Frauen wird für Männer nunmehr eine Herangehensweise an die Thematik gefordert, wonach die dort jahrzehntelangen Fehler in der Hormonsubstitution nunmehr bei Männern zu vermeiden sind. Darauf basierend werden hier die Hormonlage des älter werdenden Mannes analysiert, Ursachen und Folgen von Veränderungen kritisch dargestellt und moderne Präventionskonzepte empfohlen.

Grundlagen der hormonellen Steuerung beim Mann

Die männlichen Hormone **Testosteron** und **Dehydroepiandrosteron** (DHEA) werden überwiegend in den Hoden (Testosteron zu 95%) bzw. den Nebennieren (Testosteron zu 5%) unter dem Einfluss des Hypothalamus und der Hypophyse nach dem Prinzip einer negativen Rückkopplungshemmung gebildet (Abb. 16.**1**).

Das Peptidhormon Gonadotropin-Releasinghormon (GnRH) stammt aus Neuronen des Hypothalamus und wird pulsatil (alle 90–120 min) in das Portalsystem der Hypophyse sezerniert. Im Hypophysenvorderlappen

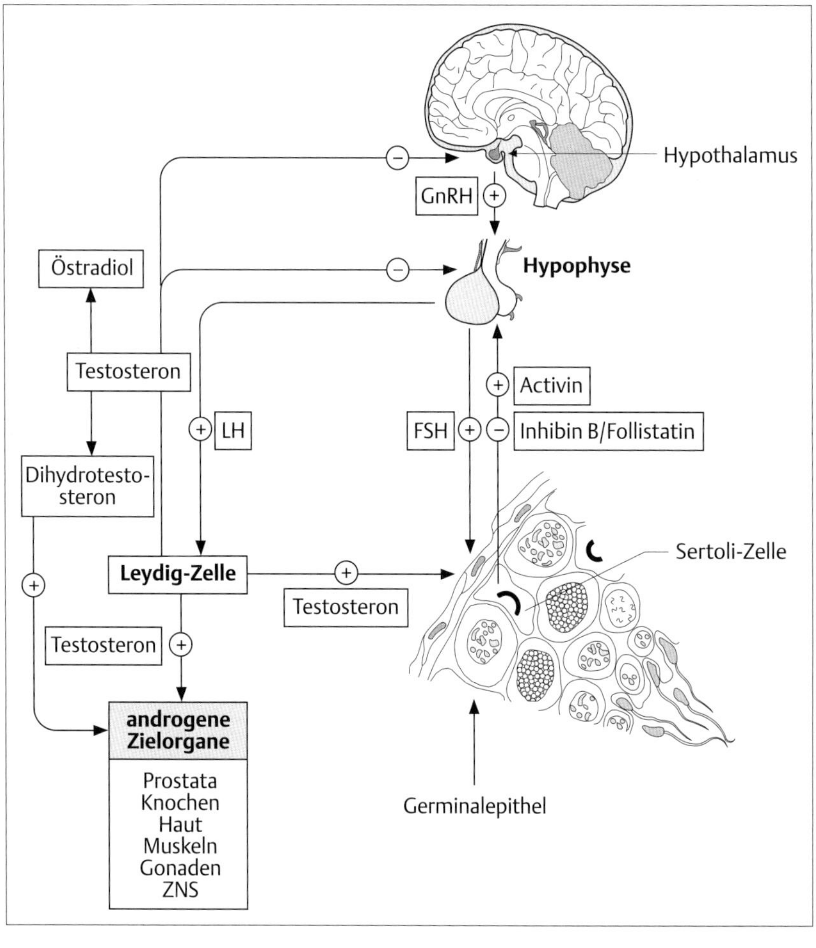

Abb. 16.**1** Regelkreis zwischen Hypothalamus/Hypophyse und Hoden;
+ heißt fördernde Wirkung bzw. Rückkopplung;
– bedeutet negative Rückkopplung.
Testosteron und Dihydrotestosteron (DHT) haben unterschiedliche Zielorgane; in der Prostata ist DHT das funktionsmaßgebliche Androgen.

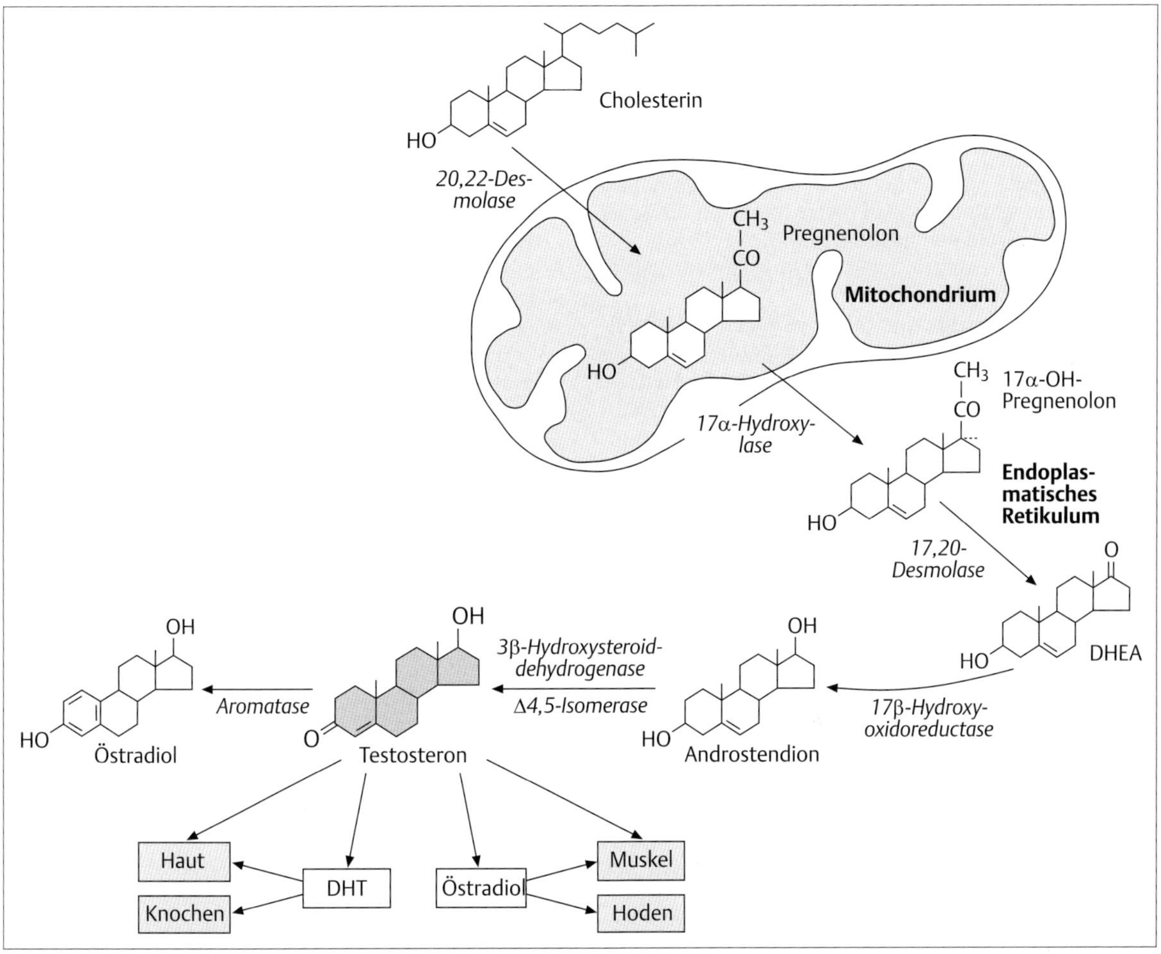

Abb. 16.**2** Vereinfachte Darstellung der Testosteron-Biosynthese: Aus dem „Rohprodukt" Cholesterin entstehen letztendlich die aktiven Endprodukte Testosteron, Dihydrotestosteron und Östradiol; Pregnenolon, DHEA und Androstendion sind schwächer und unterschiedlich wirksame Intermediärprodukte.

bindet GnRH an einen spezifischen Rezeptor, was zur ebenfalls pulsatilen Bildung und Freisetzung der beiden Glykoproteinhormone, luteinisierendes Hormon (LH) und Follikel-stimulierendes Hormon (FSH) aus dem Hypophysenvorderlappen ins Blut führt.

LH zirkuliert im Blut zu den Hoden und bindet an einen spezifischen Rezeptor auf der Oberfläche der Leydigzellen. Hier kommt es zur Vermittlung der Steroidhormonsynthese ausgehend vom Cholesterin (Abb. 16.**2**).

Zwischenprodukte mit ebenfalls gewisser hormoneller Aktivität sind Pregnenolon, DHEA und Androstendion. Das hauptsächlich synthetisierte androgenaktive Testosteron ist aber noch nicht Endprodukt. Es wird überführt zu **Östradiol** (Aromatase) sowie mittels 5-alpha-Reduktaseaktivität zu **Dihydrotestosteron** (DHT). Diese beiden im männlichen Hormonstoffwechsel maßgeblichen Endprodukte haben unterschiedliche, teils überlappende Zielorgane (Abb. 16.**3**).

Das zweite Glykoproteinhormon des Regelkreises FSH bindet an seinen spezifischen Rezeptoren auf der Oberfläche der testikulären Sertolizellen und stimuliert dort die Spermatogenese sowie die Bildung von Activin und Inhibin. Inhibin B/Follistatin ist wichtigster negativer Rückkopplungsfaktor für die Kontrolle der hypophysären FSH-Bildung.

Weitere wichtige, vom Hypothalamus über die Hypophyse zu den Zielorganen gesteuerte Hormonachsen sind

- die CRH-ACTH-**Cortisol-Achse**,
- die TRH-TSH-**Schilddrüsen-Achse** und
- die GHRH-**Wachstumshormon (GH)-IGF-1-Achse**.

Das ebenfalls in der Hypophyse gebildete **Prolaktin** kann jedoch bei vermehrter Sekretion (Tumoren, Medi-

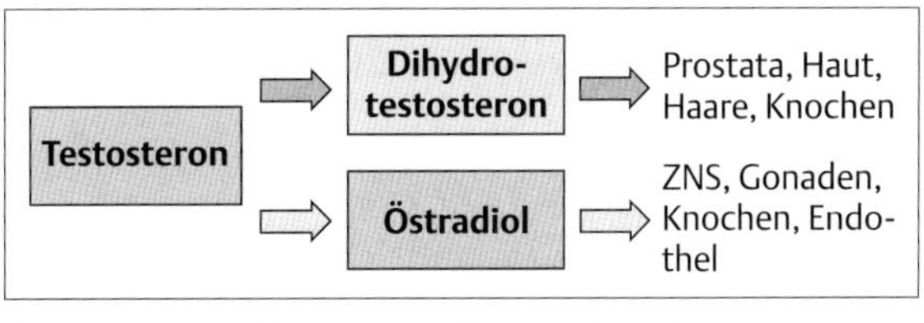

Abb. 16.**3** Steroidhormone und ihre Zielorgane.

kamente) die GnRH-LH-Testosteron-Achse (Abb. 16.**1**) empfindlich stören und deshalb auch beim Mann klinische Bedeutung erlangen.

Die Bildung und Freisetzung der hypothalamischen und hypophysären Hormone unterliegen zahlreichen Einflüssen anderer Neurotransmitter (Corticotropes Releasinghormon = CRH, Endorphine, Leptin, Neuropeptid Y, Zytokine u.a.) und sympathoadrenerger Impulse. Sie modulieren sowohl die pulsatile Amplitude als auch die Frequenz ihrer Ausschüttung in den Blutstrom und agieren so komplex miteinander.

Die **Steuerung** dieser hier sehr vereinfacht dargestellten neuroendokrinen Funktionskreise unterliegt zudem dem Einfluss zahlreicher **Umweltfaktoren**, Stressreize, Emotionen, Medikamente und Genussmittel. Auch Botenstoffe aus anderen Körperregionen (wie dem Immunsystem oder dem viszeralen Fettgewebe) können die neuroendokrine Steuerung und damit die Hormonbildung im Körper nachhaltig modulieren.

Ferner zirkulieren zahlreiche **Bindungseiweiße** (z.B. Sexualhormon-Bindungsglobulin, SHBG; Cortisol-Bindungsglobulin, CBG; Thyroxin-Bindungsglobulin, TBG) im Blut, die als Hormonreservoire und Hormontransporteure fungieren. Quantitative und qualitative Veränderungen dieser Bindungsproteine haben entscheidenden Einfluss auf die Bioverfügbarkeit von Hormonen im Gewebe. So ist der größte Teil des Testosterons (> 95%) spezifisch an SHBG (60%) und unspezifisch an Albumin (35%) gebunden und somit der Zielzelle nicht unmittelbar bioverfügbar.

Schließlich ist zu berücksichtigen, dass nahezu alle Hormone im Gewebe als Folge der dort vorhandenen **Enzymsysteme** einem ausgeprägten aktivierenden oder inaktivierenden Metabolismus unterliegen. Dies macht verständlich, warum eine korrekte Einschätzung von Hormonwirkungen im Zielgewebe anhand momentaner Serumspiegel schwierig ist.

! Für den Mann relevante Hormone und allgemeine Steuerungshormone unterliegen einer komplexen übergeordneten Regulation. Die Fühler dieser Regelkreise reagieren empfindlich auf äußere Reize, Emotionen und Medikamente. Testosteron als wichtigstes Androgen wird weiter metabolisiert in die sehr aktiven Wirkhormone Dihydrotestosteron und Östradiol. Beide wirken beim Mann an unterschiedlichen Zielorganen. Da Hormone im Gewebe durch Enzyme einem weiteren Stoffwechsel in bioaktive Produkte unterliegen, ist die Beurteilung des Hormonhaushalts bzw. eines Hormonmangels lediglich durch Messung des Blutspiegels problematisch. Die Messung bioverfügbarer Steroihormone, z.B. im Speichel, erlaubt eine präzise Beurteilung der tatsächlichen hormonellen Situation und liefert deshalb praxisrelevantere Informationen.

Hormonveränderungen im Alterungsprozess

Beim Mann sinken zwischen dem 30. und 65. Lebensjahr die Serumkonzentrationen mehrerer Hormone im Vergleich zum jugendlichen Referenzbereich um 30–80% ab (Tab. 16.**1**).

Hierzu zählen in erster Linie:

- die bioaktive Fraktion von Testosteron des Hodens,
- Dehydroepiandrosteron (DHEA) der Nebenniere,
- Pregnenolon,
- Wachstumshormon (GH) und Insulin-ähnlicher Wachstumsfaktor-1 (IGF-1),
- Melatonin aus der Hypophyse sowie
- 25-OH-Vitamin D3.

Die normale Testosteronproduktion beim gesunden jungen Mann beträgt 4–8 mg pro Tag. Den Daten der **Massachusetts Male Aging Study** zufolge sinken bei Männern ab dem 50. Lebensjahr – allerdings mit erheblicher individueller Variabilität – die Serumspiegel für Gesamttestosteron pro Jahr um 0,4%, für Albumin-gebundenes Testosteron um 1% und für freies Testosteron um 1,2% (Harmann 2001).

Einen manifesten Hypogonadismus (hier im Sinne eines Gesamt-Testosteron < 12 nmol/l) weisen im 50–60. Lebensjahr etwa 10–20%, im 60–70. Lebensjahr ca. 20–30% aller ansonsten gesunden Männer auf. Bei multimorbiden Männern (Herzinsuffizienz, koronare Herzkrankheit, chronisch-obstruktive Lungenerkrankung, Diabetes mellitus, metabolisches Syndrom, viszerale Adipositas) kann die Prävalenz eines Hypogonadismus 50–60% erreichen.

Die Östradiol-Serumspiegel zeigen keine durchgängigen Veränderungen im Lebensverlauf, wohl aber erhebliche interindividuelle Unterschiede. Die Sekretionsreserve für GH sinkt bereits ab dem jungen Erwachsenenalter und später zunehmend, was eine Hauptursache des altersabhängig sinkenden IGF-1-Serumspiegels darstellt.

Der reduzierten Bildung und Sekretion von Hormonen in den Hoden, den Nebennieren sowie von Wachstums-

Tabelle 16.**1** Hormonveränderungen während des Lebens bei Männern

Absinken wichtiger Hormone beim alternden Mann:
➤ Bioaktives bzw. freies Testosteron (weniger ausgeprägt auch Gesamt-Testosteron)
➤ Dehydroepiandrosteron (DHEA) und -sulfat (DHEAS)
➤ 25-OH-Vitamin D3
➤ Wachstumshormon und IGF-1
➤ Pregnenolon
➤ Melatonin
➤ Östradiol (langsam und individuell variabel)
➤ Progesteron (individuell variabel)

hormon und IGF-1 will man durch die Begriffe **Testopause, Adrenopause** und **Somatopause** (wenn auch unglücklich gewählt, da Pause = „Unterbrechung einer Tätigkeit") Rechnung tragen. Die im Alter reduzierte Bildung von Schilddrüsenhormonen und TSH sowie die reduzierte Konversion von Tetrajod(T4)- zu Trijodthyronin (T3) wird durch einen verzögerten Abbau kompensiert. Bei Männern mit gesunder Schilddrüse bleibt dadurch die Funktion ausgeglichen.

Die bioverfügbaren Glucocorticosteroide und Katecholamine zeigen im höheren Lebensalter keine Einbußen, sondern eher eine zunehmende Tendenz. Ferner steigen im Alterungsprozess die Serum- und Gewebeaktivitäten einiger pro-inflammatorischer und atherogener Zytokine wie Interleukin-6, Interleukin-1 und Tumor-Nekrose-Faktor-alpha.

Während die Insulinproduktion der Betazellen des Pankreas im höheren Lebensalter abnimmt, steigt – abhängig von der Menge des viszeralen, hepatischen und muskulären Fettgewebes – das Ausmaß der Insulinresistenz (Seite 56).

Der altersabhängige Androgenmangel des Mannes

Die Serumspiegel des bioaktiven Testosterons sinken ab dem 25. Lebensjahr um ca. 1% pro Jahr und sind im Alter von 60–70 Jahren auf ca. 40–50% der in jungen Jahren vorhandenen Hormonspiegel abgesunken. Der typische Befund beim alternden Mann ist der eines partiellen Androgenmangels (**p**artielles **A**ndrogen-**D**efizit des **a**lternden **M**annes: PADAM): Das Gesamt-Testosteron liegt <12 nmol/l oder <300 ng/dl, während LH und FSH nicht, wie es der normalen Regelkreisfunktion (Abb. 16.**1**) entspräche, ansteigt.

Die Pathogenese des PADAM ist komplex:

- Testikuläre Insuffizienz aufgrund reduzierter Leydigzell-Masse mit eingeschränkter Testosteron-Produktionsrate und gleichzeitigem Verlust der zirkadianen Rhythmik;
- eingeschränkte Sekretionsreserve nach Stimulation mit exogenem LH oder humanem Choriongonadotropin (hCG);
- hypothalamisch-hypophysäre Dysregulation; sie umfasst ein abgeschwächtes Ansprechen von LH und FSH auf die pulsatile GnRH-Stimulation und reduzierte GnRH-Amplituden;
- Anstieg der Serumkonzentration des Sexualhormon-bindenden Globulins (SHBG) mit fortschreitendem Lebensalter, was die Fraktion des bioverfügbaren Testosterons reduziert.

Weitere Faktoren, die einem Hypogonadismus mit dem Alter Vorschub leisten können, sind Alkoholkonsum, Fetteinlagerung in die Leber, viszerale Adipositas, zu starke Kalorienrestriktion im Rahmen von Extremdiäten, Mangel an körperlichem Training, Muskelschwund sowie zahlreiche Medikamente (Tab. 16.**2**).

> **!** Insgesamt resultieren die altersabhängigen Veränderungen der Androgenproduktion und -wirkung beim alternden Mann in messbar erniedrigten Serumspiegeln an bioaktivem bzw. freiem Testosteron. Als weiteres Resultat nivelliert sich die in der Jugend ausgeprägte zirkadiane Variabilität der Testosteronspiegel (Rhythmik: Maximum am Morgen, Minimum am Abend; Abb. 16.**4**).

Mit dem Lebensalter steigt die Rate der Männer mit Testosteronwerten unterhalb der altersentsprechenden Norm kontinuierlich an (Abb. 16.**5**).

Zusätzlich zu diesen Veränderungen weisen manche Männer einen partiellen Aromatase-Mangel auf, der sich in einem niedrig-normalen Testosteron-Serumspiegel bei stark erniedrigtem oder nicht messbar niedrigem Östradiol-Serumspiegel darstellt.

Tabelle 16.**2** Medikamenteninduzierter Hypogonadismus und Hyperprolaktinämie

Mechanismus	Substanz
Hemmung der Produktion oder Wirkung von Testosteron	Spironolacton Chemotherapeutika (Vincristin, Methotrexat, Alkylantien) Ketoconazol Flutamid Cimetidin Cyproteronacetat
Hemmung der Produktion oder Wirkung von GnRH	Progesteron Östrogene GnRH-Agonisten GnRH-Antagonisten
Steigerung des Prolaktin-Spiegels	Antipsychotika (Phenothiazine, Risperidon) trizyklische Antidepressiva Verapamil Reserpin Metoclopramid Opioide, Cocain Östrogene

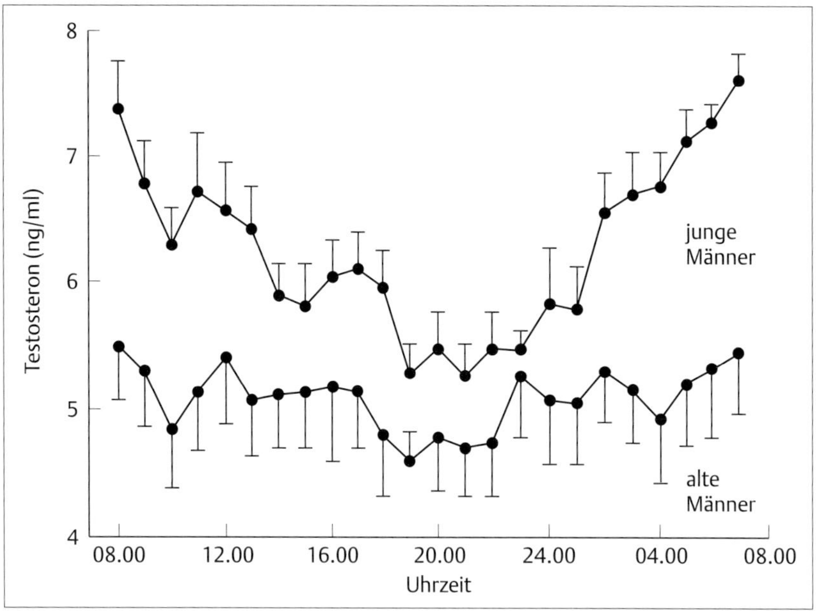

Abb. 16.**4** Verlust der zirkadianen Testosteron-Rhythmik als Teilaspekt des PADAM (nach Bemner et al. 1983).

> **!** Die Folgen einer derartigen Hormonkonstellation auf die Endothelfunktion, die kardiovaskuläre Morbidität, den Knochenstoffwechsel und die zentralnervöse und periphere neuronale Integrität könnten weitreichenderer Natur als bisher erforscht sein.

Definition, Leitlinien

Leitlinien zu Testosteron-Grenzwerten, zur Definition des PADAM und zur Testosteronsubstitution sind im Prinzip „lediglich" Expertenmeinungen. Damit stehen sie hinter den kontrollierten Studien und anderen wissenschaftlichen Erhebungen auf dem untersten Evidenzniveau einer wissenschaftlichen Bewertung (Weidner 2003).

Sie basieren auf Konsensuspapieren internationaler Wissenschaftler wie beispielsweise der ISSAM-Leitlinie (Morales u. Lunenfeld 2001), und können in Anti-Aging-Konzepten übernommen, aber auch kritisch modifiziert werden. So wird nach der gängigen ISSAM-Leitlinie das partielle Androgendefizit des alternden Mannes (PADAM) wie folgt definiert:

- Libido ↓, Erektion ↓,
- Veränderung der psychischen Situation → Depression,
- Muskelkraft ↓, viszerales Fett ↑,
- Knochendichte ↓ und
- Veränderungen an Haut und Haaren.

Hauptkritikpunkte betreffen die Tatsache, dass nicht immer alle Symptome anzutreffen sind, dass sie auch ohne Hypogonadismus vorhanden sein können und dass keine für die Praxis anwendbaren diagnostischen Standardverfahren bereitstehen.

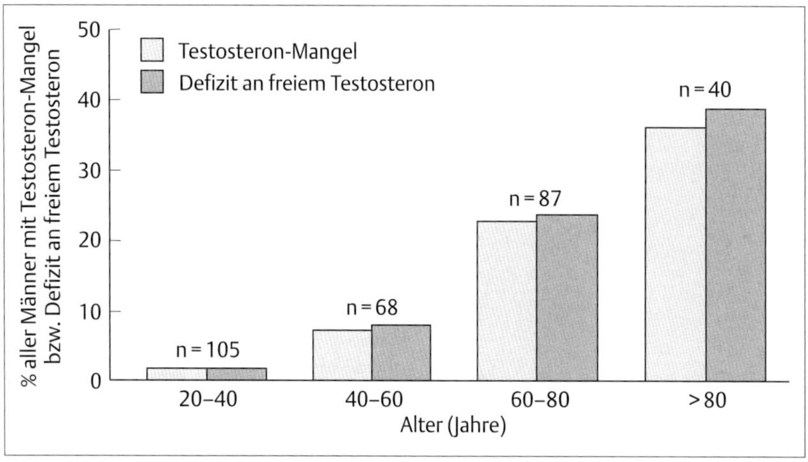

Abb. 16.**5** Als gesund eingestufte Männer verschiedenen Alters; Prozentsatz der Männer, bei denen jedoch Werte an Gesamt- und freiem Testosteron unterhalb des Normbereichs festgestellt wurden (nach Kaufman u. Vermeulen 1997).

> **!** Daraus resultiert, dass immer der biochemische Nachweis des Hypogonadismus (Testosteron < 12 nmol/l; freier Androgen-Index < 40% [Normbereich 50–70%]) erforderlich ist.

Klinische Symptome und Beschwerden

In der Praxis muss je nach Krankheitsbild (Symptome) und Androgenmangel (Testosteron im Serum niedriger als es der Altersnorm entspricht) differenziert werden:

- Hypogonadismus = Unterfunktion der Hoden manifestiert durch pathologisch tiefe Testosteronwerte und meist mit spezifischen Ausfallssymptomen, kann in jedem Lebensabschnitt auftreten;
- PADAM (s.o.) als partielles Androgendefizit beim älteren Mann mit spezifischen Ausfallssymptomen; der Begriff der Andropause ist mittlerweile geläufig, wenn auch unpräzise;
- subnormales Testosteron ohne Symptome als Zufallsbefund.

Die Einordnung eines subnormalen Testosterons beim Älteren ist ohne Symptomatik nicht immer ohne weiteres möglich, da meist der Serum-Testosteronwert aus früheren Lebensjahren, der der individuellen Norm entsprechen dürfte, unbekannt ist.

Mit steigendem Lebensalter, meist zwischen dem 45. und 65. Lebensjahr, treten jedenfalls bei Männern häufig mannigfaltige Beschwerden auf, die einerseits mit hormonellen Defiziten, andererseits aber auch mit davon unabhängigen Veränderungen (private und berufliche Probleme, Fehlernährung, körperliche Inaktivität, Stress, Genussgifte u.a.) zusammenhängen können. Diese können auch Ausdruck anderer organischer oder psychischer Erkrankungen sein (Tab. 16.**3**).

Tabelle 16.**3** Spezifische und unspezifische Alterserscheinungen bei Männern

Häufige Symptome und Befunde beim alternden Mann:
➤ Leistungsminderung, Müdigkeit, Antriebsschwäche
➤ Libidomangel, erektile Dysfunktion
➤ Gedächtnisstörungen, kognitive Defizite
➤ Konzentrations- und Aufmerksamkeitsstörungen
➤ Schlafstörungen
➤ Vegetative Symptome (Schwitzen, Hitzeschübe)
➤ Ängstlichkeit, Schwinden von Durchsetzungsfähigkeit und Selbstvertrauen
➤ Gemütsveränderungen, depressive Stimmungslage
➤ Gelenk-, Skelett- und Muskelschmerzen
➤ Angina pectoris, Kreislaufbeschwerden
➤ Gynäkomastie
➤ Viszerale Adipositas
➤ Immun-Seneszenz
➤ Veränderungen an der Haut, am Kopfhaar und der Sekundärbehaarung

Tabelle 16.**4** Typische Gesundheitsrisiken beim alternden Mann

➤ Beschleunigte Atherosklerose
➤ Kardiovaskuläre Komplikationen (Myokardinfarkt, zerebraler Insult)
➤ Nachteilige Veränderung der Körperzusammensetzung
➤ Viszerale Adipositas
➤ Arterieller Hypertonus, Herzinsuffizienz
➤ Hormon- und Sexualstörungen
➤ Insulinresistenz, Diabetes mellitus, Metabolisches Syndrom
➤ Dyslipoproteinämie
➤ Osteoporose
➤ Malignome

Tabelle 16.**5** Androcheck: Empfehlungen zur Diagnostik beim alternden Mann

Androcheck – indikationsbezogene Möglichkeiten
➤ Detaillierte Familien- und persönliche Anamnese
➤ Erfassung von Ernährungs- und Lebensgewohnheiten
➤ Beurteilung der körperlichen Fitness
➤ Ganzkörper-Status einschließlich rektaler Untersuchung der Prostata
➤ Hämoccult-Test/Humanofecal-Test
➤ Blutbild, Stoffwechsel-, Leber- und Nierenparameter; Urinstatus
➤ Bestimmung des Prostata-spezifischen Antigens (PSA)
➤ Quantifizierung des atherogenen Risikos (Gesamtcholesterin, LDL, HDL, Triglyceride, Lp(a), Homocystein, Fibrinogen, CRP)
➤ Bestimmung wichtiger Vitamine und Spurenelemente (25-OH-Vitamin D3, Vitamin B6, B12, Folsäure, Selen, Zink)
➤ Hormon-Analysen (Gesamt-Testosteron/SHBG, LH, Prolaktin, TSH, ggf. IGF-1, DHEAS, selten Östradiol)
➤ Belastungs-EKG
➤ Farbduplex-Sonographie der hirnversorgenden Gefäße mit Intima-Media-Messung und/oder Blutdruck-Index (Handgelenk/Knöchel)
➤ Fakultative weiterführende Diagnostik: Osteodensitometrie, Abdomen-Ultraschall, Gastroskopie, Koloskopie, urologische Untersuchung mit Uroflow und transrektalem Ultraschall der Prostata

! Von großer Bedeutung ist, solche Beschwerden nicht pauschal dem allgemeinen Alterungsprozess („Verschleiß") zuzuordnen und dem Patienten als schicksalhaft vorgegeben zu interpretieren. Vielmehr sollte eine differenzierte internistische, urologische und endokrinologische Diagnostik erfolgen.

Neben einer detaillierten Erfassung der vorliegenden Symptome und Beschwerden ist angesichts der typischen Gesundheitsrisiken bei Männern in der Andropause (Tab. 16.**4**) eine Suche nach individuellen Risikofaktoren erforderlich. Diese schließt die Erhebung der Familienanamnese und persönlichen Anamnese, eine ganzkörperliche Untersuchung, diverse Laboruntersuchungen sowie einige technische Untersuchungen ein.

Ein Beispiel für einen detaillierten Anti-Aging-Check zeigt Tab. 16.**5**. Ergeben sich in dieser Grunduntersuchung Hinweise für Gesundheitsstörungen oder Hormondefizite, sollte eine symptombezogene weiterführende Diagnostik und ggf. Substitution durch einen erfahrenen Spezialisten erfolgen (Kapitel 23).

Diagnostik des Hypogonadismus

Für den Nachweis eines Hormonmangels sind mindestens zwei Hormonuntersuchungen zu unterschiedlichen Zeitpunkten erforderlich, um abnorme Einzelbefunde zu bestätigen und die zirkadianen Variabilitäten (Beispiele: Testosteron, Wachstumshormon, Melatonin) angemessen zu berücksichtigen.

Bei der Beurteilung von Hormonen, deren biologische Aktivität durch Bindungsproteine entscheidend reguliert wird (Beispiele: Testosteron, Östradiol, Cortisol, Schilddrüsenhormone), ist entweder die Bestimmung der bioverfügbaren bzw. freien Hormonkonzentrationen oder die Berücksichtigung der betreffenden Bindungsproteine bei der Befundinterpretation hilfreich.

Nur bei jüngeren gesunden Männern ohne Lifestyle-Risiken kann der Testosteronbestand am Gesamt-Testosteronspiegel verlässlich abgeschätzt werden. Sobald jedoch Lifestyle-Risiken wie Fehlernährung, Trainingsmangel oder Komorbiditäten wie Adipositas, Insulinresistenz oder Fettstoffwechselstörungen vorliegen, kann die Vernachlässigung von SHBG bei der Beurteilung der Androgenverfügbarkeit zu gravierenden Irrtümern führen.

! Der Nachweis eines Androgendefizits erfolgt in der Praxis am zuverlässigsten durch Bestimmung von Gesamt-Testosteron und SHBG in zwei voneinander unabhängig am Morgen gewonnenen Serumproben.

Hieraus kann der so genannte **freie Androgenindex**, ggf. zusätzlich der **Testosteron-Index**, berechnet werden. Das Vermeiden präanalytischer Fehler, eine qualitativ hochwertige Analytik, die korrekte Berechnung der relevanten Indizes, eine umsichtige Korrelation von Laborbefund und klinischem Befund sowie der Ausschluss von Kontraindikationen sind erforderlich, um die Indikation zur Testosteron-Substitution abzusichern.

Eine exakte, Compliance-freundliche und künftig vermehrt genutzte Alternative bildet die Bestimmung von Steroidhormonen im Speichel. Sie setzt ein entsprechend erfahrenes Labor, entsprechend validierte Normbereiche und Erfahrung in der Befundinterpretation voraus.

Durchführung, Nutzen und Risiken der Hormonsubstitution beim Mann

! Die Substitution von Hormonen ist eine verantwortungsvolle Aufgabe, die Spezialkenntnisse und umfangreiche Erfahrung voraussetzt. Wie bei der Frau im Klimakterium kann sie auch beim Mann in der Andropause nur dann erfolgreich und risikoarm erfolgen, wenn sie individuell abgestimmt und in enger Rückkopplung zum Befinden des Patienten durchgeführt wird.

In Ergänzung zur Hormonsubstitution müssen andere gesundheitsfördernde Maßnahmen und präventive Interventionen konsequent betrieben werden (Tab. 16.**6**), wie

- Gewichtsreduktion bei Übergewicht und Adipositas,
- Einschränkung von Noxen wie Nikotin- und Alkoholkonsum,
- Verbesserung des körperlichen Trainingsmangels sowie
- die Kontrolle von Risikofaktoren (atherogene Lipidfraktionen, Hyperglykämie, Insulinresistenz, arterieller Hypertonus, u.a.).

Tabelle 16.**6** Präventive Interventionen beim älter werdenden Mann

➤ Gewichtsreduktion
➤ Ernährungsoptimierung (hypokalorisch, fettmodifiziert)
➤ Steigerung der körperlichen Fitness (Ausdauertraining, gezielter Muskelaufbau)
➤ Vermeiden von Umweltnoxen (Rauchen, Alkohol, Ozon, Toxine, Elektrosmog u.a.)
➤ Verbesserung der „Schlafhygiene" (Schlaf insbesondere zwischen 23 und 3 Uhr)
➤ Verbesserung der Stressbewältigung (Entspannungstechniken)
➤ Verbesserung der „Psychohygiene" und stabile Beziehungen zu Mitmenschen
➤ Behandlung von Risikofaktoren/-konstellationen
➤ Ausgleich von Hormondefiziten
➤ Ausgleich von Defiziten bei Vitaminen und Spurenelementen
➤ Verbesserung der antioxidativen Kapazität

Good-Aging für die Praxis

Jede Substitution von Hormonen setzt voraus, dass ein eindeutig nachgewiesenes Hormondefizit in Verbindung mit einschlägigen Symptomen und Beschwerden vorliegt. Die Indikation zur Hormonsubstitution bei nachgewiesenem Hormondefizit ist dann als „relativ" oder nicht gegeben anzusehen, wenn sich keine dafür typischen Symptome, Beschwerden oder Risikofaktoren identifizieren lassen.

Umgekehrt ist eine Hormonsubstitution dann sinnvoll und zu rechtfertigen, wenn ein Hormondefizit mit dafür typischer Symptomatik oder einer Konstellation von Risikofaktoren vorliegt und die Hormonsubstitution verantwortungsbewusst durchgeführt wird (Tab. 16.**7**).

Dies schließt deren Anpassung an den zirkadianen Rhythmus, eine adäquate Dosierung, die Verwendung einer physiologischen und wirksamen Darreichungsform und die erforderlichen Erfolgs- und Risikokontrollen ein. Außerdem sollte der Substitutionsversuch zunächst zeitlich auf 3–6 Monate begrenzt werden und die Fortführung von einer sowohl subjektiven Besserung als auch objektivierbaren Befundkorrektur abhängig gemacht werden.

Bei dokumentiertem symptomatischem Hypogonadismus bestehen gute Chancen, durch Anhebung des Gesamt-Testosteron-Serumspiegels oder besser des freien Androgen-Index auf (40–60%) die positiven Effekte einer Testosteron-Substitution für den Patienten bei günstiger Nutzen-Risiko-Relation zu realisieren (Vermeulen 2001, The Endocrine Society 2002). Bei den positiven Effekten sollten mehrere der in Tab. 16.**8** aufgeführten Befundverbesserungen unter Androgensubstitution nachweisbar sein.

Die Applikationsformen für Testosteron haben sich in den letzten Jahren im Hinblick auf Bioverfügbarkeit, Wirkung und Akzeptanz des Mannes verbessert. Exemplarisch sind in Tab. 16.**9** die derzeit verfügbaren Optionen der Testosteron-Substitution beim Hypogonadismus des jüngeren Mannes und beim PADAM aufgeführt. Die Testosteronsubstitution erfolgt heute fast ausschließlich in transdermaler Form mit Hilfe eines Testosteron-Gels (Wang et al. 2000). Die unter hochdosierter intramuskulärer Testosteron-Substitution häufig beobachteten Nebenwirkungen (Polyglobulie, Dyslipidämie, Hypertonie) treten unter einer physiologisch dosierten transdermalen Applikation nicht auf.

Bei Männern über 50 Jahren mit den Risiken einer benignen Prostatahyperplasie (Kapitel 20) oder eines latenten, klinisch nicht in Erscheinung getretenen Prostatakrebs (Kapitel 21) gelten besondere Vorsichtsmaßnahmen hinsichtlich des Prostata-Monitoring (Rhoden u. Morgentaler 2004). Engmaschige Verlaufskontrollen sind ratsam, da bislang keine Langzeitdaten zur Sicherheit der Testosteron-Substitution über einen mehr als 3-jährigen Zeitraum vorliegen. Bei der **Langzeitapplikation** ist mit den in Tab. 16.**10** aufgeführten **Risiken** zu rechnen.

Tabelle 16.**7** Anforderungen an eine optimale Androgen-Substitution

Androgen-Substitution – indikationsbezogene Möglichkeiten:
➤ Klare Indikationsstellung (dokumentierter symptomatischer Hypogonadismus)
➤ Einsatz von natürlichem Testosteron oder Substanzen mit möglicher Aromatisierung zu Östrogenen und geringer Konversion zu Dihydrotestosteron (Prostatastimulus, androgenetische Alopezie!)
➤ Berücksichtigung der zirkadianen Rhythmizität
➤ Sicherstellung ausgeglichener, physiologischer Hormonkonzentrationen
➤ Vermeidung supraphysiologischer Serumkonzentrationen
➤ Compliance-freundliche Applikationsform
➤ Vermeidung von Nebenwirkungen und unerwünschten Effekten
➤ Akzeptable Behandlungskosten
➤ Verlaufskontrollen durch klinische Untersuchung und PSA-Wert
➤ Regelmäßige Erfolgskontrollen und Nutzen-Risiko-Abwägung
➤ Kombination mit anderen gesundheitsfördernden Maßnahmen

Tabelle 16.**8** Biologische Effekte einer Testosteron-Substitution bei Testosteronmangel

Mögliche Effekte einer erfolgreichen Androgen-Ersatztherapie:
➤ Zunahme der fettfreien Muskelmasse
➤ Steigerung der Muskelkraft
➤ Abnahme der viszeralen Adipositas (Mobilisierung von Triglyceriden)
➤ Abnahme von Leistungsschwäche und Müdigkeit
➤ Besserung von Stimmungslage und kognitiven Funktionen
➤ Steigerung der Libido und ggf. Besserung einer erektilen Dysfunktion
➤ Günstige kardiovaskuläre Effekte (Steigerung der Fibrinolyse, Senkung von Lp(a))
➤ Steigerung der Herzleistung, Dilatation von Koronargefäßen
➤ Steigerung der Blutbildung (Erythropoese)
➤ Osteotrope Effekte (Stimulation von Osteoblasten, Hemmung von Osteoklasten)
➤ Verbesserung der Körperkoordination und Reduktion der Fallneigung
➤ Rückgang von Arthralgien
➤ Verbesserung von Immunfunktionen
➤ Zunahme der allgemeinen Lebensqualität

Tabelle 16.**9** Optionen der Testosteron-Substitution beim alternden Mann mit symptomatischem Androgenmangel (Präparateauswahl der gängigen Applikationsformen der Testosteron-Substitution)

Präparat	Anwendung	Vorteile	Nachteile
Testosteron-Enanthat (Testoviron Depot)	Intramuskuläre Injektion: 100 mg alle 2 Wochen/ 250 mg alle 3–4 Wochen	preiswert, einfache Handhabung	unphysiologische Plasmaspiegel
Testosteron Haut-Pflaster (Androderm)	Transdermale Applikation: 2 Pflaster mit je 2,5 mg pro Tag (24 Stunden)	physiologische Plasmaspiegel	Hautreizungen
Testosteron-Undecanoat (Andriol Testocaps)	Orale Applikation: 2–3 Wochen 3–4 Kapseln mit je 40 mg pro Tag, danach 1–3 Kapseln pro Tag	einfache Handhabung	unsichere Wirkung, stark schwankende Plasmaspiegel, Einnahme 3-mal pro Tag
Testosteron-Gel (Androtop Gel Testogel)	Transdermale Applikation (25 bis 50 mg) täglich morgens	physiologische Wirkspiegel, einfache Handhabung, gute Compliance, gute Hautverträglichkeit	hoher Preis sehr selten Hautreizung

Tabelle 16.**10** Risiken und Kontraindikationen bei Testosteronbehandlung

Potenzielle Risiken bei unphysiologischer Testosteron-Substitution:
➤ Förderung des Prostatawachstums (nicht bewiesen)
➤ Promotion eines latenten Prostata(mikro)karzinoms (nicht bewiesen)
➤ Polyglobulie
➤ Thrombozytose
➤ Ödeme, Flüssigkeitsretention, arterielle Hypertonie, Herzinsuffizienz
➤ Dyslipidämie (HDL-Senkung, LDL-Anstieg meist gering)
➤ Verschlechterung einer Schlaf-Apnoe (sehr selten)
➤ Akne (selten zu Therapiebeginn)
➤ Gynäkomastie (selten)
➤ Priapismus (extrem selten)
➤ Hepatotoxizität (nur bei 17α-alkylierten Androgenen)
Absolute Kontraindikationen:
➤ unklarer Prostatabefund symptomatische BPH
➤ manifestes Prostatakarzinom
➤ Polyglobulie

Good-Aging für die Praxis

Regelmäßige Kontrollen durch rektale Prostatapalpation und PSA-Wert im Serum sind bei Männern über 50 Jahren zwingend. Leitlinien sehen vor, eine Testosteron-Substitution nur zu beginnen, wenn Palpationsbefund der Prostata und PSA-Serumspiegel (< 3,5 ng/ml) unverdächtig sind. Unter Testosteron-Substitution sollten zunächst alle 3–6 Monate, später alle 6–12 Monate Kontrollen der Prostata und des PSA-Wertes erfolgen.

Ein auffälliger Palpationsbefund und der Anstieg des PSA-Wertes um mehr als 1,0 ng/ml binnen 6 Monaten gibt Anlass für eine Prostatabiopsie. Steigt der PSA-Wert um 0,7 bis 0,9 ng/ml, genügt zunächst eine Kontrolle nach 3–6 Monaten, bei jedem weiteren Anstieg sollte dann jedoch eine Biopsie erfolgen.

Voraussetzung für die Testosteron-Substitution ist immer die sorgfältige **Beachtung der potenziellen Risiken** und die **Durchführung regelmäßiger Kontrolluntersuchungen**. Unter einer physiologischen Testosteron-Substitution bei Männern mit Hypogonadismus ist mit einer Veränderung des Prostatavolumens innerhalb des üblichen Bereichs altersentsprechender eugonadaler Männer zu rechnen.

In-vitro-Experimente, tierexperimentelle Untersuchungen sowie Befunde beim Mann haben zahlreiche **extragenitale Wirkeffekte** von gonadalen Steroidhormonen aufgezeigt.

Hierzu zählen:

- ➤ eine dosisabhängige Verhinderung atheromatöser Plaquebildungen,
- ➤ günstige Effekte auf das Endothel der Herzkranz- und hirnversorgenden Gefäße sowie des Corpus cavernosum,
- ➤ positive Effekte auf den Lipidstoffwechsel,
- ➤ positive Effekte auf das Gerinnungssystem (Abnahme von Lp(a), Fibrinogen und Plasminogen-Aktivator-Inhibitor-1, PAI-1) und auf die Fibrinolyse,
- ➤ stimulierende Effekte auf Osteoblasten-, Chondrozyten- und Keratinozytenfunktionen, Mobilisation von Osteoblasten-Progenitorzellen,
- ➤ protektive Effekte auf Gliazellen und Neurone,
- ➤ eine psychotrope und antidepressive Wirksamkeit von Testosteron bei hypogonadalen Männern,
- ➤ die Triglycerid-Mobilisation aus dem viszeralen Fettgewebe,
- ➤ den Aufbau von Muskelmasse (u.a. durch Stimulation des intramuskulären IGF-1-Systems) und Muskelkraft,

- die erhöhte hepatische Eiweißsynthese,
- die Erythropoese (Stimulation von Erythozyten-Progenitorzellen und Erythropoetin-Bildung), und
- vorteilhafte Effekte auf diverse zentralnervöse Neurotransmittersysteme.

Hormonsubstitution bei erektiler Dysfunktion

Früher galt Testosteron lediglich als maßgebend für die Libido, nicht aber für den Erektionsprozess selbst. Testosteron ist jedoch ein potenter Vasoregulator, der nach Aromatisierung zu Östradiol lokal vasodilatierend wirksames Stickstoffmonoxid (NO) sowie endothelwirksame Prostanoide freisetzt. Außerdem wirkt Testosteron an der Vaso-Okklusion mit, hemmt die durch Calciumeinstrom vermittelte Vasokonstriktion und unterdrückt pro-inflammatorische Zytokine.

Die komplexen **physiologischen vaskulären Effekte von Testosteron** erklären die Wirkungen von Testosteron auf unterschiedliche Phasen des Erektionsvorgangs. Testosteron beeinflusst den Erektionsprozess jedoch nicht nur über vaskuläre Effekte, sondern auch über zentralnervöse und spinale Mechanismen (Gehirn und reflexogenes Erektionszentrum bei S2–S4). Darüber hinaus sind die Homöostase der glatten Muskulatur des Corpus cavernosum (Apoptose) und der NO-haltigen Nervenfasern sowie der Alpha-1-Adrenorezeptoren androgenabhängig.

Nach heutiger Auffassung kann ein Androgenmangel nicht nur die Manifestation einer erektilen Dysfunktion (ED) begünstigen, sondern auch das Ansprechen auf die neuen erektionsfördernden PDE-5-Hemmer (Kapitel 17) limitieren. Männer mit Erektionsstörungen, die durch Insulinresistenz, Hypertonie, Diabetes oder Nichtansprechen auf PDE-5-Hemmer belastet sind, können im Fall eines Hypogonadismus von einer Testosteronsubstitution profitieren. Testosteron verbessert die subjektive Qualität von Erektion und Geschlechtsverkehr, was sich auch an Erektionsscores belegen lässt.

> **!** Ein Androgenmangel sollte grundsätzlich bei allen Patienten mit Verdacht auf organische Erektionsstörung ausgeschlossen werden. Bei Nachweis eines relevanten, symptomatischen Androgenmangels und Fehlen von Kontraindikationen bzw. absehbaren Therapierisiken empfiehlt sich ein zeitlich begrenzter Substitutionsversuch.

Da ältere Männer mit organisch bedingten Erektionsstörungen durchweg vaskuläre Risikopatienten sind, sollte sich der Blick des behandelnden Arztes immer über die Sexualorgane hinaus auf das gesamte Gefäßbett, insbesondere die Koronargefäße, die hirnversorgenden Arterien und die Nierenfunktion richten (Kapitel 17). Männer mit ED sollten deshalb möglichst ganzheitlich und **interdisziplinär mit internistischer Unterstützung** betreut werden.

Substitution sonstiger Hormone

Therapieprotokolle für eine niedrig- bis hochdosierte Multihormon-Substitution mit teils undefinierten und ungenügend qualitätsgeprüften Präparationen werden in den USA schon seit längerem praktiziert und mittlerweile auch in Europa zunehmend propagiert. Die häufig indikationslos empfohlenen Hormongaben werden überwiegend von bestimmten Anti-Aging-Instituten empfohlen, leider häufig mit fehlender oder in Schnellkursen erworbener Qualifikation.

Manche Anti-Aging-Gesellschaften schulen nicht nur ihre Mitglieder und Seminarteilnehmer im Hormoneinsatz, sondern organisieren auch gleich den Bezug diverser Hormone über das Ausland oder per Internet. Fachärzte für Endokrinologie sowie andrologisch tätige Urologen lehnen solche Praktiken ab und setzen nur qualitätsgeprüfte Hormone bei klarer Indikationsstellung ein.

> **!** Eine generelle Substitution der in der Andropause absinkenden Hormone (DHEA, Pregnenolon, Melatonin, Wachstumshormon u.a.) und die Wiederherstellung „jugendlicher Hormonwerte" kann angesichts der spärlichen oder ungesicherten Datenlage nicht unterstützt werden.

Allerdings können sich im Einzelfall durchaus Konstellationen von Risikofaktoren, typischen Beschwerden und klinischen sowie biochemischen Untersuchungsbefunden ergeben, die eine gezielte Substitution auch dieser Hormone aussichtsreich erscheinen lassen (Tab. 16.**11**). Voraussetzung hierfür ist jedoch immer der (oft schwierige) Nachweis eines tatsächlichen, symptomatischen Hormondefizits und dessen kontrollierte Substitution durch einen endokrinologisch erfahrenen und verantwortungsvollen Arzt.

Dehydroepiandrosteron

Dehydroepiandrosteron (DHEA) ist kein Anti-Aging-Hormon, sondern ein in vergleichsweise hohen Konzentrationen zirkulierendes und in zahlreichen Geweben metabolisiertes Vorläuferhormon der Steroidbiosynthese (Abb. 16.**2**). Es verfügt über pluripotente Wirkeffekte, die von der Beeinflussung von Endothelfunktionen über den Knochen- und Fettgewebsstoffwechsel bis hin zum Zentralnervensystem und Immunsystem reichen.

Einige seiner positiven physiologischen Eigenschaften werden medienwirksam als „verjüngend", „vitalitätssteigernd", „potenzfördernd" und „gehirnleistungssteigernd" verzerrt und mit kommerzieller Absicht dahingehend beworben. Grundlage dafür sind **experimentelle Befunde aus Zellkulturen und Tiermodellen** sowie einige kleinere Studien am Menschen, deren Übertragbarkeit unklar ist und deren Absicherung durch randomisierte Langzeitstudien noch aussteht.

Die Berichterstattung über DHEA in den Medien schwankt zwischen euphorisch-verheißungsvoll und

Tabelle 16.**11** Substitution sonstiger Hormone beim alternden Mann

Hormon	Bewertung	Mögliche Indikationen	Mögliche Risiken
Wachstumshormon	teilw. sinnvoll – fraglich	Osteoporose, Katabole Zustände Viszerale Adipositas Herzinsuffizienz, Immundefizienz, Dyslipidämie, ZNS-Dysfunktion	Tumorprogredienz*/** Karpaltunnelsyndrom** Ödeme**
DHEA	teilweise sinnvoll – fraglich	NNR-Insuffizienz, Autoimmunerkrankungen, Immundefizienz, Insulinresistenz, ZNS-Dysfunktion, Depression	Androgenisierung**
Pregnenolon	unklar	Neurodegenerative Prozesse	unklar
Melatonin	teilweise sinnvoll	Schlafstörungen, Jet-Lag	gering
25-OH-Vitamin D3	sinnvoll	Osteopenie, Osteoporose, Muskelschwäche, Knochenschmerzen, Gangunsicherheit	gering
Östradiol	bei korrekter Indikation und physiologischer Dosierung und Zufuhr: sinnvoll, aber selten	Vegetative Symptome, Kardiovaskuläre Risiken, Neurodegenerative Prozesse, Osteoporose, Depressionen, Sicca-Syndrom, Sexualfunktionsstörung	Brustspannen** Mamillenschmerz** Beinödeme** Thrombosen**

* hypothetisches Risiko; ** nur bei Überdosierung

diskreditierend-ernüchternd. Die Wahrheit liegt – abhängig vom individuellen Einzelfall – in der Mitte: DHEA ist weder ein gutes noch ein schlechtes Hormon, sondern ein Hormon, dessen Bedarf und Nutzen von der individuellen Indikationsprüfung und der hormonellen Ausgangslage abhängen.

Leider schlucken derzeit viele Männer (und Frauen) DHEA ohne nachvollziehbaren Grund und ohne fachärztliche Überwachung, womit sie sich unkalkulierbaren Risiken aussetzen. Dieser unkontrollierte Einsatz hat **DHEA als „Mode"-Hormon** in Verruf gebracht.

! Die Tatsache, dass keine kontrollierten Langzeitstudien zum DHEA vorliegen, ist allerdings noch kein Grund, auch die Substitution mit DHEA im begründeten Einzelfall zu diskreditieren. Da DHEA als natürliches Hormon nicht patentierbar ist, zeigen Pharmafirmen an einer Zulassung als Medikament kein Interesse, was die Durchführung und Finanzierung der selbstverständlich wünschenswerten kontrollierten prospektiven Studien auf absehbare Zeit unmöglich macht.

DHEA und seine sulfatierte Speicherform (DHEAS) zählen quantitativ zu den wichtigsten Steroidhormonen, deren Produktion mit steigendem Lebensalter nachlässt. Das Absinken von DHEA nach dem 35. Lebensjahr unterliegt zahlreichen Einflüssen, die teils genetisch, teils durch Lifestyle-Veränderungen, teils auch durch Krankheiten bedingt sind. Jenseits des 50. Lebensjahres liegen die DHEAS-Serumspiegel im Durchschnitt nur noch bei 10–50% der in jungen Jahren (20.–30. Lebensjahr) nachweisbaren Serumspiegel.

DHEA wird vorwiegend in den Nebennieren, aber auch im Gehirn und in zahlreichen Organen lokal gebildet und weiter metabolisiert. Zumindest die adrenale DHEA-Produktion ist ACTH-abhängig und damit auch durch Cortisol reguliert. Das Vorläufer-Hormon **DHEA bildet ein Reservoir** für zahlreiche nachgeordnete Steroidhormone und wird bei Männern auch zu Östrogenen umgewandelt. Ob DHEA eine eigenständige Wirkung über einen definierten Zellmembran- oder Zellkern-Rezeptor ausübt, ist bis heute nicht schlüssig geklärt.

Die hohen DHEA-Konzentrationen in der Pränatalzeit und im Hirngewebe lassen vermuten, dass DHEA wichtige Funktionen bei Entwicklungs- und Reifungsprozessen sowie bei Gehirnfunktionen ausübt. Als Schaltstellen von DHEA im Nervengewebe fungieren bekannte Rezeptorsysteme, beispielweise NMDA-, Sigma- und GABA-A-Rezeptoren.

Die im Serum messbaren DHEAS-Spiegel sind hauptsächlich genetisch sowie durch Alter und Geschlecht determiniert. Lifestyle-Faktoren wie Übergewicht, Insulinresistenz, körperliche Fitness und bestimmte Noxen können die DHEA-Bildung und Bioverfügbarkeit jedoch ebenso beeinflussen wie andere Hormone (z.B. Cortisol, Wachstumshormon, Östrogene, Androgene, Insulin, Leptin).

Untersuchungen an 100-Jährigen zeigen, dass höhere DHEAS-Serumspiegel mit guter körperlicher und geistiger Gesundheit sowie niedriger Morbidität im höheren Lebensalter korrelieren. Die Schlussfolgerung, die bloße DHEA-Zufuhr könnte zu Gesundheit verführen und Jugendlichkeit im Alter zurückgewinnen, ist jedoch unbegründet.

Zu den dokumentierten günstigen (aber oft unspezifischen) Wirkungen von DHEA zählen die Verbesserung des Wohlbefindens und körperlicher wie psychischer Leistungsfähigkeit bei Männern mit **primärer und sekundärer Nebenniereninsuffizienz**.

Bei Patienten mit bestimmten Autoimmunerkrankungen (z.B. systemischer Lupus erythematodes, rheumatoide Arthritis) wurde in kleineren Studien unter hochdosierter DHEA-Gabe eine adjuvante positive **immunmodulatorische Wirkung** beobachtet.

Viel versprechend sind neue Ergebnisse einer randomisierten, prospektiven plazebokontrollierten Studie, in der durch Zufuhr von DHEA bei **Männern mit Metabolischem Syndrom** günstige Effekte auf die Insulinresistenz und die gestörte Fibrinolyse nachgewiesen wurden.

Als Antagonist von Cortisol dämpft DHEA diverse IL-6-abhängige **Entzündungsmechanismen**. Der alters- und gewichtsabhängige Anstieg der Blutkörperchensenkungsgeschwindigkeit (BKS) und des IL-6 könnte mit einer nachlassenden DHEA-Produktion zusammenhängen. Auch ein Zusammenhang zwischen Entzündungsvorgängen in der Gefäßwand, dem Anstieg des hochsensitiven C-reaktiven Proteins (hsCRP) und einer niedrigen DHEA-Produktion wird derzeit diskutiert und experimentell untersucht.

! Eine generelle Empfehlung der DHEA-Substitution nur aufgrund typisch veränderter Biomarker oder identifizierter Risikokonstellationen kann jedoch nicht befürwortet werden, solange kein Wirksamkeits- und Sicherheitsnachweis durch kontrollierte Studien vorliegt.

Für den verantwortungsvollen Einsatz von DHEA (25–100 mg bei Männern) im individuellen Einzelfall bestehen einige wichtige Voraussetzungen:

- Die Indikation zur Substitution sollte klar begründet und durch den Nachweis eines altersbezogen abnorm niedrigen DHEAS-Serumspiegels erhärtet sein.
- Eine Substitution sollte nie aus pauschalen „Anti-Aging-Gründen" oder mit dem bloßen Ziel einer allgemeinen Vitalitäts-, Libido- oder Potenzsteigerung ohne fundierte endokrinologische Diagnostik erfolgen. Studien an gesunden, beschwerdefreien Menschen mit altersabhängig erniedrigten DHEAS-Serumspiegeln konnten schlüssig aufzeigen, dass die DHEA-Gabe trotz Anstieg des DHEAS-Serumspiegels keinen zusätzlichen objektivierbaren Nutzen auf das Befinden hat.
- Zur Substitution sollten nur Präparate mit nachgewiesener pharmazeutischer Qualität und hoher Bioverfügbarkeit verwendet werden, die vom Arzt verordnet und auf Rezept über Apotheken bezogen werden. Der Bezug rezeptpflichtiger Hormone über das Internet oder das Anbieten über den Hormonversandhandel ohne Rezept und ärztliche Überwachung ist illegal und darf von Ärzten nicht unterstützt werden.
- Die biochemischen und klinischen Auswirkungen einer DHEA-Substitution müssen von einem endokrinologisch versierten Arzt begleitet und überwacht werden, der das Nutzen-Risiko-Verhältnis regelmäßig überprüft.

Es steht außer Frage, dass DHEA ein faszinierendes und in seinen vielfältigen Facetten erst ansatzweise bekanntes Steroidhormon darstellt, dem vielfältige günstige Effekte nachgesagt werden. Die systemischen und lokalen Transportwege, die zellulären Transportsysteme, die Metabolisierungswege sowie die epigenetischen Effekte von DHEA sind noch weitgehend unerforscht. Unbewiesen sind ebenfalls potenziell risikobehaftete Wirkungen wie die Förderung des hormonabhängigen Prostatakarzinoms. In seriösen Anti-Aging-Konzepten wird DHEA nicht indikations- und kritiklos eingesetzt, sondern nur mit endokrinologischem Sachverstand und nach individueller Nutzen-Risiko-Abwägung.

Wachstumshormon

Bedeutung des Wachstumshormons auf dem Anti-Aging-Markt

Wachstumshormon (GH) ist eines der wichtigsten anabolen und regenerativen Hormone und damit für die Anti-Aging-Medizin von großem Interesse. Die im höheren Alter niedrigen Wachstumshormon- und IGF-1-Serumspiegel und die in diesem Lebensabschnitt häufig vorhandenen Beschwerden in Verbindung mit dem Wunsch nach Regeneration und Vitalität bilden eine Verlockung und nähren unerfüllbare Verheißungen. Dementsprechend wird Wachstumshormon von manchen Anti-Aging-Beratern als Königsweg zur Erhaltung von Leistungsfähigkeit, Wohlbefinden und Vitalität angepriesen und skrupellos verordnet.

Diese primär durch pekuniäre Anreize motivierte Vorgehensweise verfolgt das Ziel, bei Personen mit alters- oder Lifestyle-abhängig erniedrigter Wachstumshormonreserve unphysiologisch hohe, „jugendliche" Wachstumshormon-Serumspiegel aufzubauen.

Soweit in den wenigen bisher publizierten kontrollierten Studien erkennbar, liefert diese Anti-Aging-Strategie kaum belegbare günstige Effekte. Vielmehr birgt sie Nebenwirkungen, enorme Kosten und erhebliche langfristige Gesundheitsrisiken.

Echter Wachstumshormonmangel

Ein echter Wachstumshormonmangel, z.B. infolge Hypophysenoperation, schwerem Schädelhirntrauma oder therapeutischer Bestrahlung des Gehirns, kann langfristig erhebliche Gesundheitsrisiken nach sich ziehen und nachteilige Veränderungen von Körper und Psyche hervorrufen:

- viszerale Adipositas,
- Osteopenie,
- Muskelabbau,
- Dyslipidämie,
- Insulinresistenz,
- beschleunigte Atherosklerose sowie
- Nachlassen von Herzpumpleistung, allgemeiner Leistungsfähigkeit, diversen Gehirnfunktionen und sozialer Kompetenz.

Die Substitution von Wachstumshormon bei Kindern, Jugendlichen und Erwachsenen mit nachgewiesenem symptomatischem Wachstumshormonmangel ist eine langjährig bekannte, zugelassene medizinische Indikation, so dass die damit verbundenen Kosten von den Krankenkassen übernommen werden.

Alters- bzw. Lifestyle-abhängiger Wachstumshormonmangel

Im Unterschied hierzu ist die Gabe von Wachstumshormon beim alters- bzw. Lifestyle-abhängigen Wachstumshormonmangel keine zugelassene Indikation und damit auch nicht erstattungsfähig. Bei der Feststellung eines Wachstumshormonmangels kann der Nachweis eines erniedrigten IFG-1-Serumspiegels (<120 ng/ml) nur als erste Orientierung gelten. Allerdings besteht keine enge Korrelation zwischen IGF-1-Serumspiegel und Wachstumshormonreserve.

Bei typischer klinischer Symptomatik und niedrignormalem oder deutlich erniedrigtem IGF-1-Serumspiegel sollten zunächst andere Gründe eines IGF-1-Mangels (z.B. Fettleber, Leberfibrose, Zustand nach Hepatitis, Hämochromatose, „Lifestyle-Probleme", Veränderungen der IGF-Bindungsproteine) ausgeschlossen werden. Sodann ist eine formale **Überprüfung der hypophysären Wachstumshormonreserve** durch einen Insulin-Hypoglykämie-Test oder einen kombinierten GHRH-Arginin-Stimulationstest erforderlich.

Die Durchführung und Interpretation dieser Tests erfordert fachärztliche Erfahrung und ist Aufgabe des Endokrinologen. Nur wenn eine dokumentierte Mindersekretion von Wachstumshormon vorliegt, kommt die Gabe von Wachstumshormon überhaupt in Betracht.

! Die Zufuhr von Wachstumshormon ohne Nachweis einer eingeschränkten Wachstumshormonreserve, mit dem bloßen Ziel der Verjüngung, der Vitalisierung oder der Steigerung des Wohlbefindens, wird von Fachleuten abgelehnt und überschreitet die Grenzen der seriösen Medizin.

Effekte von Wachstumshormon

Die Applikation von Wachstumshormon beim nachgewiesenen Wachstumshormonmangel kann den Abbau von viszeralem Fettgewebe, den Aufbau von Skelettmuskulatur sowie die Knochenbildung anregen. Darüber hinaus sind günstige Effekte auf die Wundheilung und Regeneration der Haut, das Immunsystem, die Gehirnfunktion und Psyche, die Herzfunktion und das allgemeine Wohlbefinden zu erwarten.

Durch Optimierung der Ernährung und ein leistungssteigerndes Fitnesstraining lassen sich die Effekte von Wachstumshormon zusätzlich verbessern. Bei Männern wirkt sich parallel der Ausgleich eines Androgenmangels positiv aus. Zu beachten ist, dass verschiedene „Lifestyle-Fehler" die physiologische Wachstumshormonsekretion hemmen können; dazu gehören:

- Stress,
- Übergewicht,
- Schlafmangel,
- übermäßige Fett- und Kohlenhydratzufuhr und Alkohol,
- Medikamente.

Vor der Gabe von Wachstumshormon müssen diese Einflüsse grundsätzlich ausgeschaltet werden.

Therapieempfehlung

Wenn indiziert, sollte die **parenterale Substitution** von Wachstumshormon niedrig dosiert (0,1–0,2 mg/Tag) begonnen werden und nach Befinden, Nebenwirkungen und Verlauf der IGF-1-Spiegel in monatlichen Intervallen schrittweise auf eine möglichst niedrige Erhaltungsdosis gesteigert werden.

Zur Substitution von Wachstumshormon kommen nur die zugelassenen rekombinanten Hormonpräparate in Betracht. Über das Internet erhältliche ungeprüfte Substanzen und fragwürdige Darreichungsformen wie Sprays sind nicht zu empfehlen. Die Zufuhr von Aminosäuren mit dem Ziel der Wachstumshormonstimulation hat nur einen bescheidenen Langzeiteffekt.

Risiken

Bei folgenden Erkrankungen bzw. Konstellationen sollten die betroffenen Männer keine Wachstumshormon-Substitution erhalten:

- bestimmte malignen Erkrankungen (z.B. Prostatakrebs) oder fakultative Vorstadien von Malignomen (z.B. Dickdarm-Polypen),
- hohes familiäres Tumorrisiko,
- ungenügend kontrollierte schwere Erkrankungen (Metabolisches Syndrom, Diabetes mellitus, kardiovaskuläre Erkrankungen),
- proliferative diabetische Retinopathie und
- benigner intrakranieller Hochdruck.

Zudem ist zu bedenken, dass Zellen in einem älteren Organismus eine höhere genetische Instabilität, einen niedrigeren Differenzierungsgrad und eine veränderte

Zellzyklus-Regulation aufweisen und auf einen proliferationsfördernden Reiz wie Wachstumshormon bzw. IGF-1 empfindlicher als jugendliche Zellen reagieren.

! Bis der Beweis des Gegenteils erbracht ist, muss die Herbeiführung jugendlicher Wachstumshormonspiegel beim älteren Menschen als Gesundheitsrisiko gewertet werden.

Good-Aging für die Praxis

DHEA und Wachstumshormon sind Medikamente und keine Wunderdrogen. In seriösen Anti-Aging-Konzepten werden sie nur als Hormonsubstitution bei bewiesener Mangelsituation (Blutspiegel) und entsprechenden Symptomen verwendet. Sollte ihr Einsatz gerechtfertigt sein, so ist dies nur Sache ausgebildeter Hormonspezialisten.

Melatonin

Melatonin ist ein phylogenetisch uraltes, im Pflanzen- und Tierreich ubiquitär verbreitetes Hormon. Bei Einzellern ist seine Hauptfunktion die eines potenten Antioxidans. Bei Mehrzellern übernimmt Melatonin wichtige zusätzliche Funktionen bei der endokrinen Steuerung und Koordination von Zellen und Geweben. Es moduliert intra-, para- und endokrin die Genexpression zahlreicher neuroendokriner Hormone und reguliert zentralnervöse kortikale Funktionen.

Beim **Menschen** wird Melatonin vorwiegend im Corpus pineale (Zirbeldrüse), aber auch in der Netzhaut und im Darm produziert. Die Bildung von Melatonin im ZNS erfolgt rhythmisch, wobei Dunkelheit die Synthese und Freisetzung stimuliert und helles Licht sie hemmt. Nachts steigen die Melatonin-Serumspiegel auf das bis zu 10fache der tagsüber gebildeten Mengen an. Das Sekretionsmaximum liegt in den frühen Morgenstunden zwischen 1 und 3 Uhr.

Die **Hauptfunktion** von Melatonin ist bei Säugetieren die Koordination von Biorhythmen. Als präziser Zeit- und Taktgeber steuert Melatonin das Zusammenspiel der hypothalamischen und hypophysären Hormone und Neurotransmitter, insbesondere deren Pulsatilität und Tag-Nacht-Rhythmik. Außerdem hängen die intakte Schlafarchitektur, die Schlafinduktion und das Erreichen der regenerativ besonders wichtigen Tiefschlafphasen entscheidend von der Melatonin-Pulsatilität ab.

Melatonin ist zudem ein potentes, auch jenseits der Blut-Hirn-Schranke wirksames Antioxidans. Es stimuliert T-Zellen und Makrophagen, senkt nachts die Körpertemperatur und verlangsamt bzw. limitiert bestimmte biologische Prozesse (Seite 50). Die Absenkung energieverbrauchender und pro-oxidativer Vorgänge und die Steigerung regenerativer Funktionen (u.a. via Wachstumshormon) werden als Grundlage für die **protektive und potenziell lebensverlängernde Wirkung** von Melatonin angesehen.

Veränderungen mit dem Alter. Die nächtlichen Melatonin-Serumspiegel sind bereits nach der Pubertät langsam kontinuierlich rückläufig. Sowohl die Pulsatilität als auch die nächtliche Gesamtproduktion nehmen im mittleren Lebensalter auf weniger als 20% der jugendlichen Referenzwerte ab, wobei die interindividuelle Variabilität erheblich ist. Gesunde, betagte Menschen weisen häufig noch eine robuste Melatoninsekretion auf.

Niedrige Melatoninspiegel können die Folge folgender Einflüsse sein:

- lange Lichtphasen (Sommer, Fernsehen, Computerarbeit nachts),
- Serotoninmangel,
- Medikamente (Glucocorticosteroide, Alpha- und Beta-Rezeptorenblocker, zentral wirksame Antihypertensiva, NSAR, Acetylsalicylsäure, hochdosiertes Vitamin B12),
- Genussmittel (Kaffee, Tabak, Alkohol),
- übermäßiger Abendsport und
- chronischer Stress.

Erhöhte Melatoninspiegel können während folgender Situationen auftreten:

- längere Dunkelphasen im Winter,
- unter hochdosierter Zufuhr von Vitamin B3, B6 und Elektrolyten,
- unter Substitution von Tryptophan und 5-OH-Tryptophan,
- während der Einnahme von MAO-Hemmern und trizyklischen Antidepressiva sowie
- bei Leberfunktionsstörungen.

An einen Melatoninmangel sollte bei Männern insbesondere bei Einschlaf- und Durchschlafstörungen, Traummangel und nicht erholsamem Nachtschlaf gedacht werden.

Der **Nachweis eines Melatoninmangels** erfolgt am besten durch Bestimmung von Melatonin im Speichel (zwischen 1 und 3 Uhr morgens) oder durch Messung der Melatoninausscheidung im Morgenurin. Die Bestimmung von Melatonin im Serum am Morgen oder tagsüber ist fragwürdig. Eine qualifizierte Hormonanalytik und die Verwendung alters- und rhythmikbezogener Normwerte sind dabei von grundlegender Bedeutung.

Jet-Lag-Probleme bei Transatlantik- oder Interkontinentalflügen sprechen bei manchen Jetsettern auf Melatonin an, lassen sich jedoch auch ohne Melatonin durch besonnenes und diszipliniertes Verhalten an Bord kontrollieren.

Prävention (Anti-Aging) für den alternden Mann

Die für den Alterungsprozess beim Mann verantwortliche Problematik ist höchst komplex und kann längst nicht nur auf Hormondefizite reduziert werden. Vielmehr ist es erforderlich, die Führung des Patienten im Rahmen des „Anti-Aging“ als breit angelegte Lifestyle-Rehabilitation zu begreifen und organisieren.

Hier fließt, wie auch in den Kapiteln 5 bis 11 dargestellt, die Nettobilanz folgender Faktoren gleichermaßen mit ein:

- ungünstige Lebensführung,
- Fehlernährung,
- körperliche Inaktivität,
- Defizite an Hormonen, Vitaminen, Spurenelementen und antioxidativer Kapazität,
- die Folgen der Exposition gegenüber Noxen und prooxidativen Faktoren und
- die zunehmenden organischen und psychischen Einbußen.

Dieses Risikofaktorenbündel ist im Zusammenhang mit der speziellen genetischen Prädisposition, der Familienanamnese und den persönlichen Lebensrisiken abzuwägen, um daraus eine für den individuellen Mann optimierte präventivmedizinische Strategie zur Gesundheitsoptimierung zu entwickeln.

Aufklärung und Motivation sind die wesentlichen Voraussetzungen, die Männer in eine medizinische Betreuung und ein Gesundheits-Coaching bringen. Aufbauend auf der Auswertung des oben dargestellten Lifestyle- und Risiko-Checks ergibt sich ein facettenreiches Bild über den aktuellen Gesundheits-/Krankheitsstand, die genetischen und individuellen Risiken und die notwendigen Strategien zur Lifestyle-Optimierung und Risikofaktorenminimierung.

Vor dem Beginn von gegensteuernden Maßnahmen müssen jedoch die Behandlungsziele formuliert und konkretisiert werden. Unabdingbare **Voraussetzung für den Erfolg** sind:

- ein klares Verständnis der Ziele beim Betroffenen,
- seine konstruktive aktive Mitarbeit auf dem Weg dorthin sowie
- kontinuierliche Information und Motivationsförderung als Garanten für den langfristigen Erfolg.

Interdisziplinäre Zusammenarbeit und die Integration flankierender Maßnahmen (Ernährungsschulung, Fitnesstraining, Muskelaufbautraining, psychologische Begleitung) sind entscheidend, weil kaum ein Arzt alleine das erforderliche Leistungsspektrum abdecken kann.

Fundamental ist der Aufbau eines lebensnahen gesundheitsorientierten Ernährungskonzeptes sowie eines Trainingsprogramms zur Steigerung der körperlichen Fitness und zum Muskelaufbau.

Zudem bewährt es sich, einfache aber wirkungsvolle Elemente der orthomolekularen Medizin (z.B. Ergänzung von Selen, Zink, Vitamin C, Vitamin E, Vitamin D, Omega-3-Fettsäuren) zu integrieren. Dies sollte besonders bei typischen Risikokonstellationen wie hohes atherogenes Risiko, Diabetes, Alkoholkonsum, Osteopenie, Multimorbidität, einseitige Ernährung oder Trainingsmangel intensiv geschehen (Kapitel 5.2).

Bei all dem dürfen jedoch keinesfalls die etablierten primär- und sekundärpräventiven internistischen Behandlungskonzepte vernachlässigt werden. Alle verfügbaren Maßnahmen zur Senkung der Insulinresistenz, zur Blutzucker-, Blutfett- und Blutdruckkontrolle sowie zur vaskulären Protektion müssen frühzeitig und konsequent ausgeschöpft werden. Nikotinentwöhnung hat dabei einen besonders hohen Stellenwert.

Good-Aging für die Praxis

Die präventivmedizinische Betreuung des älter werdenden Mannes ist eine komplexe ärztliche Herausforderung, deren besondere Bedürfnisse vom gegenwärtig agierenden Medizinbetrieb erst allmählich erkannt und beantwortet werden. Die Diagnostik und Therapie des altersabhängigen Androgenmangels und seiner assoziierten Risiken bildet dabei ein wichtiges Element. Über die qualifizierte hormonelle Beratung hinaus erfordert aber gerade die präventivmedizinische Führung des alternden Mannes Erfahrung, Spezialwissen und Engagement (Kapitel 23). Ärzte mit Interesse an dieser Thematik müssen sich intensiv aus- und fortbilden, um die komplexen fachüberschreitenden Inhalte ganzheitlich, fundiert und ärztlich-seriös umsetzen zu können.

Literaturauswahl

1. Bremner WJ, Vitiello MV, Prinz PN. Loss of circadian rhythmicity in blood testosterone levels with aging in normal men. J Clin Endocrinol Metab. 1983;56:1278–1281.
2. Harmann SM, Metter EJ, Tobin JD, Pearson J, Blackman MR. Longitudinal effects of aging on serum total and free testosterone levels in healthy men: Baltimore Longitudinal Study of Aging. J Clin Endocrinol Metab. 2001;86:724–731.
3. Kaufman JM, Vermeulen A. Decline gonadal function in elderly male. Baillière's Endocrinol Metab. 1997;11:289–309.
4. Morales A, Lunenfeld B. Androgen replacement therapy in aging men with secondary hypogonadism. Aging Male. 2001;4:151–162.
5. Rhoden EL, Morgentaler A. Medical Progress: Risks of Testosterone-Replacement therapy and recommendations for monitoring. N Engl J Med. 2004;350:482–492.
6. The Endocrine Society. Clinical bulletins in andropause: benefits and risks of treating hypogonadism in the aging male. Endocr Rev. 2002;2:1–6.
7. Vermeulen A. Androgen-replacement therapy in the aging male – a critical evaluation. J Clin Endocrinol Metab. 2001;86:2380–2390.
8. Wang C, Swerdloff RS, Iranmanesh A, et al. Transdermal testosterone gel improves sexual function, mood, muscle strength, and body composition parameters in hypogonadal men. J Clin Endocrinol Metab. 2000;85:2839–2853.
9. Weidner W: Kritische Analyse der vorhandenen Leitlinien zur Testosteronsubstitution. In: Jonas U (Hrsg.). Ageing Male – benignes Prostatasyndrom. Stuttgart, Thieme Verlag 2003.

17 Sexualfunktion bei Männern und erektile Dysfunktion

Günther Jacobi und Frank Sommer

Sexuelle Funktionsstörungen einst und heute

Männliche sexuelle Impotenz geht als Makel wie als Verjüngungsmatrix und damit Anti-Aging-Thema durch die ganze Menschheitsgeschichte. Schon aus der antiken Mythologie, so beim ägyptischen Osiris oder beim phönizischen Adonis und bei König David wird Impotenz überliefert. Die wohl erste klinische Beschreibung männlicher Impotenz findet sich auf einer 4000 Jahre alten ägyptischen Papyrusrolle. In Mesopotamien wurden Mixturen und Pulver hergestellt, die bei Potenzproblemen Abhilfe schaffen sollten. Im 4. Jahrhundert vor unserer Zeitrechnung beschrieben sowohl Hippokrates (ca. 460–370) als auch Aristoteles (384–322), einige Jahrhunderte später auch der römische Mediziner Galen (129–199) die sexuelle Potenzstörung.

Die **medizinhistorische Forschung** hält viele Beispiele für erwiesene oder doch zumindest anzunehmende Impotenz parat (Ründal 2003). Nicht immer wurde exakt zwischen **impotentia coeundi** (mangelnde Beischlaffähigkeit) und **impotentia generandi** (Zeugungsunfähigkeit) unterschieden. Sowohl bei Nero (37–68) als auch bei Martial (40–103) gab es öffentliche Diskussionen um ihre Potenz. Mittelalterliche Beispiele dafür sind Mohammed (um 570–632), die so genannte „Josephsehe" von Heinrich II. (973–1024), Johann Heinrich von Luxembourgs (1322–1375) Ehe mit Margaretha Maultasch (die 1341 getrennt und 1349 kirchlich aufgelöst wurde), sowie Heinrich IV. König von Kastilien (1425–1474), der sogar „El Impotente" genannt wurde (Ründal 2003).

Für die **Neuzeit** sind u.a. zu nennen: Paracelsus (1493–1541), Voltaire (1694–1778), Jean-Jacques Rousseau (1712–1778), Friedrich II. der Große (1712–1786), Immanuel Kant (1724–1804), Ludwig XVI. von Frankreich (1754–1793), Heinrich von Kleist (1777–1811), Adolph von Menzel (1815–1905), Gustave Flaubert (1821–1880), Lewis Carroll (1832–1898), Johannes Brahms (1833–1897), George Bernard Shaw (1856–1950) und Marcel Proust (1871–1922).

Heute ist etwa die Hälfte der Männer ab 40 Jahren mit Potenzstörungen konfrontiert und dadurch in ihrer Lebensqualität beeinträchtigt (Sommer u. Engelmann 2004, Sommer u. Klotz 2003). Viele Studien dokumentieren den sozialen Nutzen eines normalen, gesunden Sexuallebens auch bei älteren Menschen, seine Bedeutung für das emotionale Wohlbefinden und die Kraft und den Erhalt der partnerschaftlichen Beziehungen (Feldmann et al. 1994, Porst 2000, Braun et al. 2004).

Es ist auch das Verdienst des seit 6 Jahren handelsüblichen PDE-5-Hemmers Sildenafil (Viagra) und der 2003 nachgefolgten und in ihrer Wirkung vergleichbaren Substanzen Tadalafil (Cialis) und Vardenafil (Levitra), dass heute offener als früher über das Thema männliche Potenzstörung gesprochen wird. Plötzlich war mit einer kurz vor erwünschtem Geschlechtsverkehr eingenommenen Tablette eine ganz andere Dimension der Behandelbarkeit entstanden. Bestand Libido, so war jetzt mit kalkulierbarem Erfolg eine Erektion erreichbar.

PDE-5-Hemmer haben darüber hinaus tiefere Einblicke in die Physiologie der erektilen Funktion und in die Pathophysiologie der Störung ermöglicht. Risikofaktoren für Potenzstörungen wie Alter, systemische Endothelerkrankung und Metabolisches Syndrom wurden exakt evaluiert und präventive Ansätze im Sinne einer sexualbezogenen Anti-Aging-Strategie entwickelt.

Schließlich kann heute Männern nach Bauch-, Becken- und Wirbelsäulenoperationen und nachfolgender Beeinträchtigung der Erektionsfähigkeit durch eine früh einsetzende zielorientierte Rehabilitation zur Wiederherstellung der erektilen Funktion verholfen werden (Sommer u. Graf 2002).

Normale Erektion

Ein sexueller Reiz etwa über die Sinnesorgane führt über bestimmte Zentren im Zentralhirn (Thalamus) zu einer Wirkkaskade, an deren Ende über die Nervenleitung zu den Penisschwellkörpern die Regulation von erhöhter Blutzufuhr und gedrosseltem Blutabfluss steht. Dieser sehr komplizierte Wirkmechanismus, der teilweise „chemisch", d.h. durch bestimmte Botenstoffe im Blut, teils „zentralnervös", also über Nervenbahnen, schließlich auch über hormonelle Steuerungen abläuft, ist in Abb. 17.**1** dargestellt.

Die typischen Stimuli im zentralen Nervensystem sind das Sehen, das Riechen, das Betasten und die bildliche Vorstellung. Der normale Erektionsablauf ist die Antwort auf die Anhäufung von zyklischem Guanosinmonophosphat (cGMP) in der glatten Muskelzelle der Schwellkörper. Zunächst kommt es zu einer Entspannung (Relaxation) der Muskulatur, gefolgt von einem erhöhten Blutzufluss (arterielle Perfusionssteigerung) mit gleichzeitiger Drosselung des venösen Blutabflusses (Porst 2000, Stief et al. 1997, Braun et al. 2004).

Der physiologische Ablauf der Erektion erfordert eine spezifische Schwellkörper-Compliance (penile Gewebsausdehnung), damit die Hohlraum- und Muskelkompartimente den oben beschriebenen Ablauf der Erektion ermöglichen.

Nach der Blutfülle mit Zunahme von Penislänge und -umfang (Kontumeszenz) erfolgt die venöse Absperrung

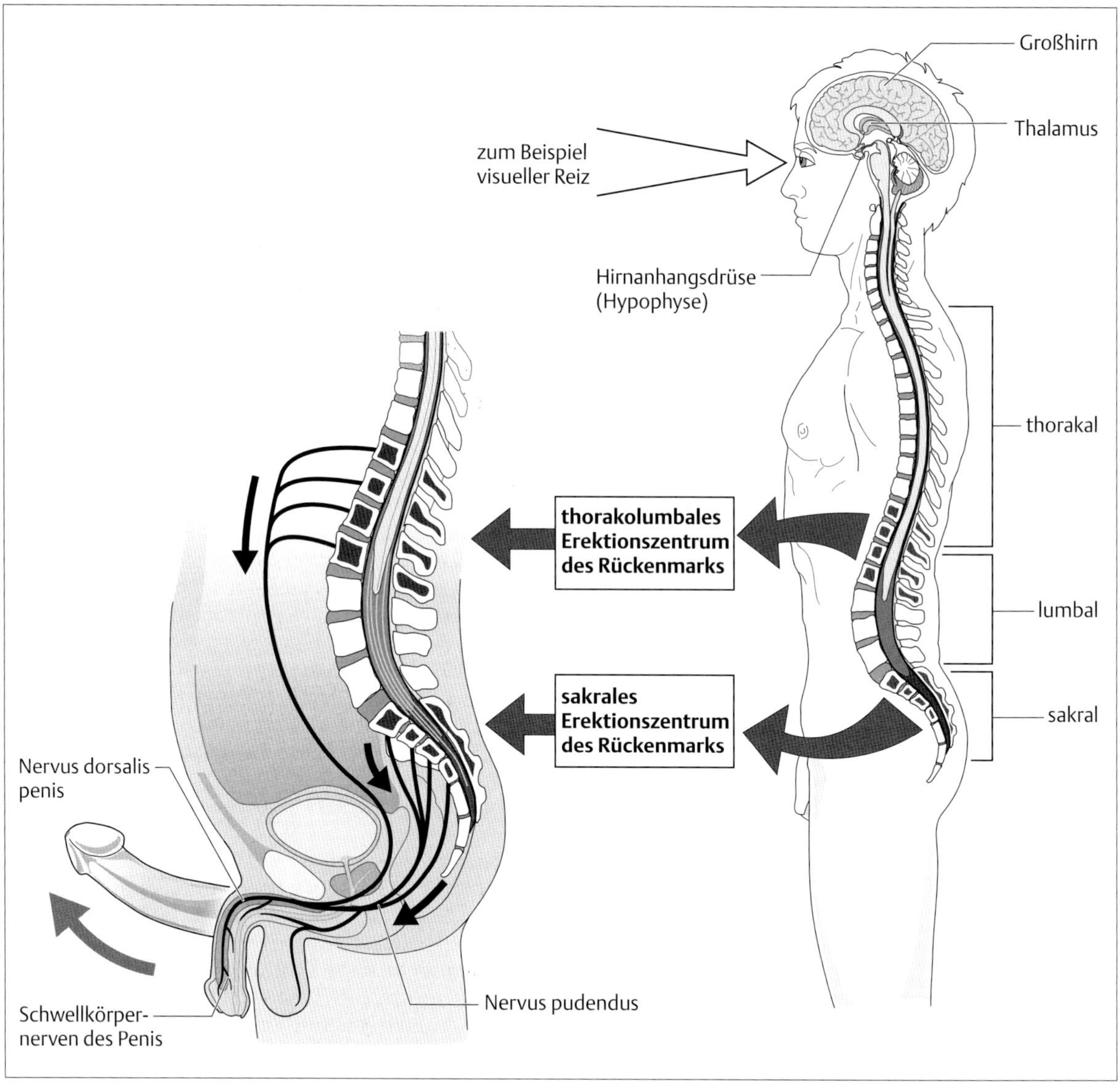

Abb. 17.**1** Regulationsweg (zentralnervöse Reizleitung) der Erektion.

als Vollbild der zur Intromissio notwendigen prallen Erektion (Rigidität). Bei niedrigem Sauerstoffpartialdruck wird das Wachstum der glatten Muskelzellen gehemmt, was die Bildung von Kollagen und Bindegewebe induziert. Andererseits kommt es bei hohen Sauerstoffpartialdrücken zur Relaxierung der glatten Trabekularmuskulatur, Zunahme der NO-Synthese und Hemmung der Kollagen- und Bindegewebssynthese.

> **!** Eine längerfristige Verminderung der Oxygenierung des Corpus Cavernosum ist also ein entscheidender Faktor für das Entstehen der Erektionsschwäche (Sommer u. Engelmann 2004). Folge ist eine Verschmächtigung der Schwellkörpermuskulatur mit Fibrose. Hier greifen therapeutische und präventive Wirkprinzipien an.

Das männliche Geschlechtshormon Testosteron trägt viel weniger als gemeinhin angenommen zu einer normalen Erektion und damit sexuellen Potenz bei. Testosteron ist zwar für die Libido und die Reiztransmission in den Hirnzentren verantwortlich, wirkt jedoch nur indirekt am Gefäßsystem der Schwellkörper erektionsfördernd. Kapitel 16 vertieft den Einfluss der Androgene auf die Erektion.

Definition sexueller Funktionsstörungen, Symptome

Ursachen

Grob lässt sich zwischen organischen Ursachen und psychischen oder entsprechend fortgeleiteten Gründen unterscheiden. Häufig vermischen sich diese nur scheinbar grundsätzlich unterschiedlichen Untergruppen. Bei jungen Männern stehen eher psychogene, im weitesten Sinne stressbedingte Ursachen im Vordergrund, während bei älteren Männern organische Ursachen dominieren.

Diagnosebezeichnungen

Um den herabwürdigenden Begriff Impotenz (Unfähigkeit) zu vermeiden, hat sich in der Fachsprache der Terminus **erektile Dysfunktion** (ED) eingebürgert.

Einteilung

Sexuelle Funktionsstörungen des Mannes lassen sich je nach gestörtem Erlebnis einteilen in:

- Gestörte Erektion (erektile Dysfunktion ED),
- Verlust der sexuellen Appetenz (Alibidinie) und
- Orgasmusstörungen.

Die Diagnosebezeichnung erektile Dysfunktion reduziert das Funktionieren bzw. Nichtfunktionieren auf die Penisschwellkörper. Die Erektionsstörung ist aber, ganz gleich ob eine organische Erkrankung (z.B. Gefäße) als Ursache bereits erwiesen ist, immer auch mit einem übergeordneten Kranksein verbunden. Solange eine körperliche Ursache nicht nahe liegt, lässt der eher adäquate Begriff **gestörte Erektion** alle Ätiologien offen (Günthert 2004). Erst bei nachgewiesenen vaskulären, nervalen oder hormonellen Ursachen handelt es sich um eine Peniserkrankung, eine erektile Dysfunktion.

Psychosomatische Aspekte der gestörten Erektion

Da größere statistische Daten über vertiefte Anamnesegespräche nicht vorliegen, sind auch nur annähernd valide Zahlen zur Häufigkeit der psychogenen sexuellen Funktionsstörung zu erwarten. Einerseits wird in Statistiken durchweg dann eine Erektionsstörung als psychogen klassifiziert, wenn keine entsprechenden somatischen Befunde zu erheben sind. Andererseits wird sofort eine gestörte Erektion als somatische ED eingestuft, wenn entsprechende systemische Körperbefunde (KHK, Diabetes) vorliegen.

In beiden Situationen wird das psychosomatische Geschehen unterschätzt. Eine primär psychogene Ursache von Erektionsstörungen kann altersabhängig bei 10–30% der Männer angenommen werden. Ursachen betreffen sowohl Partnerkonflikte und Persönlichkeitsstörungen als auch Anpassungsstörungen bei Dystress und Burnout (Kapitel 18).

ED als chronische Situation

Die **Weltgesundheitsorganisation** (WHO) hat die ED als die Unfähigkeit definiert, eine ausreichende Erektion des Penis zu erreichen und/oder aufrechtzuerhalten, um einen befriedigenden Geschlechtsverkehr zu vollziehen. Noch weiter präzisierend müssen für eine solche klassifizierende Aussage 70% der Versuche während der letzten 6 Monate einen Geschlechtsverkehr zu vollziehen, frustrierend verlaufen sein.

In den 2001 veröffentlichten **Leitlinien der Deutschen Urologen** liegt eine ED erst dann vor, wenn sie chronisch ist und ein halbes Jahr oder länger besteht. Demnach gehört zur normalen erektilen Funktion sowohl, dass eine Gliedversteifung möglich ist, als auch dass sie aufrechtzuerhalten ist und dass ein befriedigender, erfolgreicher Verkehr daraus resultiert.

Belästigung, Symptome

Wie in Kapitel 18 weiter ausgeführt, haben die oral und bedarfsabhängig anwendbaren modernen PDE-5-Hemmer (s.u.) auch zu einer Medikalisierung im normalen Sexualleben und jetzt neu definierten Sexualbedarf geführt. Was früher als situatives Versagen, stressbedingtes Formtief oder einfach als „heute nicht gut drauf Sein" galt, nennen Männer heute vorschnell Impotenz.

Bei **Männern zwischen 25 und 50 Jahren** dominiert in der Sexualsprechstunde die zeitlich wechselnde Belästigung im Sexualleben durch nachlassende Rigidität, zu schnellen Erektionsabfall und damit verbunden zu kurzen und zu wenig lustbetonten Geschlechtsakt. Nachlassende Libido und „schlechter Orgasmus" deuten darauf hin, dass psychogene Faktoren wie beruflicher Stress oder partnerschaftliche/familiäre Überforderung im Spiel sind.

Bei Männern **über 50 Jahren** überwiegen manifeste Dauersymptome:

- Geringe Kontumeszenz,
- nachlassende bis völlig fehlende Rigidität oder
- zu schneller Abfall einer flüchtig (und mit Mühe) aufgebauten Rigidität,
- Unvermögen, einen Geschlechtsverkehr zu initiieren oder aufrechtzuerhalten sowie
- nachlassende oder fehlende spontane nächtliche Erektionen.

Männern ziehen in der Beschreibung ihres jetzigen Problems (Erektionsaufbau ist mühevoll, dauert zu lange, Erektion fällt zu schnell ab, zweiter Versuch zwecklos) gern Vergleiche zu ihrer erinnerten befriedigenden Situation in früheren Jahren.

Pathophysiologie in Bezug zum Alterungsprozess

ED als systemische endotheliale Erkrankung

> **!** Die organische ED wird, falls hormonelle und neurogene Ursachen ausgeschlossen sind, heute zunehmend als Ausdruck einer übergeordneten, also generalisierten Endothelerkrankung aufgefasst (**ED**: **E**rektile **D**ysfunktion als **E**ndothelial **D**isease).

So können manifeste Erektionsstörungen erstes frühes klinisches Zeichen von Gefäßerkrankungen sein: koronare Herzkrankheit, Atherosklerose auf dem Boden von Hypertonie und Hypercholesterinämie.

Während der sexuellen Erregung ist dann die funktionelle Durchblutungssteigerung aufgrund der Gefäßwandeinengung nicht ausreichend. Die ED gilt wegen dieser engen Verbindung zur generalisierten Arteriosklerose als anerkannter **Vorbote einer koronaren Herzkrankheit**. Im Allgemeinen treten die Symptome der verminderten Erektionsfähigkeit 1 bis 5 Jahre vor den durchblutungsbedingten Herzbeschwerden (Angina pectoris) auf.

Hieraus ergibt sich für Männer mit manifester ED und weiteren vaskulären Risikofaktoren die **Notwendigkeit der Gefäßabklärung**. Männer mit schwerer Durchblutungsstörung in den Penisgefäßen (Duplex-Sonographie) werden daher kardiologisch abgeklärt. Denn – so lautet das Motto: „Der Penis – die Antenne des Herzens". Bei 40% der Patienten, die mit einer ED urologischen Rat suchen und eine nachgewiesene penile Durchblutungsstörung aufweisen, können auch ohne kardiale Symptome signifikante Koronarstenosen gefunden werden.

Stellenwert der sexuellen Befindlichkeit

Wie wichtig Männern eine intakte Sexualfunktion ist, ist Gegenstand exakter Erhebungen an Tausenden von Personen. In einer Befragung von 1500 deutschen Männern und Frauen (40–80 Jahre) erweist sich der erfolgreiche Geschlechtsverkehr bei den meisten als wichtig bis sehr wichtig. Der Stellenwert ist bei Männern größer als bei Frauen (Abb. 17.2). Für über 80% der Männer bleibt Sexualität bis ins Alter ein wichtiges Attribut von Lebensqualität.

Entsprechend einer Online-Befragung von mehr als 10.000 Deutschen (Durex Local Report 2004) ist jeder dritte deutsche Mann mit seinem Liebesleben unzufrieden, und zwar durch alle sexualaktiven Altersgruppen. Bei 45% der befragten Männer und Frauen ist mehr Spontaneität beim Sex entscheidend für eine Verbesserung der sexuellen Befindlichkeit. Für 37% der Männer reduziert sich die mangelnde sexuelle Befindlichkeit einfach auf den Wunsch nach mehr Sex (bei Frauen 25%).

Häufigkeit und Risikofaktoren

Inzidenz

Die Wahrscheinlichkeit der ED nimmt mit dem Alter zu. Die demographische Entwicklung lässt für Deutschland in 2030 etwa 5,65 Millionen mit ED erwarten; davon werden etwa 1,8 Millionen Männer eine Therapie beanspruchen (Braun et al. 2000). In der großen amerikanischen Massachusetts Male Aging Study (Feldmann et al. 1994) gaben 52% aller Männer zwischen 40 und 70 Jahren Potenzstörungen an. 40% der 70-Jährigen empfanden sich als komplett impotent. In einer großen deutschen Untersuchung (Cologne 8000 Men Survey) beträgt die Gesamtprävalenz 20%, mit stetigem Anstieg mit dem Alter (Abb. 17.3).

Die Diskrepanz zwischen amerikanischen (Feldmann et al. 1994) und europäischen Daten (Braun et al. 2000) zur Häufigkeit der ED deutet entweder darauf hin, dass die sexuelle Gesundheit bei uns höher ist als in den USA,

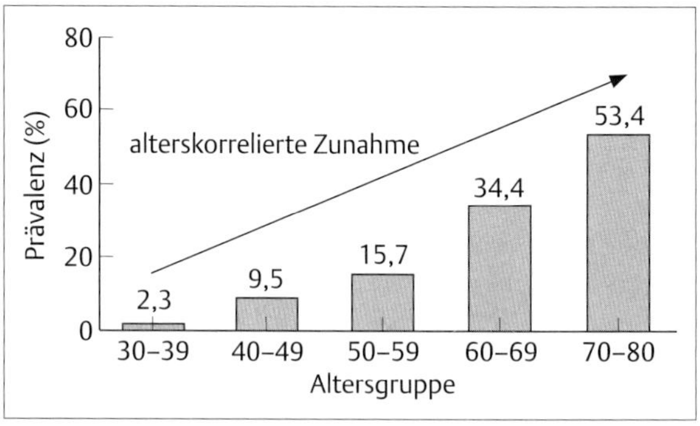

Abb. 17.3 Prävalenz der erektilen Dysfunktion in Deutschland basierend auf 4489 befragten Männer (durchschnittliches Alter 52 Jahre) des Kölner Männer-Survey 2000 (Braun et al. 2000).

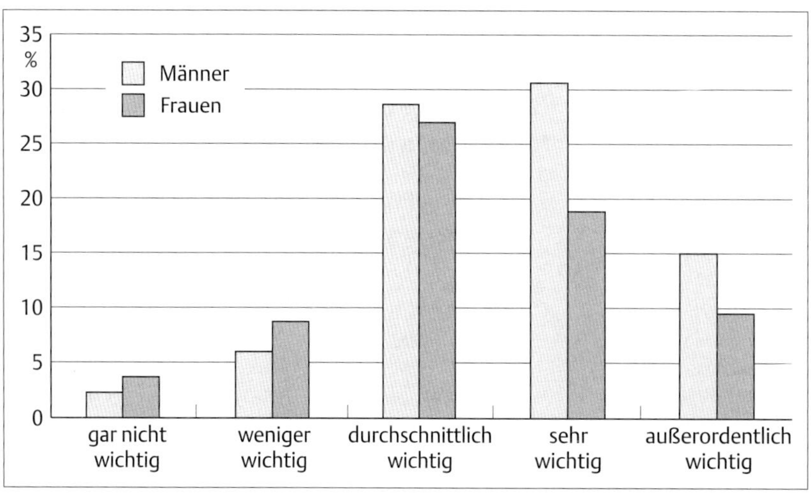

Abb. 17.2 Stellenwert des erfolgreichen Geschlechtsverkehrs für die Partnerbeziehung (im Rahmen der Pfizer Global Study of Sexual Attitudes and Behaviors).

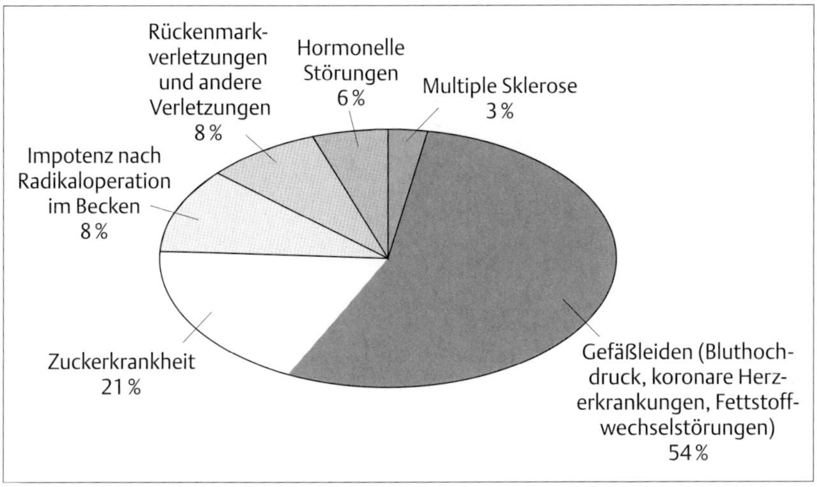

Abb. 17.**4** Häufigkeit der Hauptursachen der organischen ED.

oder dass deutsche Männer sexuelle Funktionsstörungen eher bagatellisieren oder sogar verleugnen. Bemerkenswert in der Kölner Untersuchung ist auch, dass nur ein Drittel der Betroffenen eine Therapie wünschte.

Risiken und Ursachen: Altersassoziierte Erkrankungen, Lifestyle

! Die Grundlagenforschung und das präventive wie therapeutische Herangehen weisen heute die erektile Dysfunktion mit wenigen Ausnahmen (neurogen – traumatische oder toxische Ursachen) als **ein** Symptom in einer meist multifaktoriellen Kette von Funktionsstörungen aus (Abb. 17.**4**).

Paradebeispiel ist der Diabetes mellitus mit Stoffwechsel-, Durchblutungs- und Neuroeffekten an der Reizübertragung und Reizvermittlung in der Schwellkörpermuskulatur.

In einer urologischen Männersprechstunde wird die ED-Ursache in folgender Reihenfolge angetroffen:

- vaskulär bedingt,
- Diabetes, Metabolisches Syndrom,
- Arzneimittel-Nebenwirkungen,
- psychogen, psychosomatisch,
- neurogen,
- andere Erkrankungen und Noxen,
- hormonell bedingt,
- Mischformen.

Vaskuläre Ursachen

Die Domäne der vaskulären Ursache bildet die **generalisierte Atherosklerose** (ED meint somit auch **E**ndothelial **D**isease) mit arterieller Hypertonie. Diese tritt entweder als eigenständiges Krankheitsbild oder im Gefolge des Diabetes mellitus auf, oder ist Teilaspekt des Metabolischen Syndroms.

Die durch arteriosklerotische Veränderungen der mittleren und kleinen Gefäße bedingte ED entwickelt sich allmählich. Bei jedem vierten Mann ist die Potenzschwäche erstes auffälliges Symptom einer bisher unbekannten generalisierten Gefäßerkrankung. Zwei Drittel aller Hypertoniker leidet bereits therapieunabhängig an sexuellen Funktionsstörungen, die oft durch die antihypertensive Therapie noch verstärkt werden.

Diabetes mellitus

Neben der Atherosklerose/KHK ist der Diabetes mellitus Hauptrisikofaktor für eine sexuellen Potenzstörung.

- 30% aller Männer mit ED, bei denen eine organische Ursache im Vordergrund steht, leiden an Diabetes,
- ein Drittel aller Diabetiker klagen über häufige Erektionsprobleme, ein weiteres Drittel über gelegentliche Potenzschwäche.

In einer Studie an 1460 Diabetikern konnte folgendes Risikomuster nachgewiesen werden (De Berardis et al. 2003): Alter, Exaktheit der diätetischen oder medikamentösen Stoffwechseleinstellung (Insulinpflicht) und Schweregrad der Auswirkungen auf sensible Organe korrelieren am stärksten mit dem Schweregrad der erektilen Dysfunktion.

So nimmt das ED-Risiko bei Männern mit diabetischen Mikrozirkulationsstörungen manifestiert durch KHK und Retinopathie signifikant zu. Das höchste Risiko haben mit 65% die insulinpflichtigen Diabetiker mit bereits manifestierter Neuropathie. Die meisten Risiken interagieren miteinander.

In der Ursachenforschung beobachten wir bei gut einem Drittel der Fälle von primär rein organischer Verursachung einer ED ein multifaktorielles Muster im Sinne des **Metabolischen Syndroms** (Kapitel 7, 8, 11): Diabetes, Fettstoffwechselstörung, Adipositas, körperliche Untätigkeit, KHK, Hypertonie. Weitere Studien belegen die ED als ein Problem des männlichen Diabetikers erster Ordnung (Abb. 17.**5**).

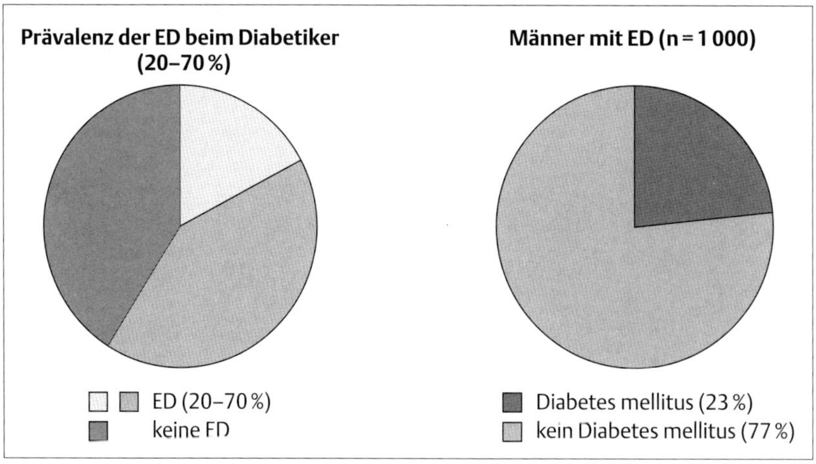

Abb. 17.**5** Risiko einer ED beim Diabetiker (links) und eines Diabetes beim Mann mit diagnostizierter Erektionsstörung (rechts) (Daten zusammengestellt aus Fedele et al. [2000]).

Arzneimittel mit Beeinträchtigung der Erektion

ED als unerwünschte Nebenwirkung wird in den meisten Fällen von Bluthochdruckmitteln, seltener von zentralnervös wirkenden Barbituraten, Neuroleptika und Antidepressiva verursacht (Tab. 17.**1**).

In der Hochdrucktherapie wirken sich v.a. Betablocker und Diuretika negativ auf die Rigidität und Dauer der Erektion aus. Demgegenüber beeinflussen blutdrucksenkende Alphablocker und AT1-Rezeptor-Antagonisten die Erektion meist nicht, sondern können eine hypertoniebedingte Erektionsstörung eher verbessern.

Neurogene Ursachen

Die neurogenen Ursachen umfassen:
- Polyneuropathie bei Diabetes,
- multiple Sklerose,
- apoplektischer Insult,
- Operationen im Becken- und Bauchraum (Aortenaneurysma, radikale Prostatektomie) und an der LWS und
- spezielle Erkrankungen des ZNS.

Tabelle 17.**1** Substanzen mit möglicher negativer Wirkung auf die Erektion

Stoffgruppe	**Einsatzgebiet**
Diuretika, Beta-Blocker und andere	Bluthochdruck
Cholesterinsenker, Statine	Hypercholesterinämie
Antidepressiva, Anxiolytika	Psychopharmaka
Antiandrogene	Prostatakrebs
Drogen: ➤ Marihuana, Kokain, Anabolika, Alkohol, Nikotin	Negativer Lifestyle

Andere Noxen

Zu anderen Noxen gehören alle schweren, den Organismus schwächenden, akuten, und chronischen Krankheiten, Drogen, Rauchen sowie Alkoholmissbrauch.

Geschlechtshormone

Bei primärem und sekundärem Hypogonadismus ist eine ED immer durch den Testosteronmangel mitverursacht (Kapitel 16). Andere gelegentlich in Zusammenhang mit der sexuellen Potenz genannten Hormone wie Östrogene, DHEA/DHEAS, Wachstumshormon, Cortisol, Melatonin, Prolaktin und Schilddrüsenhormon haben keine Bedeutung für die Einleitung und Aufrechterhaltung der Erektion.

Diagnostische Abklärung bei Potenzstörungen

! Bei der Abklärung der Erektionsstörung sollte die urologische, endokrinologische, psychologische und neurologische Befunderhebung so nah wie möglich beieinander erfolgen.

Das Ziel der Diagnostik muss eine rationelle, individuell adaptierte, möglichst kausale Therapiezuordnung des Patienten sein. Eine invasive Diagnostik mittels SKAT und Prostaglandin-Testung findet fast nicht mehr statt.

Erhebung der Vorgeschichte (Anamnese)

Die Anamneseerhebung bei sexuellen Funktionsstörungen weicht in vielerlei Hinsicht von der anderer Krankheitszustände ab. Da jeder Mann seine eigene Sexualität (Wünsche, Phantasien, Praktiken) hat, fließen in ein vertieftes Anamnesegespräch auch die erotischen Vorstellungen von einer von ihm als normal bezeichneten und

Tabelle 17.**2** Anamneseraster bei sexuellen Funktionsstörungen des Mannes

Psychische Faktoren	Somatische Faktoren	Soziale Faktoren
Stress	Alter	sexuelle Normen
eigenes Körperbild	Diabetes mellitus, Hypertonie	Partnerin
Konflikte	Hormone	Notsituationen
sexuelle Praktiken	Medikamente	Rollenverhalten

gewünschten Penisfunktion, sowie seine psychische Ausgangslage mit ein (Günthert 2004).

Eine **Einbeziehung der Partnerin** in die Sexualanamnese kann nützlich sein. Bei der Erfassung möglichst aller Aspekte werden psychische Faktoren, organbezogene und soziale Faktoren berücksichtigt (Tab. 17.**2**). Männern fällt es oft leichter, vor dem Gespräch mit dem Arzt standardisierte Fragebögen, z.B. IIEF (Internationaler Index zur Erektilen Funktion), auszufüllen, die dem Arzt eine Einschätzung der Erektionsstörung ermöglichen. Dieser Einstieg kann die erste Angst vor dem Gespräch nehmen.

Tabelle 17.**3** Laboruntersuchungen bei Abklärung der organischen ED entsprechend der durch die Anamnese eingekreisten Risikofaktoren

Organsysteme/Risiken	Laborwertbestimmung im Blut
Leberfunktion	Transaminasen (GOT, GPT, γGT)
Gefäßkrankheiten	Cholesterin, HDL, LDL, Triglyceride
Diabetes mellitus	Nüchternblutzucker, Urinuntersuchung
Hormonstoffwechsel (Hypogonadismus)	Testosteron, fakultativ: FSH, LH, Prolaktin, Östradiol

Untersuchungen bei erektiler Dysfunktion

Die körperliche Untersuchung schließt die Organe mit andrologischem Bezug wie den gesamten Genitalbereich und die Prostata mit den Samenblasen ein. Der endokrinologische Work-Up ist in Kapitel 16 festgelegt. Die Labordiagnostik erfolgt gezielt und risikobezogen (Tab. 17.**3**).

Ergeben sich neben der ED Verdachtsmomente auf eine generalisierte Gefäßerkrankung, so ist eine kardiologische Abklärung dringend angezeigt.

Da der ungewohnte und/oder der medikamentös induzierte, verlängerte Geschlechtsverkehr beim älteren, womöglich kardial vorgeschädigten Mann eine zusätzliche kardiale Durchblutungsbelastung darstellen kann, wird in solchen Fällen vor der Therapie ein EKG angefertigt.

Die Schwellkörper-Pharmakon-Testung (SKAT-Test mit Applikation von Prostaglandin E1) als nächste Diagnostikstufe erlaubt Rückschlüsse auf die arterielle Versorgung, den venösen Abfluss, den Zustand der kavernösen Muskelzellen (Schwellkörper) und ihre autonommotorische Versorgung. Sie erfolgt zusammen mit der (Farb-)Duplex-Sonographie zur Beurteilung der zuführenden Arterien des Schwellkörpers und der venösen Abflusssituation.

Therapie der organischen ED

Der allgemeine Trend

Bei der Beratung des Mannes über die Möglichkeiten einer medikamentösen Behandlung tritt heute die orale Therapie mit PDE-5-Hemmern in den Vordergrund. Mit der Anwendung an bisher weltweit schätzungsweise 30 Millionen Männern stellen sie alle bisherigen Therapieoptionen in den Schatten (Tab. 17.**4**). Die Untersuchungen an 8000 Kölner Männern haben ergeben, dass über 70% der Patienten ausschließlich eine orale Therapie wünschen (Braun et al. 2000).

Tabelle 17.**4** Therapieoptionen bei erektiler Dysfunktion (95% aller Männern werden durch die drei hervorgehobenen Methoden behandelt, PDE-5-Hemmer sind Standard)

Methode	Vorteile	Nachteile/Nebenwirkungen
PDE-5-Hemmer	oral anwendbar, hohe Wirksamkeit, gute Verträglichkeit	Nebenwirkungen dosisabhängig aber kalkulierbar, Medikamenten-Interaktionen
Schwellkörper-Injektionstherapie (SKAT)	natürliche Erektion, sehr wirksam, zur Rehabilitation geeignet	eher invasiv, Priapismus, Fibrosen, Schmerzen
Transurethrale Therapie (Muse)	minimal invasiv	unzuverlässig wirksam, Schmerzen
Vakuum-Erektionshilfen	kostengünstig, nichtinvasiv	unnatürliche Erektion, Hautirritation, Schmerzen
Chirurgische Gefäßrekonstruktion	„natürliche" Erektion	aufwändiger chirurgischer Eingriff, mäßig erfolgreich, Rückfälle nur bei besonderer Indikation
Prothetische Versorgung	sehr wirksam	chirurgische Eingriff mit Komplikationen, Infektion, Folgeeingriffe, Abstoßung
Psychotherapie	begleitend, langwierig, mäßig erfolgreich	Rückfälle, Partnertherapie sinnvoll

Die globale Wirksamkeit von Sildenafil, Tadalafil und Vardenafil bei nicht organischer ED liegt bei gut 80%, bei organischer ED bei 70%, bei der Subpopulation von Männer mit Diabetes mellitus bei etwa 60% (Porst 2000).

PDE-5-Inhibitoren

Wirkmechanismus

Die PDE-5-Inhibitoren Cialis (Tadalafil), Levitra (Vardenafil) und Viagra (Sildenafil) wirken, falls nach visueller oder taktiler sexueller Stimulation im Gehirn Nervenpulse ausgelöst werden, welche am Zielorgan Penis ankommen und dort komplexe lokale Mechanismen an der Schwellkörpermuskulatur in Gang setzen (Abb. 17.**1**). In den glatten Muskelzellen wird das Phosphodiesterase (PDE) Typ-5-Isoenzym spezifisch gehemmt, wodurch in den Stickstoffmonoxid-Erektions-Signalweg eingegriffen wird. Endresultat ist die Hemmung des Abbaus von zyklischem Guanosinmonophosphat.

Therapeutisch maßgeblich ist also die Zunahme der intrazellulären cGMP-Konzentration. Auf diese Weise wird eine natürlich eingeleitete Erektion verstärkt und über längere Zeit gehalten (Abb. 17.**6**).

Pharmakokinetik

Die drei derzeit gebräuchlichen Medikamente zeichnen sich durch eine unterschiedliche Bioverfügbarkeit aus (Abb. 17.**7**). Vardenafil benötigt die geringste Zeit bis zur maximalen Plasmakonzentration, während die biologische Halbwertszeit von Tadalafil am längsten ist. Hieraus ergeben sich für die betroffenen Männer auch unterschiedliche Anwendungsoptionen: rascher Wirkungseintritt mit Medikamentenanflutung nach 0,5 bis 1 Stunde bei Vardenafil und Sildenafil, langes „Wirkfenster" von über einem Tag bei Tadalafil. Noch 36 Stunden nach Einnahme von Tadalafil können 60% der Männer einen Koitus erfolgreich beenden.

Nebenwirkungen

Alle PDE-5-Hemmer werden durchweg gleich gut vertragen. Die in der Anfangsphase der Anwendung von Sildenafil berichteten Todesfälle waren auf falsche Indikationen (Herzerkrankungen) und unsachgemäße Dosierungen zurückzuführen. Die Häufigkeit von Nebenwirkungen ist dosisabhängig:

- Kopfschmerzen (gelegentlich noch am nächsten Morgen),
- Gesichtsröte,
- Sodbrennen,
- verstopfte Nase (Kongestion, „Rhinitis"),

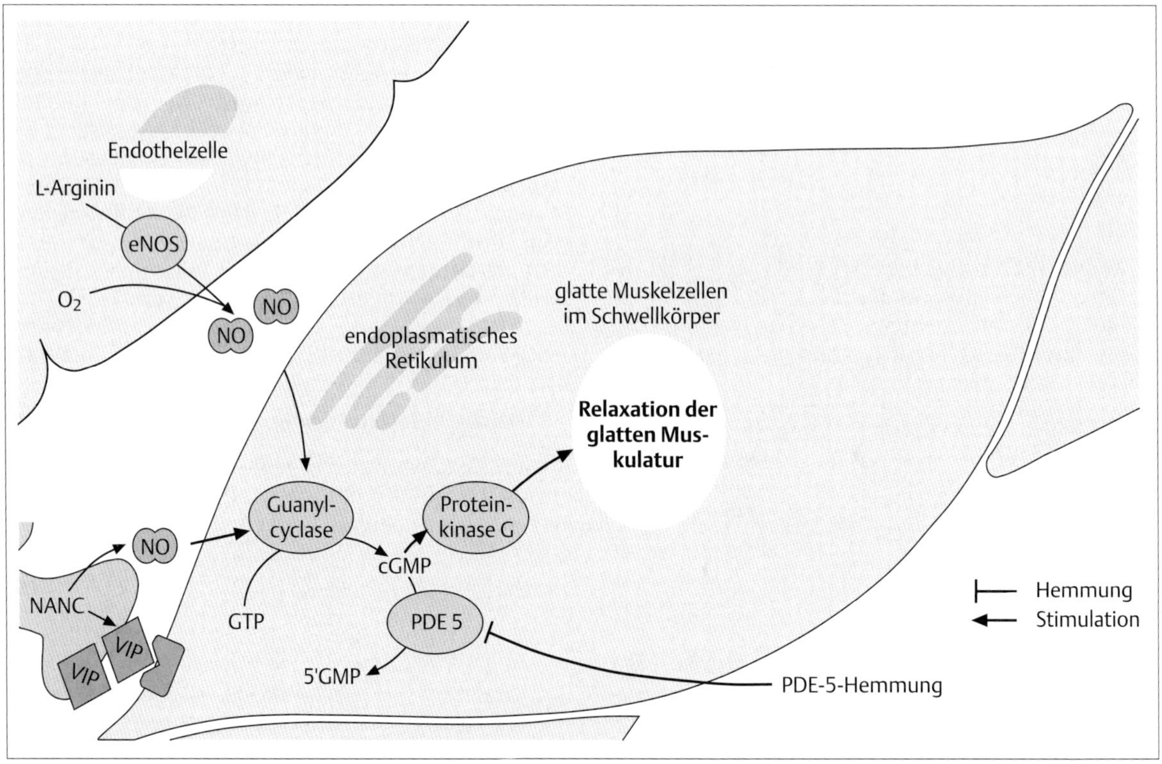

Abb. 17.**6** Wirkmechanismus der Erektion in glatten Muskelzellen des Corpus cavernosum: Stimulation der Guanylcyclase durch Stickoxid (NO), welches an der Nervensynapse frei wird; indem das Enzym Phosphodiesterase (Isoenzym 5 = PDE-5) gehemmt wird, entsteht im Überschuss zyklisches Guanosinmonophosphat (cGMP); über das Enzym Proteinkinase G wird die Relaxation der glatten Schwellkörpermuskulatur (→ Erektion) bewirkt.

Parameter	[1]Sildenafil 100 mg	[2]Vardenafil 20 mg	[3]Tadalafil 20 mg
T_{max} (h)	1,16 ± 0,99	0,660 (0,250–3,0)	2,0 (0,5–12)
$T_{1/2}$ (h)	3,82 ± 0,84	3,94 ± 1,31	17,5

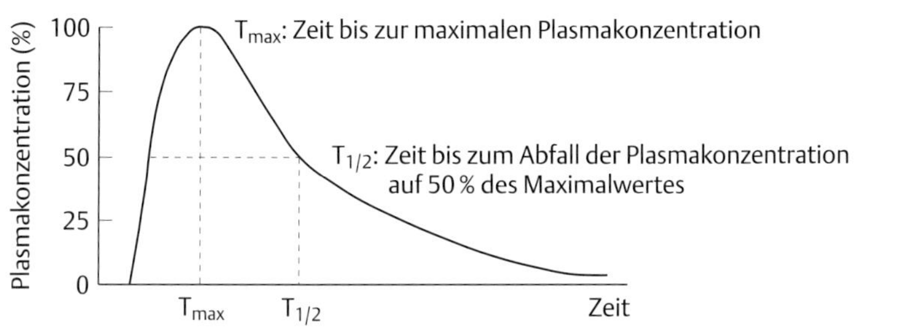

Abb. 17.**7** Pharmakokinetik der PDE-5-Inhibitoren (aus: [1]Viagra Product Monograph, [2]Klotz, World J Urol 2001, [3]Ferguson, Lilly/ICOS Symposium 2001).

Tabelle 17.**5** Nebenwirkungen bei Anwendung von Sildenafil, Vardenafil und Tadalafil

Nebenwirkung, PDE-5-Hemmer	Häufigkeit bei üblichen Dosierungen
Kopfschmerzen	7–30%
Gesichtsröte	5–15%
Dyspepsie	1–15%
Rückenschmerzen	0–4%
Myalgie	0–4%
Rhinitis („verstopfte Nase")	2–10%
Sehstörungen	1–8%

- Sehstörungen (der Farbe Blau) und
- Muskelschmerzen.

Die Häufigkeiten sind in Tab. 17.**5** für die jeweils mittleren empfohlenen Dosen aufgeführt. Nebenwirkungen sind auch abhängig von der Geschwindigkeit des Wirkungseintritts (Pharmakokinetik).

! Bei sachgemäßer Einnahme und sorgfältiger Würdigung von Patientenrisiken durch den Arzt sind Unverträglichkeiten gering. Die genannten Mittel dürfen nicht als Lebensstildrogen aufgefasst werden. Es handelt sich um Arzneimittel im strengen Sinne.

Kontraindikation

Absolute Kontraindikation besteht bei Männern

- mit frischem Herzinfarkt und Schlaganfall (< 6 Monate),
- bei schwerer Angina pectoris,
- schweren Herz-Rhythmusstörungen bzw. Herzinsuffizienz,
- schwerer koronarer Herzkrankheit,
- schwerer Leberinsuffizienz,
- terminaler Niereninsuffizienz und
- bei Einnahme von nitrit- bzw. molsidominhaltigen Medikamenten.

Wahl des PDE-5-Hemmers

Männer und ihre Partnerinnen haben meist unterschiedliche Präferenzen im Hinblick auf die Zeit bis zum Erreichen der Erektion und des Beischlafs, die Erektionsdauer an sich und das Zeitintervall, innerhalb dessen ein erneuter Verkehr gewünscht wird. Entsprechend dieser Vorlieben entscheidet der Mann letztendlich gemeinsam mit seiner Partnerin, welchem der genannten Präparate der Vorzug gegeben wird.

Bedarfsabhängige Applikation

Männer werden individuell den Erfolg nach ihrer Wirksamkeit und Verträglichkeit – und damit nach ihrer Zufriedenheit – beurteilen. Auch die Einnahme zeitgleich zur Mahlzeit oder zu Alkoholkonsum (verminderte Resorption von Sildenafil!) spielt hier eine Rolle. Es hat sich immer mehr durchgesetzt, die betroffenen Männer nach Austestung der drei möglichen Medikamente selbst entscheiden zu lassen, welchem der PDE-5-Hemmer sie den Vorzug geben.

Oft werden Viagra-Nachfolgepräparate bevorzugt. Schlug bei Männern die Therapie mit Sildenafil aufgrund unzureichender Wirksamkeit fehl, so zeigte Vardenafil eine gegenüber dem Ausgangswert 4fache Steigerung der Erfolgsrate (PROVEN-Studie).

Tadalafil ist das Medikament mit der längsten Wirkdauer und wird daher von vielen Paaren favorisiert. Es hat in der empfohlenen Dosierung keine signifikante und klinisch relevante Verstärkung der blutdrucksenkenden Wirkung der gängigen Antihypertensiva (Calcium-Kanalblocker, ACE-Hemmer, Beta-Rezeptorenblokker, Thiazid-Diuretika, Angiotensin-II-Rezeptorblocker) zur Folge.

18 Psychosomatik der männlichen Sexualstörungen

Ulrike Brandenburg

Epidemiologie

Weltweit ist die Anzahl der Studien zur erektilen Dysfunktion (ED) angesichts der rasant weiter entwickelten medikamentösen Behandlungsmöglichkeiten enorm gestiegen (Kapitel 17). Entsprechend liegt auch weltweit eine Fülle von Erhebungen zur Prävalenz der ED vor. So zeigen die Daten der **Massachusetts Male Aging-Study** (Feldmann et al. 1994), dass sich die Wahrscheinlichkeit einer „kompletten Impotenz" zwischen 40 und 70 Jahren von 5 auf 15% verdreifacht. In der Kölner Studie aus 2000 (Braun 2000) gaben 9,5% der 40- bis 49-Jährigen, 53,3% der 70- bis 80-Jährigen an, unter einer erektilen Dysfunktion zu leiden. Die Gesamtprävalenz der erektilen Dysfunktion lag damit bei 19,2%.

Wie belastend Störungen der Sexualfunktion empfunden werden, belegt ebenfalls die Kölner Studie. Während 80% aller Befragten angaben, sexuell aktiv zu sein, waren aber nur 56–59% der Befragten zufrieden mit ihrer Sexualität. Die Kölner Studie brachte auch einen engen Zusammenhang zwischen allgemeiner und sexueller Gesundheit und Lebenszufriedenheit zutage: Je zufriedener die Männer mit ihrer sexuellen und emotionalen Partnerbeziehung waren, umso höher stuften sie auch ihren allgemeinen Gesundheitszustand ein.

Die Medikalisierung männlicher Sexualität, die zweifelsohne derzeit ihren Lauf nimmt, hat zwei Seiten:

- Zum einen ermöglicht sie vielen betroffenen Männern – insbesondere denen, die unter einer erektilen Dysfunktion wirklich leiden – ansatzweise oder sogar vollständige Heilung.
- Zum anderen aber stigmatisiert der vornehmlich pharmaindustrielle Feldzug unzählige Männer, die sich bis dato mit ihrem alters- oder krankheitsbedingten Potenzproblem gut arrangiert hatten, zu Kranken.

Zudem tendieren zunehmend jüngere Männer zu genitalbetonten körperdysmorphen Störungen, da sie sich den jetzt vorgegebenen Erektionsnormen nicht mehr gewachsen fühlen.

> **!** Neben allem Jubel über die neuen Behandlungsoptionen sollten die negativen Begleiterscheinungen sehr ernst genommen werden. Ein Potenzproblem ist *per se* nicht sofort eine Störung, eine Krankheit. Es kann auch lediglich ein vorübergehendes Problem, eine Lästigkeit, ein Formtief sein. Nicht automatisch ist damit Behandlungsbedürftigkeit gegeben. Ansonsten bewegen wir uns in eine so absurde Zukunft, in der Altern zur Störung verkommt.

Ätiologie psychogener Sexualstörungen

Ähnlich wie den weiblichen Sexualstörungen liegen den männlichen funktionellen Störungen v.a. **vier Bedingungsfaktoren** zugrunde:

- unbewältigte biographische Konflikte und/oder Traumata,
- Paarkonflikte,
- Erwartungsängste sowie
- Fertigungsdefizite.

Angesichts einer von Medien gesteuerten unglaublichen Normierung von sexuellen Leistungskriterien ist es kein Wunder, dass junge wie alte Männer unter einen zunehmenden Druck von Erwartungsängsten, was ihre sexuelle Leistungs- und Erlebnisfähigkeit betrifft, geraten. Selbst den jungen Mann oder den Jungen, der 16-jährig um eine Potenzpille bittet, um seine erste sexuelle Performance auch sicher garantieren zu können, gibt es schon. Zurückhaltung und Aufklärung sind hier oberstes Gebot. Sexualität wird immer auch mit Enttäuschung und Kränkung einhergehen. Nur wer diese integrieren kann, kann auch sexuelle Inszenierungen optimieren und entwickeln.

Sexuelle Frustration aus der Ebene der Erlebnisfähigkeit auszuklammern, führt allzu leicht dazu, Erlebnisfähigkeit in puncto Freude und Leidenschaft nur noch reduziert erleben zu können. Stressfaktoren wie Arbeitsplatzverlust oder Verlust der Partnerin sind häufig Ursachen für eine Erstmanifestation einer Sexualstörung, wie z.B. die der Potenzstörung im weitesten Sinne. Die anschließende Versagensangst führt nicht selten in den Teufelskreis des Selbstverstärkungsmechanismus, der da lautet: erhöhte Selbstbeobachtung, erhöhte Anspannung bei gleichzeitig hoher Erwartung – eine Dynamik, die begünstigend auf die Chronifizierung einer Sexualstörung wirkt (Abb. 18.**1**). Es entsteht eine Abwärtsspirale, in der sich persönliche Probleme, Partnerprobleme und soziales Leid verstärkend verselbständigen.

Auch **Paarkonflikte** spielen eine große Rolle bei der Entstehung von sexuellen Problemen. Jedem ist bekannt, wie schnell die Bühne der Sexualität zum geheimen Schauplatz von partnerschaftlichen Macht- und anderen Konflikten wird. Selbstverständlich können auch biographische Traumata wie sexuelle Übergriffe, andere Gewalterfahrungen oder Traumata im Rahmen früher Bindungen ursächlich eine bedeutende Rolle spielen.

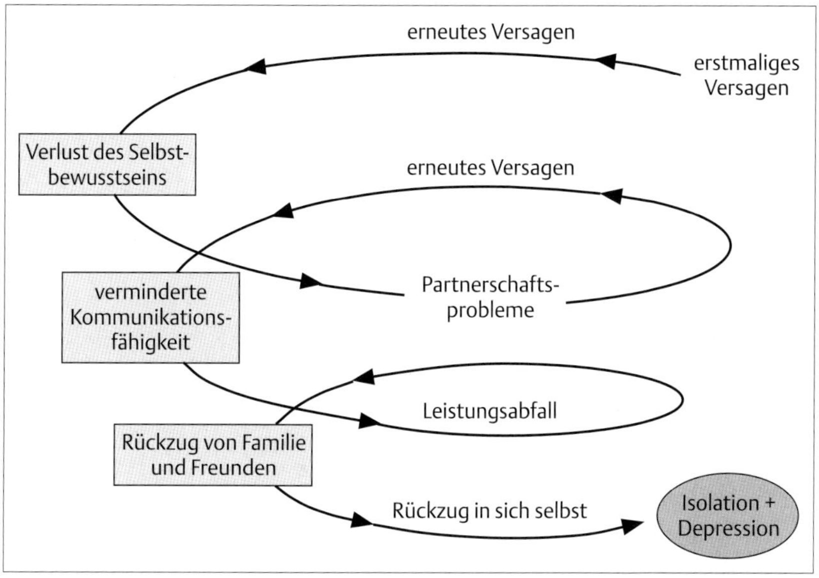

Abb. 18.**1** Abwärtsspirale psychischer und sozialer Dauerfolgen sexueller Funktionsstörungen beim Mann.

Störungen des sexuellen Begehrens

Sexuelle Lustlosigkeit

Auch auf der Seite der Männer beginnt die sexuelle Lustlosigkeit deutlich zuzunehmen. Während sie vor 10 oder 20 Jahren fast ausschließlich eine Problematik der Frauen war, gibt es heute eine zunehmende Anzahl von Männern und Paaren, die wegen dieser Problematik den Arzt oder Psychotherapeuten aufsuchen. Nach Ausschließen einer organischen, z.B. psychiatrischen Ursache oder einer medikamentösen Auslösung bleibt oft „nur" der psychosomatische Blickwinkel.

Paarkonflikte und allgemeine Überbeanspruchung sind häufig Auslöser und/oder Ursache. Reaktiv kann eine sexuelle Lustlosigkeit leicht zu einer Erektionsstörung führen. Dieser Zusammenhang wird oft übersehen. Entsprechend wird eine männliche sexuelle Lustlosigkeit gern als Potenzproblematik eingestuft.

Interessanterweise ist diese Zuordnung im Spiegel der kulturellen Normen offenbar „erlaubter" und weniger bedrohlich. Ein impotenter Mann ist zwar auch aus der Perspektive kultureller Sexualnormen ein beschädigter Mann, aber immer noch ein Mann. Ein sexuell lustloser Mann – den gibt es angesichts der geltenden Normen eigentlich erst gar nicht.

! Für die betroffenen Männer kann eine falsche Diagnostik frustrierende Folgen haben. Ein Mann, der unter einer sexuellen Lustlosigkeit leidet, aber zum Beispiel mit PDE-5-Hemmern wegen seiner vermeintlichen Potenzproblematik behandelt wird, wird natürlich in den allermeisten Fällen auf diese Behandlung nicht ansprechen und entsprechend enttäuscht sein. Insofern ist eine sorgfältige Exploration, gerade was diese Differenzialdiagnostik betrifft, von großer Wichtigkeit.

Sexuelle Aversion

Eine sexuelle Aversionsstörung liegt dann vor, wenn der Betroffene Ekel und ausgeprägte Abwehrgefühle gegenüber sexuellen Aktivitäten empfindet. Im Rahmen einer solchen Abwehrreaktion kann es zu körperlichen Missempfindungen kommen wie allgemeines Unwohlsein, Kopfschmerzen und Übelkeit.

Koitusphobie

Obwohl wenig beschrieben, so kommt dieses Störungsbild bei Männern durchaus vor. Unter einer Koitusphobie ist eine isolierte Phobie, was den koitalen Akt betrifft, zu verstehen. Die betroffenen Männer klagen nicht über eine Lustproblematik sowie auch nicht über eine Erektionsproblematik. Im Allgemeinen werden autoerotische Aktivitäten wie Masturbation lustvoll und funktionell ohne Probleme durchgeführt. In vielen Fällen kann auch Petting ohne Probleme praktiziert und erlebt werden. Beim Versuch oder auch nur beim Gedanken an penetrative Aktivitäten mit der Partnerin bzw. dem Partner kommt es zu panikartigen Gefühlen, die die sexuelle Lust und entsprechend die Erregung blockieren.

Auch dieses Störungsbild wird häufig mit einer Lustlosigkeit oder einer Erektionsproblematik verwechselt. Hier ist es wichtig, genauestens zu explorieren, um keine Falschdiagnose und entsprechend eine falsche Therapie zu wählen.

Störungen der Erektion

Über organisch verursachte Erektionsstörungen und Risikofaktoren hierfür wurde in Kapitel 17 ausführlich eingegangen.

! Von einer funktionellen Erektionsstörung oder einer funktionellen erektilen Dysfunktion wird dann gesprochen, wenn es bei ausreichender sexueller Appetenz und adäquater Stimulation zu einem nicht genügenden Steifwerden des Gliedes kommt, um befriedigende sexuelle Aktivitäten ausführen zu können.

Bei der klassischen funktionellen Potenzstörung lässt sich häufig ein Unterschied zwischen der Erektion im Rahmen von autoerotischen und der Erektion im Rahmen von partnerschaftlichen sexuellen Aktivitäten feststellen. Viele Männer berichten darüber, dass sie im Rahmen von masturbatorischen Aktivitäten keinerlei Erektionsschwierigkeiten haben, im Rahmen von Aktivitäten mit der Partnerin oder dem Partner aber durchaus. Allein diese Unterscheidung ist bereits ein erster Hinweis für eine psychosomatische Störung.

Wie alle sexuellen Problematiken kann die Erektionsstörung **primär**, d.h. direkt im Rahmen der Geschlechtsreife ohne symptomfreies Intervall oder **sekundär**, d.h. nach einem beschwerdefreien Intervall auftreten. Zahlenmäßig ist die sekundäre Potenzproblematik sehr viel häufiger vertreten.

Neben der rein organisch und der rein psychogen verursachten Erektionsstörung nimmt die Mischform mit Anteilen von beiden einen großen Anteil ein. Viele primär organisch bedingten Erektionsstörungen werden im Verlauf der Chronifizierung durch psychogene Anteile in ihrer Dynamik mitbeeinflusst bzw. überlagert. Das ist leicht nachvollziehbar. Auch der Mann, der an sich aufgrund von alters-, krankheits- oder medikamentenbedingten Faktoren eine Potenzeinbuße beobachtet, erschrickt sich im Allgemeinen. Auch er reagiert auf der psychodynamischen Ebene nach dem Muster des Teufelskreises des **Selbstverstärkungsmechanismus** der sexuellen Funktionsstörungen.

Mit anderen Worten heißt das, dass ihn allein die organische Diagnose nicht davor schützt, mit entsprechender Versagensangst, Selbstbeobachtung, Anspannung und all den Mechanismen zu reagieren, die letzten Endes ein weiteres Versagen unterstützen. Dass umgekehrt eine Erektionsstörung auch zu einer Luststörung führen kann, liegt auf der Hand.

! So liegt manch einer Erektionsstörung eine primäre sexuelle Luststörung (Alibidinie) zugrunde.

Störungen des Orgasmus

Gemessen an der Aufmerksamkeit, die der männlichen Erektion zukommt, ist die, die dem Orgasmus des Mannes zukommt, verschwindend gering. Ähnlich verhält es sich beim Verhältnis zwischen Erektions- und Orgasmusstörungen. Während es eine Vielzahl von Untersuchungen zur gestörten männlichen Erektion (von Kontumeszens bis Rigidität) gibt, besteht zum Phänomen der männlichen Orgasmusstörung noch viel Unwissenheit.

Man könnte sogar noch einen Schritt weitergehen: Auch der „ungestörte" männliche Orgasmus lässt viele Fragen offen. So liegen aus verschiedenen kulturellen Traditionen und Regionen sehr unterschiedliche Berichte zum Orgasmus- und Ejakulationserleben von Männern vor. So gibt es den gewohnten Bericht vom normalen oder richtigen männlichen Orgasmus, bei dem Orgasmuserleben und Ejakulation zusammenfällt. Es gibt aber durchaus auch Männer, die über ein intensives Orgasmuserleben ohne Ejakulation berichten. Viele Männer stellen die Varianz ihres Orgasmuserlebens heraus. Dabei machen sie deutlich, wie sehr dieses Erlebnis von Befindlichkeit, von Situations-, Technik- und Partnerabhängigkeit beeinflusst wird.

! Zusammenfassend lässt sich sagen, dass das Orgasmuserleben eines Mannes äußerst individuell sowie auch sehr unterschiedlich ausgeprägt sein kann. Insofern bedarf es im Rahmen einer diagnostischen Abklärung einer genauen Exploration.

Ejakulationsstörungen

Vorzeitige Ejakulation

„Ich komme zu früh", so die typischen Eingangsworte eines Mannes mit einer vorzeitigen Ejakulation (Ejaculatio praecox). Was dieses „zu früh kommen" jeweils für den Betroffenen bedeutet, ist sehr unterschiedlich. Im Allgemeinen heißt es, dass betroffene Männer wenig bis gar keine Kontrolle über den Zeitpunkt ihres Samenergusses haben. Die meisten von ihnen berichten, dass sie entweder kurz nach oder sogar schon vor dem Einführen des Gliedes einen Samenerguss haben.

Gerade für junge Männer ist dieses Problem mit unglaublich viel Scham verbunden. Nicht wenige ziehen sich aufgrund von wiederholten frustrierenden derartigen Erfahrungen für lange Zeit zurück und vermeiden jegliche sexuelle Begegnung. Aber auch ältere Männer leiden unter diesem Problem. Sie scheinen teilweise besser adaptiert und unter einem geringeren subjektiv erlebten Leidensdruck zu stehen, was die sexuelle Funktionseinschränkung betrifft. Vielmehr scheint für sie der häufig daraus entstehende Paarkonflikt, nämlich die Frustration ihrer Partnerin, über die Zeit das größere Leid und Problem zu bedeuten.

Die Lust- und Erregungsfähigkeit ist im Allgemeinen bei Patienten mit einem vorzeitigen Samenerguss nicht beeinträchtigt.

Ausbleiben der Ejakulation

Trotz sexueller Appetenz und intensiver sexueller Stimulation des erigierten Penis kommt es beim Ausbleiben der Ejakulation (Ejaculatio defiziens) nicht zur Ejakulation. Abzugrenzen ist diese Symptomatik von der **Ejaculatio tarda**, der verzögerten Ejakulation, bei der es trotz Lust, Erregung und Stimulation erst nach langer bis sehr langer Zeit zum Samenerguss kommt.

Retrograde Ejakulation

Rein äußerlich imponiert die retrograde Ejakulation wie die ausbleibende Ejakulation. Tatsächlich aber ist der physiologische Mechanismus ein anderer. Bei der retrograden Ejakulation, dem so genannten „trockenen Orgasmus", gelangt das Ejakulat nicht nach außen, sondern nach hinten (retrograd) in die Harnblase. Diese Symptomatik kann Folge einer körperlichen Erkrankung (krankhafte Veränderungen der Prostata, Prostataoperationen, Operationen im Bauchraum mit Verletzungen entsprechender Nervenbahnen, bestimmte Medikamente) sein.

Rein subjektiv berichten die Männer in den meisten Fällen, dass sie dadurch in ihrem Orgasmuserleben nicht beeinträchtigt sind.

Ejakulation ohne Orgasmus

Noch weitgehend unerforscht ist das Bild, das immer wieder von Männern beschrieben wird als eine Ejakulation ohne ein dazugehöriges subjektiv erlebtes Orgasmusempfinden. Die betroffenen Männer geben an, zwar durchaus ihren Samenerguss körperlich subjektiv zu erleben, jedoch ohne ein entsprechendes An- und Abschwellen des Erregungsmusters des Orgasmus sowie ohne jegliche Befriedigung.

Gerade die Männer, bei denen sich keinerlei organische Ursache für diese Störung finden lässt, werden leicht psychiatrisch pathologisiert im Rahmen einer generalisierten emotionalen Empfindungs- und Erlebensstörung oder auch im Rahmen einer frühen Bindungsstörung. Sofern eindrucksvolle Hinweise für diese Diagnose sprechen, ist dagegen nichts einzuwenden. Sofern diese Diagnose jedoch Ausdruck ärztlicher Orientierungslosigkeit ist, sollte sie tunlichst nicht gestellt werden.

Noch immer besteht auf Seiten von Experten manchmal die Neigung, medizinisches Unwissen und Hilflosigkeit mittels Krücken von scheinbar Sicherheit gebenden Hilfsdiagnosen kompensieren zu wollen. Das hilft aber weder den Betroffenen noch der medizinischen Forschungslandschaft weiter.

> **!** Das Störungsbild der Ejakulation ohne Orgasmus ist ein eindrucksvolles Zeichen dafür, dass Orgasmus- und Ejakulationserleben keinesfalls immer als miteinander verbunden verstanden werden sollten.

Beratung und Therapie

Sexualberatung

Eine erste beraterische Intervention ist bereits das **diagnostisch-therapeutische Gespräch**. Ganz bewusst sei dieses Gespräch unter der Rubrik „Therapie" eingeordnet. Bereits ein offenes Sprechen über Sexualität, ein konkretes Fragen, ein Anbieten einer sprachlichen Begrifflichkeit hat im Allgemeinen einen hohen therapeutischen Effekt. Ein offenes Gespräch ermöglicht dem Mann einen Weg heraus aus der Paralyse von Scham und Schuld, heraus aus dem Tabu. Ein solcher Schritt bedeutet Entlastung und Erleichterung und damit eine Erhöhung von Bewältigungskompetenz, was das eigene Management im Umgang mit der Sexualproblematik bedeutet.

Betroffene Männer berichten in z.T. berührender Art und Weise, wie unglaublich entlastend ein solches erstes offenes und konkret Sexualität ansprechendes Gespräch sein kann.

Fragen wie: Wie steif wird das Glied? Können Sie es einführen? Praktizieren Sie Selbstbefriedigung? Ist die Erektion dabei anders? Wie lange dauert es, bis Sie einen Samenerguss haben? usw. sind Fragen von unglaublicher Offenheit, die, wenn man sie liest, schockierend wirken können, die, wenn sie jedoch Betroffenen gestellt werden, von großer Entlastung sind.

Männer haben oft einen Weg von jahrelanger Odyssee hinter sich, bis sich endlich irgendein Arzt traut, konkret nachzufragen. Genau diese Fragen sind es, auf die Patienten oft warten. Abwiegelungen oder Beschönigungen wie zum Beispiel „Versuchen Sie doch, einfach locker an die Sache ranzugehen" oder „Trinken Sie doch vorher ein Gläschen Sekt" oder „Wenn die Richtige kommt, dann klappt es schon" oder „Ist es denn in Ihrem Alter noch wichtig für Sie?", sind hilflose Vernebelungsaktionen von Seiten der Ärzte, die als beschämend und demütigend auf Seiten der Männer erlebt werden.

Ein wichtiger Teil der Sexualberatung ist der Hinweis auf die **Paardimension**. So sollte keinesfalls, z.B. im Rahmen einer medikamentösen Behandlung eines Mannes mit einer Impotenzproblematik, diesem Patienten einfach nur ein PDE-5-Präparat in die Hand gedrückt werden. Sofern der betroffene Patient in einer festen Paarbeziehung lebt, sollte er immer auch darauf hingewiesen werden, dass diese Therapie auch seine Partnerin betrifft.

Nicht selten sind Frauen alles andere als davon begeistert, wenn ihr Mann plötzlich wieder erektionsfähig und damit potent wird. Gerade in lang andauernden Paarbeziehungen haben sich oft über die Jahre Arrangements eingespielt, bei denen die nicht gelebte genitale Sexualität eine wichtige Rolle spielen kann. Das bedeutet natürlich, dass – sofern dieses Arrangement wieder aufgehoben wird – beide Partner in diese Entscheidung mit einbezogen werden müssen. Ansonsten kommt es häufig zu Verweigerung auf Seiten der Frauen und damit nicht selten zu einer Konfliktexazerbation anstelle der vom Arzt gut gemeinten und verordneten sexuellen Qualitätssteigerung.

Vorzeitige pharmakologische Hilfen, wie etwa PDE-5-Hemmer (Seite 17), zum Schwellkörpertraining lenken den Fokus erneut auf psychopathogene Leistungsaspekte. Durch die frühzeitige Einnahme solcher Medikamente wird zu sehr das Augenmerk auf das Funktionieren der Erektion gelenkt. Das Problem wird so womöglich in den Bereich des Mechanischen, ja des bloßen Hydraulischen gestellt.

! Damit können solche Pharmaka den notwendigen und wertvollen, Lebensqualität generierenden Lernprozess in Richtung Sensualität erschweren oder sogar verhindern.

Neben dem konkreten Fragen und Ansprechen sollte von Ärzten beherzigt werden, nicht zu sehr und nicht sofort auf die Lösungen zu achten. Viele sexuelle Probleme sind komplexe Probleme, für die sich nicht sofort oder manchmal gar keine Lösung finden lässt. Die allerwichtigsten Wege, die die Grundzüge einer kompetenten Sexualberatung darstellen, sind:

- Entlastung ist wichtig,
- Reduzierung von Erwartungsängsten,
- die Eröffnung neuer Perspektiven, was das Verständnis des Problems betrifft und
- der Weg heraus aus der Scham.

Psychosexualtherapie

Die wohl bekanntesten und weltweit angewandten sexualtherapeutischen Behandlungskonzepte sind die von Masters u. Johnson (1970) entwickelten und von Schmidt u. Arentewicz (1993) psychodynamisch modifizierten Verfahrensweisen. Es wurde ursprünglich als ein paartherapeutisches Konzept entwickelt, das aber durchaus auch im Einzelsetting angewandt werden kann.

Grundlage dieses Konzepts ist die systematische **Auflösung des Selbstverstärkungsmechanismus**, der den sexuellen Funktionsstörungen zugrunde liegt. Über den Zeitraum des therapeutischen Prozesses hinweg werden vom Therapeuten eine Reihe von Verhaltensanweisungen (abwechselndes Streicheln unter Auslassung der Genitalien, abwechselndes Streicheln unter Einbeziehung der Genitalien, Spiel mit der Erregung, Einführung des Penis) gegeben. Für den größten Teil des Zeitraums der Therapie wird ein Koitusverbot ausgesprochen.

Die rigide Art der Verbote bzw. Gebote dient keineswegs der Entmündigung der Betroffenen, sondern dem Vermitteln von Sicherheit und Entlastung von sexuellen Misserfolgsängsten. Über diese Verhaltensübungen kommt es zu einer Entkopplung von Erwartungsangst, Frustration und sexueller Erlebnisfähigkeit. Darüber kann sich die sexuelle Störung zurückbilden und die sexuelle Funktionsfähigkeit wieder herstellen. Häufig kommt es zu einem Zuwachs an sexueller Kommunikationsfähigkeit. Auch erleben viele Paare erstmals das Bewusstwerden eigener sexueller Bedürfnisse und die Erlaubnis, diese zu äußern.

Im Allgemeinen tauchen während des Therapieprozesses im Rahmen der Übungen die dahinter liegenden Blockaden und Konflikte auf. Sie werden benannt, transparent gemacht und so weit als möglich bearbeitet. Die Durchführung einer Psychosexualtherapie sollte immer durch Spezialisten (Sexualtherapeutin oder Sexualtherapeuten oder Therapeutenpaar) erfolgen.

Selbstverständlich gilt die Miteinbeziehung der Partnerin auch bei nicht medikamentösen Therapien. Auch für die sexualtherapeutische Behandlung eines Patienten mit einem vorzeitigen Samenerguss empfiehlt sich ein Paarsetting.

Was die Therapie von Erektions- und Ejakulationsstörungen betrifft, so wurden in das klassische Behandlungskonzept von Masters und Johnson im Sinne von störungsspezifischen Interventionstechniken Einheiten integriert, wie die Stopp-Technik bei der Behandlung der Erektionsstörung sowie die Stopp- und Start-Technik bei der Behandlung des vorzeitigen Samenergusses.

! Alles in allem bleibt es das Allerwichtigste, in einem offenen Gespräch die sexuellen Nöte des Patienten anzusprechen, sie konkret zu erfragen – unter Benutzung einer klaren sprachlichen Begrifflichkeit.

Der Arzt oder die Ärztin erleichtern dem Mann die Antworten, wenn er oder sie Worte wie Scheide, Kitzler, Glied, Penisspitze, Steifigkeit, Einführen, feucht werden, steif werden usw. klar in den Mund nimmt und damit ein Modell für den Patienten darstellt, welches ihm oder ihr vermittelt, dass in diesem therapeutischen Kontext offen und deutlich über Sexualität gesprochen werden darf. Das ermutigt den Patienten, zum einen klare Antworten zu geben und zum anderen, an dieses Modell vielleicht im Rahmen eines Gesprächs mit der Partnerin anzuknüpfen.

Allein das Sprechen bedeutet ein Hinausgehen aus der Paralyse und der Scham und damit eine Detabuisierung des alten lähmenden Tabus rund um die gestörte Sexualität. Das schafft Erleichterung und Entspannung und reduziert die Angst. Darüber werden Ressourcen frei, über die der Patient eine deutliche Steigerung seiner Bewältigungskompetenzen erfährt, was das Management seiner sexuellen Problematik betrifft.

Literatur

1. Braun M, Wassmer G, Klotz T, Reifenrath B, Mathers M., Engelmann U. Epidemiology of erectile dysfunction:results of the „Cologne Male Survey“. Int J Impot Res. 2000;12:305–311
2. Feldmann HA, Goldstein I, Hatzichristou DG, Krane RJ, McKinley JB. Impotence and its medical and psychosocial correlates: Results of the Massachusetts Male Aging Study. J Urol. 1994;151:54–61.
3. Masters WH, Johnson VE. Die sexuelle Reaktion. Reinbek; Rowohlt 1970.
4. Schmidt G, Arentewicz G. Sexuell gestörte Beziehungen. Stuttgart; Enke-Verlag 1993.

19 Einfluss des Alters auf die männliche Fertilität

Ulrich A. Knuth und Wolfgang Schulze

Einleitung

Altersbedingte Veränderungen der Fruchtbarkeit sind auf der weiblichen Seite wohl dokumentiert und gehören zum Allgemeinwissen. Beim Mann ist eine Erschöpfung der generativen Funktion weniger eindeutig. Einerseits wird auch ein fortschreitendes männliches Alter mit einer (physiologischen?) Abnahme der Fruchtbarkeit in Verbindung gebracht, andererseits belegen aber individuelle Fälle, dass bis ins hohe Alter Kinder gezeugt werden können.

Eine Studie des Deutschen Instituts für Wirtschaftsforschung belegte jüngst, dass die erstmalige Vaterschaft bereits ab Mitte 40 ein äußerst seltenes Ereignis geworden ist. Umsomehr erscheint es notwendig, diesem soziologischen Aspekt den medizinischen hier hinzuzufügen.

Definition des Fertilitätspotenzials

Will man die Rolle des Alterns auf die Fruchtbarkeit systematisch untersuchen, muss man ein Maß für die Fruchtbarkeit definieren. Aus der Demografie (Kapitel 3) bietet sich dafür der Begriff der **Fekundidät** an, unter dem man die Wahrscheinlichkeit versteht, mit der pro Menstruationszyklus der Frau ein Kind entsteht.

Während in der Bevölkerungsstatistik mit ihren sehr großen Zahlen dieses Maß nützlich ist (um etwa Unterschiede im generativen Verhalten bestimmter Bevölkerungsgruppen zu beschreiben), kann es für kleinere Gruppen oder gar Individuen nur schlecht angewandt werden. Selbst bei jungen Paaren liegt die Wahrscheinlichkeit einer Schwangerschaft pro Zyklus nur bei 30–40% und bedingt eine weite Streuung im Rahmen der statistischen Schwankung.

> **!** Bei der Behandlung des unerfüllten Kinderwunsches berücksichtigt man diese weite Streuung der Konzeptionswahrscheinlichkeit und spricht erst dann von einer Verminderung der Fruchtbarkeit (Fertilität), wenn innerhalb von 2 Jahren trotz regelmäßigen Geschlechtsverkehrs keine Schwangerschaft induziert wurde.

Die verstrichene Zeit, am besten gemessen in der Zahl der weiblichen Zyklen zwischen der Aufnahme ungeschützten Verkehrs und Eintritt einer Schwangerschaft (TTP: **time to pregnancy** oder **Konzeptionslatenz**), ist daher ein sinnvoller Parameter, um das Fertilitätspotenzial eines Paares zu erfassen.

Das Definitionsproblem ist damit aber noch nicht gelöst, denn man muss festlegen, was unter Schwangerschaft zu verstehen ist. Dokumentiert ein positiver Schwangerschaftstest bereits die männliche Fertilität, oder ist eine klinisch erkennbare Fruchtanlage notwendig? Will man die Fehlgeburtenrate mitberücksichtigen, so wird als härtestes Kriterium letztlich nur die Geburt eines lebenden Kindes zu werten sein.

In Deutschland gibt es zur Konzeptionslatenz selbst für die Bevölkerung im üblichen Fortpflanzungsalter kaum valide Zahlen, wenn man von kleinen, begrenzten Untersuchungen absieht (Knuth und Mühlenstedt 1991, Gnoth et al. 2003). Valide Untersuchungen zur Konzeptionslatenz in Abhängigkeit vom männlichen Alter fehlen nach unserem Kenntnisstand vollständig. Dies spiegelt das Dilemma der Datenlage zur Beurteilung der männlichen Fertilität in Abhängigkeit vom Alter aber nur teilweise wider.

Datenlage zur spontanen Fertilität bezogen auf den Mann

Alle bisherigen Ausführungen haben sich naturgemäß auf das Paar als Gesamtheit bezogen. Dabei spielt das Alter der Partnerin, die Koitusfrequenz, die reproduktive Vorgeschichte beider Partner und die vergangene Zeitdauer eines Kinderwunsches eine ganz entscheidende Rolle. In den allermeisten Fällen korreliert das männliche Alter mit den genannten Parametern, so dass bei einfachen Analysen mit Bevölkerungsmittelwerten nicht der Einfluss des männlichen Alters, sondern v.a. die Begrenzung des Fertilitätspotenzials durch die Wechseljahre der Frau abgebildet wird (Abb. 19.**1**).

In einigen Studien wurde in der Vergangenheit versucht, durch die Analyse von Kinderwunschpaaren dem Einfluss des männlichen Alters nachzuspüren. Joffe und Li (1994) untersuchten bei 2576 Vätern, die alle 1958 in Großbritannien geboren wurden, die Konzeptionslatenz über eine kleine Altersspanne bis zum 33. Lebensjahr, ohne einen Einfluss zu finden. Eine größere Untersuchung in 2 dänischen Städten bei allen Schwangeren zwischen 1984 und 1987 fand einen sehr schwachen, nicht signifikanten Effekt des männlichen Alters auf die Konzeptionswahrscheinlichkeit, wenn das weibliche Alter in der Analyse konstant gehalten wurde (Olsen 1990).

Im Gegensatz dazu stehen australische Daten, die einen Risikoanstieg für einen mehr als 9-monatigen unerfüllten Kinderwunsch um den Faktor 2,3 zeigten, wenn der Ehemann älter als 35 Jahre war (Ford et al. 1994). Ähnliche Ergebnisse wurden zwischen 1991 und 1992 im Avon Health District (UK) bei 8515 geplanten

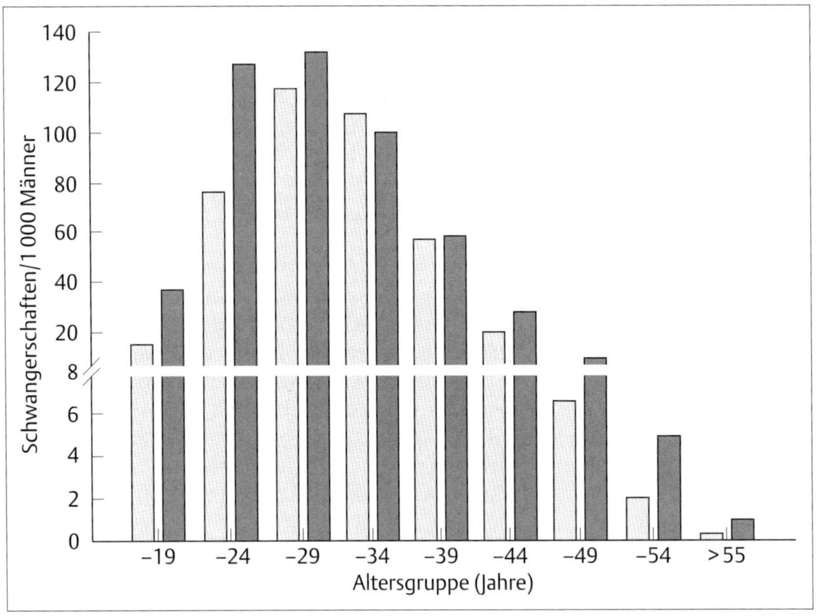

Abb. 19.**1** Geburtsraten (USA) im Jahr 2001 bezogen auf das Alter weißer (linke Säule) und afroamerikanischer Väter (rechte Säule) (nach Martin et al. 2002).

Schwangerschaften erhoben (Ford et al. 2000). Dabei war die Wahrscheinlichkeit für eine Vaterschaft innerhalb von 12 Monaten bei Männern jenseits der Grenze von 40 Jahren im Vergleich zur Altersgruppe unter 24 Jahren auf rund die Hälfte reduziert. Diese Entwicklung wurde in einer kürzlich publizierten Untersuchung bestätigt (Hassan und Killick 2003).

In einer Fragebogenuntersuchung von schwangeren Frauen in Hull und East Yorkshire (UK) zwischen September 2000 und Mai 2001 wurde die Konzeptionslatenz im Hinblick auf unterschiedlichste Einflussfaktoren analysiert. In der Gruppe der unter 25-jährigen Frauen (n=638) fand sich nach Adjustierung anderer Einflussfaktoren der in Tab. 19.**1** angegebene signifikante Anstieg der TTP (time to pregnancy, Konzeptionslatenz) in Abhängigkeit vom männlichen Alter.

Dieser Abfall über 2 Dezennien des männlichen Alters fand sich ebenfalls in einer eleganten Studie zur natürlichen Familienplanung (Dunson et al. 2002). Dabei wurde die Wahrscheinlichkeit einer Konzeption an den 5 Tagen vor dem Eisprung anhand der Basaltemperaturkurve untersucht. Frauen wurden Altersgruppen von 19–26, 27–29, 30–34 und 35–39 Jahren zugeordnet, und die Differenzen zwischen weiblichem und männlichen Alter erfasst.

Tabelle 19.**1** Konzeptionslatenz in Abhängigkeit vom Alter der Männer (Hassan & Killick, 2003)

Alter der Männer	Konzeptionslatenz (Monate)
> 25–30 Jahre	6,2 (4.3–8,0)
> 30–35 Jahre	6,0 (2,8–9,1)
> 35–40 Jahre	11,5 (7,3–15,7)
> 40 Jahre	23,2 (14,5–31,9)

Dabei zeigte sich für ein adjustiertes weibliches Alter von 35–39 Jahren ein deutlicher Rückgang der Schwangerschaftschance mit älteren Männern im Vergleich zu jüngeren Geschlechtsgenossen. Während die Konzeptionswahrscheinlichkeit einer 35-jährigen Frau mit gleich altem Partner zum Fertilitätsoptimum des Zyklus bei 0,29 lag, verringerte sich dieser Wert für einen 40-jährigen Mann schon auf 0,18. Die Schwankungsbreiten der Konzeptionsraten bei den individuellen Paaren waren aber groß, so dass der Alterseffekt des Mannes von untergeordneter Bedeutung war.

Die oben zitierten Untersuchungen an Kinderwunschpaaren können naturgemäß durch die enge Kopplung von männlichem und weiblichem Alter bei den allermeisten Paaren (die Altersdifferenz deutscher Paare bei der Trauung betrug 2001 im Mittel 2,8 Jahre) keine Antwort über die Fertilität der Männer in höheren Altersgruppen geben. Berichte über die absolute Zahl der Vaterschaften bei Männern in höheren Altersgruppen (Rolf u. Nieschlag 2000) haben somit nur eingeschränkte Aussagekraft.

Männeralter und Fertilität unter Spenderkonditionen

Daten aus In-vitro-Fertilisierung

Eine gewisse Näherung an das Idealmodell zur Evaluation einer möglichen Altersabhängigkeit der männlichen Fertilität stellt aber der Einsatz von Spendereizellen dar (Paulson et al. 2001). Dabei wurden 441 Paare in einem Eizellen-Spender-Programm zwischen 1988 und 1998 untersucht. Die Eizellen stammten von jungen Spenderinnen und wurden dann im konventionellen IVF-Programm mit dem Sperma der zu untersuchenden Männer zusammengebracht.

Das Alter der Männer reichte von 22–64 Jahren. Der Mittelwert betrug 41,6 Jahre. Die statistische Stärke des Modells war in der Lage, einen Unterschied von 20 Prozentpunkten in der Fertilisationsrate zwischen den Altersgruppen zu erfassen. Die kumulativen Schwangerschaftsraten für die Quartilen der Altersgruppen wurden berechnet.

Es fand sich eine negative Korrelation zwischen dem männlichen Alter und der Gesamtspermienzahl sowie der Spermienmotilität. Pro Lebensalter fand sich ein Abfall der Gesamtspermienzahl um 2,56 Millionen: In der Gruppe der über 50-Jährigen (n=60) war der Abfall mit 5,69 Millionen noch höher. Andere Korrelationen zwischen Alter und Ejakulatbefunden waren nicht nachzuweisen.

Die Schwangerschaftsraten und die Zahl der geborenen Kinder in den 4 Altersgruppen waren aber nicht unterschiedlich. Die Geburtenrate betrug 32,7% pro Zyklus. Die Wahrscheinlichkeit einer Lebendgeburt nach 4 Zyklen berechnete sich auf 79,5%. Für die Männer jenseits des 50. Lebensjahres, bei denen nur 3 Zyklen ausgewertet werden konnten, betrugen die kumulativen Schwangerschaftsraten 28%, 48% und 63%. Diese Werte entsprachen statistisch den Werten der jüngeren Gruppen.

In einer ähnlichen Untersuchung mit 240 Paaren fand sich ebenfalls kein Zusammenhang zwischen den Fertilisations- und Schwangerschaften mit dem Alter des männlichen Partners (Gallardo et al. 1996). Dabei lag das Maximum bei 64 Jahren. Daraus kann man schließen, dass bei gleich bleibender Eizellenqualität – bedingt durch normal fertile Spenderinnen – das männliche Alter keinen Effekt auf die Schwangerschaftsrate nimmt.

Alle geborenen Kinder zeigten eine regelrechte Entwicklung. Die Abortraten stiegen allerdings von 5%, 8,9% und 12% auf 26,6% in der oberen Altersgruppe (> 51 Jahre) an. Hier können allerdings altersbedingte Einflüsse bei der Empfängerin der Eizellspende nicht ausgeschlossen werden.

Die Schlussfolgerungen der beiden letzten Studien sind von einigen Experten kritisiert worden. Es wurde argumentiert, dass bei einem In-vitro-Ansatz nur wenige qualitativ hochwertige Spermien ausreichten, um eine Fertilisierung zu garantieren. Dabei werde ein Rückgang der Spermatozoenproduktion im Alter verschleiert. Um diese Entwicklung zu erfassen, sei eine Beurteilung der klassischen Ejakulatparameter in unterschiedlichen Altersgruppen idealerweise in longitudinaler Form besser geeignet.

Ejakulatparameter mit zunehmendem Alter

Obige Argumente sind nicht ganz von der Hand zu weisen, wenn es um die Frage geht, ob sich Ejakulatparameter altersabhängig verschlechtern. Eine groß angelegte Übersicht zu diesem Komplex erschien vor wenigen Jahren (Kidd et al. 2001):

Ejakulatvolumen

16 Studien mit Teilnehmern zwischen 78 und 20.411 Männern ließen einen Abfall der Ejakulatmenge mit zunehmendem Alter erkennen. Insbesondere 2 qualitativ anspruchsvollere Untersuchungen (Fisch et al. 1996, Andolz et al. 1999) beschrieben dabei einen mittleren Abfall der Ejakulatvolumina von 0,15% bzw. 0,5% pro Lebensjahr der Teilnehmer.

Spermatozoenkonzentration

In 21 Untersuchungen wurde der Zusammenhang zwischen Spermatozoenkonzentration und männlichem Alter analysiert; es ergaben sich sehr heterogene Ergebnisse. Während einige Arbeiten einen Abfall über die Zeit berichteten und eine ähnliche Zahl keine Veränderung beschrieb, dokumentierte die überwiegende Zahl der Studien sogar einen Anstieg der Spermatozoenkonzentration mit zunehmendem Alter der untersuchten Männer. Der Anstieg war allerdings moderat mit Werten zwischen 0,03% und 3,3% pro Lebensjahr.

Nach der augenblicklichen Datenlage sollte man von stabilen Spermienkonzentrationen bei zunehmendem Alter ausgehen.

Spermatozoenmotilität

Die überwiegende Zahl der Studien (13 von 19) zeigt einen Abfall der Spermatozoenmotilität mit zunehmendem Alter. Dabei variieren die Abnahmen zwischen 3% und 37% beim Vergleich der 30-jährigen und 50-jährigen Männer.

Spermatozoenmorphologie

In 14 Arbeiten wurde der Alterseinfluss auf den Anteil normal geformter Spermatozoen untersucht. 9 Publikationen beschrieben dabei einen Abfall mit zunehmendem Alter, der Rest (n=5) sah keine Verbindung zwischen Morphologie und Lebensjahr. Im Allgemeinen betrug der Unterschied zwischen 4% und 22%, wenn Männer unter 30 Jahren mit Männern jenseits des 50. Lebensjahres verglichen wurden.

! Die größte Schwäche aller Untersuchungen liegt in der Auswahl der untersuchten Männer. Weder Samenspender noch Patienten einer Sterilitätssprechstunde können als repräsentative Stichprobe der Gesamtbevölkerung angesehen werden. Longitudinale Untersuchungen mit Messwertwiederholungen über einen längeren Zeitraum gibt es nicht. Dies muss bei der Interpretation aller Ergebnisse berücksichtigt werden, wenn auch teilweise sehr große Kollektive untersucht wurden. Die Analyse kleinerer Gruppen mit detaillierteren Methoden kann daher zusätzliche Informationen liefern.

Hodenmorphologie im höheren Alter

Ein valider Versuchsansatz liefert in diesem Zusammenhang die Hodenuntersuchung plötzlich verstorbener Männer. So wurden 89 Hodenpaare von Verstorbenen im Alter zwischen 21–50 Jahren mit 43 Proben der Altersgruppe 51–80 Jahren verglichen (Johnson et al. 1984). Die tägliche Spermatozoenproduktion pro Hoden wurde dabei aus der Zahl der Spermatiden abgeleitet, die nach Homogenisierung des Gewebes gezählt wurden.

Ein signifikanter Abfall der täglichen Spermatozoenproduktion bezogen auf die Gewichtseinheit (g) des Hodengewebes ließ sich so zwischen den Altersgruppen nachweisen ($5{,}59 \pm 0{,}36 \times 10^6$ vs. $3{,}72 \pm 0{,}48 \times 10^6$). Die Hodengewichte waren dabei nicht unterschiedlich (18,9 ± 0,5 g vs. 19,2 ± 0,9 g) jeweils für die rechtsseitigen Werte. Bemerkenswert war ein signifikanter Anstieg der Kapselmasse in Abhängigkeit vom zunehmenden Alter (3,44 ± 0,09 g vs. 4,39 ± 0,16 g).

Die Verdickung der Hodenkapsel (Tunica albuginea) im Alter signalisiert bereits histologische Veränderungen, die auf eine individuell variable, tendenziell aber unverkennbare Involution des reproduktiven Potenzials hinweisen.

Diese Veränderungen betreffen zumeist kombiniert – nur selten isoliert – alle Komponenten des Hodenparenchyms:

- das Keimepithel,
- das peritubuläre Gewebe (Lamina propria der Hodenkanälchen) sowie
- das intertubuläre Gewebe.

Veränderungen des Keimepithels

Das **Keimepithel** besteht aus Sertolizellen und Keimzellen. Die Sertolizellen bilden das somatische Gerüst des Keimepithels. Sie unterstützen und steuern die Spermatogenese. Durch spezielle Membrankontakte untergliedern sie das Keimepithel in ein basales und adluminales Kompartiment. Zwischen den Sertolizellen befinden sich die Keimzellen. Am weitesten peripher, d.h. der Lamina propria angrenzend, liegen die Spermatogonien. Sie bilden den Stammzell-Pool, der sich ständig erneuert und aus dem die weiter entwickelten primären Spermatozyten herausgeschleust werden.

Primäre Spermatozyten reflektieren die Prophasestadien der zeitlich langen ersten meiotischen Teilung. Aus ihnen entstehen die sekundären Spermatozyten. Es schließt sich rasch ein weiterer Teilungsschritt an (zweite meiotische Teilung), aus dem die haploiden Spermatiden hervorgehen. Diese anfänglich noch rundkernigen Gameten durchlaufen einen komplizierten Differenzierungsprozess (Spermiogenese), der schließlich in die Abgabe reifer Spermatiden (Spermiatio) mündet. Voll ausgereifte testikuläre Spermatiden unterscheiden sich morphologisch nur noch geringfügig von Spermatozoen des Ejakulats.

> **!** Bei allen Zellsystemen des Keimepithels sind altersabhängige quantitative und morphologische Veränderungen beschrieben worden.

Die Sertolizellen des alten Mannes sind zumeist durch einen deutlich erhöhten intrazytoplasmatischen Gehalt an Lysosomen und Lipidtropfen gekennzeichnet (Holstein et al. 1988). Ursächlich hierfür ist die jahrzehntelange phagozytotische Aktivität dieses postmitotisch fixierten Zelltyps. Man schätzt, dass durchgängig mindestens 75% des spermatogenetischen Potenzials nicht realisiert, d.h. in die Ausformung von Spermatiden umgesetzt wird (Holstein et al. 2003). Ein Großteil der Keimzellen fällt vorzeitig apoptotischen oder anderen degenerativen Mechanismen anheim, wobei die Zellfragmente von den Sertolizellen resorbiert werden.

Altersabhängig ist zudem eine quantitative Reduktion der Sertolizell-Population zu verzeichnen (Johnson et al. 1984), wobei erhebliche individuelle Unterschiede nicht zu übersehen sind. Mit abnehmender Sertolizellzahl sinken auch die Kontingente der herangebildeten reifen Spermatiden (Johnson et al. 1984). Zum völligen Erliegen der spermatogenetischen Aktivität kommt es aber nicht, da die verbleibenden Sertolizellen über eine Reservekapazität zur „funktionellen Betreuung" von Keimzellen verfügen (Schulze und Salzbrunn 1992).

Die im höheren Alter zunehmend evidente Hypospermatogenese geht zumeist mit einer Reduktion der Höhe des Keimepithels um ca. 25% von normal 80 µm auf 60 µm einher (Holstein et al. 1988). Dabei kommt es zu einer Desorganisation des Keimepithels mit Vakuolisierung des adluminalen Kompartiments. Typische Zellassoziationen, die spermatogenetischen Stadien nach Clermont (1963) eindeutig zuzuordnen wären, sind nicht oder nur selten anzutreffen (Holstein et al. 1988).

Dieses Merkmal einer gestörten Keimzellkinetik zeigt sich insbesondere in einer mehrschichtigen Anordnung von Spermatogonien-Stammzellen (Abb. 19.**2**) Es handelt sich dabei um eine Lageanomalie von Keimzellen im basalen Kompartiment des Keimepithels, die bei jungen Männern mit intakter Spermatogenese nur extrem selten zu beobachten ist (Prävalenz < 1%). Bei älteren Männern hingegen wurde sie in 71% der Fälle nachgewiesen (Holstein et al. 1988).

Auch der Prozess der Meiose zeigt Altersveränderungen. Ein Marker hierfür sind die so genannten Megalospermatozyten (Abb. 19.**2**). Es handelt sich hierbei um großkernige Zellen, bei denen es im Frühstadium der ersten meiotischen Prophase nicht zur Synapsis der homologen Chromosomen kommt und die schließlich degenerieren. Megalospermatozyten kommen gelegentlich auch im Hodengewebe junger Männer mit intakter Spermatogenese vor (Prävalenz < 10%). In Hodenbiopsien älterer Männer liegt ihre Prävalenz hingegen bei 64% (Holstein et al. 1988).

Hinweise auf altersabhängige Veränderungen geben sich auch auf der letzen Etappe der Spermatogenese zu erkennen, der Spermatidendifferenzierung (Spermiogenese). Schon bei fertilen jungen Männern lässt sich re-

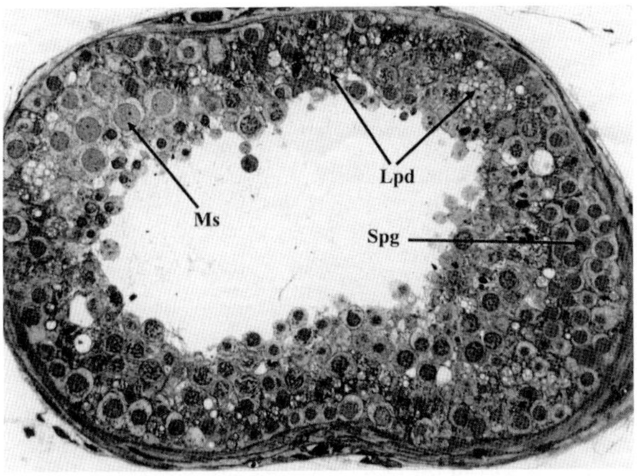

Abb. 19.**2** Hodenkanälchenanschnitt eines 84 Jahre alten Mannes. Es besteht eine Hypospermatogenese. Das Keimepithel ist stellenweise in der Höhe vermindert. Die Sertolizellen enthalten zahlreiche Lipidtropfen (Lpd). In einer Region des Keimepithels liegt eine Gruppe von Megalospermatozyten (Ms). In einem anderen Areal ist eine mehrschichtige Anordnung von Spermatogonien (Spg) erkennbar.

gelmäßig eine Vielzahl von morphologischen Varianten und pathologischen Abweichungen in allen Zellabschnitten der sich entwickelnden haploiden Gameten nachweisen. Sie sind normal für die Spermatogenese beim Menschen mit ihrem einzigartigen Spermatozoen-Polymorphismus. Diese morphologische Vielfalt nimmt mit höherem Lebensalter zu. Dies lässt sich nicht nur histologisch verifizieren.

In der Abteilung für Andrologie des Universitätsklinikums Hamburg-Eppendorf haben bislang 26 Männer im Alter von über 60 Jahren (61–74 Jahre) eine Kryokonservierung von Ejakulat als Fertilitätsreserve vor onkologischen Behandlungsmaßnahmen durchführen lassen. Bei keinem dieser Patienten war unter strikten Beurteilungskriterien (Menkveld et al. 1991) ein höherer Anteil als 10% normal figurierter Spermatozoen feststellbar.

Veränderungen des peritubulären und intertubulären Gewebes

Das **peritubuläre Gewebe** (Lamina propria) setzt sich aus 4–5 Schichten von kontraktilen Zellen (Myofibroblasten) mit dazwischen gelagertem Matrixmaterial und Bindegewebsfibrillen zusammen. Normalerweise wird eine Gesamtdicke des peritubulären Gewebes von 8 μm nicht überschritten (Holstein et al. 1988).

Bei 55% aller über 65-jährigen Männer ist hingegen eine Verdickung der Lamina propria auf >10 μm nachweisbar (Holstein et al. 1988). Parallel dazu kommt es aber oftmals zu lokalen Ausdünnungen der insgesamt verdickten Lamina propria, die divertikuläre Protrusionen des Keimepithels in das Interstitium zur Folge haben (Spangaro 1902; Schulze 1979).

Solche Tubulusdivertikel sind im Hodengewebe jüngerer Männer nur sporadisch nachweisbar. Bei über 65-jährigen Männern sind sie hingegen in einer Prävalenz von 66% anzutreffen (Holstein et al. 1988). Das gehäufte Auftreten von Tubulusdivertikeln ist somit ein weiteres morphologisches Indiz dafür, dass auch das peritubuläre Gewebe altersabhängigen Veränderungen unterliegt.

In höherem Lebensalter lässt sich regelmäßig (im eigenen Patientenkollektiv in über 50% der Fälle) eine diskrete bis ausgeprägte Sklerosierung der Blutgefäßwandung nachweisen. Gleichzeitig ist eine Zunahme von interstitiellem Faser- und Matrixmaterial zu verzeichnen, die mit einer verstärkten Untergliederung der Leydig-Zellaggregate einhergeht. Die Leydig-Zellen selbst enthalten vermehrt Telolysosomen und Lipofuszingranula (Holstein et al. 1988).

Spermatogenetischer Status

Der spermatogenetische Status in den Hodenkanälchen lässt sich durch semiquantitative Benotungssysteme, so genannte Score Counts, erfassen (Tab. 19.**2**).

Bei jüngeren Männern ohne fertilitätsmindernde Vorerkrankungen reichen zumeist (in 90% der Fälle) 1 bis 2 Score-Ziffern zur Charakterisierung eines Hodenbiopsiepräparats aus. Im Alter nimmt die Heterogenität im Erscheinungsbild der Hodenkanälchen erheblich zu.

Im eigenen Untersuchungsgut von 147 Hodengewebsproben älterer Männer (Alter 65–84 Jahre), bei denen im Rahmen der Therapie eines Prostatakarzinoms eine Orchiektomie vorgenommen worden war, umfasste das Scoring in über 50% der Fälle mindestens 3 bis 7 Ziffern (Tab. 19.**3**). Diese histologischen Befunde im Hodengewebe alter Männer stehen im Einklang mit den epidemiologischen Daten.

Tabelle 19.**2** Score Count zur Beurteilung der Spermatogenese (modifiziert nach Holstein et al. 2003)

Score	Histologisches Bild
10	Intakte Spermatogenese: viele reife Spermatiden und Spermiationszonen
9	Leichte Hypospermatogenese: reduzierte Zahl reifer Spermatiden; wenige Spermiationszonen
8	Deutliche Hypospermatogenese: wenige reife Spermatiden; keine Spermiationszonen
7	Nur unreife Spermatiden; keine Spermiationszonen
6	Wenige unreife Spermatiden
5	Keine Spermatiden; Arrest auf dem Niveau der primären Spermatozyten; viele Spermatozyten säumen das Tubuluslumen
4	Arrest auf dem Niveau der primären Spermatozyten; nur wenige Spermatozyten nachweisbar
3	Arrest auf dem Niveau der Spermatogonien; Typ-A-Spermatogonien teilen sich, entwickeln sich aber nicht weiter
2	Keine Keimzellen; nur Sertolizellen sind vorhanden
1	Keine Elemente des Keimepithels vorhanden; komplette Tubulusatrophie (Tubulusschatten)

Tabelle 19.3 Prävalenz unterschiedlicher Score-Benotungen in 147 Hodenbiopsien älterer Männer (65–84 Jahre)

Anzahl der Scoreziffern/ Biopsie	1	2	3	4	5	6	7
Biopsien (n)	18	51	36	15	18	3	6
%	12,2	34,7	24,5	10,2	12,2	2,0	4,1

Männliche Fertilität mit dem Alter prinzipiell gegeben

! Die weite Variationsbreite pathologischer Veränderungen mit dem Alter verhindert eine Schwangerschaft nicht, wenn bestimme Grenzbefunde nicht unterschritten werden. Reichen wenige Spermatozoen für die Fertilisierung aus, wie bei den Untersuchungen mit Spendereizellen im IVF-System (Paulson et al. 2001, Gallardo et al. 1996), scheint kein Alterseffekt vorzuliegen. Bei einer Fertilisierung im natürlichen System machen sich die Abweichungen aber in einer leichten Zunahme der Konzeptionslatenz und einer Abnahme der Fertilitätsrate pro Zyklus bemerkbar.

Kann die Frage nach altersabhängigen Veränderungen auf die Fertilität des Mannes nur mit Einschränkung beantwortet werden, so ist Beurteilung von Risikofaktoren und/oder protektiven Maßnahmen in Wechselwirkung mit dem Alter vollständig spekulativ und kann nicht durch Daten belegt werden.

Um definitiv und beweiskräftig eine Abhängigkeit der männlichen Fertilität vom Alter zu erfassen, müsste eine statistisch hinreichend große Gruppe von gesunden Männern mit weitem Altersspektrum versuchen, mit fruchtbaren Frauen im Alter unter 35 Jahren eine Schwangerschaft zu erzielen. Die Schwangerschaftsrate bzw. die Konzeptionslatenz in Abhängigkeit vom männlichen Alter würde dann eine mögliche Korrelation erkennen lassen. Dieses „In-vivo-Experiment" würde auf männlicher Seite sicher viele Freiwillige finden, dürfte aber kaum eine Ethikkommission passieren.

Literatur

1. Andolz P, Bielsa MA, Vila J. Evolution of semen quality in North-eastern Spain: a study in 22.759 infertile men over a 36 year period. Hum Reprod. 1999;14:731–5.
2. Clermont Y. The cycle of the seminiferous epithelium in man. Amer J Anat. 1963;112:35–51.
3. Dunson DB, Colombo B, Baird DD. Changes with age in the level and duration of fertility in the menstrual cycle. Hum Reprod. 2002;17:1399–403.
4. Fisch H, Goluboff ET, Olson JH, Feldshuh J, Broder SJ, Barad DH. Semen analyses in 1.283 men from the United States over a 25-year period: no decline in quality. Fertil Steril. 1996;65:1009–14.
5. Ford JH, MacCormac L, Hiller J. PALS (pregnancy and lifestyle study): association between occupational and environmental exposure to chemicals and reproductive outcome. Mutat Res. 1994;313:153–64.
6. Ford WC, North K, Taylor, H, Farrow A, Hull MG, Golding J. Increasing paternal age is associated with delayed conception in a large population of fertile couples: evidence for declining fecundity in older men. The ALSPAC Study Team (Avon Longitudinal Study of Pregnancy and Childhood). Hum Reprod. 2000;15:1703–8.
7. Gallardo E, Simon C, Levy M, Guanes PP, Remohi J, Pellicer A. Effect of age on sperm fertility potential: oocyte donation as a model. Fertil Steril. 1996;66:260–4.
8. Gnoth C, Godehardt D, Godehardt E, Frank-Herrmann P, Freundl G. Time to pregnancy: results of the German prospective study and impact on the management of infertility. Hum. Reprod. 2003;18:1959–66.
9. Hassan MA, Killick SR. Effect of male age on fertility: evidence for the decline in male fertility with increasing age. Fertil Steril. 2003;79 Suppl 3:1520–7.
10. Holstein AF, Roosen-Runge EC, Schirren C. Illustrated pathology of human spermatogenesis. Berlin, Grosse 1988
11. Holstein AF, Schulze W, Davidoff M. Understanding spermatogenesis is a prerequisite for treatment. Reprod. Biol Endocrinol. 2003;1:107–23.
12. Joffe M, Li Z. Association of time to pregnancy and the outcome of pregnancy. Fertil Steril. 1994;62:71–5.
13. Johnson L, Petty CS, Neaves WB. Influence of age on sperm production and testicular weights in men. J Reprod Fertil. 1984;70:211–8.
14. Johnson L, Zane RS, Petty CS, Neaves WB. Quantification of the human Sertoli cell population: Its distribution, relation to germ cell numbers, and age-related decline. Biol Reprod. 1984;31:785–795.
15. Kidd, SA, Eskenazi B, Wyrobek AJ. Effects of male age on semen quality and fertility: a review of the literature. Fertil Steril. 2001;75:237–48.
16. Knuth UA, Mühlenstedt D. Kinderwunschdauer, kontrazeptives Verhalten und Rate vorausgegangener Infertilititätsbehandlungen – eine epidemiologische Untersuchung bei 750 konsekutiv erfassten Wöchnerinnen der Oldenburger Frauenklinik durch strukturiertes Interview. Geburtshilfe Frauenheilkd. 1991;51:678–84.
17. Martin JA, Hamilton BE, Ventura SJ, Menacker F, Park MM, Sutton PD. Births: final data for 2001. Natl Vital Stat Rep.2002;51:1–102.
18. Menkveld R, Swanson RJ, Oettle EE, Acosta AA, Kruger TF, Oehninger S. Atlas of human sperm morphology. Baltimore, Hongkong, London, Munich, San Francisco, Sydney, Tokyo: Williams & Wilkins, 1991.
19. Olsen J. Subfecundity according to the age of the mother and the father. Dan Med Bull. 1990;37:281–2.
20. Paulson RJ, Milligan RC, Sokol RZ. The lack of influence of age on male fertility. Am J Obstet Gynecol. 2001;184:818–22.
21. Rolf C, Nieschlag E. Seneszenz. In: Nieschlag E, Behre H (Hrsg): Andrologie, Berlin, Springer Verlag, 2. Auflage (pp 467–479) 2000.
22. Schulze W. „Divertikel" der Samenkanälchen des Menschen. Verh Anat Ges. 1979;73:693.
23. Schulze W, Salzbrunn A. Spatial and quantitative aspects of spermatogenetic tissue in primates. In: Schering Foundation Workshop 4: Spermatogenesis, Fertilization, Contraception. Nieschlag E, Habenicht UF (eds). Berlin, Heidelberg, Springer 1992;267–283.
24. Spangaro S. Über die histologischen Veränderungen des Hodens, Nebenhodens und Samenleiters von Geburt an bis zum Greisenalter mit besonderer Berücksichtigung der Hoden-Atrophie, des elastischen Gewebes und des Vorkommens von Krystallen im Hoden. Anat Hefte. 1902;18:593–771.

20 Gutartige Prostatavergrößerung – Benignes Prostatasyndrom

Günther Jacobi

Bedeutung

Die gutartige Prostatavergrößerung im Alter stellt in mehrfacher Hinsicht eine Herausforderung in Zusammenhang mit Good-Aging dar.

- Als benigne Prostatahyperplasie (BPH) tritt sie mit Symptomen (Benignes Prostatasyndrom, BPS) immer in der zweiten Lebenshälfte auf.
- Die medikamentöse Behandlung kann jahrelang einen beschwerdearmen Zustand gewährleisten; operative Therapieverfahren sind effizient im Lindern der Symptome, können jedoch die Sexualfunktion beeinträchtigen.
- Primäre präventive Ansätze sind spärlich. Sekundäre Prävention zielt v.a. ab auf eine lange intakte Sexualfunktion und kompensierte Blasenfunktion.

Die Vorsteherdrüse (lat.: glandula pro stat) ist ein Geschlechtsorgan mit mehreren Funktionen. Die Prostata bewirkt in Zusammenarbeit mit den Bläschendrüsen bei der Samenbereitung die volle Funktionsfähigkeit der Spermatozoen. Als muskuläres Organ bewirkt die Prostata zusammen mit der Muskulatur des Beckenbodens den Samenerguss und spielt damit auch beim Orgasmus die maßgebliche Rolle.

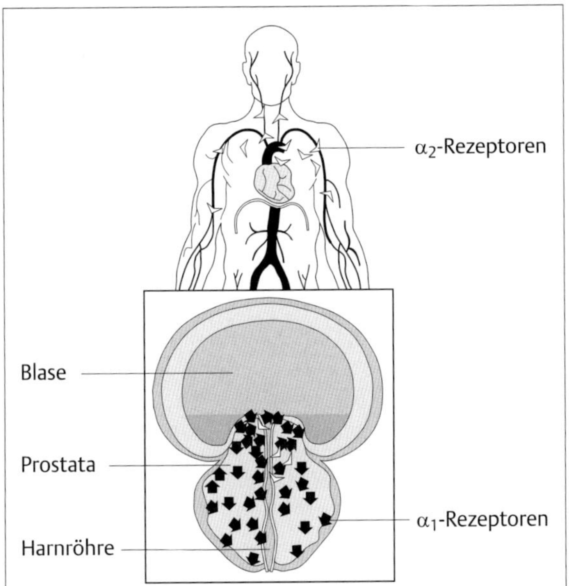

Abb. 20.**1** Hoher Besatz an Alpha-1-Rezeptoren im muskulären Stroma der Prostata, am Blasenboden und in der prostatischen Harnröhre (aus: Höfner 2003).

> **!** Da im „Prostataalter“ ab 60 Jahren normalerweise die Zeugungsfähigkeit (potentia generandi) nicht mehr gefragt ist, konzentriert sich das Interesse der betroffenen Männer neben der Frage der Symptomlinderung der Harnblasenentleerung vornehmlich auf die negativen Auswirkungen von Prostataerkrankungen (und Operationen) auf die Erektion, die Fähigkeit zum sexuellen Beischlaf (potentia coeundi).

Normale Harnblasenentleerung

Die komplette, restharnfreie Entleerung der Blase wird bestimmt durch:

- die Füllungskapazität (Reservoir),
- die Integrität der Blasenmuskulatur (Detrusor),
- den freien Abfluss ohne Obstruktion (Prostataerkrankungen, Harnröhrenengen) sowie
- durch die Funktionstüchtigkeit des Schließmuskelorgans (Sphinkter).

Zwischen diesen physiologischen Merkmalen herrscht eine funktionelle Einheit: Ist eines der Funktionsmerkmale durch Krankheit oder altersbedingte Funktionseinbuße gestört, so reagiert der gesamte untere Harntrakt des Mannes mit verminderter, inkompletter Blasenentleerung. Restharn ist die Folge. Wichtigste und leicht messbare Parameter des Entleerungsvorgangs sind die maximale Flussrate in ml/s und die Flusszeit in s (Uroflowmetrie).

In der Muskulatur des Blasenbodens, der Prostata und der Harnröhre sind Alpha-1-Rezeptoren die wichtigsten Mediatoren (Abb. 20.**1**).

Definition der BPH, Symptome, Diagnostik

Definition, Nomenklatur

Es handelt sich um eine meist knotige Vermehrung der Gewebsanteile der Drüsen und des fibromuskulären Stromas. Die glatte Muskulatur hat am Stroma einen Anteil von 30–50%. Die autonome Nervenversorgung der glatten Muskulatur und die Signalübermittlung über Alpha-Adrenorezeptoren (α_1 im Stroma, α_2 im Epithel und in Gefäßen) führt zur Zunahme der urethralen Spannung. Dieser Umstand bildet die Grundlage für eine Therapie mit Alpha-Rezeptorenblockern bei Kompression

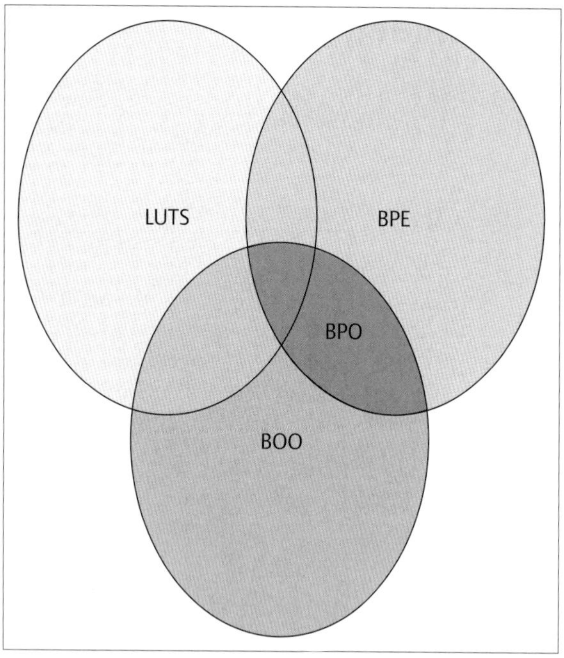

Abb. 20.**2** Das benigne Prostatasyndrom BPS mit sich überlappenden pathophysiologischen Merkmalen:
Symptome (**LUTS** = lower urinary tract symptoms);
Prostatavergrößerung (**BPE** = benign prostatic enlargement);
anatomische Obstruktion (**BPO**= benign prostatic obstruction);
funktionelle Blasenauslassstörung (**BOO** = benign outlet obstruction) (aus: Jonas 2003).

der Harnröhre durch Prostatagewebe mit obstruktiver Miktionssymptomatik (s.u.).

Die Symptome der erschwerten Blasenentleerung kann mit den im Handel befindlichen Alpha-1-Rezeptorblockern um zwei Drittel dauerhaft reduziert werden. Harnfluss und Restharn verbessern sich um die Hälfte. Leitparameter sind die subjektiven Symptome des Patienten, die messbare Verbesserung des Harnflusses und die messbare Verringerung des Restharnvolumens.

Nach heutiger (wenn auch unglücklich gewählter) Nomenklatur wird nunmehr von einem **benignen Prostatasyndrom** gesprochen, um der Vielfältigkeit des Krankheitsbildes Rechnung zu tragen (Abb. 20.**2**).

Symptomatik

Die **Hauptsymptome** sind

- entweder vorwiegend obstruktiver Art mit Harnstrahlabschwächung und inkompletter Blasenentleerung oder
- irritativer Art mit imperativem Harndrang bis hin zur Dranginkontinenz.

Beide Symptommuster sind meist vermischt und werden beherrscht von Pollakisurie und Nykturie. Zur objektiven Erfassung der subjektiven Beeinträchtigung ist ein Fragenkatalog (Symptomen-Score) hilfreich. Hierzu hat sich der IPSS (International Prostate Symptome Score) etabliert. Unter http://www.avur.de/html/info_service/prostata_prostatavergroesserung_ippstest.htm ist ein Online-IPSS-Test möglich.

Das Ausmaß der Symptome (LUTS, Abb. 20.**2**) korreliert nicht mit der Größe der veränderten Prostata (BPE). Große drüsenreiche Hyperplasien können lange Zeit symptomarm bleiben, während kleinere stromabetonte Hyperplasien schon früh **obstruktive und irritative Beschwerden** verursachen können. LUTS sind oft schleichend und können entweder über mehrere Jahre sistieren oder in Schüben fortschreiten.

Länger anhaltende Obstruktion, zunehmender Restharn und konsekutive Hypertrophie der Blasenmuskulatur verursachen Schmerzen (Algurie), chronische Infektion der Blase und Prostata, Blutungen aus der Prostata und Blasensteinbildung. Chronische Pyelonephritis mit Funktionseinschränkung kann die Folge sein.

BPH und BPS können die sexuelle Funktion des Mannes empfindlich stören und zusätzlich zur Miktionssymptomatik die **Lebensqualität** beeinträchtigen. Bei schwerer irritativer Miktionssymptomatik und schmerzhafter entzündlicher Komponente treten Erektionsstörungen auf. Durch Sekreteindickung können Missempfindungen bei der Ejakulation mit vermindertem Spermavolumen auftreten. Die Libido kann vermindert sein. Bei schnell wachsender Hyperplasie mit Entzündung und Infarktbildung tritt eine den Mann oft alarmierende Hämospermie auf.

Standarddiagnostik

In der Leitlinie BPS 2002 ist die Standarddiagnostik nach Krankheitsverdacht, im Erkrankungsfall (wenn sich therapeutische Konsequenzen ergeben) nach subjektiven und objektiven Kriterien aufgeführt (Jonas 2003). Die Diagnostik wird symptombezogen und nach Maßgabe einer möglichen Therapiekonsequenz geführt (Tab. 20.**1**).

Außer bei diagnostischen Maßnahmen wegen entsprechender Symptomatik wird die BPH bei der Krebsvorsorgeuntersuchung gefunden. Bei großvolumiger BPH kann der PSA-Wert in der Grauzone zwischen 3,8 und 10,0 ng/ml im Sinne der Krebsfrüherkennung falsch positive Resultate ergeben (Kapitel 21).

! Die gutartige Prostatavergrößerung tritt in der 2. Lebenshälfte auf. Trotz erschwerter Blasenentleerung nimmt nur ein Teil der Männer ärztlichen Rat in Anspruch. Das gutartige Prostatasyndrom verläuft schleichend. Die Diagnostik ist symptombezogen und schließt den ganzen Harntrakt ein.

Tabelle 20.**1** Standarddiagnostik beim BPS

Diagnoseverfahren	im Einzelnen
Anamnese	Miktion, Medikamente, ZNS
Symptomen-Score	z. B. IPSS (International Prostate Symptome Score)
Körperliche Untersuchung	digitorektale Palpation, Genitale
Labor	Urinstatus, Nierenparameter i. S., PSA
Funktionsdiagnostik	Uroflowmetrie, Restharnbestimmung
Organdiagnostik	Sonographie Prostata, Blase, Nieren, bei bestimmter Indikation Röntgen und Endoskopie

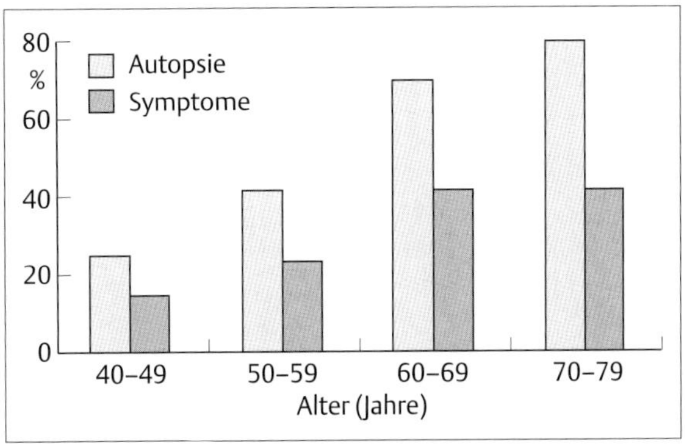

Abb. 20.**3** Zunahme der Prostatahyperplasie (BPH in der Autopsie gefunden) und der Prostatasymptome (benignes Prostatasyndrom BPS) mit dem Alter (aus: Höfner 2003).

Epidemiologie und Risikofaktoren

Epidemiologie

Die drei Diagnosen der Prostata, gutartige Vergrößerung (BPH mit BPS), akute und chronische Entzündungen und Prostatakarzinom, haben in den vergangenen 20 Jahren zugenommen und machen gut ein Drittel des Diagnosespektrums männlicher Patienten in der urologischen Facharztpraxis aus.

Einer der Gründe für die Zunahme ist die Tatsache, dass die männliche Bevölkerung in der Altersgruppe der über 60-Jährigen in Deutschland von 1993 bis 1998 von 6,4 Millionen auf 7,5 Millionen, also um 17,5%, angestiegen ist. Prognosen zufolge werde sich die Zahl älterer Männer bis zum Jahr 2025 nochmals verdoppeln. Schon 2025 sollen nach Schätzungen der WHO 60% aller Männer in den westlichen Industrieländern 65 Jahre und älter sein.

Abb. 20.**3** veranschaulicht, dass bereits ab dem 40. Lebensjahr mikroskopische Veränderungen der Prostata als Hyperplasie nachweisbar sind. Bei 80-Jährigen ist in Autopsien in 80% eine BPH nachweisbar. Für den klinischen Verlauf und die Therapie bemerkenswert ist die Tatsache, dass nur knapp die Hälfte der Fälle mit histologisch nachgewiesener Hyperplasie der Prostata zu Lebzeiten auch entsprechende Symptome hatten. So nannten in einer großen epidemiologischen Studie in Deutschland an etwa 9000 befragten Männern 70% geringe oder keine und 30% mittlere bis schwere Miktionssymptome (Berges et al. 2002).

Nach Berechnungen zur Leitlinienentwicklung der Deutschen Urologen (Jonas 2003) haben von den 12 Millionen Männern über 50 Jahre

- 38,7% behandlungsbedürftige Symptome des unteren Harntrakts (LUTS),
- 27% eine Prostatavergrößerung (BPE) und
- 17% eine Blasenauslassobstruktion (BOO).

Je nach Schweregrad der Symptome haben 60–90% der Männer einen deutlichen Leidensdruck, jedoch suchen 70% keine ärztliche Behandlung.

Risikofaktoren, Pathophysiologie in Bezug zum Alterungsprozess

Alter: Hauptrisikofaktor ist das Alter, ohne dass der Pathomechanismus geklärt ist. Von allen experimentell verfolgten Theorien zur Initiierung und Entwicklung der BPH hat sich die mit zunehmendem Alter in Zusammenhang bringende Pathophysiologie von Androgenen und Östrogenen im Drüsenanteil bzw. im Stromaanteil der Prostata bestätigen können.

Androgenstoffwechsel: Die normale Prostataentwicklung und die Ausbildung einer Hyperplasie im Alter hängt von der Testosteronsekretion der Hoden ab. Männer mit primärem Hypogonadismus sind von einer BPH nicht betroffen. Werden sie hingegen mit Testosteron substituiert, so nimmt ihr Prostatavolumen bis in den Bereich gesunder Männer zu.

Verminderung des Dihydrotestosterongehalts (DHT) in der Prostata (5-alpha-Reduktasemangel, medikamentöse Blockade der 5-alpha-Reduktase) verhindert die Hyperplasie der Prostata bzw. unterdrückt sie. In der Prostata des alternden Mannes findet sich trotz reduziertem Serumspiegel von Testosteron (Seite 125) ein erhöhter Gehalt an Dihydrotestosteron (DHT). Die Akkumulation von DHT ist erklärt durch eine erhöhte Androgen-Rezeptorbindung und eine aktivierte 5-alpha-Reduktase. Der Zusammenhang mit dem Alter ist unklar. Hypothesen der multifaktoriellen Genese sind in Abb. 20.**4** dargestellt.

Andere Faktoren: Ethnische Unterschiede (Prostatakrebs, Kapitel 21) ließen sich nicht bestätigen. Lebensstil-Hypothesen (Ernährung, Alkohol, Adipositas, Körperfitness) haben sich ebenso wenig bestätigt wie sexuelle Aktivität und genetische Prädisposition. Die altersspezifische Prävalenz der BPH ist in Amerika, Europa und Japan vergleichbar. Die Häufigkeit von Symptomen (BPO, BOO) unterliegt vielerlei Einflussgrößen bei den verschiedenen Ethnien.

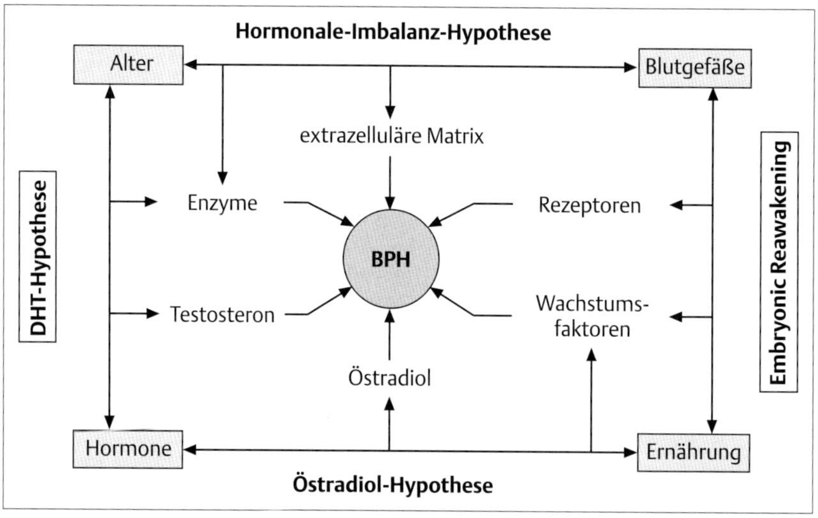

Abb. 20.**4** Hypothesen der multifaktoriellen Genese der BPH (nach Aumüller, aus Tunn 2003): Erwiesene Eckpfeiler sind der Alterungsprozess und hormonale Veränderungen wie Testosteronabfall, DHT-Überschuss und Androgen-Östrogen-„Imbalance"; Blutgefäß- und Ernährungsfaktoren mit Reaktivierung des embryonalen Wachstums werden diskutiert.

Prävention (Anti-Aging)

Primäre Prävention

Ansätze zu einer primären Verhütung der Prostatahyperplasie sind nicht gegeben, da über den Androgenstoffwechsel hinausgehende ätiologische und pathogenetische Kenntnisse fehlen.

Gern werden in den Laienmedien Lebensstiländerungen zur Prävention angegeben: sparsamer Fleischverzehr, reduzierter Alkoholkonsum, Cholesterinsenkung, Regulierung des Körpergewichts, Verbesserung des Fitness-Status, viel Obst und andere vitaminreiche, ballaststoffreiche und phytoöstrogenhaltige (Soja-)Kost, bestimmte Pflanzenheilstoffe (Kürbiskernextrakt).

! Solche Änderungen des Lebensstils tragen zu einer gesunden Lebensweise bei, haben aber im Hinblick auf die Prävention eines benignen Prostatasyndroms keinen erwiesenen Effekt. Ebenfalls ist unklar, ob die Hyperplasie verhindert oder zeitlich hinausgeschoben werden kann.

Sekundäre Prävention

Die sekundäre Prävention zielt darauf ab, im Krankheitsfall eine rasche Progression zu verhindern und damit die Lebensqualität mindernde Begleiterscheinungen zu verhüten. Zahlreiche Pflanzenextrakte werden zur Sekundärprophylaxe empfohlen, ohne dass ihre präventive Wirkung im Einzelnen erwiesen ist. Die am häufigsten angewandten Phytopräparate stammen aus

- der Sägezahnpalme (Serenoa repens, Sabal serrulata),
- der Brennnesselwurzel (Urtica dioica),
- aus Roggenpollenextrakt (Secale cereale),
- als Phytosterole/Beta-Sitosterin (Hypoxis rooperi) und
- aus dem Kürbis (Curcubita pepo).

Immer wieder empfohlen wird zur Unterstützung eines günstigen Krankheitsverlaufs das Vermeiden von scharfen Gewürzen, konzentrierten Alkoholika sowie die ungeschützte Kälteeinwirkung. Zum Erhalt der Sexualfunktion der Prostata ist regelmäßiger Geschlechtsverkehr hilfreich. Eine Testosteronsubstitution ist im symptomatischen BPH-Stadium nicht angezeigt (Seite 128).

Therapie

Medikamente

Phytopräparate

Trotz traditioneller Beliebtheit v.a. in Deutschland und trotz zunehmender Popularität als Nahrungsergänzungsmittel in den USA geht in den letzten Jahren ihre Verordnung bei uns stetig zurück. Nur wenige randomisierte Studien ohne ausreichende Nachbeobachtungszeit sind mit den evidenz-basierten Daten aus Studien mit Alpha-Blockern vergleichbar. Zu den oben genannten Phytotherapeutika gehören folgende Pflanzenextrakte, denen antikongestive, entzündungshemmende und damit im BPH-Anfangsstadium symptomlindernde Effekte bei fehlenden Nebenwirkungen zugeschrieben werden:

- Phytosterole,
- Phytoöstrogene,
- Lektine,
- Flavonoide,
- Polysaccharide und
- bestimmte Pflanzenöle.

Metaanalysen ermitteln höchstens marginale objektive Befundverbesserungen (Dreikorn et al. 2002).

Alpha-1-Adrenorezeptorenblocker

Vier bei adäquater Dosis ähnlich wirksame Alpha-1-Blocker stehen zur Verfügung:

- Alfuzosin,
- Doxazosin,
- Tamsulosin und
- Terazosin.

Die Alpha-Rezeptorblockade zielt auf die Relaxation der glatten Muskelzellen der Prostata ab (Oelke et al. 2002). Randomisierte Studien belegen einen raschen Wirkungseintritt bezüglich der Verbesserung des Harnflusses mit Verminderung des Restharnvolumens (Leitlinien 2003). Therapieeffekt und Nebenwirkungen sind dosisabhängig. Alpha-1-Blocker eignen sich zur Langzeittherapie über Jahre. Regelmäßige Kontrollen sind notwendig, um eine schleichende Dekompensation der Blasenfunktion frühzeitig zu erkennen.

Mögliche **Nebenwirkungen** sind Symptome in Zusammenhang mit orthostatischem Blutdruckabfall (Doxazosin > Terazosin > Alfuzosin > Tamsulosin). Je nach Präparat kann es wechselnd ausgeprägt zur retrograden Ejakulation kommen.

Im Gegenzug ist gelegentlich eine Verbesserung der gestörten erektilen Funktion zu beobachten.

5-alpha-Reduktasehemmer

Hierdurch wird in der Prostata eine Verminderung des bindungsfähigen Dihydrotestosterons als erwiesener Wachstumspromoter für Prostataepithel erreicht. Die Folge ist eine Reduktion des Drüsenvolumens. Die Langzeitwirkung von Finasterid (5-alpha-Reduktasehemmer Typ I) und Dutasterid (Typ II) ist erwiesen.

Die Wirkung tritt im Gegensatz zu den Alpha-1-Blokkern (s.o.) erst nach mehreren Monaten ein. Außerdem ist ein positiver Effekt auf Uroflow und Restharn nur zu erwarten, wenn das initiale Prostatavolumen (Sonographie) über 40 ml liegt. Nebenwirkungen sind selten und betreffen dann Potenz, Libido und Ejakulatvolumen.

Kombination von Alpha-1-Rezeptorenblockern und 5-alpha-Reduktasehemmern

Der additive Effekt ist erwiesen. Die breite Anwendung wird durch hohe Therapiekosten gedämpft.

Operation

Standardverfahren ist die **transurethrale Prostataresektion** (TURP). Sie erfolgt in Vollnarkose oder Spinalanästhesie und erfordert einen Krankenhausaufenthalt von nur wenigen Tagen. Fast 80% der Operierten geben nach 5 Jahren noch den Behandlungseffekt mit ausgezeichnet bis zufrieden an.

Indikationen zur TURP sind die unzureichende oder unwirksam gewordene medikamentöse Behandlung sowie komplizierte Krankheitsverläufe mit Harnverhalten, Infektion, Blutung und Steinbildung.

Postoperativ kommt es regelmäßig zur oft störenden retrograden Ejakulation. Erektionsstörungen beim Verkehr und Erektionsverlust des Nachts und bei frühmorgendlicher Blasenfüllung werden gelegentlich als störende Begleiterscheinungen der TURP empfunden.

In diesem Zusammenhang und bei operativen Risikopatienten werden heute zunehmend minimal-invasive instrumentelle Eingriffe empfohlen. Hierzu gehören **Laser- und Hyperthermieverfahren**. So kann die ambulant durchführbare TUNA eine Alternative zur TURP dann sein, wenn eine geringe Prostataobstruktion nur eine begrenzte Abräumung von Gewebe erfordert oder sich der Risikopatient die höhere Komplikationsrate einer TURP nicht zumuten möchte (Leitlinien 2003).

Good-Aging für die Praxis

Die gutartige Prostataerkrankung im Alter ist heute effizient und schonend therapierbar. Die Behandlung richtet sich nach den Bedürfnissen des betroffenen Mannes. Ausschlaggebend ist einerseits der Schweregrad der Symptome, andererseits die Akzeptanz von Nebenwirkungen.

Literatur

1. Berges RR, Pientka L, Höfner K, Senge T, Jonas U. Male lower urinary tract symptoms andrelated health care seeking in Germany. Eur Urol. 2002,39:682–687.
2. Dreikorn K, Berges R, Pientka L, Jonas, U. Phytotherapie bei BPH. Urologe [A] 2002,41:447–451.
3. Höfner K. Medikamentöse Therapie der gutartigen Prostatavergrößerung. In: Jacobi GH (Hrsg.). Praxis der Männergesundheit. Stuttgart, Thieme 2003.
4. Jonas. Leitliniendiagnostik und Therapie des benignen Prostatasyndroms; in Jonas U (Hrsg.). Ageing Male – benignes Prostatasyndrom. Stuttgart; Thieme 2003.
5. Leitlinien der Deutschen Urologen zur Therapie des benignen Prostatasyndroms (BPS). Urologe [A] 2003,42:722–738.
6. Oelke M, Höfner K, Berges R R, Jonas U. Medikamentöse Therapie des benignen Prostatasyndroms mit α-1-Rezeptorenblockern. Urologe [A] 2002,41:425–441.
7. Tunn UW. Neue Therapieoptionen (Dutasterid) / MTOPS-Studie. In: Jonas U (Hrsg.). Ageing Male – benignes Prostatasyndrom. Stuttgart, Thieme 2003.

21 Krebsrisiko bei Männern: Prostatakrebs

Günther Jacobi

Grundlagen in Bezug zum Alterungsprozess

Der Prostatakrebs galt von jeher als Alterskrebs. Die meisten betroffenen Männer starben entweder an der fortschreitenden Tumorkrankheit, oder, noch bevor der Prostatakrebs zu einem lebensverkürzenden Faktor werden konnte, an anderen mit höherem Alter assoziierten Leiden.

> **!** In den letzten 20 Jahren wurde der Prostatakrebs aber zum Paradebeispiel für Früherkennung, exzellente Heilungschance und präventive Herangehensweise. So geriet dieser Tumor sogar in den Fokus von Erfolg versprechenden Anti-Aging-Konzepten.

Zu den Besonderheiten zählen:

- das jetzt vermehrte Auftreten und Erkennen bei Männern schon kurz nach der Lebensmitte;
- die familiäre Häufung bzw. mögliche Vererbung;
- die mit der heute möglichen Früherkennung erreichbare Heilung im operablen Stadium;
- die Möglichkeit des Therapieaussetzens („watchful waiting") im unheilbaren aber asymptomatischen Krankheitsstadium;
- die Möglichkeit in „klinisch insignifikanten" Fällen nicht zu therapieren;
- die therapiebedingten Einschnitte in der Lebensqualität durch Veränderungen der Sexualfunktionen in einer noch sexualaktiven Lebensphase;
- die auf ethnographischen und epidemiologischen Studienergebnissen fußenden Erfolg versprechenden Ansätze zu einer primären und sekundären Prävention.

Epidemiologie

Das Prostatakarzinom ist in den westlichen Industrieländern bei stetig steigender Inzidenz nach dem Bronchialkarzinom der **zweithäufigste Krebs des Mannes**. Bei den etwa 10 Millionen deutschen Männern zwischen 50 und 75 Jahren beträgt die Prävalenz etwa 30%. Von diesen etwa 3 Millionen „prävalenten" Prostatakarzinomen werden derzeit aber „nur" 40.000 pro Jahr quasi inzident.

Ob sich dieses zumindest statistische Missverhältnis durch ein PSA-Screening einengen ließe, bleibt Spekulation.

Hochrisikoland ist die USA mit häufigstem Vorkommen bei den Afroamerikanern. Bei ihnen hat der Prostatakrebs das Bronchialkarzinom bereits von der ersten Stelle der Mortalität verdrängt. In der **Bundesrepublik Deutschland** wurde 2003 bei etwa 26.000 Männern ein Prostatakarzinom neu diagnostiziert.

Die **Mortalität** hat in den vergangenen 25 Jahren um 16% zugenommen. Die tumorspezifische Letalität liegt heute bei 30%. Damit ist der Prostatakrebs in der BRD die dritthäufigste Krebstodesursache bei Männern. In den Nachbarländern ist die Situation ähnlich.

In **Österreich** stellt das Prostatakarzinom die häufigste Krebsart bei Männern (31% aller männlichen Krebsfälle) und die häufigste Krebstodesursache bei Männern noch vor dem Bronchialkarzinom dar. Im Jahr 2002 gab es insgesamt 4500 neu diagnostizierte Fälle.

In der **Schweiz** ist es die zweithäufigste Krebsart bei Männern nach dem Bronchialkarzinom; derzeit gibt es jährlich 3500 neu diagnostizierte Fälle und 1500 Todesfälle an Prostatakrebs.

Da (im Gegensatz zum Lungenkrebs) beim Prostatakrebs wissenschaftlich ausreichend belegte Krankheitsbelastungen (abgesehen von hereditären Formen, Tab. 21.**1**) nicht bekannt sind, kann ein relatives Risiko der 50- bis 80-Jährigen, einen diagnostizierbaren Tumor zu entwickeln, nicht benannt werden. Nimmt man aber nur das Alter als Risikogröße, so lässt sich ein **kumulatives Risiko**, dass im Laufe eines Männerlebens ein Prostatakrebs nachgewiesen wird, folgendermaßen angeben:

- 50.–55. Lebensjahr: 2 Promille,
- 70.–75. Lebensjahr: 8%,
- > 85 Jahre: 24%.

Insbesondere in der Gruppe der 50- bis 60-Jährigen steigt das Diagnoserisiko im Rahmen der PSA-geführten Früherkennung an, so dass der „Diagnoseberg" der älter als 70-Jährigen abgebaut wird: „Das diagnostizierte Prostatakarzinom wird jünger". Wird bei einem sonst gesunden Mann zwischen dem 50. und 70. Lebensjahr ein lokal begrenztes Prostatakarzinom entdeckt und bleibt es unbehandelt, so besteht eine hohe Wahrscheinlichkeit, am Krebs in den nächsten 10–15 Jahren zu versterben.

Die Häufigkeitszunahme lässt sich auch mit der Zunahme der Lebenserwartung (bei Männern um 20 Jahre während der vergangenen 70 Jahre) erklären. Die Zunahme der erkannten Tumoren ist Resultat einer intensivierten Diagnostik mit der heute **guten Früherkennungsmöglichkeit** durch den **Serum-Tumormarker PSA**.

Während die zunehmende Häufigkeit der malignen Prostataentartung durch eine Veränderung des Hormonstoffwechsels oder Zunahme exogener Noxen (Karzinogene) nicht erwiesen ist, werden Lebensstilmerkmale (Ernährung) als Kofaktoren immer wahrscheinlicher.

! Bis vor kurzem wiesen Statistiken den Prostatakrebs mit einem Häufigkeitsgipfel von jenseits des 65. Lebensjahres als Alterskrebs aus. Zunehmend wird er heute ohne Symptome in der 6. Dekade aufgedeckt. Nur aufgrund einer krebsverdächtigen PSA-Erhöhung können Prostatakarzinome so zu über 70% in einem organbegrenzten Tumorstadium erkannt werden.

Ätiologie

Vorkommen in unterschiedlichen Ethnien

Die Ätiologie des Prostatakarzinoms ist wie für die meisten Malignome im Einzelnen unbekannt. Ethnographische Daten mit hochsignifikant unterschiedlicher Häufigkeit in südostasiatischen Niedrigrisikoländern wie China, Japan und bei den Mittelmeervölkern einerseits sowie Hochrisikoregionen wie Zentral- und Nordeuropa, Nordamerika und Australien andererseits lassen vermuten, dass **Umwelteinflüsse und Faktoren des Lebensstils** (Ernährung, körperliche Aktivität, Anpassung an Stress) eine ursächliche Rolle spielen (Moyad u. Carroll 2004, Schmitz-Dräger et al. 2004).

Die Prostatakrebshäufigkeit variiert rund um den Globus um mehr als den Faktor 15. So liegt in den südostasiatischen Ländern die Häufigkeit der Krebstodesfälle bei unter 10 pro 100.000 Männer pro Jahr. Die höchste Häufigkeit findet sich in den westlichen Industrieländern, allen voran bei der schwarzen Bevölkerung in den USA mit über 100 pro 100.000 (Abb. 21.**1**). **Mitteleuropa** nimmt mit dem Prostatakrebs-Risiko von um die 40/100.000 eine Mittelstellung ein. Eine deutlich geringere Prostatakrebshäufigkeit fällt in den südeuropäischen Ländern, wie Italien, Spanien, Portugal und Griechenland auf.

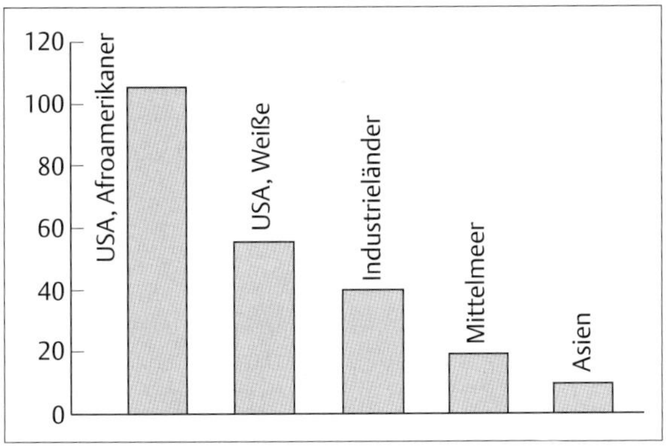

Abb. 21.**1** Prostatakrebs im Weltvergleich. Die Graphik zeigt die altersstandardisierte Häufigkeit, an Prostatakrebs zu erkranken, dargestellt als diagnostizierte Fälle pro 100.000 Männer pro Jahr für **Asien** (Ergebnisse aus China, Japan, Indien), für die **Mittelmeerländer** Italien, Griechenland, Spanien sowie für den Nachbarn Portugal, für die so genannten **westlichen Industrienationen** außer den USA (Deutschland, Österreich, Schweiz, Skandinavien, Kanada, Australien), sowie für die weiße und afroamerikanische Bevölkerung in den **USA** (aus: Jacobi u. Hellmis 2003).

Pathogenese

Untersuchungen an der als **prostatische intraepitheliale Neoplasie** (PIN) bezeichneten obligaten Präkanzerose legen nahe, dass bei der Transduktion einer PIN zum progressionsfähigen und damit sich klinisch manifestierenden Prostatakarzinom antioxidativ wirkende Vitamine, sekundäre Pflanzenstoffe und Spurenelemente hemmend wirken könnten. Im Gegenschluss ist zu vermuten, dass oxidativer Stress (Kapitel 9) und mangelnder DNA-Schutz (Kapitel 2) fördernd auf die Angiogenese und damit Tumorgenese wirkt.

Die heute gängigen Theorien der **altersparallelen Prostataproliferation** in Richtung Prostatahyperplasie und/oder Karzinom betreffen:

- die zunehmende Aktivität der prostatischen 5-alpha-Reduktase, die Testosteron in das androgen wirksamere Dihydrotestosteron (DHT) umwandelt (Seite 123);
- erhöhte Östrogen-Serumspiegel, welche das prostatische Stroma stimulieren; aus Zunahme von DHT und östrogenvermittelter Stromaproliferation resultiert eine durch Wachstumsfaktoren aktivierte Fehlregulation des Prostatawachstums;
- abnorme Proliferation von Stammzellen, so dass differenzierte Epithelzellen Überhand gewinnen;
- Prozesse am Makrophagen-Scavanger-Rezeptor (s. Seite 48)
- Theorie des verminderten Zelltodes;
- exogene Karzinogenexposition und
- hereditäre Faktoren.

In In-vitro-Versuchsansätzen wurden diverse Wachstumsfaktoren in der „alternden" Prostata nachgewiesen. Ihre Wirkung beruht durchweg auf einer Vermittlung zwischen der Androgen- und Östrogenaktivität in Epithel und Stroma. Von einer Nutzung als präventives „Prostata-Anti-Aging" ist man beim Transforming Growth Factor (TGF α/β), dem Epidermal Growth Factor (EGF) und dem Fibroblast Growth Factor 2 (FGF-2) noch weit entfernt.

Prostatakrebsrisiko durch genetische Prädisposition

Prostatakrebs ist keine Erbkrankheit. Er gehört aber wegen bestimmter Veranlagungsmuster (Umweltfaktoren, Lebensstil, definierte Erbanlagen) zu den so genannten **„häufigen, komplexen Erkrankungen"** mit multifaktorieller Ätiologie. Hochrechnungen belegen, dass drei Viertel der Fälle sporadisch durch schicksalhafte und den Lifestyle mitverursachte Faktoren auftreten. Ein Viertel tritt im Erbmaterial assoziiert (veranlagungsbedingt) auf. Vier von 5 Tumoren entstehen in dieser Gruppe infolge lediglich einer „familiären Häufung", bei nur 1 von 5 liegt ein auf einem oder mehren Genloci nachweisbarer Defekt vor (Vererbung).

Das Risiko für einen Mann mit belasteter Familienanamnese für Prostatakrebs, ebenfalls an einem solchen Karzinom zu erkranken, ist in Tab. 21.**1** zusammengefasst. Brüder oder Söhne erkranken etwa 10 Jahre früher. Veränderungen an definierten Genloci sind belegt.

Tabelle 21.**1** Risiko, bei Familienbelastung für Prostatakrebs ebenfalls an Prostatakrebs zu erkranken (nach Schultze-Seemann W. u. Wetterauer U. 2002)

Diagnose eines klinisch manifesten Prostatakrebs	Relatives Risiko	Absolutes Risiko
keine Familienanamnese	1	8%
bei Vater oder Bruder	2	15%
bei Vater oder Bruder < 60 Jahren	3	20%
bei Vater und Bruder	4	30%
hereditäres Prostatakarzinom	5	35–45%

Eine Vielzahl von somatischen Genalterationen wurden auch beim sporadischen Prostatakarzinom nachgewiesen. Hierzu gehören Gene, die für p27, EZH2, Hepsin, KLF-6 und andere kodieren. Mittels **Microarry-Technik** ist im Labor bereits heute eine simultane Analyse tausender Gene (Expressionsprofil) möglich (Grimm et al. 2004). Als Marker könnten sie beim Prostatakrebs die Prävention und klinische Routine in Zukunft revolutionieren.

Spekulative Prostatakrebsrisiken

Prostatakrebs und periphere Androgene

In den vergangenen 50 Jahren haben sich vielfältige Untersuchungen zur Androgenabhängigkeit des Prostatakrebs zu einem entscheidenden Therapiekonzept entwickelt. Mit dem Nobelpreis für Charles Huggins 1957 wurde die enorme klinische Bedeutung der gegengeschlechtlichen Behandlung inoperabler Fälle anerkannt. 20 Jahre später erhielt Andrew Schally diese hohe Auszeichnung für seine Arbeit an der Hypophyse, die den Grundstein für die moderne kontrasexuelle Therapie mit LHRH-Analoga legte.

Ohne suffizientes Androgenangebot ist Prostatawachstum und Funktion nicht möglich. Innerhalb des altersadaptierten Normbereichs von Testosteron korreliert jedoch die Hormonkonzentration nicht mit dem Prostatakrebsrisiko. Auch andere Androgene im Serum sind nicht prädiktiv für ein erhöhtes Prostatakrebsrisiko.

Prostatakrebs unter Testosteron-Substitution

Zugeführtes Testosteron kann die Vorstufe PIN (s.u.) in malignes Prostatawachstum transformieren oder einen latenten (klinisch nicht in Erscheinung getretenen) Prostatatumor in ein klinisch manifestes Karzinom überführen. In der Ära vor dem routinemäßigen Monitoring mittels PSA als Serummarker galt die Testosteron-Substitution jenseits des 50. Lebensjahres daher selbst bei Hormonmangelerscheinungen jahrzehntelang als obsolet.

! Heute wird vor einer Testosteron-Substitution sichergestellt, dass der PSA-Wert unterhalb des Cut-Off Limit von 3,8 ng/ml liegt. Nach 3 und 6 Monaten der Testosteron-Substitution wird die Prostata klinisch und durch PSA kontrolliert. Der Patient wird aufgeklärt, dass durch diese Präventivmaßnahme und regelmäßige Kontrollen die Demaskierung eines latenten Prostatakrebs während der Androgengabe frühzeitig möglich ist (Kapitel 16).

Prostatakrebs und Sexualverhalten

Weder die sexuelle Aktivität oder Enthaltsamkeit, noch unterschiedliche Sexualpraktiken haben einen nachweislichen fördernden oder protektiven Effekt auf das spätere Auftreten eines Prostatakrebs.

Vasektomie

Bei Männern nach Vasektomie im jungen Erwachsenenalter wird ein Prostatakarzinom nicht häufiger diagnostiziert als bei nicht vasektomierten Männern.

Pathologie

In über 80% handelt es sich um ein vom drüsigen Anteil der Prostata ausgehendes Adenokarzinom. Diese auch als **gewöhnliche Prostatakrebse** genannten Tumoren treten multifokal auf und weisen unterschiedliche Grade der Differenzierung auf. Die in Tab. 21.**2** aufgezeigte international übliche Gradeinteilung korreliert mit der Prognose.

Tabelle 21.**2** Übliche Grading-Systeme mit Zuordnung zur Prognose unabhängig von der Therapie

Gleason-Score	Pathologisch-urologischer Arbeitskreis	Mostofi/WHO	Prognose	Häufigkeit
2	G Ia	Grad 1 Grad 1	günstig	40–55%
3, 4	G Ib			
5, 6	G IIa	Grad 2		
7	G IIb	Grad 3 Grad 3 Grad 3	ungünstig	45–60%
8, 9	G IIIa			
10	Grad IIIb			

Das Prostatakarzinom infiltriert frühzeitig in perineurale Lymphscheiden, so dass die bindegewebige Prostatakapsel nur eine unzureichende Ausbreitungsbarriere bietet. Lymphknotenabsiedlung und Infiltration in die Samenblasen können je nach kapselnaher Krebsausbreitung die Folge sein. Die Stadieneinteilung erfolgt nach dem TNM-System der UICC. Für die Prognose maßgeblich ist die vom Pathologen ermittelte pTpN-Kategorie im Operationspräparat.

Prävention des Prostatakarzinoms

Für die Verringerung von Morbidität und Mortalität des Prostatakarzinoms sind die Reduzierung der Inzidenz (**primäre Prävention**), die Verbesserung der Frühdiagnose (**sekundäre Prävention**) und die Optimierung der Komplementärtherapie (**tertiäte Prävention**) maßgeblich (Seite 6).

Rationale Basis einer primären Prävention (Lifestyle)

Die epidemiologischen Besonderheiten beim Prostatakarzinom (Abb. 21.**1**) legen nahe, dass Lifestyle-Faktoren bei seiner Entstehung eine signifikante Rolle spielen. Auffallend, und mit Besonderheiten des Lebensstils in Zusammenhang zu bringen ist die Tatsache, dass Volksgruppen, die sich durch eine besondere Langlebigkeit auszeichnen, wie etwa die Bewohner im Hunza-Tal im Himalaja, im Vilcacamaba-Tal in Ecuador, in den Tälern des Kaukasus in Georgien, im Bergdorf Campodimele südlich von Rom, auf der Insel Okinawa im ostchinesischen Meer, auch extrem selten an Prostatakrebs erkranken.

Erfolgt allerdings eine Änderung der Lebensgewohnheiten und ein Ortswechsel durch Auswanderung in ein Land mit hoher Prostatakrebs-Inzidenz, so zeigt sich ein Anstieg der Häufigkeit von Prostatakarzinomen bei der eingewanderten und angepassten Bevölkerungsgruppe. So haben Japaner, die in die USA eingewandert sind, in der 2. Generation (so genannte „Issei") ein Prostatakrebsrisiko angenommen, das sich dem der weißen amerikanischen Bevölkerung annähert. Ähnliche Ergebnisse sind von eingewanderten Chinesen bekannt.

Besondere Bedeutung für die nahrungsvermittelte Prävention wird bei diesem Beispiel der im Mutterland üblichen **faserreichen, fettarmen, gemüse- und phytoöstrogenhaltigen Kost** der Asiaten sowie den pflanzlichen Lignanen und Isoflavonoiden, die besonders in Reis und Soja enthalten sind, zugesprochen. Bestätigung findet die Lebensstil-Theorie und der pathogenetische und präventive Ansatz zweifach:

- durch das hohe Risiko des Prostatakrebs bei praktisch allen „amerikanisierten" Volksgruppen im US-Bundesstaat Hawaii;
- durch den in den letzten 20 Jahren signifikanten Anstieg der Erkrankungshäufigkeit in den Regionen des fernen Ostens, wo die Angleichung an westliche Ernährungs- und Lebensgewohnheiten besonders hoch ist.

Beeinflussung der Karzinogenese

Aus epidemiologischen Untersuchungen und Autopsiestudien lässt sich ableiten, dass die Karzinogenese beim Prostatakrebs wahrscheinlich 10–20 Jahre dauert. An welchen kritischen Stellen Präventions- bzw. Reparaturmechanismen angreifen könnten, ist in Abb. 21.**2** vereinfacht dargestellt. Die Karzinogenese folgt beim Prostatakarzinom in folgenden Schritten und mit einer für einen präventiven Ansatz maßgeblichen Besonderheit.

Demnach könnten natürliche, in der Nahrung vorkommenden Stoffe an einem oder mehreren Schritten der Karzinogese (1 – 2 – 3 – 4) angreifen. Nahrungssupplemente (Kapitel 5.2, 33) könnten als quasi Präventoren die Initiation und Promotion unterdrücken sowie die Progression verhindern. Über Mechanismen im Hormonstoffwechsel und bei **Apoptose** und **Neoangiogenese** könnten sie die Erscheinungsform des Krebs (latent und damit klinisch irrelevant bis zu klinisch manifest und damit potenziell letal) beeinflussen.

Eine überzeugende Rationale für eine lebensstilgeführte Prävention in diesem Modell ist der gut belegte Befund, dass bei Männern mit niedrigem Risiko (Asien) eine gleich hohe Häufigkeit des latenten (lediglich in der Autopsie auffindbaren) Karzinoms beobachtet wird wie bei Männern mit hohem Risiko (Nord-Amerika). Aber nur im Ausnahmefall (oder nach Migration und Angleichung des Lebensstils) entsteht bei Asiaten aus dem latenten Tumor das klinisch manifeste Karzinom.

> **!** Damit Präventoren die Karzinogenese beeinflussen können, müssen sie wahrscheinlich dem Organismus jahrzehntelang natürlicherweise zur Verfügung stehen oder ergänzend aufgenommen werden.

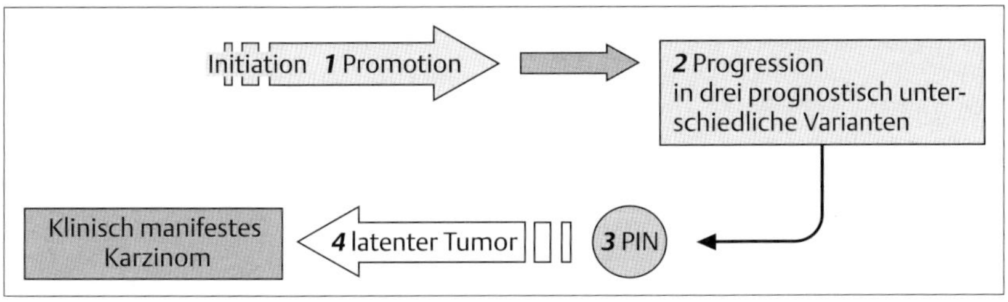

Abb. 21.**2** Karzinogeneseschritte beim Prostatakarzinom und Ansatzpunkte für eine Prävention; PIN (**p**rostatische **i**ntraepitheliale **N**eoplasie) und der latente Tumor treten weder klinisch noch durch PSA-Erhöhung als Krebs in Erscheinung.

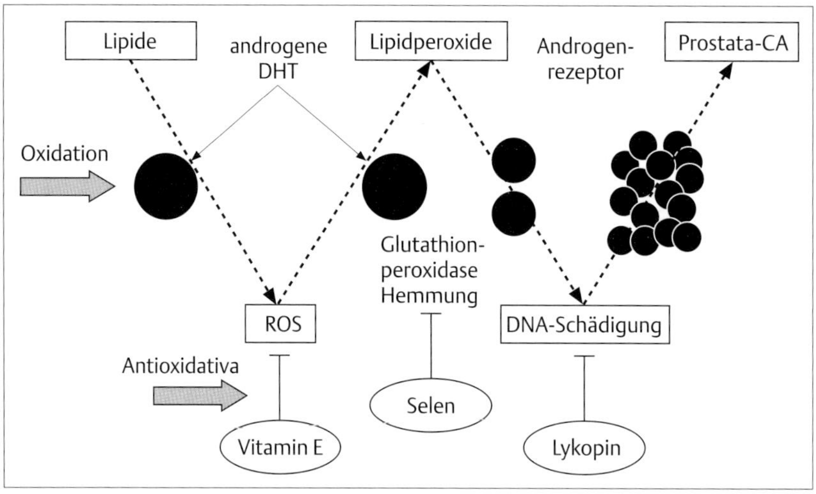

Abb. 21.**3** Reaktionskette Lipide – Androgene – ROS – Prostatakarzinom. Lipide werden u.a. unter Einfluss von Androgenen (DHT = Dihydrotestosteron) peroxidiert. Reaktive Oxygen-Spezies (ROS) können zu Mutationen in wichtigen Kontrollgenen (Onkogene, Tumorsuppressorgene) führen, wodurch Krebsvorstufen (Abb. 21.**2**) entstehen können. Das Lipidantioxidans Vitamin E, sowie Selen und Lykopin hemmen die Reaktionskette an verschiedenen kritischen Stellen (adaptiert aus Bieger 2001 mit Erlaubnis).

Die Hypermethylierung von Abschnitten des Genoms mit dem Alter (Seite 47) spielt offensichtlich auch eine Rolle in der Genese des Prostatakarzinoms. Am Beispiel der **GSTP1-CpG-Insel-Hypermethylierung** kann gezeigt werden, dass die hierdurch erreichte Inaktivierung des GSTP1-Gens (Glutathion-S-Transferase) die Prostatazelle anfällig für Genomschäden macht und einer Karzinogenese Vorschub leistet (Bastian et al. 2004).

Oxidativer Stress und Prostata-Karzinogenese

Von den in Kapitel 9 dargelegten antioxidativen Schutzmechanismen haben insbesondere das exogen zuzuführende Vitamin E, die Spurenelemente **Selen** und **Zink** sowie das Carotinoid **Lykopin** experimentell nachgewiesene hemmende Wirkungen auf die Karzinogenese beim Prostatakrebs. In Fallkontrollstudien sind deren Effekt auf die Reduzierung des Prostatakrebsrisikos belegt. In Abb. 21.**3** wird gezeigt, wo in der Reaktionskette der reaktiven Oxygen-Spezies (ROS) die genannten Antioxidanzien angreifen.

Der Organismus kann mit Hilfe von Enzymen (Superoxiddismutase, Katalase, Glutathionperoxidase) zusammen mit Antioxidanzien wie Vitaminen C, E, Beta-Carotin, den Spurenelementen Selen und Zink oder sekundären Pflanzenstoffen freie Radikale binden oder die durch Radikale ausgelösten Kettenreaktionen unterbrechen und somit die Zellen schützen (Abb. 21.**3**).

Ernährung und Nahrungsergänzung

Studienlage

Anhand großer Surveys und belegt durch Metaanalysen umfangreicher Untersuchungen gibt es Daten unterschiedlichen Evidenzniveaus, die die präventive Wirkung bestimmter sekundärer Pflanzenstoffe, Carotinoide, Vitamine und Spurenelemente nahe legen (Jacobi u. Hellmis 2003, Kleine-Gunk et al. 2001, National Cancer Institute: Prevention of Prostate Cancer, Poulakis et al. 2002 Moyad u. Carroll 2004, Schmitz-Dräger et al. 2004).

Die Aussagekraft basiert auf Kohortenstudien, Fall-Kontrollstudien und plazebokontrollierten Studien. Zur wissenschaftlichen Beweisführung (Evidenzniveau) und zur Validität der derzeitigen Datenlage haben das **National Cancer Institute in den USA** (National Cancer Institute: Prevention of Prostate Cancer) und die Deutsche Krebsgesellschaft im **Nutritional Cancer Prevention-Program** (Kleine-Gunk et al. 2001) Stellung genommen und positive Empfehlungen ausgesprochen. Plazebokontrollierte Langzeituntersuchungen sind noch nicht abgeschlossen.

Sekundäre Pflanzenstoffe

Es handelt sich um eine große, chemisch sehr unterschiedliche Stoffgruppe bisher nicht im Einzelnen charakterisierter Substanzen unterschiedlichster Wirkspektren. Sie haben in der Pflanze die unterschiedlichsten Funktionen und dienen u.a. als Abwehrstoffe, als Wachstumsregulatoren und als Farbstoffe. Ihre Anzahl wird auf 60.000 bis 100.000 geschätzt. Sie sind nur in geringer Menge und nur in bestimmten Pflanzen vorhanden. Mit einer gemischten Kost werden täglich nur etwa 1,5 g aufgenommen.

Ihre Eigenschaften als **Krebsschutz der Prostata** beruhen auf (Abb. 21.**4**):

- antioxidativer Wirkung,
- Immunmodulation,
- enzymatischem Abbau von Präkanzerogenen und Kanzerogenen,
- Unterdrückung der Androgenwirkung und
- Modulation von Zellwachstum und Zelldifferenzierung.

Polyphenole

Zu den bekanntesten Untergruppen gehören die Cumarine, Lignane, Flavonoide und Phenolsäuren. Polyphenole kommen vor allem im Schalen- und Randbereich der Pflanzen vor. Das liegt u.a. daran, dass sie in ihrer Funktion als Antioxidans dem Schutz des darunter liegenden Gewebes dienen.

Ebenfalls weit verbreitet sind Flavonoide, von denen

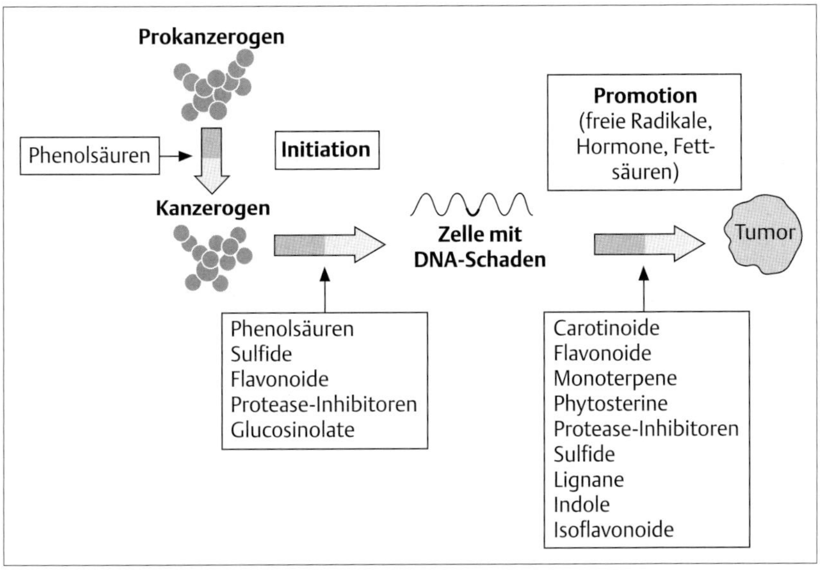

Abb. 21.**4** Mögliche Angriffspunkte von sekundären Pflanzenstoffen bei der Prävention des Prostatakrebs (aus: Kleine-Gunk 2003, Seite 84).

bisher ca. 4000–5000 unterschiedliche Verbindungen bekannt sind. Zu dieser Gruppe werden gezählt:

- Flavone (gelb-orange Färbung von Früchten und Beeren),
- Flavonole (gelbe Färbung) und
- Anthozyane (rote, blaue und violette Färbung).

Der bekannteste Vertreter ist das Quercetin, das vor allem in Zwiebeln (347 mg/kg) und Grünkohl (110 mg/kg) enthalten ist.

Weitere Polyphenole sind z.B. Isoflavonoide und Lignane. Chemisch gesehen gehören sie zwar zur Gruppe der Polyphenole, jedoch werden sie aufgrund ihrer Eigenschaften zu Phytoöstrogenen gezählt. Flavonoide supprimieren die LDL-Oxidation und wirken antikarzinogen.

Phytoöstrogene

Sie haben eine sehr schwache östrogene Wirkung und zeichnen sich durch vielfältige **antiprostatische Effekte** in *vitro* und in *vivo* aus:

- direkte Hemmung der Teilungsaktivität der Prostatazellen,
- Syntheseinduzierung von SHBG in der Leber, somit Erniedrigung der freien Fraktion des die Prostata stimulierenden Testosterons im Serum (Kapitel 16),
- Hemmung der 5-alpha-Reduktase, somit Reduzierung des aktiven Androgens Dihydrotestosteron in der Prostatazelle,
- Hemmung der Angiogenese durch Unterdrückung des Fibroplast Growth Factors 2 (FGF-2).

Die wichtigsten **Lieferanten von Phytoöstrogenen** sind:

- Isoflavone (Flavonoide): in Sojabohnen, Leguminosen (Bohnen, Linsen, Erbsen), Tee, Wein,
- Lignane: in Getreide, Samen, ölhaltigen Früchten (Oliven), Nüssen, Obst, Gemüse, Beeren,
- Cumestane: in Gemüsekeimlingen (Sojasprossen).

Daidzein und Genistin sind zwei der aktivsten Flavonoide. Sie sind in zigtausendfach höherer Konzentration in Sojaprodukten (Sojamehl, Tofu, Sojamilch) als in der üblichen westlichen Kost enthalten. Sie sind Bestandteil einiger Nahrungsergänzungsmittel.

Während in der westlichen Ernährung mit 40% der Anteil tierischer Produkte dominiert und nur ein Drittel aus Getreide stammt, liegt in der fernöstlichen Ernährung der Getreideanteil bei 80%, der Anteil tierischer Produkte bei nur 6% (Poulakis et al. 2002).

Antioxidativ wirksame Substanzen (Kapitel 9)

Carotinoide, insbesondere das **Lykopin**, zählen zu den wirksamsten natürlich vorkommenden Quenchern für Singulettsauerstoff $^1O_2$. Dieser wird durch photochemische Reaktionen bei der Lichtabsorption gebildet und ist hochreaktiv (ROS; Abb. 21.**3**). Er kann Aminosäuren in Proteinen, Nukleinsäuren sowie ungesättigte Fettsäuren oxidieren.

Lykopin: Als Carotinoid zählt es zu den offenbar potentesten präventiven Mikronährstoffen beim Prostatakrebs. Die höchsten Konzentrationen findet man in Tomaten, aus denen eine besonders **gut resorbierbare *cis*-Form** (Seite 6) besonders nach Verarbeitung der Frucht (Wärmezubereitung: T-Soße, T-Mark, T-Ketschup) dem Körper zur Verfügung steht. Verzehr von zubereiteten Tomaten kann wegen der hohen Aufnahme von Lykopinen heute als wirksame Prävention beim Prostatakarzinom angesehen werden (Schmitz-Dräger et al. 2004).

Bei der Quenchingreaktion gehen die Carotinoide in einen angeregten Triplettzustand über ($^1O_2 + {}^1Car \rightarrow {}^3O_2 + {}^3Car$). Anschließend erreichen die Carotinoide durch Abgabe von Wärme wieder ihren Grundzustand ($^3Car \rightarrow {}^1Car$ + Wärme). Die Carotinoidmoleküle werden also bei der Reaktion des Radikalenfangs nicht chemisch umgewandelt und stehen somit für weitere Quenchingprozesse zur Verfügung. Die Quenchingrate von Lykopin ist besonders hoch (ca. doppelt so hoch wie bei Beta-Carotin und 100-mal so hoch wie bei Alpha-Tocopherol). Carotinoide steigern die Aktivität von Killer-T-Lymphozyten.

Vitamine: Insbesondere die **Vitamine E** und **A** (Beta-Carotin) haben ausgeprägte antioxidative Eigenschaften im lipophilen Milieu, was einen Schutz von Lipidmembranen der Zelle bewirkt. Vitamin E wirkt weiterhin zellstabilisierend, indem es die Arachidonsäurekaskade moduliert.

Ein chronisch niedriger Vitamin-E-Plasmaspiegel korreliert mit einem hohen Erkrankungsrisiko für Prostatakrebs. In der **Alpha-Tocopherol/Beta-Carotene Cancer Prevention-Studie** konnte eindrucksvoll gezeigt werden, dass durch Supplementierung mit tgl. 50 mg Vitamin E die Inzidenz des Prostatakarzinoms um ein Drittel, die Prostatakrebsmortalität um 41%, gesenkt wird (Jacobi u. Hellmis 2003).

Epidemiologische und genetische Studien weisen auch **Vitamin D** einen möglichen Prostatakrebs-Schutzfaktor zu. Der hohe Melaninbesatz in der pigmentierten Haut afroamerikanischer Männer hemmt die Synthese von Provitamin D. Ihr resultierendes Vitamin-D-Defizit wird mit dem hohen Prostatakrebsrisiko in Zusammenhang gebracht (National Cancer Institute: Prevention of Prostate Cancer). Für Vitamin D sind spezifische Rezeptoren im Prostatagewebe bekannt. Männer mit bestimmten Genpolymorphismen am Vitamin-D-Rezeptorgen (z.B. Taq I) haben ein mehrfach höheres Prostatakrebs-Risiko als Männer ohne diesen Polymorphismus.

Ob die weltweit geringere Inzidenz des Prostatakrebs bei der Bevölkerung südlicher Breitengrade (höherer UV Strahlung) auf eine bessere Vitamin-D-Versorgung zurückzuführen ist, oder ob Lifestylefaktoren die maßgebliche Rolle spielen, ist unklar.

Auch **Vitamin C** inaktiviert freie Radikale. Es reduziert zirkulierende Glucocorticoide, moduliert die Leukozytenfunktionen, steigert die Glutathionproduktion und regeneriert Vitamin E. Für Vitamin C sind in Bezug auf Prostatakrebs protektive Effekte bisher nicht erwiesen.

Neben den schon erwähnten Vitaminen wirken auch schwefelhaltige Verbindungen wie Cystein, Glutathion und Taurin antioxidativ.

Spurenelement Selen

Selen ist ein Spurenelement, das normalerweise in den mitteleuropäischen Agrarböden in ausreichender Menge vorkommt. Wie Vitamin E wirkt Selen als Antioxidans und stärkt die Immunabwehr. Einige Vitamin-E-Mangelerscheinungen lassen sich durch Selen beheben oder verhindern. Mehrere antioxidativ bedeutsame Stoffe wirken synergistisch, d.h. im Verein miteinander, am stärksten. So wirkt die kombinierte Einnahme von Selen und Vitamin E stärker in der Prostatakrebs-Prophylaxe als einer der beiden Stoffe für sich allein.

Selen gehört beim Menschen zu den **essenziellen Spurenelementen**, d.h. der Organismus kann auf Dauer ohne Selen nicht existieren. Darüber hinaus erhöht Selen die natürlichen Widerstandskräfte des Körpers, auch gegen Krebs. So schützt Selen vor Zellgiften, welche unsere Erbinformation schädigen können, vor übermäßigen freien Radikalen und schützt vor toxischen Schwermetallen wie Cadmium und Molybdän.

In mehreren Fallkontrollstudien wurde eine geringere Inzidenz für Prostatakrebs bei Männern unter einer Selen-Supplementierung gezeigt. Bei Männern mit sehr niedrigem Selenspiegel im Serum ist die Prostatakrebs-Inzidenz doppelt so hoch wie bei Männern mit hohem Spiegel.

Einen hohen **Selengehalt** haben z.B.:

- Fisch (vor allem Rotbarsch Bückling, Hummer, Scholle, Thunfisch),
- Eigelb,

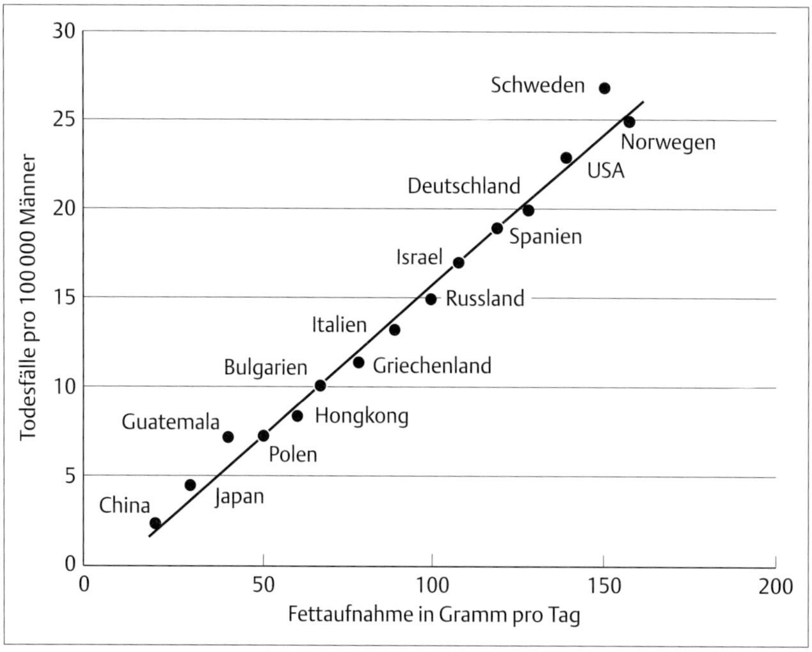

Abb. 21.**5** Korrelation zwischen Todesfällen an Prostatakarzinom (pro 100.000 Männer) und täglicher Fettaufnahme in Hochrisiko- und Niedrigrisikoländern (nach Daten zusammengestellt aus: Rose et al. 1992, Rose et al. 1986, Fair et al. 1997).

- Kokosnüsse,
- Steinpilze,
- Kohlrabi und
- Weizen.

Für das Spurenelement **Zink** ist die Datenlage in Bezug auf einen protektiven Effekt beim Prostatakarzinom schwach.

Fettaufnahme/Körpergewicht

In der Mehrzahl der prospektiven Studien findet sich mit einer Odds Ratio von 1,5 ein leicht erhöhtes Prostatakarzinom-Risiko bei Adipositas (Poulakis et al. 2002). Unklar ist derzeit noch die Beziehung dieses Befundes zum kritischen Hormonstoffwechsel, dem die prostatische Karzinogenese unterliegt. Die tägliche Fettaufnahme mit der Nahrung korreliert linear mit der Prostatakrebs-Mortalität (Abb. 21.**5**).

Ernährungs- und Lifestyle-Empfehlungen für die Praxis

In den **USA** wurden die Erkenntnisse über die vorbeugende Wirkung bestimmter Nahrungsmittel bereits in einem Ernährungsprogramm (NCP – Nutritional Cancer Prevention) zur Prävention homonabhängiger Krebsformen umgesetzt. An der Aufklärung ist das National Cancer Institute beteiligt. Moyad u. Carroll (2004) weisen mit Recht darauf hin, dass bei jeglicher Lifestyle-Empfehlung mit Anti-Aging Zielen die Reduktion kardiovaskulärer Risiken an erster Stelle zu stehen hat.

In **Deutschland** hat die Deutsche Krebsgesellschaft (DKG) gemeinsam mit der Deutschen Gesellschaft für Ernährung (DGE) das sechs Punkte umfassende NCP-Programm als Empfehlung unterzeichnet:

- Vermeiden von Übergewicht,
- Einschränken des Fettkonsums, besonders von tierischen Fetten,
- ausreichende Zufuhr von Radikalfängern (Antioxidanzien),
- hoher Gehalt an sekundären Pflanzenstoffen,
- Alkoholkonsum: je weniger, desto besser und
- 30 Minuten Sport – 3-mal pro Woche.

Chemoprävention

Definition

Unter dem an sich wenig vertrauenswürdigen Begriff Chemoprävention kann die Möglichkeit verstanden werden, mit synthetischen chemischen Substanzen die Karzinogenese und die maligne Transformation zu verhindern oder zumindest zu prolongieren. Bisher hat sich diese Art der Prostatakrebsprävention auf die Anwendung von Blockern des 5-alpha-Reduktasesystems des Androgenstoffwechsels beschränkt.

Hemmung der Androgenverwertung

Androgene sind die wirksamsten Wachstumspromotoren der normalen wie der entarteten Prostatazelle. Krebswachstum lässt sich durch Blockade der Androgenverwertung in der Zielzelle (Antiandrogene) oder durch Androgenentzug („pharmakologische Kastration") unterdrücken.

Finasterid und **Dutasterid** sind zwei Enzymblocker (5-alpha-Reduktase), die ohne einen Kastrationseffekt bei der gutartigen Prostatahyperplasie (Kapitel 20) als wirksame Wachstumshemmer Anwendung finden.

Über die Aktivität der 5-alpha-Reduktase wird Testosteron in das wirksamere Androgen DHT umgewandelt. Aus diesem entstehen weitere wachstumsrelevante 17-beta-Steroide (Abb. 21.**6**.).

In einer an 18.8000 Männern durchgeführten plazebokontrollierten Studie (Prostate Cancer Preventive Trial, PCPT) wurde 7 Jahre lang der 5-alpha-Reduktasehemmer Finasterid zur Prävention von Prostatakrebs eingenommen. Die Inzidenz des Prostatakarzinoms sank von 24,4% (Plazebo) auf 18,4% (5-alpha-Reduktasehemmung).

Weiteren Aufschluss über den präventiven Effekt der 5-alpha-Reduktasehemmung auf das Auftreten eines Prostatakarzinoms wird durch eine Studie mit dem Enzymhemmer Typ-1- und -2 Dutasterid erwartet. Hiermit werden derzeit Männer mit einem erhöhten Risiko für Prostatakrebs behandelt, bei denen trotz PSA-Wert zwischen 2,5 ng/ml und 10 ng/ml ein Karzinom bioptisch nicht gesichert werden konnte.

Die Chemoprävention des Prostatakarzinoms könnte mit Dutasterid bei denjenigen Patienten eine nutzbringende Krebsverhütung in Richtung klinisch manifestes Karzinom darstellen, die noch im Stadium des latenten, klinisch maskierten Tumors verharren.

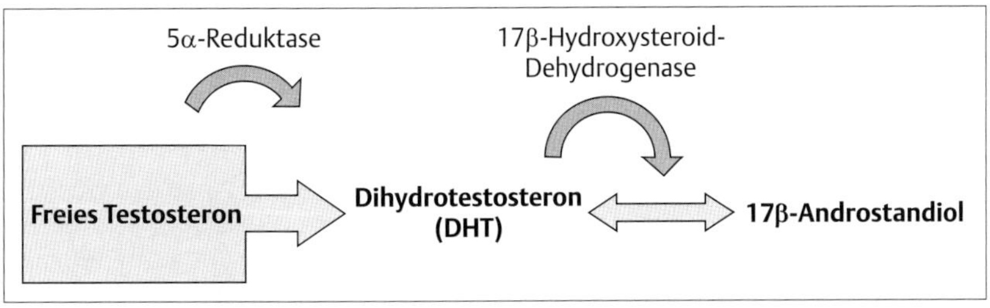

Abb. 21.**6** Prinzipieller Stoffwechsel von freiem Testosteron zu aktiven Androgenen; freies Testosteron korreliert invers mit dem Sexhormon-bindenden Globulin SHBG; Isoflavonoide bewirken eine erhöhte SHBG-Konzentration im Serum; Männer in Südostasien haben einen relativ hohes SHBG und relativ tiefes freies Testosteron.

! Auf der Basis der PCPT-Studie (Thompson et al. 2003) ist es derzeit verfrüht, Finasterid allgemein zur Chemoprävention zuempfehlen. Bei Männern mit familiärem Prostatakrebsrisiko sollte Finasterid jedoch in die präventiven Erwägungen mit einfließen.

Klinische Situation, Früherkennung

Symptome

Es gibt **keine spezifischen Beschwerden** oder Frühsymptome des Prostatakrebs. Die Symptome unterscheiden sich nicht von den Beschwerden der gutartigen Prostatavergrößerung. Im Vordergrund stehen **obstruktive Miktionsveränderungen** durch Blasenauslassverengung mit Pollakisurie, vermehrtem Drang, Nykturie und Harnstrahlabschwächung.

Restharnmengen über 100 ml oder akute Harnsperre (Harnverhalt), Harnaufstau in die Nieren mit Nierenfunktionseinschränkung, Makrohämaturie, Hämospermie, Blasensteinbildung und rezidivierende bakterielle Harnwegsinfektionen sind untrügliche **Zeichen der dekompensierenden Blasenmuskulatur**. Im späten Stadium (Skelettmetastasierung) dominieren diffuse Knochenschmerzen mit radikulärer Kompressionssymptomatik an der Wirbelsäule. Die Allgemeinsymptome gleichen dann denen anderer Krebserkrankungen.

Diagnostik, Früherkennung (sekundäre Prävention)

Mittels der herkömmlichen rektalen Prostatapalpation lässt sich das Karzinom erst im fortgeschrittenen Stadium aufdecken. Denn eine die Organkapsel einbeziehende Drüsenverhärtung bedeutet meist organüberschreitendes Krebswachstum.

! Damit muss die Fingerbetastung zur „Krebs-Späterkennungsmaßnahme“ zurückgestuft werden!

Die **moderne Krebsfrüherkennungsmaßnahme** schließt heute die Serumbestimmung des **Tumormarkers PSA** (**p**rostata**s**pezifisches **A**ntigen) ein. Denn über 70% aller Patienten mit histologisch gesichertem Prostatakarzinom hatten einen initialen PSA-Wert oberhalb des Cut-Off von 4 ng/ml. Die Krebsfrüherkennungsmaßnahme der gesetzlichen Krankenversicherung ist zur Frühdiagnose des Prostatakrebs demnach unbrauchbar. So erfolgt die Früherkennung mittlerweile praktisch nur noch PSA-geführt.

In einer großen, noch nicht abgeschlossenen europäischen Multicenter-Studie (European Randomized Study of Screening for Prostate Cancer / ERSPC), an der derzeit 35.000 Männer teilnehmen, liegen vorläufige Ergebnisse vor, welche den Wert der PSA-geführten Vorsorgeuntersuchung im Sinne einer sehr effektiven sekundären Prävention unterstreichen. Der Anteil der primär bereits metastasierten und damit unheilbaren Prostatakrebse (vor 20 Jahren noch bei 70%) ist durch die PSA-geführte Vorsorge auf 30% gesunken. Das bedeutet, dass durch die Früherkennung mittels PSA die Rate der potenziell unheilbaren Krebse mehr als halbiert wird.

Da es sich beim PSA um einen im Serum in teils freier, teils gebundener Form messbaren Eiweißkörper handelt, der von potenziell allen Prostata-Epithelzellen sezerniert wird, ist PSA nicht krebsspezifisch. Während das gutartige Prostataepithel relativ PSA-inaktiv ist, scheiden maligne, entzündete und nekrotische Prostatagewebe PSA in hohen Konzentrationen ab. Daher sind bei erhöhtem PSA-Wert akute Prostatitis und Prostatainfarkte in einer BPH (Seite 160) **differenzialdiagnostisch** abzugrenzen.

Der obere Cut-Off, jenseits dem eine invasive Prostatakrebsdiagnostik angestrebt wird, liegt bei 3,8 ng/ml. Liegt ein krebsverdächtiger PSA-Wert vor, so wird dieser kontrolliert. Im Falle einer bestätigten Erhöhung ist eine **Prostatabiopsie** angezeigt. Vorher erfolgt die **situationsgemäße Aufklärung** des Betroffenen. Prostatabiopsiezylinder werden transrektal sonographiegesteuert und fächerförmig aus definierten Drüsenregionen in Lokalanästhesie entnommen.

Als bildgebende Verfahren zur prätherapeutischen Stadienzuordnung spielen CT und MRT keine allgemein anerkannte klinische Rolle. Bei Ausgangs-PSA-Werten von unter 10 ng/ml sind auch andere traditionelle Staging-Verfahren wie Skelettszintigraphie nicht diagnostisch.

Intervention

Therapieziele

Durch die drei prinzipiellen Behandlungsarten **Operation, Bestrahlung, medikamentöse Behandlung** bei jeweils klar definiertem therapeutischen Ziel sind exzellente Ergebnisse zu erzielen:

- Radikaloperation heilt im frühen Stadium,
- Bestrahlung kann bei geeigneter Patientenauswahl an dieses Ergebnis herankommen, und
- medikamentöser Androgenentzug hat einen wertvollen palliativen und lebensverlängernden Effekt über viele Jahre.

Radikale Prostatektomie

Die komplette operative Entfernung der tumorbefallenen Prostatadrüse ist die Methode der Wahl, wenn im Tumor-Frühstadium eine kurative Zielsetzung angestrebt wird. Da im Zeitalter erfolgreicher Anti-Aging-Strategien immer mehr Männer in immer höherem Alter immer rüstiger (gesünder) sind, hat die Rate der radikal Operierten in den letzten Jahren sprunghaft zugenommen.

Unter einem **Frühstadium** versteht man den Prostatakrebs, der innerhalb der Drüse wächst, ohne in die Organkapsel zu infiltrieren oder sie zu überschreiten oder die Samenblasen zu erreichen. Frühstadium heißt damit fehlender Nachweis von Lymphknoten- oder Fernmetastasen. Nach der TNM-Klassifikation sind damit die T1- und T2-Stadien das Indikationsspektrum für die Radikaloperation.

Ist nach radikaler Tumoroperation das pathohistologisch nachgewiesene Stadium pT2bN0 oder kleiner, und erreicht der PSA-Wert gemäß seiner biologischen Halbwertszeit innerhalb der ersten 3 Wochen postoperativ den tiefstmöglichen Laborwert von < 0,02 ng/ml (Nadir), so ist die Prognose sehr gut. Noch 15 Jahre nach radikaler Prostatektomie ist kaum ein Patient krebsbedingt verstorben. Somit ist eine langfristige Heilung hierdurch möglich.

Die höchste **Heilungschance** von fast 90% ergibt sich bei früher Diagnose (Tumorstadien T1c [Diagnose durch PSA], T2a [lokale Begrenzung]; PSA < 10 ng/ml) und kleinvolumigem Tumorbefall.

Die Prognose ist umso günstiger, je niedriger der PSA-Wert war. So finden sich Frühstadien insbesondere im PSA-Bereich unter 10 ng/ml mit einer Rate von bis zu 70–80%. Bei initialen PSA-Werten oberhalb von 10 ng/ml ist in nur etwa 30% mit einem Frühstadium zu rechnen. Die Entscheidung für eine Operation wird neben dem Wunsch auf Heilung mit getragen von der individuellen Akzeptanz bezifferbarer Operationskomplikationen und unangenehmer Langzeiteffekte.

Die Entfernung der Prostata ist durch Operation mit Unterbauchschnitt (**retropubische Prostatektomie**) und mit Dammschnitt (**perineale Prostatektomie**) möglich. Beide Verfahren sind gleichermaßen erfolgreiche, haben aber jeweils Vor- und Nachteile.

Ergebnisse über die laparoskopische Prostatektomie bei Krebs liegen in Europa bei nur wenigen Tausend Fällen vor. Diese Methode ist derzeit nur spezialisierten Zentren mit Schwerpunkt minimal-invasive Operationsverfahren vorbehalten.

Langzeitkomplikationen

Nervenstrukturen, welche die Erektion der Penisschwellkörper gewährleisten, und beiderseits entlang der Prostatakapsel verlaufen, sowie die Schnittführung bei der Prostataentfernung zwischen Harnblase/Schließmuskel bedingen die beiden schwerwiegendsten Langzeitkomplikationen dieser Operation:

- Harninkontinenz und
- sexuelle Impotenz (erektile Dysfunktion).

Ihre adäquate Einschätzung ist gerade im Hinblick auf das auf Lebensqualität gerichtete Anti-Aging unerlässlich.

Harninkontinenz

Da bei der Operation das an der harnblasennahen Prostatabasis gelegene innere (obere) Schließmuskelsystem entfernt wird, darf bei den meisten Patienten in der frühen Phase nach der Operation mit einem unwillkürlichen Urinverlust gerechnet werden. Nur wenn der äußere (untere), intakt gebliebene Sphinktermechanismus des muskulären Beckenbodens die Funktion des oberen kompensiert, ist postoperativ völlige Harnkontinenz gewährleistet. Wird dieser operationsbedingt geschädigt, so tritt vorübergehend eine Sphinkterschwäche ein. Diese Phase ist individuell unterschiedlich und dauert Tage bis Wochen, selten auch mehrere Monate bis zu einem Jahr.

Etwa 90% aller operierter Patienten haben ein Jahr nach der Operation wieder die komplette Kontrolle über den Harnblasenverschluss erlangt. Die Rate der bleibenden totaler Harninkontinenz beträgt je nach Operationstechnik, Tumorstadium und Intensität der Nachbehandlung etwa 5%.

Erektile Impotenz

Die für die Erektion verantwortlichen Nervenstränge (Nervi eregentes) verlaufen beiderseits in unmittelbarem Kontakt mit der Prostata. Bei Durchtrennung im Rahmen der Prostataoperation geht die Erektion verloren. Bei Isolierung und Schonung während der Operation kann die Erektion erhalten bleiben.

Während in früheren Jahren die Nerven fast immer durchtrennt wurden, wird bei den heutzutage zunehmend diagnostizierten Frühstadien die Nervenschonung angestrebt. Das darf aber nur dann erfolgen, wenn keine Gefahr des Zurücklassens von Tumorzellen im Bereich des die Erektion erhaltenden Gefäß-Nervenbündels besteht. Die vollständige Krebsentfernung muss oberstes Ziel der Operation bleiben. Nach nervenschonender Operation liegt die Chance für eine für den Geschlechtsverkehr ausreichende Erektion bei etwa 50%. Maßgeblich für den Wiedereintritt der erektilen Sexualfunktion ist eine konsequent durchgeführte „sexuelle Rehabilitation“ (Kapitel 17).

Postoperative Rezidive

Je nach primärer Patientenauswahl und in Abhängigkeit von pathohistologisch nachgewiesenen Tumorzellen in der Prostatakapsel oder den chirurgischen Absetzungsrändern kommt es bei einem Viertel aller radikal operierter Männer nach mehreren Monaten bis wenigen Jahren zur lokalen Tumorwiederkehr. Das Rezidiv äußert sich meist nur in einer Wiedererhöhung des PSA-Wertes aus dem postoperativ zunächst erreichten Null-Bereich. Die Palliativtherapie erfolgt durch Bestrahlung des ehemaligen Operationsgebiets oder durch kontrasexuelle hormonelle Maßnahmen.

Externe Bestrahlung

Insbesondere durch Etablierung moderner 3D-konformaler Dosierungskonzepte kann die externe Radiotherapie als Alternative zur Radikaloperation angesehen werden. In organbegrenzten Krebsstadien ist die radikale Prostatektomie jedoch der Standard.

Unter kurativer Zielsetzung ist die Strahlentherapie **in ausgewählten Situationen** empfehlenswert:

- Alter über 70 Jahre,
- prinzipielle Ablehnung der Radikaloperation,
- Inoperabilität aufgrund internistischer Risiken.

Tabelle 21.**3** Medikamentöse kontrasexuelle Behandlung beim fortgeschrittenen Prostatakrebs

Medikamentöser Androgenentzug: Monotherapien:
➤ Steroidale Antiandrogene (Cyproteronacetat) ➤ Nichtsteroidale Antiandrogene (Flutamid, Bicalutamid) ➤ LHRH-Analoga
Kombinationen: ➤ LHRH-Analoga plus Antiandrogene (Maximale Androgendeprivation MAD) Dauertherapie oder verlaufsorientiert als Intermittierende Androgendeprivation (IAD)

Entscheidend für den Therapieerfolg sind Linearbeschleuniger und dreidimensional geplante Strahlentechnik mit hoher Herddosis und individueller Bleiabschirmung der Nachbarorgane. Nach 3D-Bestrahlungsplanung ist mit einer Heilungsquote von über 80% zu rechnen.

Interstitielle Radiotherapie

Auch dem Anti-Aging-Trend folgend fragen Männer immer häufiger nach dieser Behandlungsform, da sie in den Laienmedien als komplikationslos dargestellt wird. Im Vordergrund steht dabei immer der Wunsch, sexuell potent zu bleiben.

Es handelt sich bei der interstitiellen Bestrahlung um eine permanente, in die tumorbefallene Prostata implantierte Strahlenquelle. Interne Bestrahlungstechniken zielen darauf ab, das lokal begrenzte und histologisch gut differenzierte Karzinom einer Operation vergleichbar sicher zu eliminieren. Die interstitielle Radiotherapie wird entweder mit der äußeren (perkutanen) Bestrahlung kombiniert oder als alleinige interstitielle Brachytherapie mittels permanent implantierter so genannter Seeds durchgeführt.

Als **Voraussetzungen** hierfür werden von den meisten Anwendern die Tumorfrühstadien T1c und T2a mit einem PSA-Wert unter 10 ng/ml und einem Gleason-Score (s.o.) von unter 7, Prostatavolumen unter 50 ml sowie eine beschwerdefrei Blasenentleerung angesehen. In dieses Indikationsspektrum fallen Männer mit einem Tumor biologisch geringer Wachstumspotenz.

Der Anteil betroffener Männer mit diesen Tumormerkmalen liegt unter 20% aller Prostatakrebse.

Androgendeprivation

Verbreitete Termini sind **Hormontherapie**, **gegengeschlechtliche Behandlung** oder **Testosteronentzug**. Der Behandlung liegt die in Kapitel 16 und in Abb. 21.**6** dargestellte Androgenverwertung in der Prostata zugrunde. Androgendeprivation wird durch Kastration auf direktestem Weg erreicht. Allein dieser Begriff impliziert Verwundung, Verlust und damit männliches Elend. So wird die Entfernung der Hoden (**Orchiektomie**) heute immer seltener durchgeführt. Stattdessen wird dem medikamentösen Androgenentzug (**pharmakologische Kastration**) der Vorzug gegeben. Die medikamentösen Möglichkeiten des Testosteronentzugs sind in Tab. 21.**3** zusammengefasst.

Während es nach chirurgischer Kastration innerhalb von 24 Stunden zu einem Abfall der Testosteron-Konzentration im Blut auf Tiefstniveau kommt, wird dieser Effekt nach Gabe von LHRH-Agonisten (Eligard, Profact, Trenantone, Zoladex) erst nach 3–4 Wochen erreicht. In der initialen Phase der LHRH-Applikation kommt es sogar über eine vermehrte Ausschüttung von GnRH (Kapitel 16) aus dem Hypothalamus zu einem **vorübergehenden Testosteronanstieg**. Diese Hormonstimulation kann eine klinische Symptomverschlechterung hervorrufen. Ein solches „Aufblühen" der Krebssymptome (**Flare-Phänomen**) muss durch zusätzliche Gabe von Antiandrogenen in den ersten 3 Wochen der LHRH-Analogtherapie verhindert werden.

Ein weiteres Therapieprinzip ist die androgene Wirkungsblockade auf Zellniveau. Die DHT-Blockade in der Prostatakrebszelle kann durch **Antiandrogene** erzielt werden. Eingesetzt werden 2 Klassen von Antiandrogenen verschiedener chemischer Struktur und unterschiedlicher Angriffsart:

➤ steroidale und
➤ nichtsteroidale Antiandrogene.

Unter **maximaler Androgenblockade (MAB)** versteht man den testikulären Hormonentzug plus die Blockade der aus den Nebennieren stammenden Androgene. Theoretisch lässt sich damit ein androgenfreies Milieu in der Prostatakrebszelle erzielen. Sie wird durch LHRH-Analoga plus Gabe von nichtsteroidalen Antiandrogenen erreicht. Nach Meta-Analysen hat die MAB keinen signifikanten Vorteil gegenüber dem alleinigen Testosteronentzug durch Orchiektomie oder LHRH-Analoga.

Bei der **intermittierenden Androgendeprivation (IAD)** wird der Lebensqualität durch Milderung der Nebenwirkungen mehr Rechnung getragen. Dafür ergeben sich immer mehr Indikationen bei Patienten mit geringer oder geringster Tumorbelastung. Hierzu gehören Männer, die nach einer Radikaloperation nur durch den Wiederanstieg des Tumormarkers PSA auffallen. Da die Lebenserwartung dieser Patienten mit minimaler Tumorlast gut ist, ergibt sich aus dem frühen Einsatz des Androgenentzugs eine dauerhafte, mitunter jahrelange Behandlung unter Erhalt einer guten Lebensqualität.

Langzeit-Nebenwirkungen

Im Vordergrund stehen Symptome des **Climacterium virile** (Kapitel 16):

➤ Verlust von Libido und erektiler Funktion (sexuelle Impotenz, Kapitel 17);
➤ schmerzhaftes Anschwellung der Brüste und Mamillen (Gynäkomastie);
➤ Antriebslosigkeit, Depressionen;
➤ Angstzustände, Minderwertigkeitsgefühle, Verlust männlicher Identität;
➤ Hitzewallungen mit Schweißausbrüchen;
➤ Veränderung der Muskelmasse und Fettverteilung

mit Gewichtszunahme, Verminderung der Muskelkraft (Zunahme des BMI, Kapitel 15);
- Veränderungen der Haar- und Hautbeschaffenheit (Kapitel 13);
- Osteoporose mit Neigung zu pathologischen Knochenbrüchen (Kapitel 15).

Hierin liegt begründet, weshalb in der letzten Zeit weniger aggressive endokrine Androgen-Entzugsstrategien vermehrt Interesse erlangt haben.

Bei der **intermittierenden Androgendeprivation** (IAD) wechseln sich Phasen der endokrinen Behandlung mit therapiefreien Phasen ab. Vorbedingung zum Einsatz der intermittierenden Androgendeprivation ist ein Abfall der prätherapeutisch erhöhten PSA-Werte in den Normbereich. Da direkte Krebszeichen wie tastbarer Tumor oder Nachweis durch bildgebende Verfahren in den meisten Fällen fehlen, orientiert sich die Dauer der Therapie strikt am Verhalten der PSA-Konzentration im Blut. Der Hormonentzug wird so lange fortgeführt, bis der im Einzelfall erzielbare PSA-Tiefstwert (PSA-Nadir) erreicht ist. Danach tritt die Phase der Therapiepause ein. Bei erneutem PSA-Anstieg erfolgt wieder eine Phase des Androgenentzugs (Tunn u. Jacobi 2003).

Hormonresistenz (Testosterontaubheit der Krebszelle)

Wird das Prostatakarzinom später irreversibel hormonrefraktär, so stehen weder wirksame schulmedizinische noch zu Hoffnung berechtigende alternative Verfahren zur Verfügung. Als komplementäre adjuvante Maßnahmen können psycho-onkologische Konzepte, die Behandlung mit Selen und eine Immunmodulation hilfreich sein. In der hormonresistenten („hormontauben") Krankheitsphase steht eine objektiv wirksame oder die Lebensqualität verbessernde Chemotherapie nicht zur Verfügung. Die palliative Skelettbestrahlung kann bei schweren Metastasenschmerzen versucht werden. In Einzelfällen können Bisphosphonate Knochenschmerzen lindern.

Good-Aging für die Praxis

Das Prostatakarzinom ist das zweithäufigste Malignom des Mannes in der zweiten Lebenshälfte. In fernöstlichen Ländern tritt es signifikant seltener auf als in den westlichen Industrieländern, was auf eine **Lifestyle-Assoziation** hindeutet. Hieraus ergeben sich wirksame Ansätze einer Krebsvorbeugung. Die primäre Prävention schließt neben regelmäßigem Körpertraining eine faserreiche, vitaminreiche (Carotinoide, Vitamin E), spurenelementreiche (Selen) und cholesterinarme Ernährung ein.

Konsequente **Früherkennung** mittels PSA-Test als Tumormarker hat Prostatakrebs durch Radikaloperation heilbar gemacht. Typische Frühsymptome gibt es nicht. Obstruktive Miktionsbeschwerden gleichen denen der gutartigen Prostatavergrößerung (BPH). Spätsymptome sind typischerweise ossäre Metastasenschmerzen.

Die **Präventivuntersuchung** (Krebsvorsorge) schließt die PSA-Bestimmung ein. Multiple Prostatabiopsien sichern die Krebsdiagnose in 80% der verdächtigen Befunde. Eine über die transrektale Sonographie hinausgehende bildgebende Diagnostik erfolgt routinemäßig nicht.

Prostatakrebs wird in Abhängigkeit vom lokalen Tumorstadium entweder radikal operiert (T1c, 2a–b), lokal bestrahlt (> T2b, N0–2) oder im fortgeschrittenen Stadium einer kontrasexuellen Therapie (Androgenablation durch LHRH-Analoga-Depots oder orale Antiandrogene) zugeführt. Mit der radikalen Prostatektomie wird bei einem Ausgangs-PSA-Wert < 10 ng/ml und postoperativer PSA-Auslöschung in 80% eine definitive Heilung erreicht.

Literatur

1. Akazaki K. Stemmerman GN. Comparative study of latent carcinoma of the prostate among Japanese in Japan and Hawaii. Journal of the National Cancer Institute 1973;50:1137–1144.
2. Bastian PJ, Nakayama M, De Marzo, AM, Nelson WG. Die GSTPI-CpG-Insel – Hypermethylierung als molekularer Marker des Prostatakarzinoms. Urologe [A] 2004, 43:573–579.
3. Bieger WP. Oxidativer Stress und Alter. Urologe 2001[B]:344–350.
4. Fair, WR, Fleshner NE, Heston W. Cancer of the prostate: A nutritional disease? Urology 1997, 50:840–848
5. Grimm MO, Hartmann F, Schulz WA. Microarray – Technik und Potenzial beim Prostatakarzinom. Urologe [A] 2004, 43:653–658.
6. Hellmis E, Jacobi G. Prostatakrebs im Praxisalltag. München, Zuckschwerdt 2002.
7. Jacobi GH, Hellmis E. Maßnahmen zur Prävention des Prostatakrebses. In: Jacobi GH (Hrsg.). Praxis der Männergesundheit. Stuttgart, Thieme 2003.
8. Kleine-Gunk B, Ebert Th, Mallmann P, Miller K, Altwein JE, Huber J. Die diätetische Prävention hormonabhängiger Malignome – das NCP -Programm. J Menopause 2001;1:18.
9. Kleine-Gunk B. Anti-Aging – moderne medizinische Konzepte, Bremen; UNI-MED: 2003.
10. Moyad MA, Carroll PR. Lifestyle recommendations to prevent prostate cancer. Part I: Time to redirect our attention? Urol. Clin N Am 2004, 31:289–300; Part II, idem 301–311.
11. National Cancer Institut Prevention Statement for Health professionals: Prevention of Prostate Cancer: https://www.med.uni-bonn.de/cancer.gov/CDR0000062833.html.
12. Poulakis, V., Witzsch, U., Becht, E.: Prävention des Prostatakarzinoms durch Ernährung. Hess. Ärztebl. 2002;7:395–403.
13. Rose DP, Boyar AP, Wynder EL. International comparisons of mortality rates for cancer of the breast, ovary, prostate, and colon, and per capita food consumption. Cancer 58(11): 2363–2371, 1986.
14. Rose DP, Conolly JM. Dietary fat, fatty acids and prostate cancer. Lipids 27(10): 798–803, 1992.
15. Rübben H. Uroonkologie. Heidelberg, Springer 2000 (3. Aufl.).
16. Schmitz-Dräger BJ, Bismark E, Fischer C, Schroeder A, Altwein JE. Ernährung und Prostatakrebs. Blickpunkt DER MANN 2004, 2:24–28.
17. Schultze-Seemann W, Wetterauer U. Therapieleitfaden Prostataerkrankungen. Bremen, Uni-Med 2002.
18. Thompson IM, et al. The influence of finasteride on the development of prostate cancer. New Engl J Med. 2003;349:211–220.
19. Tunn U, Jacobi G. Behandlung des Prostatakrebs durch Hormonentzug. In: G.H. Jacobi (Hrsg.). Praxis der Männergesundheit, Stuttgart, Thieme: 2003.

V

Allgemeine Strategien zur Altersprävention, Lifestyle

22 Männlichkeit und Alter – die traditionelle Männerrolle erschwert das Älterwerden

Walter Hollstein

Einleitung

Simone de Beauvoir hat schon zu Beginn der 70er Jahre des eben zu Ende gegangenen Jahrhunderts darauf hingewiesen, dass in der Gesellschaft eine Übereinkunft darüber bestehe, den alten Menschen mit Schweigen zu übergehen (de Beauvoir 1972). Dafür gibt es v.a. psychologische Gründe: Das Alter ist mit Themen wie Verlust, Krankheit, Abschied und Tod besetzt, mit denen sich die Lebenden ungern auseinander setzen. Daran hat auch die quantitative und qualitative Zunahme des Älterwerdens in unserer Epoche nichts geändert. Erst die existenziellen Fragen der Überalterung der Gesellschaft werden uns demnächst zwingen, über das Alter in einen breiteren Diskurs einzutreten.

Betty Friedan macht in einer neueren Publikation den Jugendlichkeitswahn unserer Gesellschaft dafür verantwortlich, dass das Alter in den modernen Industriestaaten kaum thematisiert wird, und wenn, dann negativ und defizitär. Sie fordert in ihrer Untersuchung eine Besinnung auf die spezifischen Qualitäten des Alters, die von den Maßstäben des Jugendkults befreit werden sollten. In diesem Zusammenhang weist sie auf den wichtigen Gedanken hin, dass wir, indem wir unser Alter verleugnen, um als jung zu gelten, nachgerade das gültige Schreckensbild des Alters in der Gesellschaft und v.a. in uns selbst immer mehr befestigen (Friedan 1997).

Alter und Geschlecht

Das beschriebene Allgemeingültige in Bezug auf die gesellschaftliche Auseinandersetzung mit dem Alter differenziert sich noch einmal geschlechtsspezifisch aus. **Frauen** setzen sich weitaus mehr mit dem Alter auseinander als Männer. Dementsprechend gibt es eine breite wissenschaftliche und populärwissenschaftliche Literatur, die den Problemkreis von Weiblichkeit und Alter behandelt. Für Männer in unserer Gesellschaft ist das nicht der Fall (Fooken 1986, Höpflinger 2002, Hollstein 2004).

Männer verdrängen Alter und Älterwerden in starkem Maße. Sie gehen der Auseinandersetzung mit damit verbundenen Problemstellungen wie „männliches Klimakterium", Einschränkung der Potenz im weitesten Sinn des Begriffs, Rente und Pension, Verlust des Arbeitsplatzes und der Strukturierung eines neuen Zeitbudgets geradezu zwanghaft aus dem Weg.

Eine Folge davon ist, dass Männer mit dem Alter dann – ganz lebenspraktisch – auch schlechter umgehen können als Frauen. Frauen verfügen im Alter über eine größere Flexibilität, über mehr Identifikations- und Interessenobjekte, über ein ausgedehntes soziales Netz, über eine bessere Selbstkenntnis und einen größeren Selbstbezug und schließlich auch über eine längere Lebensperspektive (de Beauvoir 1972, Rosenmayr 1978, Fooken 1986, Hollstein 2004).

Bei Männern präsentiert sich eine Lebenswirklichkeit im Alter, die gekennzeichnet ist von (Zusammenfassung bei Höpflinger 2002):

- wenig Flexibilität,
- weniger Interessen,
- einem stark eingeschränkten sozialen Netz,
- einer rudimentären Auseinandersetzung mit sich selbst,
- einer reduzierten Lebensperspektive und
- – im Vergleich mit Frauen – einem unterprivilegierten Angebot an Hilfs- und Betreuungsmöglichkeiten.

Der Grund für diese geschlechtsspezifische Diskrepanz im Umgang mit dem Alter findet sich in der sozialen Ausprägung und individuellen Verinnerlichung der traditionellen Männerrolle.

Die traditionelle Männerrolle

> **!** Es besteht kein Zweifel daran, dass auch Jungen als liebe, zärtliche und polymorph sinnliche Kinder eine erste Zeit ihres Lebens verbringen. Ebenso wenig kann Zweifel daran bestehen, dass auch Männer wie Frauen von ihrem Leben Glück, Liebe, Erfüllung und Dauer erwarten. Sozialer Tatbestand ist aber, dass Jungen sehr bald ihre Kindheits-Idylle verlassen müssen, und dass Männer im gesellschaftlichen Durchschnitt unglücklicher sind als Frauen und nahezu 7 Jahre früher sterben.

Die Antwort auf die Frage, warum das so ist, liegt in der gesellschaftlichen Erziehung zur Männerrolle.

Männlichkeit ist dabei definiert als Ausübung von Macht und Kontrolle, Stärke, Führung, Dominanz, Stringenz, Leistung und Erfolg, Konkurrenz, Ehrgeiz, Besitz und Distanz zu sich, zu den eigenen Gefühlen und den anderen Menschen (Goldberg 1986; Hollstein 2001).

Weiblichkeit wird konnotiert mit Gefühl, Nachgiebigkeit, Schwäche, Unterwerfung, Intuition, Fürsorge, Häuslichkeit, Rücksichtnahme und Liebe (Brownmiller 1987; Hollstein 2004).

Um das eine zu erreichen, darf der Junge das andere nicht sein. Mit Recht hat Nancy Chodorow darauf hingewiesen, dass männliche Identität sich insofern negativ definiert, als sie sich von dem abgrenzen muss, was als weiblich gilt (Chodorow 1985). Männlichkeit ist erkauft durch den Verzicht auf weibliche Qualitäten.

! Wenn Jungen Männer werden wollen und Männer Männer zu bleiben haben, so müssen sie von Gefühlen und Verhaltensmustern Abstand nehmen, die gesellschaftlich als weiblich etikettiert sind.

Der US-amerikanische Soziologe und Männerforscher Robert Brannon hat plastisch beschrieben, an welchen Verhaltenserwartungen Jungen sich ausrichten müssen, um den gesellschaftlichen Standards der traditionellen Männerrolle Genüge zu tun:

„No sissy stuff": Der Junge und spätere Mann muss alles vermeiden, was auch nur den Anschein des Mädchenhaften, Weichen und Weiblichen hat. Seine männliche Identität erreicht er ausschließlich in der eindeutigen Absetzung vom anderen Geschlecht.

„The big wheel": Der Junge und spätere Mann muss erfolgreich sein. Erfolg stellt sich ein über Leistungen, Konkurrenz und Kampf. Erfolg garantiert Position, Status und Statussymbole („tolle Klamotten", teures Auto u.a.). Nur wer Erfolg hat, ist ein richtiger Mann.

„The sturdy oak": Der Junge und spätere Mann muss – wie eine Eiche im Erdreich – im Leben verwurzelt sein. Er muss seinen Mann stehen – zäh, unerschütterlich, hart, jedem Sturm trotzend, sich immer wieder aufrichtend, unbesiegbar.

„Giv'em hell": Der Junge und spätere Mann ist wie ein Pionier im Wilden Westen oder ein Held auf dem Baseball-Feld. Er wagt alles, setzt sich rückhaltlos ein, ist aggressiv und mutig, heftig und wild; er ist der „winner", der Sieger (Brannon 1976).

Dementsprechend werden Jungen sozialisiert, um wettbewerbsbetont, leistungsorientiert und kompetent zu sein. Schon 8-jährige Jungen haben dieses männliche Credo von Leistung, Konkurrenz und Gefühlsdistanz verinnerlicht. Sie wissen, dass sie kämpfen, arbeiten und sich anstrengen müssen und dass sie nicht schwach und mädchenhaft sein dürfen, wenn sie Männer werden wollen, die sie ja werden müssen (O'Neil 1982, Pollack 1998).

Insofern ist die **Sozialisation von Jungen** nach wie vor von folgenden Maximen geprägt (Zilbergeld 1994, Pollack 1998, Hollstein 2004):

- Körperkontakte in Richtung Zärtlichkeit werden frühzeitig abtrainiert,
- Gefühle von Schwäche, Traurigkeit, Nachgiebigkeit und Schmerz müssen schon früh kontrolliert werden,
- autarke Problemlösungen werden von Jungen frühzeitig erwartet,
- Mannwerden ist bereits im Jungenalter angelegt als ein oppositionelles Verhalten gegenüber Frauen und Weiblichkeit und
- Jungen müssen sich frühzeitig und kontinuierlich beweisen.

In Kindheit und Jugend erlernte Männlichkeit muss später in der Arbeitswelt umgesetzt werden. Seine soziale Definition erwirbt der Mann, arbeitend und sich durchsetzend, erst in der Distanzierung von der Privatsphäre und den dort vorherrschenden Verhaltensmuster der Nähe, Intimität, Vertrautheit und Emotionalität. Ein „richtiger" Mann wird gemessen an jenen Leistungs- und Erfolgsstandards, die die Gesellschaft ihm gesetzt hat. Erfüllt er diese nicht, wird er als Versager tituliert und als „Weichei" beschimpft (Pollack 1998; Lee 1998).

Ein **maskulines Dilemma** in diesem Zusammenhang entsteht dadurch, dass nur wenige Männer in der Lage sind, die obersten Stufen dieser Erfolgsleiter überhaupt zu erklimmen. Die Millionen anderen sind lohnabhängig oder sogar arbeitslos, Befehlsempfänger, kleine Rädchen in unüberschaubaren Getrieben, ausführende Organe ihrer Vorgesetzten. Damit können sie den gesellschaftlich vorgegebenen Zielvorstellungen von Männlichkeit gar nicht gerecht werden. Die Folge ist andauernder Stress.

! Die Männerforschung geht so weit, traditionelle Männlichkeit als „lebensbedrohend" zu definieren (Goldberg 1986, Bründel u. Hurrelmann 1999).

Männlichkeit als Risikofaktor

Die Gefährlichkeit traditioneller Männlichkeit hat Herb Goldberg schon in den 70er Jahren des vergangenen Jahrhunderts plastisch beschrieben: er hat sie in **sieben maskulinen Imperativen** zusammengefasst:

1. je weniger Schlaf ich benötige,
2. je mehr Schmerzen ich ertragen kann,
3. je mehr Alkohol ich vertrage,
4. je weniger ich mich darum kümmere, was ich esse,
5. je weniger ich jemanden um Hilfe bitte und von jemandem abhängig bin,
6. je mehr ich meine Gefühle kontrolliere und unterdrücke und
7. je weniger ich auf meinen Körper achte,

desto männlicher bin ich (Goldberg 1986).

Neue Untersuchungen über den männlichen Lebensstil, das Schlafverhalten, Besuche bei Ärzten und Therapeuten, das Gesundheitsverhalten im Allgemeinen, den Alkoholkonsum, die Essgewohnheiten, den Umgang mit Gefühlen und den Selbstbezug zum eigenen Körper bestätigen diese Befunde aus den frühen 70er Jahren (Hurrelmann u. Kolip 2002, Jacobi 2003).

! Die traditionelle Männlichkeit von Leistung, Erfolg und „poker face" ist eine überaus riskante Lebensform und impliziert in jedem Moment das Scheitern, Krankheit, Misserfolg oder gar den Suizid.

Belegt ist auch der kausale Zusammenhang zwischen traditioneller Männlichkeit und männlicher Zwanghaftigkeit. Die empirische Forschung benennt **sechs Zwänge**, die der aktuellen Ausformung von Mannsein in unserer (industriellen) Gesellschaft inhärent sind:

- **Das eingeschränkte Gefühlsleben**: aufgrund der Verhaltenserwartungen an Männer können diese ihre emotionale Kontrolle nicht aufgeben, sich nicht verletzlich oder schwach zeigen.
- **Die Homophobie**: wenn der andere Mann in der männlichen Leistungsgesellschaft als Konkurrent angesehen werden muss, ist er mein Feind und nicht mein Freund. Statt Nähe zu anderen Männern etabliert sich so Distanz, Misstrauen und Angst.
- **Die Kontroll-, Macht- und Wettbewerbszwänge**: sehr früh werden Männer als Knaben auf Leistung und Wettbewerb getrimmt. Dementsprechend bestimmen wir unseren Selbstwert über Konkurrenz, Leistungsbereitschaft und Machterwerb. Niederlagen sind für uns identisch mit Entmännlichung.
- **Das gehemmte sexuelle und affektive Verhalten**: in der Sexualität werden wir oft zum Opfer unserer eigenen Obsession von Leistung und Erfolg. Statt Genuss und Entspannung regieren uns auch hier unsere Leistungszwänge und verderben uns die wirkliche Befriedigung (Zilbergeld 1994).
- **Die Sucht nach Leistung und Erfolg**: die verinnerlichten Vorstellungen von Männlichkeit zwingen uns zu ständig neuen (Höchst)Leistungen. Erfolg und Sieg müssen immer wieder erfahren und wiederholt werden, um sich als Mann zu spüren und als solcher anerkannt zu werden.
- **Der schlechte Umgang mit unserer Gesundheit**: Männer achten zu wenig auf sich und ihren Körper, ignorieren ihre Körpersignale, haben ein schlechtes Verhältnis zu ihrer Physis und Psyche, gehen zu wenig zum Arzt und können nur schlecht entspannen (O'Neil 1982, Bründel u. Hurrelmann 1999, Hollstein 2001, Jacobi 2003).

Erst in den letzten Jahren sind Untersuchungen entstanden, die den Zusammenhang von (äußerer) männlicher Macht und (innerer) männlicher Ohnmacht belegen. Eine Aufsehen erregende Studie von Janice Halper, die in den USA mehr als 4000 Firmenchefs und Direktoren befragt hat, dokumentiert, wie sehr die meisten Sklaven ihrer Arbeitsposition sind und sich außerhalb ihrer Arbeit als leer, depressiv und verzweifelt empfinden.

Halper kommt zu dem Schluss, dass das männliche Leiden aus dem Tatbestand entsteht, dass Männern schon ganz früh beigebracht wurde, ihre innere Welt zu verleugnen, ihre Gefühle zu vermeiden und entsprechend der gesellschaftlich vorgegebenen Muster von Männlichkeit zu leben (Halper 1992).

Der Züricher Psychoanalytiker Arno Gruen hat darauf hingewiesen, dass ein Mensch, der seine eigene Schwäche und seinen eigenen (natürlichen) Schmerz nicht mehr erleben darf, beides auf andere projizieren wird. Diese Projektion macht aus (männlichen) Opfern Täter (Gruen 1997). Folgerichtig bestätigen neuere Studien, dass die **männliche Gewalttätigkeit** aus einer subjektiv empfundenen Ohnmacht und Schwäche entsteht, die kausal auf die Fürchterlichkeit der männlichen Rolle zurückzuführen ist (Bründel u. Hurrelmann 1999, Hollstein 2001). Eher werden Männer gegen andere ausfällig als dass sie sich öffnen und ihre eigenen Probleme darlegen. Insofern neigen sie generell zu Verdrängungsstrategien und Rationalisierungen:

- Männer getrauen sich nicht, Versagen, Fehlleistungen und Schwäche einzugestehen.
- Männer sind überzeugt, dass es ihnen die männliche Rolle verbietet, in Krisensituationen zu geraten.
- Männer bagatellisieren auch manifeste Schwierigkeiten und Gesundheitsprobleme aus der Angst heraus, für unmännlich gehalten zu werden.
- Männer projizieren ihre Probleme auf andere, bevor sie sie gezwungenermaßen als ihre eigenen anerkennen können.
- Männer verlangen nach dem Eingeständnis einer Problemlage schnell und technokratisch nach Abhilfe; sie können sich keine Zeit zum Nachdenken, für Therapie u.a. gönnen (als Zusammenfassung: Hollstein 2001).

Die traditionelle Männlichkeit in der Krise

In den vergangenen 2 bis 3 Jahrzehnten ist die traditionelle Männerrolle zunehmend in Frage gestellt worden. Unterschiedliche gesellschaftliche Entwicklungen haben dies bedingt:

- Die Erwerbstätigkeit als primärer Ort männlicher Leistung und Identität verliert im Leben des Einzelnen quantitativ und qualitativ immer mehr an Bedeutung. Überdies hat sich mit dem Wandel der Industriegesellschaft zur Dienstleistungsgesellschaft das Anforderungsprofil an den Erwerbstätigen verändert. Wurden früher vor allem Muskelkraft, Stärke, körperlicher Einsatz, physische Ausdauer u.a. benötigt, so stehen heute Kooperationsbereitschaft, Teamgeist, Empathie, Einfühlungsvermögen, Flexibilität u.a. im Vordergrund. Diese Eigenschaften sind indessen eher „weiblich" als „männlich" (Hollstein 2004).
- Die Frauenbewegung fordert seit den 1970er Jahren 50% aller Berufsmöglichkeiten, (Macht-)Positionen und Karrierechancen. Das bedeutet längerfristig für Männer die Einbuße von der Hälfte bisheriger „Macht". Überdies hat die neue Frauenbewegung die männliche Welt- und Wertsicht grundlegend verändert. Das androzentrische Denken erodiert. Bernie Zilbergeld macht als Beispiel darauf aufmerksam, wie sehr die Definition von Liebe in den vergangenen Jahren weiblich geworden ist (Zilbergeld 1994).
- Die ökologische Krise veranschaulicht den Bankrott männlichen Naturverständnisses als Ausbeutung der Umwelt und entzieht damit auch sukzessive dem männlichen Leistungsgedanken eine seiner wichtigsten Legitimationen (Merchant 1987).
- Die Perspektiven von Männlichkeit verschlechtern sich zusehends. Indikatoren dafür sind u.a. die den Frauen nachhinkende Lebenserwartung von Männern, der zunehmende Krankenstand, das verstärkte Scheitern in Beziehungen und Ehen. Es entsteht sukzessive ein männlicher Leidensdruck an der eigenen Rolle.

Seit einigen Jahrzehnten – und in letzter Zeit verstärkt – kristallisiert sich dieses männliche Unbehagen in der Gründung von Männerzentren, Männergruppen, männertherapeutischen Veranstaltungen und emanzipatorischer Männerliteratur. Historisches Gründungsdatum dieser Bewegung von Männern war das Jahr 1970, als im kalifornischen Berkeley das erste **Men's Center** entstand. Im Gründungsmanifest hieß es damals: *„Wir als Männer möchten unsere volle Menschlichkeit wiederhaben [...]. Wir möchten uns selbst gern haben; wir möchten uns gut fühlen und unsere Sinnlichkeit, unsere Gefühle, unseren Intellekt und unseren Alltag zufrieden erleben"* (Sawyer 1974, Seite 123).

Veränderte Männlichkeit bedeutet:

- Für sich selber (als Mann): Reflexion, Selbstkritik, Introspektion, Spaß an der eigenen Entwicklung, Lebensfreude, Flexibilität und Selbstverwirklichung.
- Für die Frauen: Partnerschaft, Liebe und Leidenschaft, Empathie, Mitverantwortung in Haushalt und Beziehung.
- Für die Kinder: Präsenz des Vaters, Engagement, Dialog, Verantwortung, Vorbild, Auseinandersetzung und Verbundenheit.
- Für andere Männer: Freundschaft, Kollegialität, Kritik und Selbstkritik, Offenheit und Hilfsbereitschaft (Hollstein 2001, Seite 39ff.).

Aufgrund der vorhandenen empirischen Untersuchungen lassen sich im Wesentlichen folgende 3 wichtige **Ergebnisse von Männerveränderung** formulieren:

- Männer erleben sich aufgrund ihrer Selbstentwicklung in einem breiteren Spektrum von Leben und Interessen. Sie begreifen sich nicht mehr nur als „Arbeitstiere", sondern als Menschen mit vielseitigen Bedürfnissen.
- Männer entwickeln aufgrund ihrer Veränderung ein neues Verhältnis zu anderen Männern. Sie betrachten die Mitmänner nicht mehr als Feinde und Konkurrenten, sondern zunehmend als Freunde und Kollegen. Aufgrund ihrer Männergruppenerfahrung sind sie in der Lage, nun auch eigene männliche Lebenswelten aufzubauen.
- Männern haben aufgrund ihrer Veränderung ein neues Verhältnis zu Frauen. Die Auseinandersetzung mit der eigenen Männlichkeit lässt Männer freier und partnerschaftlicher auf Frauen zugehen. Der Umstand, dass Männer aufgrund ihrer Männergruppenerfahrung sich eigene soziale Netze aufbauen können, entlastet überdies Frauen von ihrer „emotionalen Fürsorgepflicht" gegenüber den Männern (Kimmel 1987, Parpat 1994).

Die Veränderung der traditionellen Männlichkeit bringt den Männern Möglichkeiten, weniger eingebunden, fixiert, gepanzert und rigide zu sein. Sie führt zu mehr Nachsichtigkeit, Empathie, Hingabe, Genuss, Verantwortung und Rücksicht. Männer beschäftigen sich mehr mit sich selber und lernen sich dadurch besser kennen. Damit entwickeln sie auch ein konstruktiveres Verhältnis zu ihren Frauen, ihren Kindern und anderen Männern.

! Männer merken, dass es neben Beruf und Karriere noch andere Lebensziele gibt. Damit werden sie vielseitiger, flexibler und ausgeglichener. Das genau sind auch die wichtigen Qualitäten für ein gutes Altern (Fooken 1986).

Wer als Mann nur einseitig auf Leistung und Arbeitswelt fixiert ist, fällt bei Krankheit, Rente oder Pensionierung in ein tiefes Loch, weil das, an dem er sich bisher festhielt, seine Gültigkeit verloren hat (Hollstein 2001, Clare 2002). Von daher ist eine rechtzeitige Auseinandersetzung mit der traditionellen Männlichkeit eine notwendige Voraussetzung für ein gutes Älterwerden.

Literatur

1. Beauvoir S de. Das Alter. Reinbek: Rowohlt; 1972.
2. Brannon R. The Male Sex-Role. In: David DS, Brannon R. The Forty-Nine-Percent Majority. Reading: Addison-Wesley Publ.; 1976.
3. Brownmiller S. Weiblichkeit. Frankfurt/M.: S. Fischer Verlag; 1987.
4. Bründel H, Hurrelmann K. Konkurrenz, Karriere, Kollaps. Stuttgart: Kohlhammer; 1999.
5. Chodorow NJ. Das Erbe der Mütter. München: Suhrkamp; 1985.
6. Clare A. Männer haben keine Zukunft. Bern: Scherz Verlag; 2002.
7. Fooken I. Männer im Alter. In: Zeitschrift für Gerontologie 1986;19.
8. Friedan B. Mythos Alter. Reinbek: Rowohlt; 1997.
9. Goldberg H. Der verunsicherte Mann. Reinbek: Rowohlt; 1986.
10. Gruen A. Der Verlust des Mitgefühls. München: dtv; 1997.
11. Halper J. Stille Verzweiflung. München: mvg; 1992.
12. Höpflinger F. Männer im Alter. Zürich: ProSenectute; 2002.
13. Hollstein W. Potent Werden. Das Handbuch für Männer. Bern: Huber; 2001.
14. Hollstein W. Geschlechterdemokratie. Wiesbaden: Verlag für Sozialwissenschaften; 2004.
15. Hurrelmann K, Kolip P (Hrsg.). Geschlecht, Gesundheit und Krankheit. Bern: Huber; 2002.
16. Jacobi GH (Hrsg.). Praxis der Männergesundheit. Stuttgart: Thieme; 2003.
17. Kimmel MS (ed). Changing Men. Newbury Park: Sage Publ.; 1987.
18. Lee C. Hilflose Helden. Reinbek: Rowohlt; 1998.
19. Merchant C. Der Tod der Natur. München: Beck Verlag; 1987.
20. O'Neil JM. Gender-Role Conflict and Strain in Men's Lives. In: Solomon K, Levy NB (eds). Men in Transition. New York und London: Plenum Press; 1982.
21. Parpat J. Männlicher Lebenswandel durch langfristige Männergruppenarbeit. Phil. Diss. Berlin 1994.
22. Pollack WF. Richtige Jungen. Bern: Huber; 1998.
23. Rosenmayr L, Hilde. Der alte Mensch in der Gesellschaft. Reinbek: Rowohlt; 1978.
24. Sawyer J. On Male Liberation. In: Pleck JH, Sawyer J (eds). Man and Masculinity. Eaglewood Cliffs: Prentice-Hall; 1974.
25. Zilbergeld B. Die neue Sexualität der Männer. Tübingen: dgvt-Verlag; 1994.

23 Männermedizin – Männersprechstunde

Günther Jacobi

Standortbestimmung

Die mit dem Zeitalter der Aufklärung Verbreitung gefundene Gleichung „Frauen gleich Natur gleich krankheitsanfällig“ im Gegensatz zu „Männer gleich Kultur gleich gesund“ ist in mehrerlei Hinsicht überholt, wenn sie denn überhaupt je Gültigkeit hatte.

Denn obwohl die wissenschaftliche Aufarbeitung des Themenfelds *Männergesundheit* gut 20 Jahre hinter den Problemlösungen bei Frauen hinterherhinkt, sind die Folgen des in den Kapiteln 1 und 4 dargelegten Szenarios gut dokumentiert und das Nettoergebnis auf einen simplen Nenner zu bringen: Männer sind schnelllebiger und sterben daher 7 Jahre früher als Frauen.

! Es gilt als gesichert, dass dieser Unterschied der Lebenserwartung keine anthropologische Konstante, keine Erbschaft aus der Steinzeit ist (Dinges 2003) – denn vor der Industrialisierung im 19. Jahrhundert (und der damit sich ändernden Männerrolle) lagen Männer in ihrer Lebenserwartung noch nicht hinter den Frauen zurück.

Männerheilkunde oder Männermedizin hat nicht seine Entsprechung in der Frauenheilkunde bekannter und anerkannter Prägung. **Frauenmedizin** ist eine über mehrere Lebensdekaden durch die Bereiche Reproduktion und Geburtshilfe wesentlich mitgeprägte geschlechtsspezifische Medizin. In der Praxis ist somit zunehmend zu beobachten, dass sich der Frauenarzt als Hausarzt der Frau versteht.

Männermedizin verfolgt hingegen eine eher *geschlechtssensible* Herangehensweise an Gesundheitsverständnis, präventives Verhalten (d.h. Gesundheitsbildung) des Mannes. Am Ende der Männermedizin steht eine über Risikoverminderung erreichte nachhaltige Verbesserung der Gesundheitssituation unter Einbeziehung der notwendigen Facharztwissens. Dabei können Urologen die Funktion des Weichenstellers im Kompetenzfeld Anti-Aging des Mannes übernehmen.

Derzeit gibt es seitens der Ärztekammern im deutschsprachigen Europa keinen Ausbildungsgang mit der Zusatzbezeichnung Anti-Aging. Auch ist der „Arzt für Anti-Aging-Medizin“ als offizieller Facharzt nicht realisierbar.

Medizinische „Zielgruppe Mann“

Der objektive Gesundheitsstatus weicht bei Männern deutlich von ihrem subjektiven Empfinden ab. Selbst manifeste Gesundheitsprobleme werden von Männern aus Angst, für schwach gehalten zu werden, bagatellisiert. Krankheit und Rollendruck werden für nicht zusammenpassend gehalten. Schließlich bedeutet Krankheit in vielen Fällen die definitive Unmöglichkeit, die gesellschaftliche oder berufliche Rolle wie gewohnt auszufüllen, von der partnerschaftlichen bzw. familiären ganz abgesehen.

So glauben 80%, gesundheitsbewusst zu leben. Bei älteren Männern ist das Gesundheitsbewusstsein besser ausgeprägt als bei jüngeren. Die Bedrohung ihrer Gesundheit wird von Männern v.a. gesehen (1. Österreichischer Männergesundheitsbericht 2004):

- im Stress,
- im Schlafmangel,
- im Bewegungsmangel und
- in ungesunder Ernährung.

Trotz guter Erfolge in der Lebensverlängerung der Männer ist in den vergangenen 25 Jahren die behinderungsfreie Lebenserwartung nicht in gleichem Maße gestiegen wie die Lebenserwartung insgesamt (Abb. 23.**1**). Die **behinderungsfreie Lebenserwartung** ist jedoch ein guter Indikator dafür, ob sich mit dem Älterwerden auch die Lebensqualität verbessert oder ob der Zuwachs an Lebenszeit mit körperlichen und geistigen Gebrechen verbracht wird.

In der analysierten Periode läuft die Verbesserung der behinderungsfreien der Gesamtlebenserwartung parallel; d.h. es ist nicht gelungen, die zunehmende Lebenserwartung zu Gunsten einer gleichermaßen behinderungsfreien Lebensqualität zu gestalten. Hier muss Anti-Aging in der Männermedizin ansetzen, will sie nicht lediglich die Rate der pflegebedürftigen Hochbetagten erhöhen.

Die Schwachstellen des Gesundheitszustands der Männer gegenüber den Frauen ergibt sich erstens aus den **Krankheiten und Gesundheitsstörungen, an denen Männer häufiger erkranken**, wie

- Herz-Kreislauf-Krankheiten,
- Krankheiten der Leber und der Bauchspeicheldrüse,
- Krankheiten der Lunge und der Bronchien (Krebs als Folge des Rauchens und durch Arbeits- und Umweltfaktoren bedingte Lungenkrankheiten),
- Dickdarmkrebs (inadäquate Ernährung, übermäßiger Genuss von Fleisch) und
- inadäquate Stressanpassung.

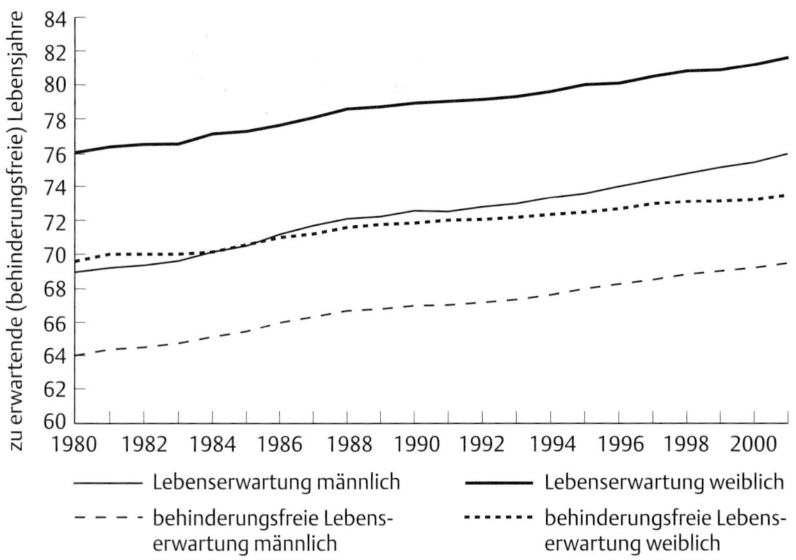

Abb. 23.**1** Lebenserwartung und behinderungsfreie Lebenserwartung von Männern und Frauen in Österreich (Quellen: Statistik Austria – Volkszählungen 1981, 1991 uns 2001; Todesursachenstatistik 1980–2001, Ergebnisse der Mikrozensus-Erhebung 1991 und 1999, Sonderprogramm „Fragen zur Gesundheit"; ÖBIG, eigene Berechnungen; entnommen dem 1. Österreichischen Männergesundheitsbereicht, herausgegeben vom Bundesministerium für soziale Sicherheit, Generationen und Konsumentenschutz [BMSG], Wien April 2004).

Zweitens ergeben sich diese Schwachstellen aus den **männerspezifischen Erkrankungen und Funktionsstörungen**, wie

- Sexualstörungen (erektile Dysfunktion, Kapitel 17),
- Prostatabeschwerden wie BPH und Prostatakrebs (Kapitel 20 u. 21) und
- Hormondefizit (Kapitel 16).

Das Gesundheitsdilemma der Männer stellt sich in seiner ganzen Tragweite dar, wenn folgende 3 statistische Quellen zu Hilfe gezogen werden:

1. Diagnosen der krankheitsbedingten Arbeitsunfähigkeit (Fehltagestatistik),
2. Krankenhausdiagnosen und
3. Todesursachen.

Arbeitsunfähigkeit

Diagnosen auf Arbeitsunfähigkeitsbescheinigungen sind häufig keine Enddiagnosen. Sie reflektieren vielmehr das symptomatische Organ, dessen Auswirkungen auf die Leistungsfähigkeit ein Arbeiten unmöglich machen. Solche Daten werden bevorzugt von Firmen und Krankenkassen analysiert (Vetter 2004).

Leistungseinschränkungen in lediglich 3 Organsystemen bzw. Funktionsbereichen tragen zu mehr als der Hälfte der Arbeitsunfähigkeitstage bei Männern bei. An erster Stelle finden sich Gesundheitsschäden im Bereich der Muskulatur und des Skelettsystems (Abb. 23.**2**). Dies spiegelt weniger die exorbitante Gesundheitsbelastung in diesem Organsystem als vielmehr die vielen anderen krank machenden Einflüsse (seelische Belastung, Stress) auf den Bewegungsapparat als psychosomatisches Zielorgan wider. Die mit jeweils unter 10% liegenden Diagnosen aus den Bereichen Psyche, Herz/Kreislauf und Verdauung lassen in Zusammenhang mit der viel höheren tatsächlichen Krankheitsbelastung darauf schließen, dass trotz solcher Gesundheitsbeeinträchtigungen in hohem Prozentsatz weiter gearbeitet wird.

Krankenhausdiagnosen

Krankenhausdiagnosen bei Entlassung sind in hohem Prozentsatz Enddiagnosen eines hohen Evidenzlevels. Somit vermitteln sie ein gutes Bild davon, wie es mit der Gesundheit des Mannes steht und wo in der Männermedizin die Primärprävention, die Früherkennung und die Therapie bevorzugt anzusetzen hat.

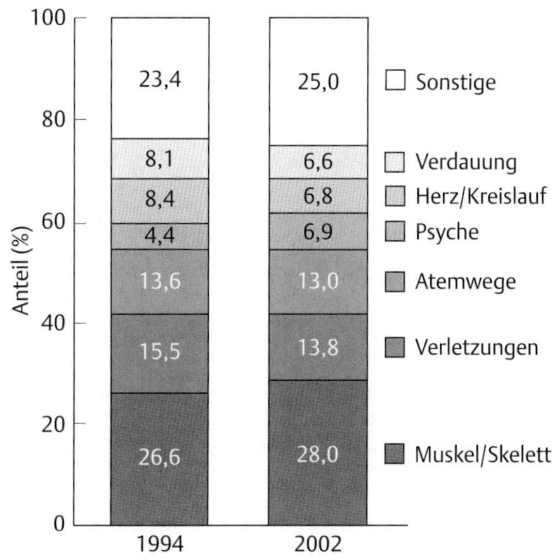

Abb. 23.**2** Arbeitsunfähigkeit der Mitglieder der Allgemeinen Ortskrankenkassen (AOK) nach erkrankten Organgebieten (Quelle: Wissenschaftliches Institut der AOK [WidO 2004]).

In Tab. 23.**1** sind die 10 häufigsten Diagnosen von Männern aufgelistet, die im Jahr 2000 die Dienste eines Krankenhauses in Anspruch genommen haben, sei es zu einer geplanten diagnostischen oder therapeutischen Maßnahme, als Notfall, als ambulanter Patient („Stundenfall") oder im finalen Stadium („Sterbefall"). Unter den 10 häufigsten Diagnosen bei Krankenhausentlassung von Männern (älter als 30 Jahre) findet sich auf Platz 1 mit Abstand am häufigsten die **Koronare Herzkrankheit** (Tab. 23.**1**).

Die Hinzunahme der Herzdiagnosen der Plätze 5, 6, und 8 verdeutlichen das vorrangige Gesundheitsproblem von Männern.

! Damit darf man die kompetente Blutdruckmessung als wohl wichtigste (und einfachste) Anti-Aging-Maßnahme ansehen.

Die hohe Rate der **Krankheitsfolgen durch Alkohol** verwundert viele Heilberufler, zumal Alkohol als Schadensfaktor nur oberflächlich im Bewusstsein der Männer (und der Gesellschaft) verankert ist.

Der 3. Schwerpunkt männerbezogener Krankenhausdiagnosen stellt **Krebs** dar. Lungenkrebs (Listenplatz 4) zusammen mit dem Gesundheitsrisiko Alkohol belegt die immense Bedeutung der Förderung von Gesundheitsbildung im Rahmen der Präventivmaßnahmen. Prostatakrebs stellt ein höheres Gesundheitsproblem dar als Rang 10 reflektiert, da viele dieser Patienten nie in einem Krankenhaus behandelt werden.

Todesursachen

Die Todesursachenstatistik 2002 weist mit über 50% Herz-Kreislauf-Krankheiten als prädominantes männermedizinisches Problem aus (Tab. 23.**2**). Krebserkrankungen der Lunge, der Prostata und des Dickdarms folgen, so dass die *Zielgruppe Mann* im Rahmen präventiver Anti-Aging-Bemühungen klar ausgewiesen ist. Rechnet man zur alkoholischen Leberkrankheit (Rang 10 in Tab. 23.**2**) die alkoholassoziierten Fälle von Leberzirrhose (Rang 24, nicht dargestellt) und hepatozellulärem Karzinom (Rang 25 nicht dargestellt) hinzu, so dürfte Alkohol als Todesursache den Stellenwert von Prostatakrebs und Dickdarmkrebs erreichen.

So lassen sich die tödlichen Gefährdungen der Männer auf einen sicher vereinfachten, aber in seiner Zielrichtung klaren Nenner bringen:

Good-Aging für die Praxis

Männermedizin ist dann effektiv, wenn sie auf der Ebene der Lebensstiländerung Herzkrankheiten verhindert, einem riskanten Alkoholgenuss entgegenwirkt und Krebsrisiken (Rauchen, Ernährung) reduziert.

Männersprechstunde

Inhalt, Ziele

Eine vom Praxisalltag abgetrennte, speziell für Männer reservierte Sprechstunde ist ein wichtiger Schritt in Richtung einer Institutionalisierung männermedizinischer Belange und einer männersensiblen Gesundheitsbildung. Urologen und andere Fachärzte mit Zusatzbezeichnung Andrologie werden entsprechend ihrer Kompetenz männerspezifisch agieren. Sie werden sich in einer Männersprechstunde vornehmlich um Männerkrankheiten in der 2. Lebenshälfte kümmern, also eine symptombezogene Medizin anbieten. Diesen Krankheitsbildern und altersbedingten Funktionsstörungen sind die Kapitel 16 bis 21 gewidmet.

Tabelle 23.**1** Die 10 häufigsten Krankenhausdiagnosen (nach ICD10–3-Steller A-T) bei Entlassung (einschließlich Sterbe- und Stundenfälle) bei Männer ab dem 30. Lebensjahr in Deutschland 2000; die Berechnung basiert darauf, dass die Anzahl der aus vollstationärer Krankenhausbehandlung entlassenen Patienten rund 80% aller männlichen Patienten (6.034.036) der gleichen Altersgruppe ausmacht (Quelle: Statistisches Bundesamt, Bölt 2004 [Destatis] [ZwSt Bonn], Krankenhausdiagnosestatistik)

10 häufigste Krankenhausdiagnosen bei Männern in 2000	n = 1.387942	Anteil (%) an den häufigsten 10 Diagnosen
1. I25 Chronische ischämische Herzkrankheit	365.236	26,3
2. F10 Psychische und Verhaltensstörungen durch Alkohol	191.144	13,8
3. K40 Hernia inguinalis	140.826	10,2
4. C34 Bösartige Neubildung der Bronchien und der Lunge	131.470	9,5
5. I21 Akuter Myokardinfarkt	102.586	7,4
6. I50 Herzinsuffizienz	100.870	7,3
7. G47 Schlafstörungen	98.952	7,1
8. I20 Angina pectoris	89.514	6,4
9. N20 Nieren- und Ureterstein	87.010	6,3
10. C61 Bösartige Neubildung der Prostata	80.334	5,8

Tabelle 23.2 Die 10 häufigsten Todesursachen (nach ICD10–3-Steller A-T) bei Männern ab dem 30. Lebensjahr in Deutschland 2002; die Berechnung basiert darauf, dass die Anzahl der Sterbefälle rund 80% aller männlichen Patienten (381.409) der gleichen Altersgruppe ausmacht (Quelle: Statistisches Bundesamt, Bölt 2004 [Destatis] [ZwSt Bonn], Todesursachenstatistik)

10 häufigste Todesursachen bei Männern 2002	n = 182.026	Anteil (%) an den häufigsten 10 Ursachen
1. I25 Chronische ischämische Herzkrankheit	38.620	21,2
2. I21 Akuter Myokardinfarkt	34.882	19,2
3. C34 Bösartige Neubildung der Bronchien und der Lunge	28.713	15,8
4. I50 Herzinsuffizienz	17.757	9,8
5. I64 Schlaganfall, nicht als Blutung oder Infarkt bezeichnet	13.680	7,5
6. J44 Sonstige chronische obstruktive Lungenkrankheit	11.801	6,5
7. C61 Bösartige Neubildung der Prostata	11.422	6,3
8. C18 Bösartige Neubildung des Dickdarms	9.400	5,2
9. J18 Pneumonie, Erreger nicht näher bezeichnet	7.892	4,3
10. K70 Alkoholische Leberkrankheit	7.859	4,3

Eine Männersprechstunde sollte auch (oder eben gerade) folgende **Schwerpunkte** mit einbeziehen:

- Prävention von Herz-Kreislauf-Erkrankungen,
- Stoffwechselanalyse und -beratung,
- Ernährung sowie
- Suchtanalyse.

Die Sprechstunde sollte also das Prinzip der präventiven Verhaltensmedizin verfolgen. Mit solcher Thematik befassen sich vordringlich die Kapitel 5 bis 15. In diesem Abschnitt wird der spezielle Zugang zu Anti-Aging-Maßnahmen bei Männern zusammengefasst.

Ärztliche Anti-Aging-Kompetenzfelder bei Männern sind:

- Allgemeine Prävention (Vorbeugung, Immunstärkung),
- gezielte Prävention bei „familiären" Belastungen (Bluthochdruck, Diabetes),
- Krebsprävention ab Beginn eines erhöhten Risikos,
- Übergewicht und Ernährungsumstellung, Stoffwechselberatung,
- Vitamine, Hormone und andere Vitalstoff,
- körperliche Fitness, Programm und Überwachung,
- Stressanalyse und Präventionsstrategien,
- sexuelle Funktionsstörungen (Impotenz und andere),
- männliche Hormoninsuffizienz, männliche „Wechseljahre" (PADAM),
- geistige Fitness und mentales Training (Psychohygiene),
- Beratung bei Suchtrisiken, Suchtprävention, Entwöhnung,
- Vitalisierung durch Wellness- und Wohlfühlprogramme und
- kosmetische Interventionen bei medizinischer Indikation (Haarverlust, Narben, unnatürliche Hautalterung).

Analyse und Intervention

Anamnese

Bei der Erhebung der Vorgeschichte im Anti-Aging-Bereich ist zu bedenken, dass meist keine klinisch spezifischen Symptome vorliegen. Zudem geht es oft auch nicht um die Erkrankung in einem spezifischen Organsystem, sondern um den Alterungsprozess an sich. Neben den endogenen Risikofaktoren spielt insbesondere der Lebensstil mit den exogenen Risiken eine entscheidende Rolle. So muss das Diagnostikprogramm umfassend genug sein, um ein klares Bild über den Alterungsstatus und entsprechende Risikofaktoren zu erlauben. Kostenbegrenzung erfordert eine rationelle Herangehensweise.

Vorgefertigte Anamnesebögen können von den Männern bereits vor dem Erstgespräch in Ruhe ausgefüllt und kommentiert werden (Abb. 23.**3**). Moderne Untersuchungssysteme zur Altersdiagnostik, wie etwa das Bio-Aging-System oder der Hochschild-Scan haben entsprechende Frageprogramme in die Software integriert. Wer ohne programmierte Hilfen arbeitet, sollte sich an folgenden Eckpunkten orientieren:

- Familiengeschichte,
- Sozialstatus,
- Gesundheitsstatus (Selbsteinschätzung),
- Ernährungsgewohnheiten,
- sportliche Aktivitäten,
- bisherige präventive Maßnahmen,
- psychosoziale Faktoren und
- Stressfaktoren.

Diagnostik

Es hat sich als sinnvoll erwiesen, nach einer Checkliste vorzugehen, die der individuellen ärztlichen Arbeitsweise gerecht wird. Die Diagnostik sollte gezielt und bezogen auf die individuellen Risikofaktoren, spezifischen gesundheitlichen Gefährdungen (Lebensstilanalyse) ab-

AMS-Fragebogen

Welche der folgenden Beschwerden haben Sie zur Zeit? Kreuzen Sie bitte für jede Beschwerde an, wie stark Sie davon betroffen sind. Wenn Sie eine Beschwerde nicht haben, kreuzen Sie bitte „keine“ an.

Beschwerden:	**keine**	**leichte**	**mittlere**	**starke**	**sehr starke**
Punkte =	**1**	**2**	**3**	**4**	**5**
1. **Verschlechterung des allgemeinen Wohlbefindens** (Gesundheitszustand, subjektives Gesundheitsempfinden)	☐	☐	☐	☐	☐
2. **Gelenk- und Muskelbeschwerden** (Kreuz-, Gelenk-, Gliederschmerzen, Rückenschmerzen)	☐	☐	☐	☐	☐
3. **Starkes Schwitzen** (unerwartete/plötzliche Schweißausbrüche, Hitzewallungen unabhängig von Belastung)	☐	☐	☐	☐	☐
4. **Schlafstörungen** (Einschlafstörungen, Durchschlafstörungen, zu frühes und müdes Aufwachen, schlecht Schlafen, Schlaflosigkeit)	☐	☐	☐	☐	☐
5. **Erhöhtes Schlafbedürfnis, häufig müde**	☐	☐	☐	☐	☐
6. **Reizbarkeit** (Aggressivität, durch Kleinigkeiten schnell aufgebracht, missgestimmt)	☐	☐	☐	☐	☐
7. **Nervosität** (innere Anspannung, innere Unruhe, nicht still sitzen können)	☐	☐	☐	☐	☐
8. **Ängstlichkeit** (Panik)	☐	☐	☐	☐	☐
9. **Körperliche Erschöpfung/Nachlassen der Tatkraft** (allgemeine Leistungsminderung, Abnahme der Aktivität, fehlende Lust zu Unternehmungen, Gefühl, weniger zu schaffen, zu erreichen, sich antreiben müssen, etwas zu unternehmen)	☐	☐	☐	☐	☐
10. **Abnahme der Muskelkraft** (Schwächegefühl)	☐	☐	☐	☐	☐
11. **Depressive Verstimmung** (Mutlosigkeit, Traurigkeit, Weinerlichkeit, Antriebslosigkeit, Stimmungsschwankungen, Gefühl der Sinnlosigkeit)	☐	☐	☐	☐	☐
12. **Gefühl, Höhepunkt des Lebens ist überschritten**	☐	☐	☐	☐	☐
13. **Entmutigt fühlen, Totpunkt erreicht**	☐	☐	☐	☐	☐
14. **Verminderter Bartwuchs**	☐	☐	☐	☐	☐
15. **Nachlassen der Potenz**	☐	☐	☐	☐	☐
16. **Abnahme der Anzahl morgendlicher Erektionen**	☐	☐	☐	☐	☐
17. **Abnahme der Libido** (Spaß am Sex, Lust auf Sexualverkehr)	☐	☐	☐	☐	☐

Haben Sie andere Beschwerden? **Ja** ...... ☐ **Nein** ..... ☐
Wenn Ja, bitte angeben: ______________________

____

Abb. 23.**3** Fragebogen zur Evaluierung von Altersbeschwerden bei Männern (Aging Male Symptoms Scale, AMS; die Auswertung bezieht eine Erfassung psychologischer, somatischer und sexueller Funktionsstörungen ein (Heinemann et al. 1999; Möglichkeiten der Bewertung bei http://www.aging-males-symptoms-scale.info).

zielen. Tab. 23.**3** gibt ein Beispiel für eine Checkliste, nach der eine Patientenkartei in einer Anti-Aging-Sprechstunde aufgebaut werden kann.

Laboruntersuchungen (Basislabor), Tumormarker, Hormone im Serum und der oxidative Status werden risikobezogen, ggf. auch symptombezogen veranlasst. Eine DNA-Diagnostik ist oft hilfreich, um Polymorphismen mit der Folge altersassoziierter Krankheiten ausschließen oder bestätigen zu können.

Im Anti-Aging gewinnt die Unterscheidung zwischen chronologischem und biologischem Lebensalter eine Bedeutung für viele strategische Empfehlungen. Entsprechende Messplätze wie etwa der Hochschild-Scan (H-Scan) mit Messparametern im Bereich der Sensorik, der Vigilanz und Reaktion, der Muskelphysiologie, der Lungenfunktion, sowie komplexe Tests zur Wahrnehmungs- und Entscheidungsreaktion und Merkfähigkeit sind Anti-Aging-Instituten und Kliniken vorbehalten. Gleiches gilt für die Erhebung anthropometrischer Daten.

Innerhalb von Praxisnetzen und in speziellen Versorgungszentren können Patienten zur Diagnostik mittels bildgebender Verfahren (z.B. Osteoporoserisiko) weitergeleitet werden. Abklärungsprogramme wie Andro-*CHECK* (Österreich) und entsprechende programmatische Abklärungshilfen in der Andrologie (Kapitel 16) sind in Männersprechstunden sehr geeignete Hilfsmittel.

Intervention

In den Kapiteln 10 u. 11 sowie 28–30 sind entsprechende Strategien ausführlich behandelt. Zudem gibt es umfassende Übersichten in Buchform (Huber 2004, Jacobi 2003, Kleine-Gunk 2003, Lunenfeld u. Gooren 2002, Metka u. Haromy 2001).

Coaching

Das zeitliche Nachhalten von Vorbeugekonzepten bestimmt über Erfolg und Nichterfolg, über sinnvolle oder sinnlose Zeitaufwendung, über eine gute oder schlechte Investition. In diesem Zusammenhang kann auch ein längerfristiges privates Training durch einen sachkundigen Coach notwendig werden.

> ! Coaching ist ein Sammelbegriff für „individuelle Formen personenzentrierter Beratung und Betreuung auf Prozessebene".

Im Kontext mit Anti-Aging kann man es auch so ausdrükken: Männern wird beigebracht, wie sie bestimmte Aufgaben in Zusammenhang mit ihrer gesundheitsbezogenen Lebensgestaltung besser als bisher zuwege bringen. Ziel ist immer die Verbesserung der Selbstregulationsfähigkeit, also der **„Hilfe zur Selbsthilfe"**, durch die Förderung von Selbstreflexion und -wahrnehmung, von Bewusstsein und Verantwortung (Jacobi u. Hellmis 2003).

In Prävention ausgebildete Ärzte sind in einer Anti-Aging-Sprechstunde in der Lage, die **Aufgabe eines Gesundheitslotsen** zu übernehmen. Sie geben individuelle Orientierung, und zwar bei alternativen medizinischen Behandlungskonzepten, bei Nahrungsergänzungsmitteln, in der Krebsprävention, in den Bereichen Wellness und Fitness, in der Veränderung des Lebensstils, im Lebenswandel schlechthin.

Männerarzt – ein neuer Facharzt oder Hausarzt der Männer?

In den letzten Jahren, d.h. seit Männergesundheit überhaupt in den Fokus der Gesellschaft, der praktischen Medizin, der Gesundheitsbildung und der Industrie geriet, wurde der Wunsch nach einem Männerarzt immer lauter. Gefordert wird ein Spezialist, der – ähnlich dem Frauenarzt – eine Art lebenslanger Sorgefunktion für Männer übernehmen könnte.

Im **Fachgebiet Urologie** wird die Männerheilkunde traditionell in seinen vielfältigen Schwerpunkten wie der Sexualmedizin, der Andrologie (Männerkunde des Hormonhaushalts und der männlichen Reproduktion) und der Prävention, Diagnostik und Therapie von Krankheiten der männlichen Geschlechtsorgane abgedeckt.

An kompetenter Hilfe sollte es Männern also im Management urogenitaler Krankheiten und Funktionsstörungen nicht fehlen. In einer großstädtischen urologisch-andrologischen Durchschnittspraxis sind 60% der Besucher Männer, fast zwei Drittel sind über 60 Jahre, mit steigender Tendenz. Da die Beeinträchtigung der Männergesundheit aber komplexer Natur ist, bleibt sie meist nicht reine Urologensache.

Die Analyse des Begriffs „Männerarzt" in der Suchmaschine „google" am 5. Juli 2004 ergibt 2700 Eintragungen. Vertreten sind gute und schlechte Arztseiten, Pharmazeutisches von *Beauty* bis hin zu seriösem *Anti-Aging*, viel zu viel *Impotenz*, ganze *Verkaufsläden* für den Mann, sowie Kurioses und Scharlatanerie. Auch gute und gut gemeinte Offerten zur Verankerung und Zertifizierung des Männerarztes (etwa im Facharztkatalog der Ärztekammer) sind dabei.

Die **International Society for Study of the Aging Male** (ISSAM) gibt vor, den Männerarzt als Facharzt zu etablieren sei eine der wichtigsten Aufgaben des 21. Jahrhunderts; es gehe darum, die Lebensqualität, Vitalität, und Virilität des Mannes auch bei höherer Lebenserwartung zu erhalten.

Ärztliche Verteilungskämpfe sind nicht angebracht. Fachärzte für **Urologie und Sexualmedizin**, Ärzte aus den Bereichen **Allgemeinmedizin und Innere Medizin** mit der in Deutschland neuen **Zusatzbezeichnung „Andrologie"** (in Österreich dürfen diese Zusatzbezeichnung nur Urologen führen), der fachübergreifende Männer-Coach, sowie alle in präventiver Verhaltensmedizin, Ernährung, Lifestyle und Anti-Aging Versierten werden den Mann als Klienten und Patienten überzeugen. Polemik fachärztlicher Berufsverbände nach dem Motto „wer macht das Rennen" ist nicht angebracht. Denn der Mann ist nicht *so* gesundheitsinkompetent (und noch nicht *so* krank), als dass er nicht Manns genug wäre, sich seinen ihm passenden Arzt zu suchen.

Tabelle 23.**3** Erstellung einer individuellen Checkliste in einer Männersprechstunde: 1 = bei Eingangskonsultation, 2 = im Laufe der Intervention, 3 = als langfristiges Coaching

	Checkliste/Patientenakte der Männersprechstunde		**Work-up**
	Persönliche Daten:	– Beruf, Beschäftigungssituation – Partnerbeziehung, Kinder, Wohnen, körperliche, geistige und mentale Selbsteinschätzung	1
I	**Noxen, Belastungen**		
1	**Raucher:**	– Anzahl pro Tag, seit wann, Raucherentwöhnungsversuche, Ex-Raucher, Raucher in Familien-/Freundeskreis	1 (+2+3)
2	**Alkohol:**	– Bevorzugtes Getränk, Quantum pro Woche – Seit wann, Anlass: zum Feierabend, am Arbeitsplatz, allein oder gemeinsam	1 (+2+3)
3	**Drogen:**	– welche, wann, wie oft, Entwöhnung?	1
4	**Umwelt:**	– Auto fahren, riskante Sportarten, allgemeine Unfallgefahr, Sonnenexposition (Schutz)	1
II	**Lifestyle**		
5	**Ernährung:**	– Wie oft am Tag, Frühstück, Hauptmahlzeit abends, zu Hause kochen, Essen außer Haus, – Lebensmitteleinkauf, Bevorzugung von Fleisch, Fisch, Obst/Gemüse – Nahrungsergänzungsmittel, Functional Food	1 (+2+3)
6	**Körperliche Aktivität:**	– Bewegung allgemein, wie, wann, wie oft, Dauer Freizeitsport, Ausdauertraining, Krafttraining	1 (+2+3)
7	**Mentale Performance:**	– Stressbelastung, Erlebnis von Flow (Kapitel 35) – Glücksgefühle, Zufriedenheit (z.B. Fragebogen S. 279) – Hobbies, Mußestunden, Erleben von Urlaub	1 (+2+3)
III	**Familienanamnese**		
9	**Demografie:**	– Alter und Gesundheitszustand der Eltern und Geschwister, ggf. Todesursache	1
10	**Erkrankungen:**	– Bei Verwandten 1. Grades: Adipositas – Arterielle Hypertonie, Diabetes mellitus, Hypercholesterinämie, Gicht, Demenz, Herzkrankheiten, Schlaganfall, Krebserkrankungen (Prostatakrebs), Osteoporose, Erkrankungs- und Risikohäufungen	1
11	**Lifestyle-Muster:**	– (s.o.)	1
IV	**Krankheits-/Gesundheitsanamnese**		
12	**Krankheiten:**	– Krankenhausaufenthalte, Operationen, Therapien, Reha-Maßnahmen	1
13	**Organfunktionen:**	– Herz, Lunge, Nervensystem und Gehirn, Psyche, Hormonsystem/PADAM (z.B. Fragebogen S. 186), Haut und Haare, – Urologische Krankheiten: Prostata, Harnblase, Sexualfunktion	1
14	**Bisherige Prävention:**	– Vorbeugemaßnahmen, Früherkennung, Vorsorgeuntersuchung	1
15	**Dauermedikation:**	– Kardiaka, Antikoagulanzien, Acetylsalicylsäure, Psychopharmaka – Welche Selbstmedikation	1+2
V	**Diagnostik alterspezifischer Parameter**		
16	**Allgemeine Größen:**	– Körpergewicht, Körpergröße, BMI, Taillenumfang, Körperbau-Typ, Blutdruck, Puls	1+2
17	**Körperliche Untersuchung:**	– einschließlich Groborientierung über Funktion der Sinnesorgane	1
18	**Laboruntersuchungen:**	– im Serum Blutbild, – Leber- und Nierenstatus, Elektrolyte – Stoffwechselwerte einschließlich Nüchtern-Blutzucker und HBA_{1c}, Hormone (Testosteron, DHEA-S, T4, GH) – Tumormarker (PSA, CEA, AFP) – Stoffwechselparameter, Homocystein, CRP, Immunparameter – Vitamine, Marker des oxidativen Stress (endogene antioxidative Enzymsysteme, antioxidatives Potenzial) – Urinstatus	1+2

Tabelle 23.**3** Fortsetzung

	Checkliste/Patientenakte der Männersprechstunde		**Work-up**
		– Haaranalyse bei Schwermetallbelastung – DNA-Diagnostik bei Polymorphismen	
19	**Fachübergreifende apparative Diagnostik:**	– kardiologisch, pulmonologisch, Sinnesorgane – Messung des biologischen Alters (H-Scan, BIO-Aging, Age-Scan nach Antox) – Osteodensitometrie (DEXA, Ultraschall) – Anthropometrie (Messung der Körperzusammensetzung, DEXA, Bio-Impedanz-Analyse)	1+2
20	**Sportmedizinische Analyse der Leistungsfähigkeit:**		1
VI	**Weichenstellung zu fachübergreifender Analyse und Intervention**		
21	**Kardiologe:**	– bei Herzerkrankung in der Anamnese, bei Hypertonie, ED als Leitsymptom, anderen kardiovaskulären Risiken	1
22	**Diabetologe:**	– ED als Diabetesverdacht, Metabolisches Syndrom	1
23	**Fitnesstrainer:**	– Trainingsprogramm	1
24	**Wissenschaftliche Ernährungsberatung:**	– Krankhafte Adipositas, Diabetes mellitus, Gicht, Diätversagen	1
25	**Diagnostik Bewegungsapparat:**	– Physiotherapie: Rückenschmerz-Syndrom	1
26	**Psychologie:**	– Stressbewältigung, Intervention bei Burnout, Entwöhnung/Suchtbekämpfung, kognitive Funktionstests	1 (+2+3)
VII	**Fachübergreifendes Coaching**		**3**

! Eine von vornherein effiziente, qualitätsgesicherte Praxis gewinnt durch Einbeziehung und Pflege des Kompetenzfeldes Männergesundheit dazu. Dabei ist es unerheblich, ob sich die Mediziner *Männerarzt* nennen oder lediglich eine Männersprechstunde in einem fachübergreifenden Netz anbieten (solange es sich nicht um Gynäkologen handelt!).

In einer Männersprechstunde können Männer umfassender als sonst möglich über Prävention und Früherkennung individuell beraten werden. Manchen wird der Weg zum „Männerspezialisten" ihres Vertrauens in der intimeren Atmosphäre „unter Männern" leichter fallen als über die Betriebsamkeit des regulären Wartezimmers. Nach eigener Erfahrung öffnen sich Männer in einer eigens für sie konzipierten Sprechstunde bereitwilliger den Problemen wie Übergewicht und Ernährungsumstellung, Fitness, Stressbewältigung und Präventionsstrategien bei Suchtrisiken.

Oft ist freilich die erektile Dysfunktion der Vektor, aber der Zweck darf hier die Mittel heiligen. Nach einer ausführlichen Risikoanalyse der bisherigen Lebensweise erfolgt eine indikationsbezogene Diagnostik und eine individuelle Beratung über Verhaltensänderungen oder Behandlungen. Der letzte und entscheidende Schritt führt zum langfristigen Kontrollieren der präventiven oder therapeutischen Ziele im Sinne eines nachhaltenden Coaching. Hier wird der verantwortungsvolle Männerarzt jedweder couleur Spezialisten in organisierten Kompetenznetzen und Versorgungszentren mit einbeziehen.

Literatur

1. Der 1. Österreichische Männergesundheitsbericht, Wien 2004. http://www.bmsg.gv.at/cms/site/attachments/7/6/8/CH0124/CMS1060093253921/publikationmg2.4.04.pdf.
2. Dinges M. Männergesundheit in Deutschland: Historische Aspekte. In: Jacobi GH (Hrsg.). Praxis der Männergesundheit. Stuttgart; Thieme Verlag: 2003.
3. Heinemann LAJ, Zimmermann T, Vermeulen A, Thiel C. A New 'Aging Male's Symptoms' (AMS) Rating Scale. The Aging Male 1999;2:105–114.
4. Huber J (Hrsg.). Grundlagen der Altersprävention. Wien; Wilhelm Maudrich Verlag: 2004.
5. International Society for the Study of the Aging Male (ISSAM): http://www.issam.ch.
6. Jacobi G, Hellmis E. Am liebsten immer 40 – Mit Power in die 2. Lebenshälfte. Stuttgart; TRIAS Verlag: 2003.
7. Jacobi GH (Hrsg.). Praxis der Männergesundheit. Stuttgart; Thieme Verlag: 2003.
8. Kleine-Gunk B (Hrsg.). Anti-Aging – Moderne medizinische Konzepte. Bremen; UNI-Med Verlag: 2003.
9. Lunenfeld B, Gooren L. Textbook of Men's Health. London; Parthenon Publ.: 2002.
10. Metka M, Haromy TP. Der neue Mann. Das revolutionäre Anti-Aging-Programm. München; Piper Verlag: 2001.
11. Vetter Ch (Hrsg.). Fehlzeiten-Report 2003, Wettbewerbsfaktor Work-Life-Balance. Betriebliche Strategien zur Vereinbarkeit von Familie, Beruf und Privatleben. Zahlen, Daten, Analysen aus allen Branchen der Wirtschaft. Heidelberg; Springer-Verlag: 2004.

24 Ernährungsrisiken im Alter – Probleme und Lösungen

Hans Konrad Biesalski und Ute Gola

Bedeutung einer adäquaten Ernährung

Ungenügende Ernährung führt zu einem Funktionsverlust und somit der Entwicklung von Krankheiten in allen Lebenszeiten. Adäquate Ernährung spielt auch im Alter eine wesentliche Rolle in einem gesunden und aktiven Lebensstil, der körperliche und mentale Funktionen erhält. Diese adäquate Ernährung wird nicht bei allen Gruppen älterer Menschen erreicht. Nach europäischen Studien sind bis zu 25% der über 75-Jährigen mangelernährt.

Veränderungen des Stoffwechsels mit dem Alter

Energiestoffwechsel, Grundumsatz

Gewichtsverlust im Alter ist ein ernst zu nehmendes Ereignis, unabhängig vom Ausgangsgewicht, da er mit Gebrechlichkeit assoziiert sein kann. Den älteren Menschen auf eine erhöhte Morbidität und Mortalität durch Gewichtsverlust hinzuweisen, ist besonders vor dem Hintergrund der immer wieder auch gegenüber alten Menschen vertretenen Meinung, dass eine Einschränkung der Energiezufuhr das Leben verlängere, von besonderer Bedeutung. Denn letzteres gilt bisher nur für Nager und sollte bestenfalls bei den jungen Alten zur Diskussion stehen (Kapitel 5.1).

Kalorienrestriktion ist – für sich gesehen – wahrscheinlich auch beim Menschen eine effektive Strategie zur Lebensverlängerung, und zwar bei Anwendung in der **Lebensmitte**. Bei einer Energieaufnahme von weniger als 1500 kcal/Tag kommt es mit der Restriktion der Makronährstoffe auch zu einem latenten Mangel an Mikronährstoffen. Das wirkt einer Lebensverlängerung entgegen. Es ist ähnlich wie bei der Osteoporose durch Mangel an Mikronährstoffen: Schlanke bis dünne Menschen haben ein höheres Erkrankungsrisiko für Osteoporose als wohlgenährte.

Also mag die Aussage, dass Energiereduktion das Leben verlängert, den altersabhängigen physiologischen Abbau bremst und das Auftreten der altersabhängigen Erkrankungen verzögert, bei einer Energiereduktion in jüngeren Jahren (zum Erhalt des Normalgewichts) und v.a. bei einem damit verbundenen gesunden Lebensstil, zu dem auch eine adäquate Versorgung mit allen Mikronährstoffen gehört, zutreffen. Für den alten Menschen bedeutet dies eher das Gegenteil.

Im Alter sinkt der Grundumsatz und mit abnehmender Mobilität auch der Arbeitsumsatz. Energiekonservierende und -verbrauchende Mechanismen sind im Alter nicht mehr fein aufeinander abgestimmt (Roberts et al. 1996). Besonders bei Männern mit Demenz vom Alzheimer-Typ und Parkinson-Krankheit findet sich im Vergleich zu Gesunden ein verringerter Grundumsatz und Energieverbrauch. Hier ist eine Reduktion des Energieverbrauchs um bis zur Hälfte als Folge ihrer körperlichen Inaktivität möglich.

Die **nahrungsinduzierte Thermogenese** (NIT, etwa 6 Stunden anhaltend) kann je nach Nahrungszusammensetzung bis zu 10% der Gesamtenergiezufuhr ausmachen. Bei Männern nimmt die NIT mit dem Alter ab, bei Frauen nicht. Abnehmende Körperaktivität und reduzierter Grundumsatz im Alter erfordern eine angepasste Energieaufnahme. Eine niedrige Energieaufnahme birgt aber das Risiko für inadäquate Mikronährstoffaufnahme. Im Alter von über 70 Jahren ist eine negative Energiebalance üblich, das Körpergewicht fällt selbst beim Gesunden. Dieser unfreiwillige Gewichtsverlust erhöht das Risiko für Proteinenergie-Mangelernährung und Mikronährstoffmangel.

Mangelernährung ist insbesondere häufig bei institutionalisierten älteren Menschen. Eine unzureichende Ernährung mit einzelnen Defiziten bei Altersheimbewohnern wird mit 15–40% beziffert (Volkert 1997).

Makronährstoffe

Eiweiß

Die Empfehlung einer täglichen Eiweißzufuhr von 0,8g auch für über 65-Jährige (DACH 2000) als ausreichend ist eher als kritisch anzusehen, da diese Zufuhr zu Defiziten führen kann. Die metabolische Reaktion bei Infektionskrankheiten ergibt eine stark katabole Stoffwechsellage. Berücksichtigt man den unterschiedlichen Proteinbedarf bei Krankheiten, so muss gerade bei älteren Menschen auf eine ausreichende Eiweißversorgung hingewiesen werden.

Selbst beim gesunden Erwachsenen steigt der Bedarf von etwa 0,55g/kg/Tag bei Verletzungen auf bis zu 4g/kg/Tag, bei gastrointestinalen Erkrankungen auf 1–1,5g/kg/Tag und bei konsumierenden Erkrankungen (chronische Infekte, Krebs) auf über 1g/kg/Tag an.

Nach Cambell et al. (1994) sind bei Menschen über 55 Jahren als adäquate Versorgung 1,0–1,25g/kg/Tag Eiweiß notwendig. Bei aller Forderung nach Idealgewicht sollte immer auf ausreichende Eiweißzufuhr geachtet werden.

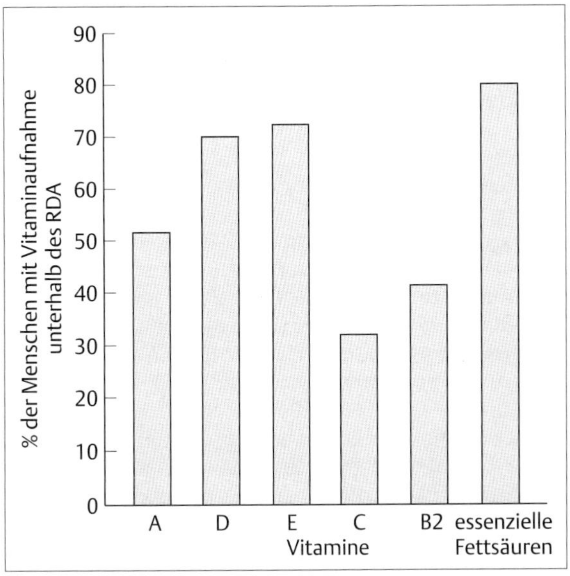

Abb. 24.**1** Prozent älterer Menschen, deren Vitaminaufnahme unter den Empfehlungen liegt (aus: The Nutrition of Elderly people DHSS Report 43; 1992). In der EU gilt per Konvention der RDA-Wert (**R**ecommended **D**ietary **A**llowences) als die durchschnittliche Aufnahme eines essenziellen Nährstoffs, die notwendig ist, um Mangelerscheinungen zu vermeiden.

Kohlenhydrate

Alte Menschen haben einen verminderten Kohlenhydratstoffwechsel. Gleichzeitig findet sich eine fortschreitende Abnahme der Glucosetoleranz. Dies führt u.a. zu einem kontinuierlichen Anstieg der Nüchternglucosewerte im Blut von ca. 1mg/dl pro Dekade. Zeichen der schlechteren Glucosetoleranz ist auch die altersabhängige Zunahme des glycosylierten Hämoglobins (HbA_{1c}) mit zunehmendem Alter bei Nicht-Diabetikern und unabhängig vom Körpergewicht, und andere geschlechtsabhängige Besonderheiten.

Fett

Eine ausreichende Zufuhr essenzieller Fettsäuren ist in jedem Alter von Bedeutung. Jedoch spielen bei Empfehlungen zur Fettzufuhr neben der eigentlichen energetischen Wirkung die Komponenten **Geschmack** und **Trägerfunktion** (fettlösliche Vitamine) eine Rolle. Entgegen den Empfehlungen, mit Fett zu „geizen" und die Zufuhr auf 60–70g/Tag zu beschränken, bleibt festzuhalten, dass es gerade auch die fettlöslichen **Vitamine A, E und D** sind, die bei älteren und hochbetagten Menschen kritische Nährstoffe darstellen (Abb. 24.**1**).

Während die wesentliche Quelle für Vitamin E pflanzliche Öle sind, kommt Vitamin A ausschließlich in tierischen Lebensmitteln (besonders Leber) vor. Die Spaltung des Provitamins, Beta-Carotin, ist bereits beim gesunden erwachsenen Menschen selbst bei guter Zufuhr (2–4mg/Tag) für die Vitamin-A-Versorgung bei Fehlen anderer Quellen nicht ausreichend.

Mikronährstoffe bei alten Menschen

Mikronährstoffdefizite

Ältere Menschen stellen eine besonders gefährdete Risikogruppe für eine Mangelversorgung mit Mikronährstoffen dar. Nachlassende Geruchs- und Geschmacksempfindlichkeit, Zahnverlust, die Einnahme von Medikamenten und nicht zuletzt depressive Verstimmungen können zu einer Verringerung der Nahrungsaufnahme bis hin zur Altersanorexie führen. Werden für 25- bis 50-jährige Männer noch 2400 kcal empfohlen, so sinkt der tägliche Bedarf bei 51- bis 65-Jährigen um 200 kcal und beträgt bei über 65-jährigen Männern lediglich noch 1900 kcal.

! Der eingeschränkten Nahrungsaufnahme muss also mit einem höheren Mikronährstoffgehalt der Nahrung begegnet werden, um die empfohlenen Vitamin- und Mineralstoffzufuhren zu erreichen.

Epidemiologie des Vitamin- und Mineralstoffmangels

Mit eingeschränkter Nahrungsaufnahme ist nur durch eine sehr sorgfältige Auswahl der Lebensmittel in den Bereich der empfohlenen Aufnahme von Mikronährstoffen zu gelangen. Da sich ältere Menschen häufig unausgewogen ernähren, sind bei ihnen oft Vitamin-Plasmaspiegel weit unter dem Bevölkerungsdurchschnitt zu finden.

Die Ergebnisse der 2600 Teilnehmer einschließenden **europäischen SENECA-Studie** (80–85 Jahre, nicht hospitalisiert; Haller et al. 1993) waren alarmierend: Die größten Vitamindefizite ergaben sich für Vitamin D (bei 41% der Teilnehmer im Plasma unter 30 nmol/l 25-Hydroxy-Vitamin D_3) und Vitamin B_6 (bei 23% unter 20 nmol/l Pyridoxal-5-Phosphat).

In **Deutschland** wurde die Vitaminaufnahme von 2106 Senioren im Rahmen der Nationalen Verzehrsstudie (NVS) ermittelt. Unphysiologisch niedrige Werte für Vitamin C ergaben sich bei 14% der Männer. Ein erheblicher Alterseinfluss wurde bei Vitamin B_{12} beobachtet. Die Häufigkeit eines zu niedrigen Vitamin B_{12}-Status lag bei den Senioren 3-mal so hoch wie in den jüngeren Altersgruppen.

Dramatische Defizite in der Altersgruppe von 75–97 Jahren zeigte die Bethanien-Ernährungsstudie an 300 hospitalisierten Hochbetagten (Schlierf et al. 1989, Volkert et al. 1992). Tab. 24.**1** verdeutlicht dies am Beispiel der Vitamine A und C.

Zwei Drittel der Untersuchten wiesen bei mindestens einem der 5 Vitamine A, C, B_1, B_2, und B_6 zu geringe Plasmaspiegel auf. Unterversorgt waren

- mit Vitamin C: 48% der Patienten,
- mit Vitamin B_1: 27% der Patienten,
- mit Vitamin A: 22% der Patienten,
- mit Vitamin B_6: 16% der Patienten,

Tabelle 24.1 Plasmakonzentrationen von Vitamin A und C in der Bethanien-Ernährungsstudie (aus: Volkert et al. 1992)

Plasmakonzentrationen	gesunde deutsche Bevölkerung	geriatrische Patienten
Vitamin A	2,03 μmol/l	1,34 μmol/l
Vitamin C	61,3 μmol/l	28,4 μmol/l

- mit Folsäure: 16% und
- mit Vitamin B_{12}: 9% der Patienten.

Altersbedingte Einschränkungen der Bioverfügbarkeit

Alterstypische **Beeinträchtigungen des Magen-Darm-Trakts** sowie eine generell **herabgesetzte Absorptionsrate** werden als Ursachen für einen relativ erhöhten Bedarf an einzelnen Vitaminen und Mineralstoffen im Alter angesehen. Eine latent vorhandene Vitaminmangelsituation kann durch die übliche **Medikamenteneinnahme** bei Älteren zusätzlich verschärft werden.

Die Bilanz geht weiter ins Negative, indem schwer absorbierbare Nährstoffe aufgrund von **Erkrankungen der Verdauungsorgane** weniger effektiv aufgenommen werden können (Bowman et al. 1992). So wird die Resorption von Vitamin B_{12} und Folsäure durch die im Alter häufig reduzierte Magensaftsekretion, insbesondere durch den Einsatz von Antacida, beeinträchtigt. Bei einem Viertel ist die Folsäureresorption auf weniger als 20% reduziert. Auch das an Protein gebundene Vitamin B_{12} wird beim Fehlen der Magensäure nur noch unzureichend freigesetzt.

Eine andere Ursache der Vitamin B_{12}-Problematik liegt in der bakteriellen Besiedlung des Magens mit **Helicobacter pylori**. Mehr als ein Drittel der über 50-Jährigen in Mitteleuropa weist eine solche Infektion auf. Bei Senioren kann ein niedriger Status von Riboflavin, Folsäure, Vitamin B_{12} und Vitamin C mit einem Nachlassen der geistigen Fitness verbunden sein (Goodwin et al. 1983). Die Empfehlung zur Supplementierung von Antioxidanzien gilt auch für Mikronährstoffe wie Calcium, Vitamin D und Vitamin B_{12}.

Ebenso kann durch zu geringe Tageslichtexposition oft keine ausreichende endogene Vitamin-D-Synthese mehr stattfinden. Die Empfehlung wurde bei Senioren für Vitamin D von 200 auf 600 IU und für Calcium von 800 auf 1200–1400 mg/d angehoben (Dietary Reference Intakes 1997).

Kritische Mikronährstoffe

Die Vitamine C, D, B_{12} sowie Eisen erweisen sich als Nährstoffe mit hohem Defizitrisiko bei älteren Menschen. Gründe sind unangemessene Aufnahme und Risikofaktoren wie chronische Erkrankungen und Rauchen (für Vitamin C), inadäquate Lichtexposition (für Vitamin D) und geringe Absorption (für Vitamin B_{12}).

Funktionale Indizes, wie Plasma-Homocystein lieferten weitere Beweise für einen unangemessenen Vitamin-B-Status, insbesondere für Folsäure, Vitamin B_{12} und Vitamin B_6.

! Ältere Menschen bilden, bezogen auf ihre Ernährungsprobleme, eine sehr unterschiedliche und inhomogene Bevölkerungsgruppe. Daher ist es sehr schwierig, eine empfohlene Nahrungsmittelaufnahme festzulegen, die die Bedürfnisse der Mehrheit deckt, ohne unpraktisch oder unangemessen für diejenigen zu sein, die relativ fit und gesund sind.

Ein praktisches Problem sind die variierenden Bedürfnisse zwischen Gruppen und beim Einzelnen selbst. Ideal, aber praktisch nicht realisierbar, wären speziell für den Einzelnen oder Gruppen mit vergleichbarem Bedarf individuell entwickelte Nahrungsergänzungsmittel. So empfehlen im Hinblick auf eine Osteoporoseprävention die neuen diätetischen Referenzaufnahmen täglich 1200 mg an Calcium und 15 μg an Vitamin D ab dem 70. Lebensjahr. Für Riboflavin, Niacin, Thiamin, Foliat, Vitamin B_6 und Vitamin B_{12} existieren ebenfalls neue DRIs.

Vitamin B_{12} stellt ein besonderes Problem für ältere Menschen mit atrophischer Gastritis dar. Es werden nur kleine Mengen von Vitamin freigesetzt, die dem Intrinsic Factor zur Bindung und zur endgültigen Absorption zur Verfügung stehen. Zudem wird die kleine Menge des freigesetzten Vitamin B_{12} auch noch von Bakterien des proximalen Dünndarm angegriffen und aufgenommen. Zur Prävention von Mangelzuständen bei älteren Menschen ist die **Vitamin-B_{12}-Substitution** zu empfehlen.

Die **Calciumabsorption** vermindert sich auch mit fortschreitendem Alter. Wahrscheinlich ist dies Folge eines gestörten Vitamin-D-Metabolismus. Denn ältere Menschen nehmen das Provitamin vermindert auf, haben eine geringere UV-Lichtexposition und die alternde Haut ist zudem weniger dazu in der Lage, Vitamin D zu synthetisieren.

Neuere epidemiologische Studien haben **Vitamin K** als potenziell wichtigen diätetischen Faktor herausgestellt. Mangel kann die Knochenmasse und -dichte vermindern und damit das Risiko von Hüftfrakturen erhöhen. Vitamin K ist ein Kofaktor für die Synthese von Proteinen, die an der Blutgerinnung und am Knochenstoffwechsel beteiligt sind.

Wenig ist bekannt, wie spezifische Nährstoffbedürfnisse durch physischen Stress oder Krankheit beeinflusst werden. Die Faktoren der Appetitkontrolle müssen noch besser verstanden werden, um eine Erklärung für altersbezogene Anorexie zu finden.

! Kurzgefasst heißt das, dass ältere Menschen nicht bloß ältere Versionen jüngerer Erwachsener sind. Sie haben vielmehr einzigartige metabolische Charakteristika, die die Ernährungswissenschaft gerade genauer zu definieren beginnt.

Mikronährstoffdefizite und kognitive Leistungsfähigkeit

In diesem Zusammenhang spielt häufig ein unzureichender Vitamin-B_{12}-Status eine Rolle. Über die Reduktion erhöhter Homocystein-Konzentrationen steht Vitamin B_{12} in engem Bezug zu Folsäure und Vitamin B_6. Bei Männern wurde in der Sieben-Länder-Studie eine Beziehung zwischen kognitiver Funktion und der Aufnahme von **Vitamin B_6, Folsäure und Vitamin B_{12}** gefunden. Mikronährstoffdefizite (Vitamin-B-Gruppe) können einen nicht unerheblichen Einfluss auf die Stimmungslage haben. Depressive Verstimmungen im Alter können Folge oder Begleiterscheinungen solcher Defizite sein.

Perrig et al (1997) zeigten eine Korrelation zwischen den Plasmaspiegeln von **Beta-Carotin, Vitamin C** und der Gedächtnisleistung. In der österreichischen Studie zur Schlaganfall-Prävention hatten Patienten mit Apoplex bei gestörter kognitiver Funktion erniedrigtes Vitamin E im Blut. Eine französische Studie berichtet von niedrigeren Plasmaspiegeln von Vitamin C bei Menschen mit Demenz vom Alzheimer-Typ.

Nach amerikanischen Studien korreliert die Vitaminversorgung mit kognitiven Leistungen. Kritisch ist die Versorgung mit **Vitamin B_{12}, Folsäure, Riboflavin und Vitamin C**.

Zweifelsohne kommt **Vitamin E** im ZNS eine wichtige Rolle bei der Aufrechterhaltung neuronaler Integrität und der Prävention von Zellverlust zu. Vitamin E ist das einzige lipidlösliche, kettenbrechende Antioxidans, das in biologischen Membranen gefunden wird. Somit liegt der Nutzen von Vitamin E bei neurologischen Störungen, die mit oxidativem Stress in Zusammenhang gebracht werden, auf der Hand. Orale Supplementierung von Vitamin E (1000 mg/Tag plus 300 mg/Tag an Vitamin C) für zwölf Monate verbessert das Gedächtnis, die motorischen Leistungen und die Stimmung.

Die Verwendung von Plasma-Homocystein als metabolischer Marker des Folatstatus weist darauf hin, dass subklinischer Folatmangel bei älteren Menschen häufig ist. Die Beziehung zwischen einem niedrigen Folsäurestatus und dem Auftreten von Depressionen ist erwiesen. Daher sollte eine **Folat-Supplementierung** in Erwägung gezogen werden.

Es besteht kein Zweifel, dass die **Einnahme von antioxidativen Mikronährstoffen** die kognitive Funktionsreserve verbessern kann, wenn Defizite bestanden.

Adäquate Ernährung im Alter

Altersbedingte Veränderungen, die zu einer reduzierten Energieaufnahme führen, sind verminderte körperliche Aktivität und der Verlust von fettfreier Körpermasse. Die wichtigsten Faktoren, die den Ernährungsstatus beeinflussen, sind u.a.:

- die Absorption und der Stoffwechsel der Nährstoffe,
- der Nährstoffumsatz sowie
- psychosoziale Faktoren (Einsamkeit, Verlust des Partners, Armut).

Körperzusammensetzung

Somatische altersassoziierte Veränderungen sind der Verlust von Körpergröße, Muskelmasse, Knochenmasse, Fettanteil und Wasseranteil. Am relevantesten sind Änderungen der Verteilung von Fett und fettfreier Körpermasse (**l**ean **b**ody **m**ass, LBM) und Veränderungen der Knochenzusammensetzung. Im Durchschnitt nimmt die LBM beginnend ab 60 Jahren progredient bis hin zu 40% Verlust (5 kg bei Frauen, 12 kg bei Männern) verglichen mit jungen Erwachsenen ab.

Ein weiterhin stabiles Köpergewicht kann durch eine begleitende Erhöhung des Gesamtkörperfetts erklärt werden. Bereits zwischen 35 und 40 Jahren tritt eine Verminderung der Knochendichte auf (Kapitel 15). Die Veränderungen in der Körperzusammensetzung beeinflussen unmittelbar die Nährstoffaufnahme und den Metabolismus. Der tägliche Energieumsatz wird durch niedrigere basale Energiebedürfnisse (niedrigerer Anteil an metabolisch aktivem Gewebe) herabgesetzt.

! Da die absoluten Nährstoffbedürfnisse jedoch unverändert bleiben, sollten ältere Menschen einen höheren Prozentsatz von Nahrungsmitteln mit hoher Nährstoffdichte und essenziellen Nährstoffen aufnehmen.

Abnahme der Muskelmasse (Sarkopenie)

Ernährungsphysiologische Aspekte

Sarkopenie, altersbedingte Stoffwechselkrankheiten des Bewegungsapparats (Osteopenie, muskuloskelettale Erkrankungen, Osteoporose) sowie Behinderungen können zu einer Abnahme körperlicher Aktivität führen. Hiermit einher gehen physiologische Altersveränderungen der Herz- und Lungenfunktion, die dem Wunsch nach Mobilität entgegenwirken (Kapitel 10).

Die Abnahme der Muskelmasse ist ein während des ganzen Lebens laufender Vorgang. Im Allgemeinen sind Anzeichen der Sarkopenie bei 10–25% älterer Menschen anzutreffen. Üblich ist eine Unterteilung in **Wasting** (Schwund), **Kachexie** und **Sarkopenie** (Tab. 24.**2**).

Wasting ist eine Folge einer nicht bedarfsangepassten Zufuhr (Hungern) oder einer Malabsorption. Kachexie ist Resultat chronisch entzündlicher und damit kataboler Prozesse. In beiden Fällen ist nicht nur die Muskulatur betroffen, während die Sarkopenie ausschließlich einen Abbau von Muskelgewebe darstellt. In der Behandlung und Prävention der Sarkopenie wird häufig nur körperliches Training propagiert. Eine adäquate eiweißreiche Ernährung scheint ebenso wichtig.

Endokrine Veränderungen

Mit dem Alter treten Veränderungen in Niveau und Wirkung der Hormone auf. Die Glucosetoleranz kann durch eine reduzierte Insulinsekretion und/oder Insulinsensitivität (häufig in Verbindung mit Übergewicht und ge-

Tabelle 24.2 Charakteristika der Merkmale der verminderten Muskelmasse bei alten Menschen (– Abnahme, 0 unverändert, + Zunahme)

	Wasting	Kachexie	Sarkopenie
Gewicht	–	0	0
Fett	–	–	0
Muskulatur	–	–	–
Appetit	0	–	0
Energiezufuhr	–	0	?
Energieabgabe (REE[1] (pro kg FFM)	–	+	0

ringer körperliche Aktivität) vermindert sein. Die verminderte Produktion von Wachstumshormon kann teilweise die Erhöhung des Körperfetts und den Verlust der Muskelmasse erklären.

Die Produktion von Schilddrüsenhormonen ist häufig vermindert. Die Herunterregulierung der Schilddrüsenfunktion kann als ein Schonmechanismus für den Organismus aufgefasst werden. Die verminderte Sekretion von Sexualhormonen ist wahrscheinlich Resultat herunterregulierter Reproduktionsorgane (Kapitel 16).

Ein verminderter Testosteronspiegel ist bei Männern mit einem höheren Risiko von Osteoporose assoziiert und wird wesentlich mit der Sarkopenie in Beziehung gebracht. Mediator ist Leptin; Leptin wird von Fettzellen produziert (Kapitel 7). Es bewirkt Sättigung und steigert die Stoffwechselrate. Da Testosteron über die hypothalamische Regulationsschiene einen Leptinanstieg bewirkt, kann so die Nahrungsaufnahme unterdrückt werden.

Altersanorexie, Unterernährung und Gegensteuern

Ursachen und Folgen

Als wichtigste Ursachen eines verminderten Willens zur Nahrungsaufnahme alter Menschen im Sinne der Anorexie und Inappetenz werden angesehen:

- Soziale Ursachen (alleine essen),
- Mobilitätsstörung,
- sensorische Störungen,
- Malabsorption,
- Stoffwechselstörungen,
- Infektionskrankheiten,
- Medikamente,
- Reduktion der Magenentleerung mit vorzeitiger Sättigung und
- Krankheiten des ZNS (Depression, Demenz u.a.m.).

Die Depression gilt als eine der wichtigsten Ursachen für mangelhafte Nahrungszufuhr und daraus resultierende Altersanorexie. Gleichzeitig wird die Depression durch eine verringerte Mikronährstoffzufuhr, besonders der B-Vitamine, begünstigt. Chronische Medikamenteneinnahme führt zu verringerter Aufnahme und gleichzeitig reduzierter Verfügbarkeit von Makro- und Mikronährstoffen. Die Abnahme der Nahrungsmenge ist bei Männern größer als bei Frauen.

Therapeutische Intervention

Unterernährung stellt ein wesentliches Ernährungsproblem beim alten Menschen dar. Eine Reihe therapeutischer Ansätze sind geeignet, den Appetit zu steigern oder die Sättigung hinauszuzögern. So können **Geschmacksverstärker** eingesetzt werden, die durch Reizung des Umami-Rezeptors (Kapitel 12) zu einer Vertiefung des Geschmacksempfindens führen. Empfehlenswert sind auch **energiereiche Supplemente**, die nicht zum Essen, sondern zwischen den Mahlzeiten genommen werden sollen.

Ein sich neu entwickelndes Feld ist die Anwendung von orexigenen **Appetitstimulanzien**. So kann Megestrol (ein Steroidabkömmling mit gestagener Wirkkomponente) zu einer Gewichtszunahme bei mangelernährten alten Menschen führen. Allerdings supprimiert Megestrol auch den Androgenstoffwechsel (Kapitel 16).

Mikronährstoffdefizite können per se anorektisch wirken. Bekanntestes Beispiel ist der Zinkmangel, welcher häufiger bei älteren Diabetikern zu finden ist.

Der soziale Kontext bei der Ernährung Älterer

Zwei Aspekte im sozialen Kontext mit Mangelernährung älterer Menschen bedürfen einer gesonderten Betrachtung – und zwar sozioökonomische und psychologische Merkmale.

Die **sozioökonomischen Aspekte** betreffen das Lebensalter, das Geschlecht, die Bildung und den Informationsstand (Ernährungskenntnisse), das Einkommen, sowie eher logistische Voraussetzungen wie Kocheinrichtungen, Tagespläne, Entfernung zu Lebensmittelgeschäften, Erreichbarkeit von Transportmitteln und Verfügbarkeit gewohnter Nahrungsmittel.

Vom **psychologischen Gesichtspunkt** aus sind Faktoren wie soziale Aktivitäten (Gruppe, Freunde, Lebenspartner, Einsamkeit), Selbstachtung und Selbstbewusstsein, Nahrungsvorlieben/-abneigungen (Essen als Erlebnis, Essen als Genuss) in Betracht zu ziehen. So wundert es nicht, dass sich der Ernährungszustand unabhängig lebender von dem institutionalisierter älterer Personen unterscheidet.

Good-Aging für die Praxis

Die adäquate Ernährung älterer Menschen gehorcht anderen Regeln und Bedürfnissen im Vergleich zu Erwachsenen in und knapp jenseits der Lebensmitte. Ausgehend von einem veränderten Energiestoffwechsel mit verringertem Grundumsatz, einer vom Jüngeren abweichenden Körperzusammensetzung, sowie alters- und krankheitsbedingten Störungen der Aufnahme und Verwertung der Nahrung ergibt sich ein altersspezifisch, in mancher Hinsicht auch geschlechtsspezifisch unterschiedlicher täglicher Bedarf.

Bei den Makronährstoffen kann die Eiweißzufuhr am ehesten kritisch werden. Bei den Mikronährstoffen können Ältere mit den Vitaminen A, B_{12}, C, D und Folsäure in ein Defizit geraten. Der Wasserhaushalt bedarf einer immer wieder zu erinnernden Trinkmenge von 1,5 bis 2 Litern täglich. Bei den Mineralien und Elektrolyten entsteht Mangel an Kalium, Eisen und Zink entweder durch inadäquate Aufnahme oder oft schon durch chronische Einnahme bestimmter Medikamente.

Zu einem nicht unerheblichen Teil lassen sich altersassoziierte und alterslimitierende Erkrankungen wie Demenz, Osteoporose, Sarkopenie, bzw. Diabetes, KHK, und speziell mit oxidativem Stress in ursächlichem Zusammenhang stehende Funktionsstörungen durch eine altersadäquate, nährstoffreiche Ernährung verhindern oder hinauszögern. Die Häufigkeit von Vitaminmängeln bei älteren Menschen, die zu einem großen Teil auf altersbedingte Veränderungen des Organismus zurückgehen, lässt die Verwendung von Nahrungsergänzungsmitteln generell sinnvoll erscheinen. Auf diese Weise kann Anti-Aging auch noch beim Älteren stattfinden.

Literatur

1. Bowman BA, Rosenberg IH, Johnson MA. Gastrointestinal function in the elderly. In: Munro HN, Schlierf G (eds.). Nestlé Nutrition Workshop Series, New York: Raven Press, 1992, 43–50.
2. Cambell WW, Crim MC, Dallal GE, Young VR. Increased protein requirements in elderly people. Am J Clin Nutr 1994; 60:501–509.
3. DACH: Deutsche Gesellschaft für Ernährung, Österreichische Gesellschaft für Ernährung, Schweizerische Gesellschaft für Ernährung, Schweizerische Vereinigung für Ernährung. Referenzwerte für die Nährstoffzufuhr. Frankfurt am Main, Umschau/Braus, 2000.
4. Goodwin JS, Goodwin JM and Garry PJ. Association between nutritional status and cognitive functioning in a healthy elderly population. JAMA 1983; 249: 2917–2921.
5. Haller J, Weggemans RM, Ferry M, Guigoz Y. Mental health, minimental state examination and geriatric depression score of elderly Europeans in the SENECA Study of 1993. Europ J Clin Nutr 1993; 50:112–116.
6. Perrig WJ, Perrig P, Stahelin HB. The relation between antioxidants and memory performance in the old and very old. J Amer Geriatr Soc 1997; 45: 718–724.
7. Roberts SB, Fuss P, Heymann MB. Effects of age on energy expenditure and substrate oxidation during experimental underfeeding in healthy men. J Gerontol A Biol Sci Med Sci (1996) 51: B158-B166.
8. Schlierf G, Oster P, Kruse W, Frauenrath C, Volkert D, Kübler W. Fehlernährung bei geriatrischen Patienten: Die Bethanien-Ernährungsstudie. Z. Gerontol. 1989; 22, 2–5.
9. Volkert D, Kruse W, Oster P, Schlierf G. Malnutrition in geriatric patients. Diagnostic and prognostic significance of nutritional parameters. Ann Nutr Metab 1992; 36:97–112.
10. Volkert D. Ernährung im Alter. Quelle & Meyer, Wiesbaden, 1997.

25 Geistige Leistungsfähigkeit erhalten

Manfred E. Beutel, Stefanie Wagner, Reiner Kaschel und Sönke Paulsen

Einleitung

Mit zunehmendem Lebensalter kommt es auch zu Veränderungen der geistigen Leistungsfähigkeit. Diese Veränderungen haben vielfältige Ursachen. Struktur und Funktionen des Gehirns sind Alterungsprozessen unterworfen, die durch Herz-Kreislauf- und Gefäßerkrankungen, Stoffwechselstörungen, neurodegenerative Erkrankungen u.ä. beschleunigt werden.

Die **Demenz** wird zunehmend als vordringliches Gesundheitsproblem des höheren Lebensalters erkannt (Kapitel 14). Anders als bei der Demenz besteht bisher keine übereinstimmende Definition so genannter **leichter kognitiver Einbußen**. Doch diese können die Betroffenen erheblich beeinträchtigen, ohne dass sie später in eine Demenz münden müssen. Andererseits ist das Risiko, bei nachweisbaren leichten kognitiven Einbußen später eine Demenz vom Alzheimer-Typ, eine gefäßbedingte (vaskuläre) oder andere, seltenere demenzielle Erkrankungen zu entwickeln, deutlich erhöht.

Für die ärztliche Praxis ist es wichtig, mögliche Anzeichen für leichtere kognitive Einbußen zu erkennen, um Menschen gezielt beraten zu können. Es geht darum, sie aufmerksam zu machen und zu aktivieren, ohne sie zu ängstigen. Auch im Bereich der geistigen Leistungsfähigkeit eröffnen sich daher zahlreiche Ansatzpunkte für die **Primär- und Sekundärprävention** insbesondere bei Männern:

- Umstellung von riskanten Lebensweisen, v.a. achtsamer Umgang mit Genussmitteln wie Nikotin und Alkohol,
- Bewältigung geistiger Beeinträchtigungen im Alltag,
- geistige Aktivität,
- körperliche Fitness sowie
- spezielle Trainingsprogramme.

Kognitive Veränderungen mit zunehmendem Lebensalter

Mit zunehmendem Lebensalter kann es zu allmählichen Veränderungen kognitiver Funktionen kommen. Von diesen Veränderungen sind neben der Intelligenz auch die Aufmerksamkeit und das Gedächtnis betroffen. Man unterscheidet 2 Komponenten der menschlichen Intelligenz:

- Die **kristalline Intelligenz** beinhaltet durch Bildung und Kultur erworbenes Wissen sowie sprachliches Wissen und Verstehen.
- Die **fluide Intelligenz** bezeichnet die Fähigkeit zur Lösung neuartiger Probleme, Prozesse der raschen Informationsverarbeitung und des abstrakten Denkens.

Die kristalline Intelligenz kann bis ins hohe Alter durch geistige Aktivität gesteigert werden. Die fluide Intelligenz hingegen nimmt bereits ab Mitte 20 linear ab. Auch die Geschwindigkeit der Informationsverarbeitung sinkt parallel dazu. Neben den körperlichen Bewegungen werden auch das Denken und die Reaktionszeiten mit zunehmendem Lebensalter langsamer. Die Leistungsfähigkeit des Arbeitsgedächtnisses und des so genannten Quellengedächtnisses, das den Kontext von Erinnerung speichert, sind ebenfalls Alterseinflüssen ausgesetzt.

Das **Kurzzeitgedächtnis** bleibt bis in die 8. Dekade konstant, während das **Langzeitgedächtnis** auch im Rahmen „normaler" Alterungsprozesse langsam ab dem mittleren Lebensalter abnimmt (Kaschel 2001). Betroffene meinen meist das Langzeitgedächtnis, wenn sie darüber klagen, dass „das Kurzzeitgedächtnis so schlecht geworden" sei.

> **!** Während das Langzeitgedächtnis in seiner fachlich-psychologischen Definition bereits nach etwa 10 sec, mehr als ca. 7 Informationseinheiten oder nach einer kleinen Ablenkung ins Spiel kommt, meint man im Alltag meistens länger zurückliegende Dinge, an die man sich nicht erinnern kann, wenn man vom Langzeitgedächtnis spricht.

Besonders störend ist ein im Rahmen normalen Alterns, aber auch bei krankheitsbedingten (z.B. Depression) Einbußen der Stirnhirnfunktionen auftretendes weiteres Gedächtnisproblem: Es betrifft nicht zurückliegende Ereignisse, sondern die Schwierigkeit, sich an zu erledigende Vorhaben oder Vorsätze zu erinnern (z.B. Termine einhalten; so genanntes **prospektives Gedächtnis**). Störbarkeit und Ablenkbarkeit („Zerstreutheit") nehmen ebenfalls mit dem Alter zu.

Schaie (1996) untersuchte in einer **Längsschnittstudie** (1956–1991) über 18.000 Personen mit einer kognitiven Testbatterie. Die Ergebnisse zeigten, dass die einzelnen kognitiven Funktionen einen unterschiedlichen Verlauf aufweisen. Zwischen dem 60. und 70. Lebensjahr einer Person nimmt die geistige Leistungsfähigkeit langsam ab. Zu gravierenderen Einbußen kommt es allerdings erst ab dem 80. Lebensjahr. Lediglich die Verarbeitungsgeschwindigkeit nimmt bei allen Probanden bereits ab dem 60. Lebensjahr deutlich ab. Eine leichte Verlangsamung ist sogar parallel zur oben erwähnten Abnahme fluider Intelligenz ab Mitte 20 nachweisbar.

Die Abnahme numerischer Fähigkeiten beginnt etwa ab dem 60. Lebensjahr. Beim logischen Denken und der Wortflüssigkeit findet sich ein erster Leistungsabfall ab einem Alter von ca. 67 Jahren. Das verbale Verständnis und die räumliche Orientierung zeigen ab dem 74. Lebensjahr ein Absinken in der Leistungskurve. Die Profile einzelner Personen in kognitiven Tests können von Person zu Person sehr stark variieren, je nach Nutzung bzw. Nicht-Gebrauch der einzelnen Funktionen und der Existenz neuropathologischer Veränderungen.

Good-Aging für die Praxis

Es kommt mit zunehmendem Lebensalter nicht zu generellem und linearem kognitivem Abbau. Teilfunktionen von Gedächtnis, Aufmerksamkeit und Arbeitsgeschwindigkeit nehmen allmählich ab; andere (Wissen, sprachliches Verstehen) können bei fortgesetzter geistiger Aktivität zunehmen und für die Kompensation eingeschränkter Funktionen hilfreich sein.

Demenzielle Erkrankungen

Demenzielle Erkrankungen nehmen von 3% bei den 65- bis 69-Jährigen bis 25% bei den über 85-Jährigen zu (Kurz 2000). Eine Demenz ist durch multiple kognitive Defizite gekennzeichnet, die eine Beeinträchtigung des Gedächtnisses einschließen. Insbesondere können neue Informationen nur begrenzt gespeichert werden. Zugleich kommt es zu einer Verminderung von Urteilsfähigkeit und Denkvermögen.

Weitere Kriterien (von denen mindestens eines erfüllt sein muss) sind Störungen:

- des Sprachvermögens (Aphasie),
- der Handhabung von Objekten (Apraxie),
- der Erkennung von Objekten (Agnosie) und
- des räumlichen Erkennens oder der Orientierung.

Auch affektiv und sozial kommt es zu teils erheblichen Behinderungen. Von einer Demenz spricht man nur dann, wenn die Dauer der Symptomatik mindestens 6 Monate beträgt (Kapitel 14).

Die Symptome einer Demenz entwickeln sich langsam und allmählich. Auch wenn frühe Anzeichen für eine Demenzerkrankung, wie nachlassende Aufmerksamkeit, zunehmende Abneigung gegen Neuerungen oder aber Verarmung der geistigen Fähigkeiten und Leistungen schon erkennbar sind, kann der Patient anfangs auf genaue Fragen meistens noch richtig antworten.

Im weiteren Verlauf schleichen sich dann immer häufiger Fehler ein: Gedächtnis-, Konzentrations-, Aufmerksamkeits- und Denkstörungen nehmen zu. Der Patient findet sich zunehmend weniger zurecht, auch in einer bekannten Umgebung. Er ist besonders zu Beginn der Erkrankung meistens sehr niedergeschlagen. Die Betroffenen vermeiden mehr und mehr den Kontakt zu anderen Menschen, da ihre Persönlichkeit verändert erscheinen kann.

Im Verlauf der Demenzerkrankung entwickeln sich Sprachstörungen, sowie Störungen bei einfachen Handgriffen (z.B. Schließen von Knöpfen), die die Selbstständigkeit der Patienten einschränken. Besonders die späteren Stadien der Erkrankung können durch Ruhelosigkeit und Erregungszustände gekennzeichnet sein. Manchmal treten auch körperliche Beschwerden hinzu (Ursachen und Therapieansätze: Kapitel 14).

! Die Demenz ist eines der gravierendsten Gesundheitsprobleme und Hauptursache für eine Heimeinweisung alter Menschen. Infolge der kognitiven, affektiven und sozialen Einbußen ist auch das soziale Umfeld, insbesondere Pflegepersonen in der Familie, erheblich belastet. Demenzerkrankungen sind mit einer hohen Rate von mindestens 20–30% an Depressionen verbunden.

Leichte kognitive Beeinträchtigungen

! Die Hauptmerkmale einer leichten kognitiven Störung sind Klagen über Gedächtnisstörungen, Vergesslichkeit, Lern- oder Konzentrationsschwierigkeiten, also eine zunehmende Beeinträchtigung kognitiver Funktionen. Objektive Testuntersuchungen zeigen gewöhnlich unterdurchschnittliche Werte. Keines dieser Symptome ist so schwerwiegend, dass die Diagnose Demenz, organisches amnestisches Syndrom oder Delir gestellt werden kann (ICD-10; International Classification of Diseases, 10. Auflage).

Leichte kognitive Beeinträchtigungen (LKB oder „mild cognitive impairment" [MCI; Zaudig 1995]) sind altersassoziierte, erworbene kognitive Leistungseinschränkungen leichteren Ausmaßes. Diese können ein Vorstadium von Demenzen darstellen.

Die **Diagnosekriterien** von minimalen kognitiven Einbußen sind in der Literatur nicht einheitlich. Manche sehen das entscheidende Kriterium für eine MCI in Beeinträchtigungen der Gedächtnisleistungen. Die Mehrzahl der Autoren sieht jedoch Gedächtnisdefizite nicht zwangsläufig im Vordergrund: Eine internationale Konsensus-Gruppe spricht von MCI, wenn entweder im Bereich des Gedächtnisses, oder in der Aufmerksamkeit, dem Denken oder in sprachlichen oder visuell-räumlichen Funktionen unterdurchschnittliche Leistungen nachweisbar sind (AACD: age associated cognitive decline; Zaudig 1995).

Im Unterschied zur Demenz sind leichte kognitive Einbußen ätiologisch noch wenig geklärt und differenzialdiagnostisch nicht hinlänglich beschrieben. Die Angaben zur **Prävalenz** von minimalen kognitiven Einbußen schwanken zwischen 2% und 52%.

Zumindest in der Selbstwahrnehmung eines großen Teils der alternden Menschen sind kognitive Einbußen häufig. In einer aktuellen Befragung in der psychosomatischen Klinik Bad Neustadt/Saale haben von 1250 in der psychosomatischen Rehabilitation stehenden 50- bis 59-Jährigen neben anderen psychischen und körperlichen Beschwerden noch folgende Probleme:

- Konzentrationsschwierigkeiten: 52%,
- Gedächtnisschwierigkeiten: 38% und
- Nachlassen des Gedächtnisses: 30%.

Neben hormonellen Veränderungen (Abfall von Testosteron bei Männern) können auch **affektive Störungen** zu kognitiven Leistungseinbußen beitragen. Bei depressiven Störungen etwa lassen sich häufig kognitive Leistungseinbußen nachweisen, die sich v.a. auf frontalhirnassoziierte Funktionen des Gedächtnisses, exekutive Funktionen (Planen, Problemlösen) und die kognitive Verarbeitungsgeschwindigkeit beziehen.

Während die Hypothese der „depressiven Pseudodemenz" impliziert, dass es sich gar nicht um „echte" kognitive Einbußen handelt, sondern lediglich um Begleiterscheinungen der Depression, zeigen neuere Studien, dass manche dieser Einbußen auch nach klinischer Besserung fortbestehen, einen ungünstigen Verlauf der depressiven Erkrankung und das Risiko eines kognitiven Abbaus erhöhen (Kaschel 2001).

Eine Reihe von Befunden sprechen dafür, dass der Zusammenhang zwischen Depression und neuropsychologischen Defiziten vom Lebensalter der Patienten moderiert wird. Möglicherweise werden depressive Störungen primär bei älteren Patienten von kognitiven Defiziten begleitet. Das Auftreten einer depressiven Erkrankung mit neuropsychologischen Defiziten kann die erste Manifestation einer sich entwickelnden Demenz sein. Die Depression könnte aber auch als Reaktion auf die mit der Demenz verknüpften kognitiven Defizite verstanden werden. Die Abb. 25.**1** beschreibt einen Teufelskreis aus kognitiven Altersveränderungen, unangemessener Belastungsverarbeitung und Depressionen.

Leichte kognitive Einbußen werden vor allem dann für die **berufliche Anpassung** relevant, wenn neue Arbeitsanforderungen gestellt werden. Dies ist häufig beim gegenwärtigen rapiden gesellschaftlichen und beruflichen Umbau zu beobachten, der mit Rationalisierung, Flexibilisierung und forcierter Einführung von Informations- und Kommunikationstechnologien einhergeht.

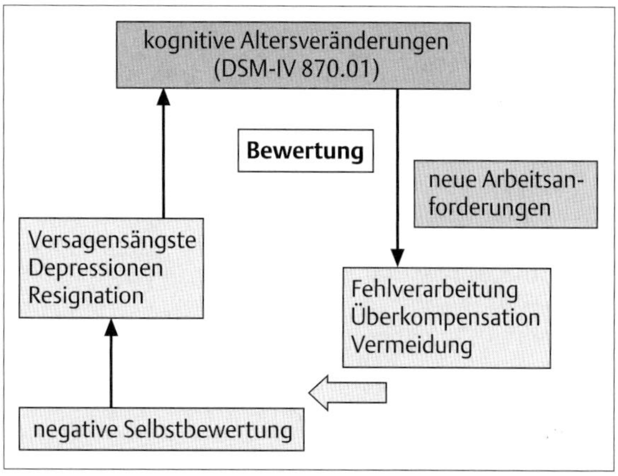

Abb. 25.**1** Circulus vitiosus aus kognitiven Altersveränderungen, unangemessener Belastungsverarbeitung und Depression.

Gerade für ältere Arbeitnehmer mit leichten kognitiven Einbußen können derartige Entwicklungen zu Leistungsversagen und Einbußen der Lebensqualität führen. Werden Personen mit leichten kognitiven Beeinträchtigungen im täglichen Leben, besonders im Beruf mit neuen Anforderungen (z.B. Einführung von EDV) konfrontiert, die eine größere kognitive Flexibilität erfordern, kann dies leicht zu Fehlverarbeitungen führen. Kommt es zu einer Fehlverarbeitung kognitiver Beeinträchtigung (z.B. Überschätzung von Einbußen, Katastrophisieren), entstehen negative Selbstbewertung, Versagensgefühle, Leistungsvermeidung bis hin zu Erschöpfung oder Depression.

Alterassoziierte leichte kognitive Einbußen können so angesichts neuerer, komplexerer beruflicher Anforderungen in einen Teufelskreis aus Versagensängsten, Resignation und Depression führen.

! Ob kognitive Einbußen für die Leistungsfähigkeit in Beruf und Alltag bedeutsam werden, hängt wesentlich von den gestellten Anforderungen ab. Geringgradige kognitive Einbußen können die berufliche Leistungsfähigkeit deutlich beeinträchtigen, beispielsweise wenn neu eingeführte Computer am Arbeitsplatz die genannten alterssensitiven Funktionen erfordern (z.B. Doppelaufgaben). Fehlverarbeitung von Belastungen und Depressionen verschlimmern kognitive Beeinträchtigungen. Daraus ergeben sich vielfältige therapeutische Ansatzpunkte.

Diagnostik kognitiver Funktionen

Eine **beginnende Demenz** wird oft übersehen oder irrtümlich als Depression angesehen. Erkennbare Frühsymptome sind

- erhöhte Ermüdbarkeit,
- leichte Merkschwäche,
- Konzentrationsschwierigkeiten,
- Verlangsamung,
- Umständlichkeit und
- mangelhafte Fähigkeit, den eigenen Zustand realitätsgerecht einzuschätzen.

Die richtige Diagnose zu stellen ist insbesondere im Hinblick auf eine mögliche Behandlung immens wichtig. Diese erfordert, dass der Hausarzt Befürchtungen über und Beobachtungen hinsichtlich geistiger Leistungseinschränkungen, insbesondere Gedächtnisstörungen, Wesens- und Verhaltensänderungen unter dem Verdacht des Vorliegens einer Demenz nachgeht.

Ziel einer Frühdiagnose ist der Nachweis oder Ausschluss einer organischen Erkrankung. Hierbei kommt der Fremdanamnese besondere Bedeutung zu. Bei einem hausärztlichen Verdacht auf das Vorliegen einer Demenz sollte unbedingt zum Facharzt für Neurologie überwiesen werden. Maßgeblich für die Diagnose von Demenzerkrankungen ist neben der Fremdanamnese die testpsychologische Untersuchung.

Inzwischen gibt es einfache klinische Verfahren zur Diagnostik von Demenzerkrankungen, die leicht in der klinischen Praxis einzusetzen sind. Hierzu zählen vor allem der MMST sowie der Dem Tect. Der MMST (Mini Mental State Test) ist ein Screeningverfahren in Form eines strukturierten Interviews zur Erfassung kognitiver Störungen bei älteren Menschen mit Demenzverdacht. Die Durchführungszeit beträgt etwa 5–10 Minuten. Der Dem Tect (Screeningverfahren zur Diagnose von Demenzen) ist ebenfalls ein Screeningfragebogen zur Erkennung kognitiver Beeinträchtigungen. Die Durchführungszeit beträgt 8 Minuten (Calabrese u. Kessler, 2000).

Der MMST ist zwar ein relativ einfaches Verfahren zur Erkennung von Alzheimer-Demenzen, doch können mit diesem Verfahren nur Patienten mit bereits fortgeschrittenen Stadien der Demenz identifiziert werden. Der Dem Tect weist eine deutlich höhere Sensitivität auf.

Die genannten Verfahren sind zuverlässig und valide bei der Erkennung schwerwiegender kognitiver Einbußen. Weit schwieriger ist die Diagnostik leichter Einbußen, für die einfache Demenzverfahren untauglich sind. Diese erweisen sich im Vorfeld deutlicher demenzieller Abbauerscheinungen als zu wenig sensitiv (Kaschel 2001). Einfache Demenzverfahren wie der MMST enthalten für nur leicht kognitiv beeinträchtigte Ältere eine Reihe von entwürdigenden Fragen (z.B. nach trivialen persönlichen Daten).

Es liegen andererseits sehr umfassende und zeitaufwändige Testbatterien zur Diagnostik von Teilfunktionen vor, die aber nur begrenzt Rückschlüsse auf Auswirkungen im beruflichen Bereich und im Bereich von Alltagsfunktionen (Aktivitäten des täglichen Lebens) zulassen.

Um Aufschluss über das Aktivitätsniveau im Alltag und die funktionelle Autonomie der Patienten zu bekommen, sind spezielle Skalen (ADL-Skalen; Activities of Daily Living, Verfahren zur Messung der Alltagskompetenz) nötig. Tab. 25.**1** gibt eine Übersicht über eine mögliche Testbatterie zur Erfassung minimaler kognitiver Einbußen, zusammen mit einer Kurzcharakterisierung. Eine Testbatterie zur Diagnostik von leichten kognitiven Einbußen sollte die MCI-relevanten Funktionen angemessen überprüfen – also nach der o.g. Konsens-Definition (AACD) nicht nur das Gedächtnis erfassen (z.B. Testbatterie von Kaschel 2001).

Neben Alltagsgedächtnistests (z.B. Terminetest) enthält diese Batterie auch Tests zur Erfassung von Problemlösestrategien (z.B. Turm von Hanoi) oder des räumlichen Vorstellungsvermögens. Zusätzlich wird die Aufmerksamkeit der Probanden untersucht. Mittels eines Intelligenztests (z.B. LPS 50+) wird ein differenziertes Leistungsprofil kognitiver Funktionen erhoben.

Bei der Erfassung kognitiver Altersveränderungen ist zu berücksichtigen, dass die Testergebnisse neben der Testgüte des verwendeten Verfahrens stark beeinflusst sind durch kulturelle Faktoren, durch Bildung, Sprache, Erfahrung sowie den emotionalen und physischen Zustand des Untersuchten. Zu beachten ist, dass Ältere für leistungshemmende Faktoren, wie etwa Ablenkung von Außen sehr anfällig sind, so dass ungestörte und förderliche Testbedingungen hergestellt werden müssen.

Zu berücksichtigen ist weiterhin, dass die kognitiven Einbußen, auch wenn sie subjektiv als störend empfunden werden, meist klein sind im Verhältnis zur beobachtbaren Spanne kognitiver Funktionen. Daher sind diagnostische Längsschnittbeobachtungen maßgeblich. Hierbei ist aber auch ein möglicher Lerneffekt bei Wiederholung eines Tests zu berücksichtigen.

Zwar sind bei früher gut ausgeprägten kognitiven Funktionen (die sich beispielsweise in einer höheren Schulbildung, beruflicher Karriere ausdrücken), geringere Einbußen oft kompensierbar, sie täuschen jedoch insbesondere bei hoher Leistungsmotivation einige Zeit über bereits vorhandene Defizite hinweg („try harder" als Strategie zur Überkompensation bzw. „Nicht-wahrhaben-wollen" bemerkter Einbußen).

Good-Aging für die Praxis

Die frühzeitige Diagnose von kognitiven Einbußen ist wichtig für den weiteren Verlauf der Erkrankung und die frühzeitige Veranlassung von geeigneten Therapiemaßnahmen. Für die Diagnose von Demenzen existieren eine Vielzahl von Verfahren, mit deren Hilfe sie leicht in der Praxis festgestellt werden können. Schwieriger ist die Diagnose leichter kognitiver Einbußen, da die vorliegenden Demenzverfahren hier weniger sensitiv und daher überwiegend ungeeignet sind. Spezielle Testbatterien zur Diagnostik leichter Einbußen existieren noch wenige.

Tabelle 25.**1** Testbatterie zur Erfassung minimaler kognitiver Einbußen

Gedächtnis	**FEAG/MAC**: Gedächtnisfragen zur Erfassung von Kurz- und Altgedächtnis, Handlungsintentionen. **Terminetest/Tagesplan**: Alltagssimulationstest
Problemlösen	**Turm von Hanoi**: Test zur Erfassung von planenden Verhaltensstrategien und der Fähigkeit aus Fehlern zu lernen.
Intelligenz	**LPS 50+:** Intelligenztest zur Erfassung eines differenzierten Leistungsprofils bei älteren Menschen.
Aufmerksamkeit	**D2**: Durchstreichverfahren **TAP**: computergestütztes Verfahren zur Erfassung der selektiven und geteilten Aufmerksamkeit.
Depression	**BDI**: Liste von Aussagen mit typischen depressiven Symptomen.

LPS 50+: Leistungsprüfsystem für 50- bis 90-Jährige
D2: Aufmerksamkeits-Belastungs-Test
BDI: Beck Depressionsinventar
TAP: Testbatterie zur Aufmerksamkeitsprüfung (computergestützt)
FEAG/MAC: Fragebogen zur Erfassung alltäglicher Gedächtniserfahrungen

Behandlungsansätze zur Förderung kognitiver Funktionen

Nach einer anfangs recht zögerlichen Entwicklung steht heute ein relativ breites Spektrum therapeutischer Interventionsmaßnahmen zur Verfügung. Diese umfassen medikamentöse Interventionen, sowie kognitive Therapieansätze, die die verhaltenstherapeutische oder tiefenpsychologische Aktivierung von Ressourcen und die Therapie von Begleit- und Folgekrankheiten beinhalten.

Ziel ist es, die Lebensqualität der Patienten und ihrer Angehörigen zu steigern. Besonders in frühen Stadien der Demenz ist es wichtig die begleitenden depressiven Gefühle abzubauen. In der Demenztherapie werden folgende Zielsetzungen verfolgt:

- Zur Prävention der Demenz dienen internistische (z.B. Einstellung von Hypertonie und Diabetes zur Prävention vaskulärer Demenz), psychiatrische und psychotherapeutische Behandlungen (z.B. Suchttherapie).
- Eine Behandlung der Ursache ist nur in seltenen Fällen möglich (z.B. Thyroxin-Substitution bei Hypothyreose).
- Aktuelle Behandlungsansätze richten sich auf die Beeinflussung pathogenetischer Mechanismen (z.B. cholinerge Substitution bei der Demenz vom Typ Alzheimer, Kapitel 14).
- Große Bedeutung hat die Behandlung von Begleitsymptomen, die die Symptomatik verschlimmern (z.B. Behandlung von Depressionen).
- Auch Sekundärfaktoren (z.B. Hör- oder Sehminderung) bedürfen der Abklärung und ggf. der Behandlung.
- Wesentlich ist die Hilfe bei der Krankheitsbewältigung. Hierzu zählt etwa die kognitive Aktivierung oder der aktive Umgang mit Erinnerungen.
- Weitere wesentliche Eckpunkte sind die Unterstützung der häufig psychisch und physisch massiv geforderten Familienangehörigen, die Vermittlung in Selbsthilfe sowie die Milieugestaltung, z.B. durch Wohnungsanpassung. Erinnerungstherapie fördert anhand von Erinnerungshilfen (wie Fotos, Musikstükke oder Gegenstände) einen positiven Rückblick auf das eigene Leben. Im Sinne eines stützenden, akzeptierenden und ggf. auch strukturierenden Umgangs stützt die Selbsterhaltungstherapie darüber hinaus Selbstwertgefühl und Eigenständigkeit (Kurz 2000).

Während die Möglichkeiten der Trainierbarkeit bei demenziellen Erkrankungen sehr begrenzt sind, scheint bei leichten kognitiven Einbußen eine Förderung kognitiver Funktionen dringend angezeigt und Erfolg versprechend. Das menschliche Gehirn bewahrt bis ins hohe Alter eine gewisse Plastizität, die es möglich macht, dass funktionale Defizite teilweise kompensiert werden können.

Die **Trainierbarkeit älterer Erwachsener** ist gut belegt, was Gedächtnis, kognitive Aktivierung und Realitätsorientierung betrifft (Kurz 2000). Ziele eines solchen Trainings bei leichten kognitiven Einbußen sind die gezielte Förderung alltagsrelevanter kognitiver Funktionen, die Bewältigung der beruflichen Anforderungen, sowie der Transfer des Gelernten auf Alltagssituationen. Der Betroffene soll während des Trainings zu selbst gesteuertem Lernen motiviert werden. Entscheidend für den Erfolg sind folgende **Komponenten**:

- sorgfältige Indikation unter neuropsychologischen oder funktionellen Gesichtspunkten (für Einzel- oder Gruppentherapie),
- gestuftes Vorgehen (Vorbereitung – Training – Selbsthilfe),
- Alltagsorientierung (ökologische Validität des Trainings), z.B. Namen lernen, Notizen machen, Berichte, Telefonate führen, Termine behalten, Gespräche führen sowie
- Lernen von Strategien (z.B. Sinn stiftende bildhafte Assoziationen, äußere Hilfen; Kaschel 1999).

Sinnvoll sind Trainingsprogramme mit einer Kombination aus kognitiven Aufgaben mit motorischer Aktivation (Feinmotorik) und gymnastischen Übungselementen. Entscheidend für ein erfolgreiches Training ist die sorgfältige Analyse der Bedingungen kognitiver Leistungseinbußen (kognitiv, affektiv, verhaltensbezogen).

Zu berücksichtigen ist, dass nicht automatisch von einer Generalisierung von Trainingsinhalten auf nicht trainierte Alltagsprobleme auszugehen ist. Ein zentrales Problem vieler kognitiver Trainingsansätze ist die fehlende Umsetzung für den Alltag. Ein entscheidender Grund hierfür scheint in der engen Gebundenheit von kognitiven Leistungen, besonders des Gedächtnisses, an kontextuelle und situative Zusammenhänge zu liegen.

Zu beachten ist außerdem die enge Verbindung kognitiver, emotionaler und sozialer Veränderungen. So beeinflussen Leistungseinbußen die Selbstwahrnehmung (Depression!) und sozialen Beziehungen (Rückzug!). Maßgeblich für den Erfolg ist die sorgfältige Sondierung individueller Entwicklungsmöglichkeiten, Schwächen und Ressourcen. Höhere Bildung und Training schützen nicht vor Demenz, helfen aber bei der Kompensation.

Ein geeignetes Mittel kognitive Problemsituationen im Alltag aufzuklären und zu verändern ist die **Verhaltensanalyse**. Abb. 25.**2** zeigt ein Schema des verhaltensanalytischen Vorgehens nach Kaschel (1999).

Zu Beginn jeder Analyse wählt der Betroffene ein persönliches Problem aus, welches er im Training bearbeiten möchte. Ausgehend von diesem Problem werden anhand eines konkreten Beispiels aus dem Alltag des Betroffenen die äußeren (Umwelt) und inneren (Person) Bedingungen analysiert, unter denen das Problem im Alltag auftritt. Anschließend werden Problemlösestrategien und Änderungsvorschläge erarbeitet und im Training (z.B. durch Rollenspiele) eingeübt, um sie später im Alltag auszuprobieren. Im weiteren Verlauf werden Schwierigkeiten bei der Umsetzung im Alltag besprochen und ggf. neue Lösungsvorschläge erarbeitet.

Auswahl
- Herausgreifen eines Ablaufs aus den letzten Tagen
- Abgrenzung von ähnlichen Situationen

↓

Analyse
- Bedingungsanalyse (Auslöser, Verhalten, Folgen)
- Diagnostisches Rollenspiel

↓

Modifikation
- Neues Verhalten überlegen
- Einüben (Rollenspiele), Umsetzen im Alltag

↓

Evaluation
- Nachbesserungen
- Übertragung auf ähnliche Situationen

Abb. 25.**2** Verhaltensanalyse zur Bearbeitung einer Problemsituation im kognitiven Training.

Good-Aging für die Praxis

Kognitives Training ist bei leichten kognitiven Einbußen aussichtsreich und sinnvoll. Es bedarf aber eines generellen, an den speziellen Alltagsanforderungen ausgerichteten Trainings. Ungezieltes „Gehirnjoggen", reines Wiederholen, Gruppen- und PC-Spiele sind daher unwirksam. Entscheidend ist auch die Einbeziehung von affektiven Störungen, Ängsten und unangepassten Bewältigungsstrategien.

Geistige Fitness im Alltag

Ob geistige Fitness bis ins höhere und hohe Lebensalter erhalten wird, hängt wesentlich von Gesundheitsverhalten und Lebensweisen ab. Günstig sind alle allgemein gesundheitsförderlichen Merkmale wie Verzicht auf übermäßigen Alkoholkonsum, Nichtrauchen, eine ausgewogene Ernährung, körperliche Fitness, Gewichtsregulation und eine seelische Balance (Kapitel 26).

Wenn kognitive Einbußen bereits in der mittleren Lebensphase erlebt werden, hängt dies weniger wahrscheinlich mit altersassoziierten Gedächtniserkrankungen zusammen. Allerdings sind sehr leichte kognitive Beeinträchtungen, die bereits um die „50" auftreten, bisher kaum Gegenstand wissenschaftlicher Untersuchungen. So kann derzeit im Einzelfall nicht sicher beurteilt werden, ob sich diskrete Vorzeichen späterer demenzieller Erkrankungen finden. Dennoch scheint die Prävalenz subjektiver, kognitiver Beeinträchtigungen zwischen 50 und 60 Jahren höher zu sein, als bisher angenommen, nicht selten begleitet von affektiven Störungen, wie Depressionen.

Wie bereits dargestellt, können schon leichte Einbußen unter einem erhöhten beruflichen Anforderungsprofil schwerwiegende psychosoziale Folgen haben: **progredientes berufliches Leistungsversagen**. Auch wenn die ätiologische Zuordnung dieser beginnenden oder vorübergehenden Hirnleistungsprobleme nicht vorgenommen werden kann, sollten sie frühstmöglich therapeutisch aufgegriffen werden.

Ein effektives Strategie-Training zur Kompensation leichter Gedächtnisbeeinträchtigungen stellt das **verhaltensorientierte Training nach Kaschel** (1999) dar. Neben den kompensatorischen Möglichkeiten weist dieses Training auch in eine präventive Richtung. Während des Trainings werden von den Teilnehmern Kompetenzen im selbstkritischen Umgang mit den eigenen Leistungsgrenzen – und damit verbunden – ein entlastender, ökonomischer Umgang mit den intellektuellen Ressourcen entwickelt. Die Aneignung neuer beruflicher Wissensgebiete lässt sich mit Kenntnis ökonomischer Lerntechniken und dem Wissen über Grundeigenschaften von Gedächtnisabläufen leichter bewerkstelligen.

Die Vermittlung solcher **„metakognitiver" Fähigkeiten** stellt eine konzeptuelle Erweiterung des verhaltensorientierten Trainings für den berufsbezogenen präventiven Bereich dar. Es ist zu hoffen, dass diese neuen Trainingsmethoden ggf. in Verbindung mit psychotherapeutischen Ansätzen bei parallel vorhandenen psychoreaktiven Störungen dem in dieser Altersgruppe häufiger auftretenden progredienten beruflichen Leistungsversagen frühzeitig entgegenwirken. Entsprechende Wirksamkeitsstudien, z.B. in Psychosomatischen Kliniken, sind derzeit in Vorbereitung.

Good-Aging für die Praxis

Ob geistige Fitness bis ins höhere und hohe Lebensalter erhalten wird, hängt wesentlich von Gesundheitsverhalten und Lebensweisen ab. Spezielle Trainingsprogramme zur Förderung kognitiver Funktionen und Bewältigung kognitiver Einbußen liegen für das mittlere und höhere Lebensalter vor.

Literatur

1. Calabrese P, Kessler J. Dem Tect zur Unterstützung der Demenz-Diagnostik. Frankfurt: Eisai GmbH; 2000.
2. Kaschel R. Gedächtnistraining. Ein verhaltenstherapeutisches Gruppenprogramm. Weinheim: PsychologieVerlags-Union;1999.
3. Kaschel R. Neuropsychologische Untersuchung bei Altern, Depression und Demenz. In: Hegerl U, Zaudig M, Möller HJ. Depression und Demenz im Alter. Wien:Springer Verlag; 2001 (S.39–58).
4. Kurz A. Psychologische und soziale Behandlung von Demenzkranken. In:. Möller HJ. Therapie psychiatrischer Erkrankungen. 2. überarbeitete Auflage. Stuttgart: Thieme Verlag; 2000.
5. Schaie KW. Intellectual development in adulthood. Cambridge University Press; 1996.
6. Zaudig M. Demenz und leichte kognitive Beeinträchtigung im Alter. Bern: Verlag Hans Huber;1995.

26 Seelische Balance und mentale Fitness im Anti-Aging

Manfred E. Beutel, Rudolf J. Knickenberg und Elmar Brähler

Einleitung

Die Darstellung des Alterns in den Medien erfolgt meist unter der Perspektive des Altersabbaus. Beschrieben werden Verschlechterungen oder Defizite in allen Organsystemen und körperlichen sowie psychischen Funktionen. Diese pathologiezentrierte Darstellung des Alterns ist Ausdruck einer gegenwärtigen, schnelllebigen Kultur, die sich an Jugend, Schönheit und Erfolg orientiert.

Die Medikalisierung des Alterns lässt sich beispielsweise an der aktuellen Diskussion über die Hormontherapie zeigen. Angestoßen durch aktuelle Befunde über mögliche Nachteile und Nebenwirkungen (Kapitel 16) wird zunehmend reflektiert, dass der Begriff der „Hormonersatztherapie" die stillschweigende Annahme vermittelt, die physiologischen Altersveränderungen des älteren Mannes seien ein pathologischer Zustand, der stets substitutionsbedürftig sei.

! Die defizitorientierte Betrachtungsweise des Alterns hat direkte Auswirkungen auf das Selbstbild der Betroffenen und ihr soziales und berufliches Umfeld. Die Übernahme negativer Altersstereotypen kann zu Selbstwerteinbußen, mangelndem Selbstvertrauen und depressiven Verstimmungen führen.

Ärzte sind für die Erkennung und Behandlung von Krankheiten ausgebildet und kaum für den Erhalt oder die Förderung von Gesundheit. So bedeutet es für sie vielfach Neuland, wenn sie nunmehr den Blick nicht auf die Krankheiten, sondern auf Ressourcen und Kompetenzen des Alterns und deren Förderung lenken sollen (Kapitel 1 u. 32).

Steigende Ansprüche an Gesundheit, Lebensqualität und Jugendlichkeit trugen zu einer Gegenbewegung bei, in der wissenschaftlich ungeprüfte Esoterik-, Wellness-, Fitness- oder medizinisch verbrämte „Anti-Aging"-Märkte entstanden sind. Diese als „neuartig" und häufig als „ganzheitlich" etikettierten Angebote konzentrieren sich in der Regel auf Teilaspekte, z.B. bestimmte Ernährungsanweisungen und -zusätze, die Zufuhr von Hormonen oder die Ermöglichung angenehmer Sinneswahrnehmungen.

Vor dem Hintergrund des aktuellen Kenntnisstandes zur Entwicklung von körperlichen und psychischen Beschwerden und zur Lebenszufriedenheit im Alter werden in diesem Kapitel personale und soziale Ressourcen sowie Ansatzpunkte zu Wiederherstellung und Erhalt von seelischer Balance und mentaler Fitness dargestellt.

Körperliche Beschwerden von Männern mit zunehmendem Lebensalter

Wir wissen aus zahlreichen Untersuchungen, dass Erkrankungen und körperliche Beschwerden mit dem Lebensalter zunehmen, nicht nur während definierter Perioden wie etwa dem Klimakterium, sondern nahezu kontinuierlich. Abb. 26.**1** zeigt die körperlichen Beschwerden, getrennt nach Männern und Frauen. Zugrunde liegt der **Gießener Beschwerdebogen**, eine standardisierte Symptomliste, die mit 24 Merkmalen Erschöpfung, Gelenk-, Gliederschmerzen, Herz- und Magenbeschwerden misst.

An der dargestellten Repräsentativerhebung nahmen insgesamt 1055 Frauen und 909 Männer in West- und Ostdeutschland teil. Für beide Geschlechter nahmen

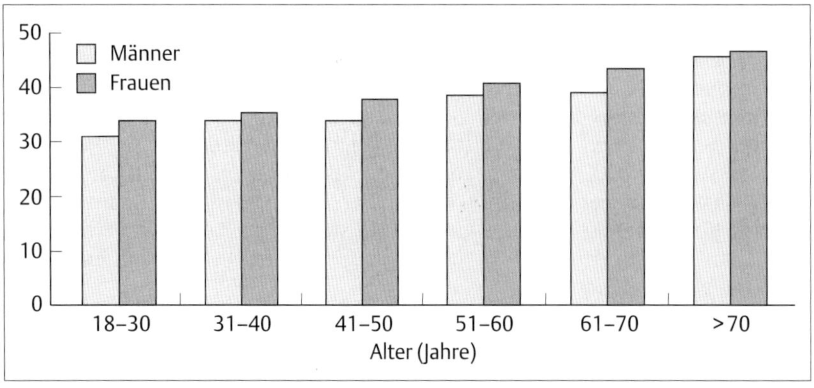

Abb. 26.**1** Körperliche Beschwerden bei Männern (n=909) und Frauen (n=1055) in der deutschen Allgemeinbevölkerung mit zunehmendem Lebensalter.

körperliche Beschwerden mit steigendem Lebensalter zu. Diese waren bei Frauen fast durchgängig ausgeprägter als bei Männern. Erst im höheren Lebensalter glichen sich die Beschwerden an.

Auswertungen dieser Repräsentativerhebung (Beutel et al. 2002) zeigten, dass die Entwicklung von Beschwerden wesentlich von der **Verfügbarkeit persönlicher und sozialer Ressourcen** abhing. Beide Geschlechter klagten vermehrt über Beschwerden, wenn sie unter ungünstigen sozialen Verhältnissen (Arbeitslosigkeit, geringes Haushaltseinkommen) lebten und keine feste Partnerschaft hatten. Einen ungünstigen Einfluss auf die Neigung zu Beschwerden hatte auch eine negative Selbsteinschätzung bezüglich der eigenen Gesundheit.

Körperliche Beschwerden nehmen bei beiden Geschlechtern mit dem Lebensalter zu. Sozioökonomische Nachteile, fehlende Partnerschaft und eine negative Selbsteinschätzung der eigenen Gesundheit sind **Risikofaktoren**.

Depression als Gesundheitsproblem des höheren Lebensalters

Auch die Depressivität nimmt bei Männern vor allem jenseits des 60. Lebensjahres zu. Depressionen sind die häufigsten psychischen Erkrankungen und Hauptursache von Behinderung in den Industriestaaten geworden. Es handelt sich um eine heterogene Gruppe von Erkrankungen, die mit vielfältigen Gesundheitsstörungen einhergehen.

Anzeichen für Depressionen sind v.a. durchgängige Reduktion von Stimmung und Interessen. Weitere **Symptome** sind:

- Gewichtszunahme oder -abnahme,
- Schlafstörungen,
- Unruhe,
- Hemmung oder Verlangsamung,
- Verlust von sexuellem Interesse,
- vermehrte körperliche Beschwerden,
- Müdigkeit oder Energieverlust, Ängste,
- Gefühle der Wertlosigkeit und der Schuld,
- Konzentrationsstörungen,
- Todeswünsche und
- Suizidideen.

Die **Punktprävalenz** von Depressionen beträgt in der Bevölkerung nach dem Bundesgesundheitssurvey ca. 12% (Wittchen u. Jacobi 2001). Weit höher ist der Anteil von Depressionen bei Patienten in ärztlichen Praxen oder Krankenhäusern, der bei 15–20% liegen dürfte. Es besteht eine hohe Neigung zu Rezidiven und zu einem chronischen Verlauf.

Bei Frauen besteht in nahezu allen Untersuchungen ein doppelt so hohes Erkrankungsrisiko für Depressionen und eine höhere Rückfallneigung im Vergleich zu Männern. Diese Geschlechtsunterschiede werden im mittleren und höheren Lebensalter allmählich geringer. Frauen begehen häufiger Suizidversuche als Männer. Männer verüben jedoch 2- bis 3-mal so häufig vollendete Suizide, da sie gewaltsamere Suizidhandlungen wählen.

Weitere **Risikofaktoren** für Depressionen sind **sozioökonomische Faktoren**: So erkranken getrennte, geschiedene und sozial isolierte Personen häufiger. Gehäuft sind Depressionen auch bei einem geringen Haushaltseinkommen oder Arbeitslosigkeit.

Psychosoziale Belastungen und **kritische Lebensereignisse** sind vermehrt im Vorfeld depressiver Verstimmung zu finden. Gerade am Übergang vom mittleren zum höheren Lebensalter kommt es häufig zu nicht kompensierbaren beruflichen Einbußen (Umstrukturierung der Arbeit, Arbeitsplatzverlust, Frühberentung). Mit zunehmendem Lebensalter mehren sich Verluste im nahen und ferneren Verwandten- und Freundeskreis.

Bei Männern sind Depressionen nach dem Tod der Partnerin häufig. So kommt es v.a. bei Männern zu einer erhöhten Sterblichkeit aufgrund von Herz-Kreislauf-Erkrankungen, Alkoholmissbrauch, Suizid und Unfällen. Diese gleicht sich nach Eingehen einer neuen Partnerschaft der normalen Sterblichkeit wieder an. **Einsamkeit** ist ein wesentlicher Risikofaktor für Depression im höheren Lebensalter. Nach europäischen Studien fühlten sich bis zu 35% der älteren Menschen oft einsam. Die Prävalenz von Depression ist besonders hoch (bis zu 50%) bei den Bewohnern von Altenheimen.

Auch bestimmte **Persönlichkeitsmerkmale** stellen eine Vulnerabilität für Depressionen dar, etwa Perfektionismus (exzessive Orientierung an Leistung bei Unfähigkeit eigene Erfolge anzuerkennen) oder auch eine übermäßig anklammernde, abhängige Haltung.

Chronische Krankheiten begünstigen gerade im Alter die Entstehung oder Verschlimmerung depressiver Verstimmungen, v.a. wenn sie mit bleibenden Behinderungen oder Funktionsverlust einhergehen. Inzwischen ist gut belegt, dass das Auftreten von Depression die Prognose von kardiovaskulären Erkrankungen (Schlaganfall, Myokardinfarkt) deutlich verschlechtert.

Auch ein hoher **Substanzmissbrauch** (v.a. Alkohol) trägt direkt oder indirekt über gesundheitliche, soziale und berufliche Folgen wesentlich zu Depressionen bei. Wie in Kapitel 25 beschrieben, besteht ein enger, ätiologisch noch wenig geklärter Zusammenhang zwischen **kognitiven Einbußen** und Depressionen. Es besteht eine deutliche **familiäre Häufung**. Angehörige ersten Grades und Personen mit einer depressiven Erkrankung weisen ein erhöhtes Krankheitsrisiko für affektive Störungen auf.

Als **protektive Ressourcen** erweisen sich positive soziale Beziehungen und Stabilität im Wohn- und beruflichen Bereich (Schauenburg et al. 1999).

Mit zunehmendem Lebensalter steigt das Depressionsrisiko, v.a. wenn Risikofaktoren wie psychosoziale und ökonomische Belastungen, berufliche Einbußen, Trennung oder Verwitwung zusammenkommen. Einsamkeit und Sucht steigern das Suizidrisiko im Alter erheblich als klinisch gefürchtete Komplikation von depressiven Störungen.

Zentrale Probleme bei depressiven Erkrankungen sind Nichterkennen und unzureichende Behandlung. Depressive Symptome werden oft im primär ärztlichen oder somatischen Bereich bagatellisiert oder mit gut gemeinten Ratschlägen beantwortet, ohne dass die Realisierbarkeit der Ratschläge verfolgt oder detailliert geprüft wird (z.B. die Empfehlung, „abzuschalten" oder „erst mal in Urlaub zu fahren"). Es stehen wirksame psychotherapeutische und medikamentöse Verfahren zur Verfügung, die nach gezielter Indikation sequenziell oder kombiniert eingesetzt werden.

Lebenszufriedenheit und Altern und Resilienz-Konzept

Bedeutet die altersassoziierte Zunahme körperlicher und seelischer Beschwerden zwangsläufig eine verminderte Lebenszufriedenheit? Tatsächlich kommt es zu einer stetigen Abnahme der Zufriedenheit mit der Gesundheit und mit der Sexualität, wie die bereits zitierte Repräsentativerhebung zeigt.

In anderen Bereichen hingegen kommt es zu einer leichten Zunahme (bezüglich der Zufriedenheit mit der Wohnsituation und der finanziellen Situation, bei den Männern auch mit der Partnerschaft), so dass die Lebenszufriedenheit trotz der Zunahme von körperlichen Beschwerden und Erkrankungen im Durchschnitt bis ins hohe Lebensalter weitgehend stabil bleibt.

Dass die Lebenszufriedenheit insgesamt erhalten bleibt, passt kaum in das Bild des allgemeinen Altersabbaus. Offenbar muss es trotz zunehmender Beschwerden auch Faktoren geben, die die Anpassung an altersassoziierte Veränderungen begünstigen. In den letzten Jahren fand zur Erklärung zunehmend das Konzept der **Resilienz** Beachtung.

! Resilienz ist definiert als Widerstandskraft. Resilienz bezeichnet die Fähigkeit, innere oder äußere Ressourcen erfolgreich zu nutzen, um anstehende Entwicklungsschritte zu bewältigen.

Erfasst werden mit der Resilienzskala (mit 25 Merkmalen) folgende 2 Faktoren:

- Persönliche Kompetenz, Merkmale wie Selbstvertrauen, Unabhängigkeit, Beherrschung, Beweglichkeit und Ausdauer sowie
- Akzeptanz des Selbst und des Lebens mit Merkmalen der Anpassungsfähigkeit, Toleranz, flexibler Sicht auf sich selbst und den eigenen Lebensweg.

Wie obige Repräsentativerhebung zeigt, bleibt das Gefühl persönlicher Kompetenz bei Frauen und Männern bis ins hohe Alter erhalten. Für Akzeptanz des Selbst und des Lebens finden sich allenfalls geringe Abnahmen, und dies auch erst im höheren Lebensalter.

Gesundheit im höheren Lebensalter bedeutet nicht Abwesenheit von Beschwerden, vielmehr hängt es von der Anpassung und den Widerstandskräften (der Resilienz) ab, ob Gesundheit und Lebenszufriedenheit bis ins hohe Alter erhalten werden können.

Personale und soziale Ressourcen

Aus wissenschaftlichen Untersuchungen zu Alltagsbewältigung, Bewältigung belastender Lebensereignisse (wie Verlust einer nahe stehenden Person, Eintritt von Arbeitslosigkeit etc.), aus groß angelegten epidemiologischen Studien zur sozialen Einbindung bzw. Isolation und aus prospektiven Studien zur Bedeutung lebensgeschichtlicher, schützender Faktoren kennen wir eine Reihe gesundheitserhaltender, protektiver Ressourcen und Bewältigungsstrategien. **Personale Ressourcen** beziehen sich vor allem auf Einstellungen von Personen zu sich und ihrer Umwelt. Als gesundheitsfördernd erwies sich v.a. (Beutel 1989):

- **Zuversicht** im Sinne einer durchgängigen und angesichts von Misserfolgen überdauernden hoffnungsvoll-zuversichtlichen Lebenseinstellung;
- eine **internale Kontrollüberzeugung oder Selbstwirksamkeit**, die Überzeugung, wichtige Ereignisse im Leben selbst beeinflussen oder kontrollieren zu können;
- **Selbstvertrauen** umfasst die Überzeugung, selbst über die erforderlichen Fähigkeiten zu verfügen, um wirkungsvoll Problemsituationen bewältigen zu können, eng verbunden ist damit auch ein positives Selbstwertgefühl;
- **interpersonales Vertrauen** bezeichnet die Fähigkeit, auf Verlässlichkeit, Wohlwollen und Glaubwürdigkeit bei anderen Menschen zu vertrauen.

Besonders einflussreich ist das Konzept des **Kohärenzgefühls von Antonovsky** (1981). Dabei handelt es sich um das Maß, „_in dem jemand ein durchgängiges, überdauerndes [...] Gefühl der Zuversicht hat, dass seine inneren und äußeren Umwelten vorhersagbar sind und eine hohe Wahrscheinlichkeit besteht, dass sich die Angelegenheiten so gut entwickeln, wie vernünftigerweise erwartet werden kann" (S. 10, Übers. d. Verf.).

Zugrunde liegende, überdauernde Einstellungen im Sinne der **Salutogenese** sind

- die Verstehbarkeit, also die Einschätzung, wesentliche Ereignisse im Leben verstehen und erklären zu können,
- die Sinnhaftigkeit, d.h. das Gefühl, dass wesentliche Ereignisse im Leben einen Sinn haben und
- die Handhabbarkeit, die Einschätzung, dass es gelingen wird, Schwierigkeiten zu überwinden.

Aus der Bewältigungsforschung wissen wir, dass sich aktive Bewältigungsstrategien eher positiv auf Gesundheitsmerkmale auswirken, Flucht und Vermeidung hingegen eher negativ sind.

Die eindeutigsten Befunde wurden zur **sozialen Isolation**, dem Mangel an sozialer Einbindung, Zugehörigkeit oder an nahen Vertrauten erhoben. Wie House et al. (1988) zeigen konnten, geht soziale Isolation mit einer vermehrten Sterblichkeit einher, wirkt sich also als Risikofaktor ähnlich gravierend aus wie andere, allgemein anerkannte Risikomerkmale wie Überwicht, Rauchen, Bluthochdruck. Soziale Ressourcen, das Verfügen über soziale Bindungen oder mindestens eine Vertrauensperson, fördern hingegen Gesundheit.

Good-Aging für die Praxis

Eine Vielzahl von intrapsychischen und zwischenmenschlichen Ressourcen können belastende Ereignisse abpuffern (Schutzfaktoren) und zur Erhaltung von Gesundheit beitragen. Das Erkennen und Bilanzieren von personalen und sozialen Ressourcen ist Voraussetzung für gezielte Ansätze und Maßnahmen für Wiederherstellung und Erhalt seelischer Balance und mentaler Fitness.

Ansatzpunkte für Wiederherstellung und Erhalt von seelischer Balance und mentaler Fitness

Nach dem Modell der selektiven Optimierung mit Kompensation von Baltes (Baltes u. Carstensen, 1996) lassen sich 3 Strategien beschreiben, um erfolgreiches Altern durch Bewältigung von Krankheit und Funktionseinschränkung zu erzielen:

- **Selektion** bedeutet Auswahl und Veränderung von Zielen und Verhaltensbereichen, die angesichts begrenzter Ressourcen Erfolg versprechen. Dies erfordert vielfach eine neue Anpassung der Standards, Ziele und Erwartungen.
- **Optimierung** bezieht sich auf die Nutzung und Stärkung vorhandener, zielrelevanter Ressourcen und Handlungsmittel. Beispiele sind die Gestaltung der physikalischen Umwelt oder die Nutzung von medizinischen und psychosozialen Angeboten (z.B. Coaching bei beruflicher Überforderung oder Psychotherapie bei Depressionen).
- **Kompensation** bezieht sich auf die Schaffung, die Nutzung und das Training neuer Handlungsmittel, um Einschränkungen oder Verlusten entgegen zu wirken (kognitives Training angesichts von kognitiven oder Gedächtniseinbußen, Kapitel 25).

Auf das Konzept der **Signaturstärken** innerhalb der positiven Psychologie wird in Kapitel 35 eingegangen.

Mögliche Ansatzpunkte für die Förderung der seelischen Balance im Alltag sind (Lutz 2000):

- „Positives Denken", was bedeutet, die Aufmerksamkeit auf positive Aspekte des Lebens zu lenken und die so genannten „kleinen Erfolge" wertzuschätzen. Dies bedeutet, gewohnte, automatisiert ablaufende negative Gedankenabläufe zu erkennen und lernen, sie aufzugeben, freundliche Selbstgespräche zu führen oder Lob anzunehmen und zu geben.
- So verstanden handelt es sich bereits um Elemente der Selbstfürsorge, die auch als Achtsamkeit in der Lebensführung beschrieben werden kann.
- Zur Selbstfürsorge gehört auch, sich die Zeit für Entspannung und Erholung zu nehmen (Schlaf, Urlaub oder auch der Erwerb gezielter Entspannungstechniken, z.B. im Rahmen von progressiver Muskelrelaxation, bei autogenem Training, Yoga oder Meditation, die sich alle als Möglichkeiten zum Stressabbau bewährt haben).

Pflege und Förderung nicht berufsbezogener Aktivitäten als Ausgleich und Kompensation gewinnen v.a. im mittleren Lebensalter eine zunehmende Bedeutung, z.B. am Übergang vom aktiven Erwerbsleben in den Ruhestand.

Ganz wesentlich ist die Pflege von sozialen Beziehungen. Dies gilt für Partnerschaft, Familie und Freunde gleichermaßen. Neben ausreichend Zeit ist hier insbesondere die Pflege einer offenen, beständigen und emotional bedeutsamen Kommunikation zu nennen.

Wesentlich erscheint auch ein freundlicher Umgang und Auseinandersetzung mit der eigenen Biografie. Wie zahlreiche kontrollierte Studien belegen, hat – zumindest bei seelisch weitgehend Gesunden – das emotional bedeutsame Formulieren und Niederschreiben belastender Erfahrungen messbare gesundheitliche Vorzüge. Besseres Befinden, verringerte Arztbesuche und günstigere immunologische Parameter lassen sich selbst dann nachweisen, wenn die Teilnehmer nur wenige und kurze Termine zum Niederschreiben ihrer Erfahrungen wahrnahmen (Pennebaker u. Seagal 1999).

Die Entwicklung und Förderung von Genuss in kleinen Dingen des Alltags setzt meist eine gewisse Selbstdisziplin voraus (z.B. sich genügend Zeit und ruhige Umstände für Mahlzeiten, Gespräche u.Ä. nehmen). Interessanterweise zeigt sich, dass Suchtverhalten häufig mit mangelndem Genuss einhergeht, was z.B. einen Ansatzpunkt in der Behandlung von Adipositas und Essstörungen darstellt.

Hier kann auch die Selbstaufmerksamkeit gegenüber inneren Bildern, Fantasien, Träumen und Tagträumen genannt werden, die gleichfalls ein bereicherndes Element des Alltags darstellen können.

Good-Aging für die Praxis

Die genannten Ansatzpunkte können nur individuell, je nach vorliegenden Ressourcen gefördert werden. Welche Ressourcen es zu entwickeln und zu fördern gilt, hängt wesentlich auch von individuellen Wertsetzungen und Normen ab. Bevor ein Umlernen stattfindet, bedarf es oft innerer oder äußerer Anstöße, die auch durch die Teilnahme an einer Selbsthilfegruppe, Coaching/Beratung oder eine psychotherapeutische Erfahrung gegeben werden können.

Ein Paradox in der Lebenszufriedenheitsforschung besteht darin, dass gerade Schwerkranke und chronisch Kranke oft sehr viel größere Lebenszufriedenheit angeben (oder selbst in Situationen erheblicher physischer Beeinträchtigung keinen Abfall der Lebensqualität berichten) verglichen mit Menschen ohne schwere Krankheit und Behinderung. In diesen Fällen kann gerade die Bedrohung oder Begrenztheit der Lebensperspektive zum Anstoß werden, wesentliche Ziele und Werte im Leben zu überdenken.

Schlussfolgerungen für die Praxis

Gesundheit lässt sich mit zunehmendem Lebensalter im Sinne der einflussreichen Definition der WHO kaum als Idealzustand völligen körperlichen, seelischen, und sozialen Wohlbefindens beschreiben.

Vielmehr lässt sich Gesundheit als eine (relativ erfolgreiche) Anpassung auf biochemischer, physiologischer, immunologischer, sozialer und kultureller Ebene beschreiben.

So wie seelische Balance körperliches Wohlbefinden fördert, trägt auch körperliches Training in vielfältiger Weise zu seelischer Balance bei. Für Ärzte ist es daher wichtig, sich nicht nur mit pathogenen Mechanismen, sondern auch mit salutogenetischen, ressourcen- und gesundheitsfördernden Strategien vertraut zu machen, die es nicht nur am Patienten, sondern möglichst auch an der eigenen Person und dem Umgang mit eigenen beruflichen Belastungen und Anforderungen zu erfahren gilt.

Literatur

1. Antonovsky A. Unraveling the mystery of health. San Francisco: Jossey Bass Publishers; 1987.
2. Arzneimittelkommission der Deutschen Ärzteschaft. Hormontherapie im Klimakterium. Arzneiverordnung in der Praxis Bd. 30, Sonderheft 2; 2003.
3. Baltes MM, Carstensen LL. The process of successful ageing. Ageing and Society 1996;16:397–422.
4. Beutel M. Was schützt Gesundheit? Zum Forschungsstand und der Bedeutung von personalen Ressourcen in der Bewältigung von Alltagsbelastungen und Lebensereignissen. Psychother Psychosom med Psychol. 1989;39:452–462.
5. Beutel ME, Weidner W, Schwarz R, Wiltink J, Brähler E. Complaints of the ageing male based on a representative community study. Eur Urol. 2002;41:85–93.
6. Brähler E, Felder H (Hrsg.). Weiblichkeit, Männlichkeit und Gesundheit. Medizinpsychologische und psychosomatische Untersuchungen. (2., vollständig überarbeitete und erweiterte Auflage). Opladen: Westdeutscher Verlag; 1999.
7. House JS, Landis KR, Umberson D. Social relationships and health. Science 1988;241,540–545.
8. Lutz R. Euthyme Therapie. In: J. Margraf (Hrsg.). Lehrbuch der Verhaltenstherapie, 2. Aufl. Heidelberg: Springer 2000, S. 447–463.
9. Pennebaker JW, Seagal JD. Forming as story: The health benefits of a narrative. Journal of Clinical Psychology 1999;55:1243–1254.
10. Schauenburg H, Beutel ME, Bronisch T et al. Zur Psychotherapie der Depression. Psychotherapeut 1999;44:127–136.
11. Wittchen HU, Jacobi F. Bundesgesundheitsbl 2001, 44:997–1000.

27 Wellness und klassische Naturheilkunde: Ein Beitrag zur Gesundheitsprävention bei Männern

Günther Jacobi

Einleitung

Die bisher in der präventiven Männermedizin verfolgte Herangehensweise an Anti-Aging war schulmedizinisch, d.h. medizinisch konventionell geprägt. Auch die Wellness-Bewegung der vergangenen 20 Jahre fußt auf medizinischen Vorstellungen und Bedürfnissen. Wellness in seinen vielfach praktizierten Varianten kann ebenfalls Anti-Aging bedeuten. Die klassische (gemeint *westliche*) Naturheilkunde bzw. die Naturheilverfahren sind heute allgemeiner Bestandteil von Gesunderhaltung. Nach jahrzehntelangen Defiziten holen auch hier Männer in den letzten Jahren deutlich auf.

Wellness als Anti-Aging

Wellness im heute allgemein gebräuchlichen Sinne kann Anti-Aging sein. Entsprechend der sozialen Stellung von Mann und Frau war Wellness gegenüber heute von alters her eher Männersache. Für diese Feststellung gibt es aus allen Kulturen mannigfaltige Zeugnisse. Man denke nur an die Bäderkultur in der Antike, die weit mehr als nur Reinlichkeit zum Ziel hatte. Beim Baden haben Männer Politik gemacht, wurden Geschäfte getätigt, wurde der Philosophie nachgegangen.

Vieles von dem, was Gutergehen im weitesten Sinne meint, hat sich in Wellness bis heute erhalten, neue Aspekte kamen hinzu. Frauen verbinden mit Wellness meist die Attribute Harmonie, Sinnlichkeit, Reinigung und Schönheit. Bei Männern stehen heute Fitness, Energie, Leistungsfähigkeit und Kraftschöpfen („um seinen Mann zu stehen") im Vordergrund.

Ursprung der Wellness-Bewegung

Gern wird der Begriff Wellness als ein Kunstwort aus *well*being (sich wohlfühlen) und fit*ness* („auf der Höhe sein") dargestellt. Diese Erklärung erscheint werbeträchtig, trifft aber nicht zu. Denn Wellness hat nicht seinen Ursprung in der Fun- und Fitnesswelle der kalifornischen Strände der 1970er Jahre. Laut Oxford English Dictionary taucht der Begriff erstmals 1654 in einem kleinen Buch auf, wo es heißt: „I blessed God ... for my daughter's wealnesse". Gemeint war einfach **Wohlergehen**. Die Definition im gleichen Wörterbuch „Zustand des Wohlbefindens oder der guten Gesundheit" trifft heute das Bedürfnis der Menschen zunehmend.

Die gängige Vorstellung, was alles Gesundheit sein könnte, ist breit gefächert: Fehlen von Beschwerden, Krankheit und Behinderung; Schmerzfreiheit; gute Lebensqualität; Handlungsfähigkeit; Liebes- und Genussfähigkeit; Stress- und Krisenresistenz; Sinnfindung.

Der amerikanische Sozialmediziner Halbert L. Dunn entwickelte in den 1950er Jahren das Wellness-Konzept, und zwar mit **rein ökonomischer Zielsetzung**. Die Krankenversicherungen sollten durch Verbesserung des Gesundheitszustands der Beschäftigten entlastet werden. Die körperliche wie psychosoziale Belastbarkeit sollten verbessert und damit krankheitsbedingte Fehltage im Sinne einer Kostendämpfung verringert werden.

Das Wellness-Konzept erlebte bereits lange vorher in der deutschen Großindustrie eine vergleichbare Entwicklung, jedoch ohne vermarktbare Namensgebung. Die Erholung bei Kur- und Ferienaufenthalten in schönen Orten im Allgäu oder an der See für abgearbeitete Bergmänner und Hüttenarbeiter und deren Familien, das kostenlose Vorhalten von Bäder-, Schwimm- und Saunaeinrichtungen in direkter Nähe der Betriebe, sowie die betriebseigenen Sportvereine und Freizeiteinrichtungen wie Kegelclubs, Gesangvereine und andere kulturelle Angebote zielten in eben diese Richtung: Gesunderhaltung auch als Erhalt beruflicher Leistungsfähigkeit und sozialen Wohlergehens.

Wellness heute

Die Wellness-Bewegung ist von der Lifestyle-Industrie nicht mehr zu trennen. Während für Frauen vornehmlich das Feld von Beauty und Soul belegt ist, zielt die Branche bei Männern mehr auf schlecht Ernährte, Gestresste, hormonell Derangierte, in ihrer Karriere Geknickte, und auf schlechterdings Kranke. Tourismussparten und Hotelketten leben davon, ausgebrannte, aber finanzkräftige Arbeitssklaven, so genannte Selbstausbeuter, mit ein bisschen Massage, ein paar Meditationen, ein wenig Diät, mit programmierter, an Elektroden gekoppelter Muskelübung, mit allerlei anderen Maßnahmen zur Wartung des Körpers und mit der wochenendlimitierten Hinführung zu meist fernöstlichen Heilslehren wieder zu einem Menschengefühl zu verhelfen.

Demgegenüber werden ernst zu nehmende Wellness-Konzepte zunehmend um Ziele aus der Salutogenese (Selbstverantwortung, persönliche Kompetenz, Resilienz; s. Seite 204) erweitert. Sinnfaktoren aus den Religionen wie spirituelle Kraft, Glauben und Liebe wurden ebenfalls in die gesundheitsfördernden Konzepte von

Wellness eingebracht. Hierzu gehören auch fernöstliche Gesundheitslehren und Traditionen.

Wellness basiert unverzichtbar auf der Erkenntnis, dass Gesundheit nicht notwendigerweise durch Askese, Verzicht und Disziplin gefördert wird. Wellness baut mehr auf das Erlebnis *Vergnügen*, und bedient sich der Entwicklung der Wohl*stands*- in eine Wohl*fühl*gesellschaft. Unter dem Motto **Gesundheitsferien** wird sanfte Erholung in Wellness-Welten, Oasen und so genannten Indoor-Spas angeboten.

Der Begriff „Sanarium" („Heilstätte"!) gerät zum Missbrauch. Bäder (Thalasso), Massagen, finnischer Sauna, Zen-Meditation, Magnetfeldtherapie, türkische Dampfbädern, Erlebnisduschen, Salinen, Yoga, Ayurveda und kalorienreduzierte Abzählküche werden als Wohlfühl-Paket angeboten. Solche sporadischen Relax-Tage mögen dem einen oder anderen zwar gut tun, sind jedoch nur schwerlich dazu geeignet, die Ziele von Wellness nachhaltig zu verwirklichen. Denn die Wünsche unserer Gesellschaft außerhalb des Erwerbslebens sind gut bekannt und in folgender Graphik (Abb. 27.**1**) dargestellt:

Frauen haben einen natürlicheren (und wirksameren) Zugang zu Gesundheitsvorsorge, Krankheitsverhütung und Rehabilitation. Auch weil sie heute über eigene finanzielle Mittel verfügen, ist Wellness bei Frauen verbreiteter als bei Männern. Mehr als ein Drittel der Männer hat Hemmungen vor der Übermacht weiblicher Präsenz in Wellness-Instituten.

Wellness als Anti-Aging-Instrument

Die ganzheitlichen gesundheitsfördernden Effekte werden vom Deutschen Wellness-Verband und der Europäischen Wellness-Union so formuliert:

> **!** „Wellness ist das Ergebnis einer harmonischen Wechselbeziehung von Körper, Geist und Seele innerhalb des privaten, gesellschaftlichen sowie natürlichen Umfeldes."

Damit Wellness nicht zu *Wellnepp* wird, haben die Verbände der Branche Prüfsiegel verliehen. Informationen geben die Verbraucherzentralen. Die bisher ausführlich thematisierten Anti-Aging-Maßnahmen wie körperliche Bewegung, vernünftige Ernährung, mit Stress umgehen führen im Sinne der o.g. Wechselbeziehung zu folgenden **Wellness-Effekten**:

- körperliche Fitness,
- geistige Beweglichkeit und Kreativität,
- seelische Belastbarkeit und mentale Stärke,
- positive Arbeitseinstellung,
- harmonisches Privatleben sowie
- im Einklang mit der Umwelt sein.

Alle guten Wellness-Konzepte sollten individuelle Bedürfnisse und Fähigkeiten berücksichtigen. Denn bei Wellness sind sowohl körperliches Ausdauertraining wie auch kreatives Nichtstun bis hin zu ungezieltem Müßiggang beheimatet. Klassische Kurorte und Heilbäder mit Merkmalen wie Sole, Mineralquelle, Heil- bzw. Reizklima, Moor haben ihr ortstypisches Reha-Angebot längst um Wellness- und Anti-Aging-Leistungen erweitert. So sind das Kürzertreten, Atemholen und die „Entschleunigung" Wellness-Botschaften, die sich auf Almhütten, in 4-Sterne-Hotels, in Kursanatorien und hinter Klostermauern verwirklichen lassen.

Beispiele für Wellness-Aktivitäten sind in Tab. 27.**1** aufgeführt.

> **!** Die genannten Wellness-Möglichkeiten können die mentale und körperliche Balance erhalten oder wiederherstellen und damit Selbstzufriedenheit, soziale Kontakte und einen nachhaltigen gesunden Lebensstil unterstützen.

Wellness in der Kneipp-Bewegung

Mit anderer Wortwahl, aber gleichen Zielen von Wellness, propagierte bereits im vorletzten Jahrhundert **Sebastian Kneipp** (1821–1897) erfolgreiche vorbeugende Gesundheitsmaßnahmen. Seine mittlerweile wissenschaftlich untersuchten Therapien mittels Wasser, Licht, Luft, und Bewegung haben längst wissenschaftliche Anerkennung gefunden. Die 5 Kneipp-Säulen des Wohler-

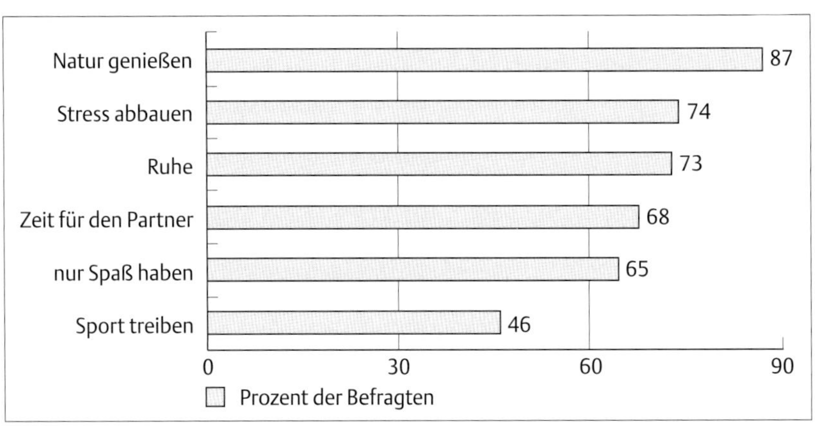

Abb. 27.**1** Die Erwartungen der Deutschen an ihren nächsten Urlaub (Forsa-Umfrage im Auftrag der Deutschen Angestellten Krankenkasse DAK 2001).

Tabelle 27.1 Beispiele für Wellness-Aktivitäten

➤ Alle Arten von Baden, Sauna
➤ Sport und andere körperliche Aktivitäten
➤ Körpergeschenke (Kosmetik, Maniküre, Pediküre, Massage, äußere Reinigung in der Ayurveda)
➤ Östliche Traditionen wie Tai-Chi, Qi-Gong u.a.
➤ Aktivurlaub / Urlaub in Heilbädern und Kurorten
➤ Ferien zum Faulenzen
➤ Kultururlaub

gehens wie Wasseranwendung, Heilpflanzen, Bewegungstherapie, einfache Ernährung und Lebensordnung können getrost als **„Kneippness"** bezeichnet werden. Jede Säule steht zwar für ein eigenständiges Naturheilverfahren, jedoch verwirklichen alle zusammen ein auf Synergismus abzielendes ganzheitliches Gesundheitskonzept:

- ➤ Wasser (Hydrotherapie),
- ➤ Heilkräuter (Phytotherapie),
- ➤ Bewegung,
- ➤ ausgewogene, gesunde Ernährung und
- ➤ Lebensordnung – Harmonie.

Die in der Kombination der Methoden und Verfahren verstärkte gesundheitserhaltende (Prävention) und heilende (Therapie) Wirkung des Konzepts von Kneipp machen sich Vereine, die Wellness-Industrie, gemeinnützige Einrichtungen und Klöster verstärkt zunutze. Wellness wird zu Kneippness (und umgekehrt), wenn man alle Aspekte des ganzheitlichen Gesundheitskonzepts von Sebastian Kneipp zusammennimmt.

Das **Wasser** dient vor allem als Vermittler von Temperaturreizen. Hierdurch wird eine verbesserte Blutzirkulation, ein aktivierter Energiestoffwechsel, eine Muskelrelaxation und eine Stimulierung des Immunsystem bewirkt. Zu dieser Anwendungsform gehören Güsse, Bäder, Waschungen, Wickel und Packungen. Wiederholte Anwendungen bewirken einen Trainingseffekt, der zur Abhärtung führt. Die Infektanfälligkeit wird vermindert und ein allgemeines Wohlbefinden erreicht.

Die **Phytotherapie** ist essenzieller Bestandteil der Prävention und Therapie nach Kneipp. Mehr denn je erfreuen sich Naturheilmittel großer Beliebtheit. Nach einer Studie der WHO hat sich deren Anteil in den vergangenen 10 Jahren europaweit fast verdoppelt. Leider wird dabei – entgegen den Forderungen von Kneipp – meist der Zusammenhang zwischen Heilmittel und Lebensführung vergessen.

Die **Bewegungstherapie** zielt auf ein gesundes Wechselspiel zwischen Belasten und Ausruhen, also zwischen An- und Entspannung. Die positiven Wirkungen zielen auf den Bewegungsapparat, das Herz-Kreislauf-System, das Immunsystem und die seelische Balance (Seite 205).

Die Strukturierung und der Erhalt der **äußeren und inneren Lebensordnung** ist ein Kernstück der Ganzheitstherapie nach Kneipp. Das Vermeiden von Risikofaktoren, Genussgiften und von Reizüberflutung ist

Tabelle 27.2 Wellness nach Sebastian Kneipp (Wellness = Kneippness)

Bäder
➤ Luftperlbäder
➤ Kräuterbäder
➤ Ölbäder, Vierzellenbäder
Spezielle Kneipp-Anwendungen
➤ Güsse, Blitzgüsse
➤ Wechselgüsse
➤ Arm- und Fußbäder
➤ Heusäcke
➤ Retterspitzwickel
➤ Kneipp-Wickel
Physiotherapie
➤ krankengymnastische Ganzbehandlung
➤ krankengymnastische Behandlung zur Rehabilitation
➤ funktionelle Krankengymnastik am Haltungs- und Bewegungsapparat
➤ manuelle Dehntechniken
➤ Bewegungsbäder
Prävention in der Gruppe
➤ Rückenschule und Ergonomie
➤ Beckenbodengymnastik
➤ Entspannung nach Jakobsen
➤ Aquafitness
Massagen und Packungen
➤ Teilmassagen, Ganzkörpermassagen
➤ Bindegewebemassagen, Lymphdrainagen
➤ Fußreflexzonenmassagen
➤ Eispackung, Eis- und Wärmebehandlungen
➤ Heiße Rolle, Rotlicht, Fango

ebenso bedeutsam wie das Wiedererlangen des seelischen Gleichgewichts. Dieses kann auch durch seelsorgerische Begleitung gefördert werden. Tab. 27.2 fasst das Einbringen des Gedankenguts von S. Kneipp in moderne Wellness-Konzepte zusammen.

Klassische Naturheilkunde

Folgende Überzeugung von **Christoph Wilhelm Hufeland** (1762–1836), dem Begründer der wissenschaftlichen Gesundheitsprävention und Anti-Aging-Bewegung (die er **Makrobiotik** nannte) soll als Einstieg dienen:

„Die Natur bleibt immer eine gütige Mutter, und sie liebt und belohnt den, der sie sucht, und es ist uns gleich nicht allemal möglich, das zu hoch gesteckte Ziel unsres Strebens zu errei-

chen, so können wir doch gewiß sein, auf dem Weg schon so viel Neues und Interessantes zu finden, daß uns schon der Versuch, ihr näher zu kommen, reichlich belohnt wird. – Nur hüte man sich, mit zu raschen und übermütigen Schritten auf sie einzudringen".

Trotz *High-Tech*-Medizin bleibt der Trend nach der Naturheilmedizin ungebrochen. Bei 94% der Befragten einer 1995 veröffentlichten EMNID-Studie lag die Zukunft der Medizin in der Krankheitsverhütung. Dabei ist Selbstbestimmung und Mündigkeit gefragt. 82% der von EMNID Befragten wollten selbst entscheiden, ob und wie sie behandelt werden.

Die Studie zeigte auch, dass 61% der Deutschen unkonventionelle, in dem Fall Naturheilverfahren. oft besser finden als die Schulmedizin (hier konventionelle Medizin). Dabei nehmen sie in Kauf, dass unkonventionelle Heilverfahren nicht immer wissenschaftlich abgesichert sind.

Tabelle 27.**3** Naturheilverfahren in der Anti-Aging-Medizin

Therapie oder Präventive Anwendung	Wesen und Wirkung
Balneotherapie	Heilquellen, Trinken, Inhalieren, Sole, Moore, Schlicke, Erden
Hydrotherapie	Bäder, Güsse, Wickel, Packungen, Auflagen
Bewegung	Sport, Dauertraining, Gymnastik, manuelle Techniken
Ernährung	Umstimmung (Trennkost, Rohkost, Fasten), Diät, Vollwertkost
Phytotherapie	Schnittstelle Kräuterkunde/Pharmakognosie/Pharmakologie
Ordnungstherapie	Gesundheitstraining, Psychohygiene, Selbstkompetenz
Klima	Reizklima Meer/Gebirge, Temperatur, Strahlung, Luftdruck

Begriff und Inhalt

Die klassische Naturheilkunde des Westens kann als Wissenschaft und Lehre von den Naturheilmitteln, deren Verfahrensweisen und Indikationen verstanden werden. Sie ist ohne die so genannte **„Klostermedizin"** nicht denkbar. Hiermit wird die Epoche vom 8. bis zum 12. Jahrhundert in der Geschichte der Heilkunde bezeichnet, in der Klöster eine quasi Monopolstellung in der medizinischen Versorgung inne hatten.

Als schriftliche Überlieferungen in Deutschland sind die „Physica" der **Hildegard von Bingen** (1098–1179) und später das Kräuterbuch des Leonhart Fuchs (1543) wegweisend. In Hildegards Werk wird deutlich, wie sehr pharmazeutische Fragestellungen das Studium von Pflanzen und ihren Wirkungen gefördert haben. Jahrhunderte lang war die Klostermedizin der Maßstab der abendländischen Heilkunde.

Heutige Hauptanwendungsgebiete der Naturheilkunde sind neben der Therapie und Rehabilitation ebenso die Prävention. In einer Gesundheitsberatung und in Anti-Aging-Konzepten müssen naturheilkundliche Herangehensweisen auch bei Männern essenzieller Bestandteil werden.

! Naturheilkunde und Naturheilverfahren (NHV) sollten nicht als Alternativmethoden oder ***Alternative Medizin*** (als Abgrenzung zur konventionellen oder Schulmedizin) aufgefasst werden. Vielmehr handelt es sich meist um komplementäre Maßnahmen, die geeignet sind, ergänzend und optimierend zusammen mit anderen präventiven und therapeutischen Konzepten zu wirken (Beuth 2002).

Die westliche Naturheilkunde ist eine Volks- und Erfahrungsmedizin ohne wesentliche Berührung zur Ethnomedizin fremder Völker. Die wichtigsten klassischen NHV sind in Tab. 27.**3** zusammengefasst. Im Prinzip finden sich die Hauptmerkmale der NHV in den Heilungs- und Vorbeugemaßnahmen von Sebastian Kneipp (s.o.) wieder. Naturheilkunde profitiert gerade in Zeiten von Aversion gegenüber Übertechnik, Chemie und Synthetik von den Argumenten „gut verständlich", „macht Sinn", „leuchtet ein".

Erwartungen von Anti-Aging-Maßnahmen an die Naturheilkunde

Zum Wesen und Vorteil der NHV gehört, dass nicht unmittelbar auf eine definitive und „Ad-hoc-Veränderung" des Gesundheitszustandes hingewirkt wird.

! Stattdessen zielt die Naturheilkunde auf eine Konditionierung von Organen und Funktionskreisen dergestalt, dass auf natürliche, d.h. physiologische Weise eine Gesundung aus eigener Kraft (Selbstheilung) möglich wird.

Da hierzu die Regulationsmechanismen des Vegetativums, des Immun- und Hormonsystems sowie des Seelenzustandes zum Einsatz kommen, ist eine wirksame Naturheilkunde ohne entsprechenden psychischen Input nicht denkbar. Gerade im Anti-Aging (eine spezielle Art von Ordnungstherapie/Gesundheitstraining) machen sich Ärzte und Therapeuten die Wechselwirkungen der NHV auf die Psyche und umgekehrt zunutze. Hierzu gehören

- die angenehme sinnliche Wahrnehmung vieler Naturheilverfahren (Bäder),
- das emotionale Erleben (Ambiente in der Gruppe),
- das einleuchtende Erklärungsmodell vieler NHV (Bewegung, Klimatherapie) oder
- die intime Teilnahme an der Natur (Phytotherapie).

Naturheilkunde bedient sich einer monistischen, d.h. mehr ganzheitlichen Wahrnehmung des Menschen und seiner Körperfunktionen. Menschen, die NHV anwenden, sind auch offen für das Prinzip „Hilfe zur Selbsthilfe" und die Ideen der Salutogenese.

Da Frauen eine von Männern unterschiedliche, und zwar unmittelbarere und damit oft konsequentere Auffassung von Gesundheit, Krankheit und Körperwahrnehmung haben, sind Frauen auch viel aufnahmefähiger für naturheilkundliche Konzepte als Männer. Dies betrifft insbesondere die naturheilkundliche Ordnungstherapie als strukturiertes Gesundheitstraining.

Ausgewählte Naturheilverfahren in Anti-Aging-Konzepten

Viele naturheilkundliche Maßnahmen im Sinne des Anti-Aging-Ansatzes verfolgen ausschließlich Ziele der Prävention und Rehabilitation. Für jeden nachvollziehbar ist hier das Konzept, das Immunsystem im Sinne der Mobilisierung körpereigener Regenerationskräfte zu stärken.

Immunfitness

Neben der unspezifischen Krankheitsabwehr durch die Haut, die Schleimhäute und spezifische Antikörper im Blut kommt dem darmassoziierten Lymphsystem (Mukosabarriere) in der Naturheilkunde eine besondere Be-

Tabelle 27.**4** Auswahl wichtiger Arzneipflanzen mit anerkannten Indikationen

Heilpflanze	Pharmakognosie	Wirkungen	Indikationen
Johanniskraut	*Hypericum perforatum*	antidepressiv	leichte u. mittelschwere Depression
Weißdorn	*Crataegus oxycantha sive monogyna*	sedierend	Schlafstörung, Verminderte Herzleistung
Knoblauch	*Allium sativum*	lipidsenkend	Vorbeugung der Atherosklerose
Gingko	*Gingko biloba*	durchblutungsfördernd	zerebrale und periphere Durchblutungsstörungen
Baldrian	*Valeriana officinalis*	sedierend	Einschlafstörungen
Kamille	*Chamomilla recutita*	entzündungshemmend	Magen-Darm, obere Atemwege
Pfefferminze	*Mentha piperita*	krampflösend, Kältegefühl auslösend	krampfhafte Magen-Darmbeschwerden, Pfefferminzöl bei Spannungskopfschmerz
Senna	*Senna officinalis*	laxierend	akute Obstipation
Nachtkerze	*Oenothera biennis*	entzündungshemmend	Neurodermitis
Sonnenhut	*Echinacea purpurea*	immunmodulierend	Infektneigung, Wundheilung
Ringelblume	*Calendula officinalis*	entzündungshemmend	zur Wundheilung
Spitzwegerich	*Plantago lanceolata*	Schleimhaut schützend	Reizungen der oberen Atemwege
Brennnessel	*Urtica dioica*	diuretisch, antiphlogistisch	Durchspülungstherapie, rheumatische und Prostatabeschwerden
Kürbis	*Cucurbita pepo*	entzündungshemmend	Prostatabeschwerden
Sägepalme	*Sabal serrulata* *Serenoa repens*	dekongestionierend	Benigne Prostatahyperplasie
Roggenpollen	*Secale cereale*	dekongestionierend	Benigne Prostatahyperplasie
Weißdorn	*Craetegus laevigata*	inotrop, vasodilatierend	leichte Herzinsuffizienz
Rosskastanie	*Aesculus hippocastanus*	gefäßabdichtend	chronische venöse Insuffizienz
Mariendistel	*Carduus marianus*	antioxidativ	Prophylaxe und Therapie bei Hepatotoxizität
Weidenrinde	*Salix alba*	schmerzstillend, fiebersenkend	Kopfschmerz, Rheuma, Gicht
Goldrute	*Solidago specialis*	diuretisch, antiinfektiös	Prophylaxe und Therapie der Urolithiasis
Eberrautenkraut	*Artemisia abrotanum*	roborierend, antiinfektiös	Prophylaxe von Virusinfektionen
Thymian	*Thymus serpyllum*	antiinfektiös	Prophylaxe von Virusinfektionen

deutung zu. Bestimmte Ernährungsweisen zur Veränderung des intestinalen Milieus stehen zur Verfügung. Hierzu zählen fermentierte Gemüseprodukte (z.B. Sauerkraut),vergorene Milchprodukte (Joghurt) und Milchprodukte mit probiotischen Milchsäurebakterien.

Zu den komplexen Anwendungen zur Stärkung der körpereigenen Abwehr zählen:

- die abhärtende Wirkung der Hydrotherapie,
- die roborierende Wirkung vermehrter Muskelarbeit,
- die Immunstimualtion in bestimmten Klimazonen (Berge, Meer) und
- psychohygienische und psychosoziale Maßnahmen.

Körperliche Aktivität

Regelmäßige, über die normalen Körper- und Lebensverrichtungen hinausgehende Muskelaktivität ist eine wichtige Komponente vieler präventiver Programme. Altersgerechte Körperfitness wird am effektivsten und gleichzeitig schonendsten in Trainingsprogrammen erreicht. Ein regelmäßiges Körpertraining durch Sport und Spiel verbessert nicht nur Organfunktionen des Herz-Kreislauf-Systems, der Lunge, des Energiestoffwechsels und des Bewegungsapparates, sondern moduliert/aktiviert gleichfalls das körpereigene Hormon- und Immunsystem.

Die Freisetzung von Neuropeptiden (z.B. Beta-Endorphine) hat positiven Einfluss auf die Stimmungslage, das Schmerzempfinden und damit auf die Lebensqualität. Zusätzlich bewirkt regelmäßiges moderates Ausdauertraining eine Erhöhung der Stressresistenz, verbessert den Schlaf und kann Übergewicht vorbeugen.

Körpertraining wirkt ebenfalls suchtpräventiv. Die meisten naturheilkundlichen Empfehlungen zur Bewegungstherapie sind heute wissenschaftlich unterlegt.

Ernährung

Bei der Naturheilkunde vermischen sich in der Ernährungs-„Therapie“ eine Vielzahl unterschiedlicher Ideen, Ideologien und persönliche Erfahrungen. Die Bannbreite reicht von einseitigen Diäten über vegetarisch-vollwertige Kost, „Reinigungs- und Entschlackungsdiäten“ bis hin zum Heilfasten.

Die mit einer vernünftigen, undogmatischen Naturheilkunde assoziierten nutritiven Gesichtspunkte sind unbestritten wertvolle Inhalte eines erfolgreichen Anti-Aging, darunter

- Verbesserung der Essgewohnheiten,
- allgemeine Reduzierung der Energieträger zu Gunsten von Mikronährstoffen,
- Verwendung naturbelassener, ballaststoffreicher Nahrungsprodukte sowie
- eine ausgewogene Nahrungsmittelauswahl.

Das Einbringen solcher Prinzipien in die Essgewohnheiten der Arbeitswelt ist nicht immer einfach.

Heilpflanzen (Phytoprophylaxe/Phytotherapie)

Die Darreichung von den Heilkräutern aus der **Apotheke der Natur** stand von je her im Mittelpunkt medikamentöser Behandlung. Der hohe Stellenwert dieser pflanzlichen Therapie rückt auch in den modernen Anti-Aging- und Wellness-Konzepten zunehmend in den Blickpunkt. Pflanzliche Heilmittel erfreuen sich als eine Art „zarte Medizin“ außerordentlich großer Beliebtheit. Zwei Drittel unserer Bevölkerung vertrauen zumindest gelegentlich auf heilsame Naturprodukte. Meistens werden Phytotherapeutika ohne ärztliches Rezept gekauft. Sie gelten als Therapie erster Wahl bei leichten und funktionellen Beschwerden.

Die moderne Heilpflanzenkunde ist prophylaktisch (präventiv) und therapeutisch ausgelegt. Sie verwendet durchweg milde, also nicht sehr starke und nicht plötzlich wirksame Arzneipflanzen. Sebastian Kneipp gilt als Mitbegründer der modernen Phytotherapie.

Der moderne Trend geht heute hin zu einer rationalen Phytotherapie, die eine chemische Analyse und die Definition wirksamer Inhaltsstoffe fordert. Kontrollierte Arzneimittelprüfungen in randomisierten Patientengruppen haben für eine Vielzahl von Heilpflanzen die klinische Wirksamkeit nachweisen können. Hieraus haben sich anerkannte Indikationen zur Krankheitsprävention und Therapie abgeleitet, die in Tab. 27.**4** aufgeführt sind.

Gegenüber den experimental-wissenschaftlich belegten Therapien bestanden für Naturheilmittel in Deutschland immer andere Zulassungsvoraussetzungen. Sie fielen unter die Wirkstoffe aus der Gruppe der besonderen Therapierichtungen.

Nach den heutigen EU-Richtlinien ist der Begriff „Naturheilmittel“ inzwischen mit einem neuen Verständnis belegt worden. Verstand man früher unter „Naturheilmitteln“ solche Heilmittel, deren Ursprung in der Natur zu suchen ist, so heißen derartige Heilmittel nunmehr **„natürliche Heilmittel“**. Damit sollen sie von den Chemotherapeutika abgegrenzt werden. Dementsprechend können in der naturheilkundlichen Praxis und in Anti-Aging-Sprechstunden auch über die klassische Phytotherapie hinausgehende moderne Behandlungen mit sowohl therapeutischem als auch präventivem Ziel zum Einsatz kommen, die in Tabelle 27.**5** zusammengefasst sind.

Good-Aging für die Praxis

Wellness kann als das Bestreben nach einer harmonischen Wechselwirkung von Körper, Geist und Seele innerhalb des privaten, aber auch gesellschaftlichen und natürlichen Umfeldes verstanden werden. So kann Wellness auch für Männer zu einem hervorragenden Anti-Aging-Instrument werden. Voraussetzung ist, dass die Möglichkeiten, die Wellness im Rahmen körperlicher und mentaler Fitness anbietet, gemeinsam mit Veränderungen im Lebensstil und nicht anstatt einer Lifestyle-Korrektur verstanden werden. Ernst zu nehmende Wellnesskonzepte richten sich zunehmend an den Zielen der Salutogenese, wie Selbstverantwortung, persönliche Kompetenz und Mobilisierung eigener Ressourcen (Resilienz) aus.

So zählen zu den Wellnesseffekten neben körperlicher Fitness und geistiger Beweglichkeit und Kreativität auch mentale Stärke und Harmonie im Privatleben und im Umgang mit der Natur. Die moderne Ausrichtung der Kneippbewegung ist heute von Wellness nicht mehr zu trennen (Kneippness). Sie leitet über zu den klassischen Naturheilverfahren wie Wasser, Heilkräuter, Bewegung, gesunde Ernährung und Lebensordnung. Naturheilverfahren verstehen sich nicht als Alternativmethoden. Vielmehr handelt es sich um komplementäre Maßnahmen im medizinischen Anti-Aging. Viele klassische Naturheilverfahren sind heute durch moderne experimentelle Untersuchungen wissenschaftlich untermauert. Natürliche Heilverfahren dürfen heute in keinem Anti-Aging-Konzept fehlen.

Tabelle 27.**5** Westliche Naturheilmittel/-verfahren mit meist komplementärem Einsatz und *unkonventionelle Mittel in der Krebsmedizin (UMK)*

Verfahren/Stoffgruppe	Einsatz
Ernährung	Umstellung, Ergänzung, Adipositas, Stoffwechselerkrankungen, Prävention
Vitamine, Spurenelemente	Allgemeine Prävention, bilanzierte Gemische zur Krebstherapie
Enzyme (Papain, Trypsin, Chymotrypsin)	Prävention und komplementäre Therapie
Mistelextrakte	Steigerung der körpereigenen Abwehr
Thymuspeptide (Thymosin-alpha-1)	Immunstimulation
Mikrobiologische Verfahren (Probiotika)	Immunmodulation Darm
Anthroposophische Medizin	UMK
Homöopathie	UMK

Literatur

1. Beuth J. Grundlagen der Komplementäronkologie. Stuttgart, Hippokrates Verlag; 2002.
2. Bühring M. Naturheilkunde. In: Brinkmann-Göbel R (Hrsg.). Handbuch für Gesundheitsberater. Bern; Verlag Hans Huber:2001.
3. Federspiel K, Herbst V. Handbuch – Die andere Medizin. Stuttgart; Verlag Stiftung Warentest: 1996.
4. Gössling W. Pflanzliche Arzneimittel bei Männerleiden. In: Jacobi GH (Hrsg.). Praxis der Männergesundheit. Stuttgart; Georg Thieme Verlag:2003.
5. Jahreskongress CULTEC III „Zukunft der Medizin – Neue Wege zur Gesundheit?" EMNID Studie zu den Gesundheitswünschen der Deutschen, Düsseldorf 1995.
6. Verbraucherzentrale Nordrhein-Westfalen (Hrsg.): Gesucht: Wellness – Was ist drin und dran? 2., aktualisierte und erweiterte Auflage 2003.

Die schädliche Wirkung des Rauchens

Tabakrauch ist ein Gemisch von Gasen und Aerosolen. Bisher sind darin mehrere tausend Substanzen aufgefunden, davon mehrere hundert chemisch identifiziert worden. Eine Vielzahl niedermolekularer organischer Verbindungen wie Alkane, Alkohole, Ketone, Ester usw. finden sich je nach Dampfdruck mehr in der Gas- oder in der Partikel-Phase.

Neben dem Hauptwirkstoff **Nikotin** sind für die Wirkungsbeurteilung noch **mehrere Gase** von Bedeutung (Kohlenmonoxid, die Stickstoffoxide NO und NO^2 und andere Reizgase. An **karzinogenen Stoffen** sind Benz(a)pyren und mehrere seiner Abkömmlinge, Spuren von Nitrosaminen und Schwermetalle wie Cr, As, Cd, V nachgewiesen.

Alle 10 sec stirbt jemand an den Folgen von Tabakkonsum. Zu Beginn der 90er Jahre starben schätzungsweise 3 Millionen Menschen pro Jahr an den Folgen von Tabakrauchen. Von denjenigen, die seit ihrer Jugend und das ganze Leben hindurch rauchen, werden etwa 50% an tabakassoziierten Erkrankungen sterben. Die Hälfte dieser Todesfälle tritt in den mittleren Lebensjahren ein, die andere Hälfte im fortgeschritteneren Alter.

Eindrucksvoll werden diese Daten durch die von Peto et al. (2003) publizierten **Mortalitätsdaten** durch Raucherschäden in den Ländern der Europäischen Union belegt. Während die Gesamtmortalität bei 35- bis 69-jährigen Männern 25% beträgt (Frauen 13%), ist davon bei 7% der Männer (Frauen 1%) der Tabakkonsum die Ursache.

! Im Durchschnitt verlieren Raucher, die im mittleren Lebensabschnitt versterben, 22 Jahre ihres Lebens.

Die WHO sagt folgendes **Szenario** voraus: Wenn in den Entwicklungsländern der steigende Trend des Tabakkonsums weiterhin anhält, werden in den Jahren 2020 bis 2030 etwa 10 Millionen Menschen pro Jahr an den Folgen von Tabakkonsum sterben, davon allein 7 Millionen in den Entwicklungsländern.

Überblick über tabakassoziierte Erkrankungen

Tabakkonsum ist bei vielen Erkrankungen der wichtigste ätiologische Faktor (Bronchialkarzinom) oder aber – wie beim Herzinfarkt – ein Risikofaktor neben anderen (Schoberberger u. Kunze, 1999). Tabakassoziierte Gesundheitsstörungen treten bei Männern bevorzugt an folgenden **Organsystemen** auf:

- Respirationstrakt: Bronchialkarzinom, chronische Laryngitis, COLD, Kehlkopfkarzinom;
- Herz-Kreislauf-System: koronare, zerebrale und periphere Durchblutungsstörungen mit den Folgen Herzinfarkt, Apoplex, „Raucherbein";
- Verdauungstrakt: Lippenkarzinom, Mundhöhlenkarzinom, Ösophaguskarzinom, Magen- und Zwölffingerdarmgeschwür, Pankreaskarzinom;
- Urogenitaltrakt: Harnblasenkarzinom, Fertilitätsstörung;
- Verschiedene: Zahnerkrankungen, vorzeitige Hautalterung, Unterstützung einer Osteoporose.

Laut WHO sind 40–45% aller Krebstoten, 90–96% der Lungenkrebstodesfälle, 75% der Todesfälle bedingt durch chronisch obstruktive Lungenerkrankungen, 20% der Todesfälle bedingt durch Gefäßerkrankungen und 35% der Todesfälle bedingt durch Herz-Kreislauf-Erkrankungen in den Industrienationen bei Männern im Alter zwischen 35 und 69 Jahren durch Tabakkonsum verursacht.

Good-Aging für die Praxis

Bei Rauchern ist ein Gesundheitscheck speziell in Bezug auf ihr Rauchverhalten besonders wichtig und daher zu empfehlen. Lungenfunktionsprüfung und Messung des Kohlenmonoxidgehalts in der Ausatmungsluft können Aufschluss über das persönliche Risiko geben.

Gesundheitlicher Benefit durch Einstellen des Tabakkonsums

Langfristige Risikominderungen sind schneller im Herz-Kreislauf-System als an anderen Organen zu erwarten. Demgegenüber dauert es länger, bis sich das Risiko für Krebserkrankungen wieder jenem annähert, das „Niemals-Raucher" haben. Bei einem „Durchschnittsraucher" etwa, bei dem nach 20 Jahren Tabakkonsum von ca. 20 Zigaretten/Tag nach 5 Jahren Tabakabstinenz nur mehr ein geringes zusätzliches Herz-Kreislauf-Risiko besteht, wird dieses sich nach 10 Jahren kaum mehr nachweisen lassen. Für Lungenkrebs wird man allerdings hier einen Zeitraum von 10 Jahren zuwarten müssen, bis das raucherbedingte Krebsrisiko drastisch gesunken ist. Als Merksatz kann aber sicherlich gelten:

! Das gesundheitliche Risiko verringert sich praktisch mit jeder Zigarette, die nicht geraucht wird.

Benefits zeigen sich jedoch bereits in den ersten Minuten des Nichtrauchens und nehmen mit den Jahren der Abstinenz deutlich zu:

- Nach 20 Minuten:
  - Blutdruck und Puls normalisieren sich,
  - die Durchblutung von Händen und Füßen verbessert sich, sie werden wärmer;
- nach 8 Stunden:
  - die Sauerstoffsättigung im Blut normalisiert sich,
  - das Risiko für einen Herzinfarkt beginnt zu sinken;
- nach 24 Stunden:
  - CO ist aus dem Körper eliminiert,
  - die Lunge reinigt sich von „Schleim" und sonstigen Abfällen;
- nach 48 Stunden:

  - Nikotin ist im Körper nicht mehr nachweisbar,
  - Geschmacks- und Geruchssinn verbessern sich;
- nach 72 Stunden:
  - das Atmen fällt leichter, die Bronchien werden weiter,
  - die körperliche Leistungsfähigkeit steigt;
- nach 2 bis 12 Wochen:
  - die Durchblutung des gesamten Körpers ist verbessert,
  - das Gehen fällt leichter;
- nach 3 bis 9 Monaten:
  - Atemprobleme, Husten, Kurzatmigkeit verbessern sich,
  - die Lungenfunktion verbessert sich um 5–10%;
- nach 5 Jahren:
  - das Risiko für einen Herzinfarkt beträgt nur mehr die Hälfte des Risikos eines Rauchers;
- nach 10 Jahren:
  - das Risiko für Lungenkrebs beträgt nur mehr die Hälfte des Risikos eines Rauchers,
  - das Risiko für einen Herzinfarkt oder Schlaganfall ist nur noch so groß wie das eines „Niemals-Rauchers".

Einstellung zum eigenen Rauchverhalten

Eine repräsentative Erhebung an 10.295 Rauchern in 17 europäischen Ländern hat gezeigt, dass ein Großteil der Tabakkonsumenten abstinent werden, also sein risikoträchtiges Verhalten aufgeben will. Diese Bereitschaft ist jedoch von Land zu Land unterschiedlich hoch. Während 84% der schwedischen Raucher ihren Tabakkonsum einstellen wollen, sind es in Österreich, Deutschland und Italien weniger als 40% (Boyle et al. 2000).

Ein differenzierteres Bild der Einstellung zum eigenen Rauchverhalten liefert eine in den Niederlanden durchgeführte Befragung an mehr als 1500 Rauchern. In Anlehnung an das **Transtheoretische Modell der Verhaltensänderung** konnten 16,6% der Raucher der so genannten Präparationsphase zugeordnet werden: Sie haben die Absicht, innerhalb des nächsten Monats das Rauchen aufzugeben.

Weitere 24,3% befinden sich in der Kontemplationsphase und planen ihre Abstinenz für die nächsten 6 Monate. Innerhalb des nächsten Jahres oder zumindest der nächsten 5 Jahre wollen 26,6% Nichtraucher werden (Präkontemplation). Die restlichen 32,6% denken nicht daran, in den nächsten 5 Jahren oder überhaupt jemals ihr Rauchverhalten aufzugeben.

Nach einer repräsentativ durchgeführten Erhebung in Österreich sind 45% der Tabakkonsumenten als konsonant (keine Veränderung des Rauchverhaltens geplant) und 55% als dissonant (Veränderungswunsch vorhanden) einzustufen. Die dissonanten Raucher unterteilen sich in die Gruppe jener, die ihren Tabakkonsum lediglich reduzieren (37%) oder ihr Rauchverhalten einstellen wollen (18%).

Die Bereitschaft zur Rauchertherapie wird natürlich auch durch das „Anti-Smoking-Climate" beeinflusst. In einem Vergleich von 17 europäischen Staaten schneiden in diesem Zusammenhang Polen und Schweden am besten ab, während Deutschland und Österreich Schlusslichter darstellen.

Diagnostik der Tabak- und Nikotinabhängigkeit

80% aller Raucher haben **Entzugssymptome**, wenn sie versuchen, abstinent zu werden. Am häufigsten werden genannt:

- Unruhe,
- Gereiztheit,
- Schläfrigkeit,
- Durchschlafstörungen,
- Ungeduld,
- Verwirrtheit und
- Konzentrationsminderung.

Diese Symptome sind 24–48 Stunden nach der letzten Zigarette am stärksten ausgeprägt und verschwinden dann meist über 2–3 Wochen. Der Fagerström-Test für Nikotinabhängigkeit (Tab. 28.**1**) gibt einen guten Hinweis darauf, wie stark die Nikotinabhängigkeit ausgeprägt ist.

Ein wichtiges Beurteilungskriterium richtet sich auch nach der Art des Rauchverhaltens. **„Spiegelraucher"** sind Tabakkonsumenten, die über den Tag verteilt in etwa gleichen Zeitabständen zur Zigarette greifen. Sie werden von den **„Spitzenrauchern"** unterschieden: Personen, die oft über mehrere Stunden abstinent sind, dann bei bestimmten Anlässen aber konzentriert bis exzessiv rauchen.

Nach einer Erhebung an 330 als nikotinabhängig klassifizierten Raucherinnen und Rauchern zählen mehr als ein Drittel aller Tabakkonsumenten zu den Spiegelrauchern und weitere 31,5% zu so genannten „Mischtypen". Mischtypen sind Spiegelraucher, die in bestimmten Situationen einen sehr hohen Konsum (Spitzen) aufweisen. „Reine" Spitzenraucher sind mit 10% eher seltener.

Möglichkeiten zur Tabakentwöhnung

Psychologische Strategien

Die **Verhaltensmodifikation** wird in jedem Fall eine entscheidende Rolle bei einer Veränderung des Tabakkonsums spielen. Beim Spiegelraucher ist anzunehmen, dass er häufig aus Gewohnheit raucht und eine ganze Reihe von Alltagssituationen für ihn **Auslöser zum Tabakkonsum** darstellen.

Wichtig wird es sein, mittels Verhaltensanalyse jene Auslöser ausfindig zu machen, die das Rauchverlangen produzieren. Dazu eignet sich vor allem das Führen eines Raucherprotokolls, in dem bei jedem Auftreten von Rauchverlangen neben der Uhrzeit auch der Anlass, die möglichen animierenden Sozialkontakte oder die persönliche Verfassung – also jene zu eruierenden Auslöser

Tabelle 28.3 Beispiel eines Raucherprotokolls (selbstständige Fortführung des Protokolls je nach Zigarettenkonsum)

Zigarette Nr.	Datum/Uhrzeit	Wichtigkeit	Art der Tätigkeit	Begleitpersonen	Stimmung oder Grund
1	1.02.04/7.00	5	Frühstück	Familie	müde
2	1.02.04/7.45	3	Bushaltestelle	Hr. Müller	Gespräch
3	1.02.04/8.10	4	Arbeitsbeginn	alleine	gehetzt

– festgehalten werden (Tab. 28.3). Dabei ist es nur in zweiter Hinsicht wichtig, ob bei dieser Situation dann tatsächlich geraucht wurde oder ob es gelungen ist, dem Verlangen zu widerstehen.

Wurden solche immer wiederkehrenden Rauchanlässe analysiert, kann mit entsprechenden Selbstkontrollmaßnahmen darauf reagiert werden. So könnte sich der Raucher vornehmen, in vorerst nur bestimmten Situationen auf die Zigarette zu verzichten, wobei andere Auslöser noch unberücksichtigt bleiben. Durch das Weiterführen des Raucherprotokolls wäre die Reduktion des Zigarettenkonsums zu überprüfen. Bei Therapieziel Abstinenz sollte nach etwa 2 Monaten nicht mehr geraucht werden.

Good-Aging für die Praxis

Auch ein „unentschlossener" Tabakkonsument kann durchaus mit einem Raucherprotokoll sein eigenes Rauchverhalten etwas unter die Lupe nehmen. Vielleicht ist dies schon der erste und wichtigste Schritt zu einer sicheren Verringerung seines Gesundheitsrisikos.

Spitzenraucher erwarten im Anschluss an ihr Zigarettenrauchen („Genuss") eine positive Konsequenz, wie etwa eine **Entspannung**, die als Stressreduktion gedeutet wird. Es wird also darum gehen, solche Situationen zu kontrollieren. Dies kann durch das positive Erleben von Stress geschehen. Auch kann darauf geachtet werden, sich vermeidbaren Stresssituationen schon gar nicht auszusetzen. Auch der Einsatz wirkungsvoller Reaktionsmuster wie etwa Entspannungsmethoden ist ratsam, um in den betreffenden Situationen besser und v.a. ohne Zigarette bestehen zu können.

Ist die Situations- und Reaktionskontrolle eingeleitet, so können Männer dieses Typs auch sehr gut mit der **„Schluss-Punkt-Methode"** zurechtkommen. Ihr Effekt ist es, von einem Tag auf den anderen auf die Zigarette zu verzichten und dafür Alternativ-Verhaltensweisen einzusetzen. Unterstützt wird dieses Verfahren dadurch, dass v.a. für die ersten rauchfreien Tage eine genaue Tagesplanung durchgeführt wird und bereits im Vorfeld Überlegungen angestellt werden, wie in kritischen Situationen zu reagieren ist.

Medikamentöse Therapie

Viele Raucher schaffen allerdings eine gleichzeitige Trennung von der Rauchgewohnheit und die Entwöhnung vom Nikotin nicht. In diesem Fall hat sich etwa die **Nikotinersatztherapie** bewährt. Mehrere Produkte stehen zur Verfügung:

- Pflaster,
- Kaugummi,
- Inhalator,
- Sublingualtablette,
- Nasenspray oder
- Lutschtablette.

Die Wirksamkeit dieser seit vielen Jahren etablierten Methoden ist klar belegt. Eine Meta-Analyse von 28 randomisierten Untersuchungen mit Nikotinkaugummi, Pflaster und Spray zeigten signifikant hohe Erfolgsquoten von Kaugummi und Pflaster gegenüber Plazebo. Die Behandlungsstrategien können individuell auf die Bedürfnisse der Behandlungswilligen zugeschnitten werden. Manche brauchen höhere Dosierungen, andere profitieren von einem Langzeitgebrauch der Nikotinersatztherapie oder benötigen verschiedene Kombinationen der einzelnen Applikationsformen.

Auch ein zentralnervös wirksames Medikament, das als „atypisches" Antidepressivum bekannte Amphebutamon (Bupropion), ist zur Rauchertherapie zugelassen. Aufgrund verschiedener Kontraindikationen und bekannter Nebenwirkungen (Schlafstörungen, allergische Reaktionen, Hautirritationen und Kopfschmerzen) bedarf dieses wirksame Medikament eines sehr gezielten und besonders gut kontrollierten Einsatzes.

Reduziertes Rauchen

Personen, die aufgrund ihrer ausgeprägten Nikotinabhängigkeit nicht oder noch nicht mit dem Tabakrauchen vollkommen aufhören können, sollten das Rauchen zumindest reduzieren. Durch reduziertes Rauchen mit unterstützender Nikotinersatztherapie konnte im Rahmen einer schwedischen Studie die durchschnittliche Anzahl der Zigaretten von 23 auf 14, also um 37% in der 1. Woche gesenkt werden.

In der 2. Woche verringerte sich die Zahl auf 10 Zigaretten pro Tag (56%). Der Kohlenmonoxidgehalt in der ausgeatmeten Luft verringerte sich um 35%. Zudem wurde von den Teilnehmern berichtet, dass durch reduziertes Rauchen die Motivation zum Aufhören gestiegen sei.

Good-Aging für die Praxis

Für Männer, die sich heute noch nicht vorstellen können, jemals ganz damit aufzuhören, wäre das „reduzierte Rauchen" einen Versuch wert. Statt der einen oder anderen Zigarette wird empfohlen, Nikotinersatz zu nehmen oder ein Alternativ-Verhalten (z.B. Entspannungsübung) einzusetzen. Nicht wenige werden durch solche – für sie wesentlich einfacher als erwartet durchzuführende Übungen – motiviert, eine dauerhafte Veränderung ihres Rauchens anzustreben oder sogar zu bewirken.

Stationäre Rauchertherapie

In Österreich, der Schweiz und in Deutschland bieten einige Sozialversicherungsanstalten, gesetzliche Krankenkassen und private Krankenversicherungen (in Österreich einige Gebietskrankenkassen in Kooperation mit dem Institut für Sozialmedizin der Medizinischen Universität Wien) eine Form der stationären Rauchertherapie an.

Bei dieser Maßnahme in Österreich unterziehen sich hoch nikotinabhängige Raucher 3 Wochen lang einer stationären Rauchertherapie in einem Rehabilitationszentrum. Mittels Einzel- und Gruppeninterventionen, psychologischer Behandlung, Herz-Kreislauf-Training, Ernährungsberatung, physikalischer Therapie, mentaler Entspannungsmethoden, diagnostischer Verfahren (Kohlenmonoxid-Messungen) und Nikotinersatztherapie sollen Betroffene Abstinenz erzielen und gleichzeitig Fertigkeiten erwerben, die es ihnen ermöglichen, auch in Zukunft rauchfrei zu bleiben.

Erfahrungen mit bisher 143 Rauchern, die einer Nachkontrolle nach einem Jahr unterzogen wurden, zeigen folgendes Ergebnis:

- 38,5% sind abstinent,
- 25,2% haben ihren Tabakkonsum reduziert,
- 15,4% sind wieder zu ihrem ursprünglichen Rauchverhalten zurückgekehrt,
- von 21,0% konnten die Daten nicht erhoben werden (Schoberberger et al. 2002).

Good-Aging für die Praxis

Es gibt keine bessere ärztliche Maßnahme, das Leben zu verlängern oder die Lebensqualität zu verbessern, als zum Aufgeben des Rauchens zu raten. Ist ein Raucher entschlossen, sein Risikoverhalten aufzugeben, so sollte er professionelle Hilfe erwarten können. Helfen Sie ihm beim Herausfinden seines „Rauchertyps" und empfehlen Sie entsprechende Maßnahmen zur Entwöhnung. Hilfreich kann es sein, die Sicherheit zu vermitteln, dass keinerlei Vorteil denkbar ist, mit dem Rauchen fortzufahren. Es gibt keinerlei Spielraum der Abwägung, ob man soll oder nicht!

Präventive Maßnahmen

Es ist keine Frage, dass Anti-Aging durch Nichtrauchen wesentlich unterstützt wird. So ist es wichtig, dass man als Nichtraucher auch Nichtraucher bleibt. Dabei hilft natürlich die gezielte Information zum Thema „Gesundheitsrisiko Rauchen", aber auch eine Umwelt, die das Nichtrauchen fördert. Es ist daher notwendig, eine entsprechende Gesundheitspolitik, die für ein „Anti-Smoking-Climate" sorgt, zu unterstützen. Jeder kann dazu beitragen, indem er etwa rauchfreie Arbeitsplätze oder Restaurants akzeptiert, Warnaufdrucke auf Zigarettenpackungen ernst nimmt und als Nichtraucher Vorbild v.a. für junge Menschen darstellt.

Zählt man allerdings zu den Rauchern, so sollte man wissen, dass es nie zu spät ist, sein Risikoverhalten aufzugeben. Bewiesenes Resultat ist die Verringerung des Gesundheitsrisiko und die Verbesserung der Lebensqualität. Im ersten Moment mag das Argument der Steigerung der Lebensqualität für einen Raucher unwahrscheinlich klingen, da er doch ein lieb gewordenes, in seinen Augen entspannendes Verhalten aufgeben muss. Doch bei gezielter Vorgehensweise, bei Analyse seines eigenen Rauchverhaltens und bei Anwendung der richtigen Strategien lässt sich auch dieses Argument dauerhaft belegen.

Nach einer ersten, vielleicht etwas belastenderen Phase der Entwöhnung bekunden viele, die es probiert haben, dass es weniger schwierig war als sie vorher geglaubt hatten. Es ist auch keine Schande, sich in diesem Zusammenhang professionell helfen zu lassen.

! Die Nikotinabhängigkeit ist als Krankheit definiert und sollte daher von entsprechenden Spezialisten aus den Gesundheitsberufen behandelt werden.

Selbstverständlich muss es oberstes Ziel sein, das Rauchen ganz aufzugeben. Doch wenn das aus irgendwelchen Gründen in der momentanen Situation nicht bewerkstelligt werden kann, bringt auch das reduzierte Rauchen Vorteile. Gerade der Einsatz von Medikamenten wie Nikotinkaugummi, Nikotinpflaster oder Nikotininhalator ist heute eine anerkannte Methode zur Risikoverminderung.

Nikotin als relativ harmlose Substanz wird weiter zugeführt, die gefährlichen Tabakinhaltsstoffe sind aber nicht mehr wirksam. Es ist eine Erfahrungstatsache, dass viele erfolgreiche „Reduzierer" dann auch den nächsten Schritt wagen und ganz aufhören.

Mit dem Reduzieren von Zigaretten ist oftmals auch eine Bewusstseinsänderung für den eigenen Körper und die eigene Gesundheit verbunden. Dies kann positive Auswirkungen auf den Abbau zusätzlicher Risiken wie Bewegungsmangel oder Ernährungsstörungen haben. Männer, die chronisches Rauchen als eine chronische, dauerhaft behandlungsbedürftige Krankheit akzeptieren, werden auch gegenüber einer längeren Behandlung mit Nikotinersatzpräparaten aufgeschlossen sein.

Männer, die Mittel, Methoden und Anwendungen mit

dem Ziel von Good-Aging erfragen, sollten von Ärzten und Therapeuten als allererstes an die hier dargestellten Analyse- und Interventionsmethoden der Raucherentwöhnung herangeführt werden.

Auch die **Prävention des Rückfalls** (Rezidivprophylaxe) ist eine wichtige und nachhaltige Anti-Aging-Strategie. Dabei darf, wie folgende beiden Beispiele zeigen, auch auf eine provozierende, aufrüttelnde Aufklärung zurückgegriffen werden. So wirbt in Deutschland die Bundeszentrale für gesundheitliche Aufklärung (BzgA) mit gerade heutzutage passenden Anzeigen wie: *„Rauchen beruhigt... Jeder 2. Raucher braucht sich nicht um sein Alter zu sorgen: er stirbt vorher.“*

Großes Aufsehen erregte in Frankreich ein während hoher TV-Einschaltquoten direkt vor einem Fußballweltmeisterschaftsspiel eingespielter Infospot, dass *„in einem täglich konsumierten Produkt Spuren von Blausäure, Quecksilber, Aceton und Ammoniak entdeckt worden sind“*. Die eingeblendete Telefonnummer führte zu einer Tonbandstimme, die weitere Informationen zur Gefahr des Zigarettenkonsums gab.

Bei der nachhaltigen Prävention des Rauchrückfalls kann es auch nützlich sein, das Selbstwertgefühl des Ex-Rauchers zu steigern. Denn beim „Nicht-mehr-Rauchen“ geht es auch darum, Sehnsucht zu erzeugen. Aus *Nikotin*sucht muss *Sehn*sucht werden, es nicht mehr zu wollen.

Es geht v.a. darum, die absolute Nutzlosigkeit des Rauchens der gewonnenen Freiheit nach dem Aufhören gegenüber zu stellen. Es geht um die Vermittlung des Gefühls der Befreiung von Alpträumen und Sklaverei. Es geht um die wieder erlangte Freiheit, nicht mehr um Mitternacht in Pantoffeln zum nächsten Automaten oder zur Tankstelle um die Ecke zu müssen. Es geht darum, „Weiter-Rauchende“ mit Mitleid anstatt mit Neid zu betrachten (Jacobi 2003).

Und schließlich gehört zu einem ehrlichen Gespräch mit Anti-Aging-Suchenden der Hinweis, dass **Rauchen als typischer „Ko-Killer“** wirkt. Denn die meisten Raucher gehen noch anderen riskanten Lebensstilen nach oder akzeptieren weitere Gesundheitsrisiken wie Bewegungsarmut, Übergewicht, Bluthochdruck, Stress, falsche Ernährung – um nur die wichtigsten in der Risikospirale eines zu frühen Altwerdens zu nennen.

Literatur

1. Boyle P, Gandini S, Robertson C, et al. Characteristics of smokers' attitudes towards stopping. European Journal of Public Health. 2000;10 (Suppl. 3):5–14.
2. Jacobi G. Tabak rauchen, das verzichtbarste aller Gesundheitsrisiken. In: Jacobi GH (Hrsg.). Praxis der Männergesundheit. Stuttgart; Thieme Verlag: 2003.
3. Kröger Ch. Raucherentwöhnung in Deutschland. Grundlagen und kommentierte Übersicht. Gesundheitsförderung Konkret Band 2 der BzgA, Köln 2000.
4. Peto R, Lopez AD, Boreham J, Thun M. Mortality from Smoking in Developed Countries 1950–2000. Clinical Trial Service Unit & Epidemiological Studies Unit (CTSU), Radcliffe Infirmary Oxford 2003 (www.ctsu.ox.ac.uk).
5. Schoberberger R, Bayer P, Groman E, Kunze M. New strategies in smoking cessation. Experiences with inpatient smoking treatment in Austria. In: Varma AK (ed.), Tobacco Counters Health. Volume 2, New Delhi: Macmillan India, 2002;177–181.
6. Schoberberger R, Kunze M. Nikotinabhängigkeit. Diagnostik und Therapie. Wien: Springer; 1999.
7. Shafey O, Dolwick S, Guindon GE (eds.). Tobacco Control Country Profiles. 12th World Conference on Tobacco or Health. Atlanta: American Cancer Society; 2003.

29 Männer und Alkohol – Schäden und Prävention

Britta Maurer und Helmut Karl Seitz

Einleitung

Es ist weitgehend bekannt, dass chronischer schwerer Alkoholkonsum zu einer Vielzahl von Folgeerkrankungen führt, die zum einen von Dosis und Konsummuster, zum anderen vom individuellen Risikoprofil abhängig sind. Dass aber bereits moderate Alkoholmengen zu schweren gesundheitlichen Beeinträchtigungen führen können, ist weit weniger im Bewusstsein verankert. Vom protektiven Nutzen moderaten Alkoholkonsums zu gesundheitlichen Schäden ist der Weg nicht weit und für den Einzelnen schwer abzusehen.

> **!** Frauen sind zwar bezüglich der alkoholschädigenden Wirkung wesentlich empfindlicher als Männer und entwickeln Organschäden bei niedrigeren täglichen Alkoholdosen als Männer, andererseits ist die Zahl der Männer, die Alkohol im kritischen Bereich kosumieren, weitaus höher.

Angesichts des weltweiten und oft gesellschaftlich akzeptierten Alkoholkonsums wächst das Interesse hinsichtlich eines „sicheren" Umgangs mit Alkohol und hinsichtlich einer Prävention durch Verzicht oder Einschränkung.

Epidemiologie und Gesamtmortalität

Die Daten des Jahrbuchs der Deutschen Hauptstelle für Suchtfragen für das Jahr 2003 zeigen, dass bei gleich bleibendem Pro-Kopf-Konsum (Kinder und alte Menschen mit inbegriffen) von 1998–2001 die Deutschen mit 10,5 Litern reinen Alkohols pro Jahr im europäischen Vergleich mit Frankreich an 6. Stelle und damit noch vor Spanien und Italien (7,5 Liter) liegen. Statistisch gesehen konsumiert jeder Deutsche somit täglich ca. 24 g Alkohol, d.h. etwa einen 0,25 l Liter Wein oder 0,5 l Bier (Deutsche Hauptstelle für Suchtfragen 2003).

> **!** Anders interpretiert bedeutet das, dass in Deutschland 9,3 Millionen Menschen zwischen 18 und 69 Jahren einen riskanten Alkoholkonsum betreiben, 2,7 Millionen Erwachsene alkoholassoziierte Organschäden aufweisen und 1,6 Millionen alkoholabhängig sind.

Hinsichtlich der **Definition einer toxischen Dosis** finden sich in der Literatur unterschiedliche Angaben, da eine Vielzahl Einfluss nehmender Faktoren existieren, wie

- Geschlecht,
- Alter,
- Begleiterkrankungen,
- Konsummuster,
- Konsumdauer, Ko-Abhängigkeiten,
- Medikamenteneinnahme u.a.

Davon unabhängig scheint es eine **individuelle Schwellendosis** zu geben, die ein nicht genau kalkulierbares Risiko bedingt. Es kann zwischen leichtem, moderatem und schwerem Alkoholkonsum unterschieden werden. Als moderat wird ca. 3 „Drinks" pro Tag definiert.

Dass die als unbedenklich anzusehende tägliche Menge Alkohol unter Umständen noch weit darunter liegt, belegen unabhängig voneinander Studien der Deutschen Gesellschaft für Ernährung und der vom Gesundheitsministerium veranlasste Bericht der Universität Bonn.

> **!** Hier wird für den *gesunden* Mann die Schwellendosis bei 20 g Alkohol pro Tag und für die **gesunde** Frau bei 10 g pro Tag festgelegt (Bundesministerium für Gesundheit 2000). Im **Alter** muss noch von einer weit niedrigeren toxischen Grenze ausgegangen werden.

Legt man diese Zahlen zugrunde, überschreiten die Deutschen (und zwar meistens Männer!) mit einer Tagesdurchschnittsmenge von 24 g bereits die toxische Schwelle, so dass bereits maßvoller Alkoholkonsum nicht als gesundheitlich unbedenklich eingestuft werden kann.

Bezogen auf die **Gesamtbevölkerung** scheinen Alkoholkonsum und **Gesamtmortalität** U- bzw. J- förmig zu korrelieren, d.h. leichter bis moderater Alkoholkonsum geht mit der niedrigsten Gesamtmortalität einher (Abb. 29.**1a–d**). Für diese Beobachtung gibt es bislang noch keine erschöpfende Erklärung. Einflüsse dieses rein statistischen Sachverhalts durch die Art der abstinenten Kontrollgruppe (zum Beispiel Gesunde, die aus Überzeugung nicht trinken; Alte und Kranke, die aufgrund ihrer Morbidität abstinent sind), durch den Lebensstil und Ernährungsfaktoren sowie psychische Momente scheinen denkbar.

Für den **Bevölkerungsanteil** < **40 Jahre**, also für diejenigen, die einer präventiven Gesundheitsförderung nur mäßig zugänglich sind, existiert hingegen eine positiv-lineare Beziehung zwischen Alkoholkonsum und Mortalität: Proportional zur konsumierten Menge steigt das

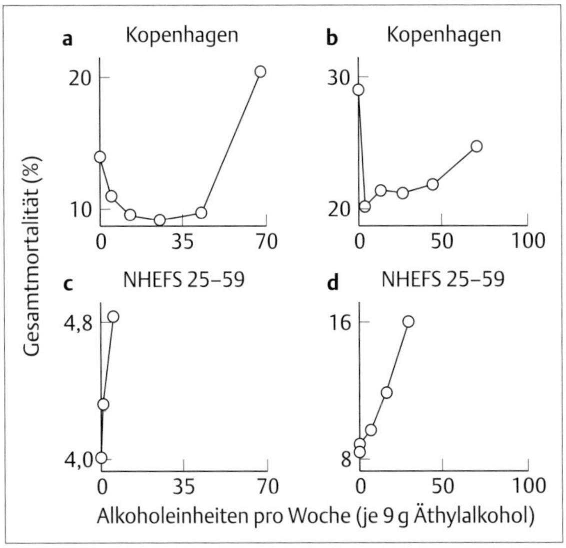

Abb. 29.**1a–d** Vier Beispiele (**a–d**) von insgesamt 22 Studien über den Einfluss von Alkohol auf die Gesamtmortalität (White 1999, mit Genehmigung des Autors).

Von 22 Studien liegen 9 Studien vor, bei denen Männer und Frauen untersucht wurden: in einer Studie (Boston Nurses' Study) wurden nur Frauen und in 12 nur Männer untersucht. Der klassische Kurvenverlauf bei **altersunabhängigen Studien** ist eine J- oder U-förmige Kurve. Klassisches Beispiel ist die *Copenhagen City Studie* für Frauen (**a**) und für Männer (**b**). Hier findet man eine Reduktion der Gesamtmortalität nach mäßiger Alkoholzufuhr. Andere große Studien, die dies berichten, sind die *American Cancer Society Studie*, die *Alpha-Tocopherol-Beta-Carotin-Studie*, die *britische Ärztestudie* und die *Kaiser-Permanente-Studie 1 und 2*, um nur einige größere zu nennen.

Werden dagegen **jüngere Personen** untersucht, so findet sich ein linearer Anstieg der Mortalität ohne U- oder J- Förmigkeit. Klassische Beispiele sind unter **c** und **d** aufgeführt, die NHEFS-Studie für Frauen (**c**) und für Männer (**d**) zwischen 25 und 59 Jahren. Ähnliches gilt für die *schwedische Conscript-Untersuchung* bei Männern und die *American Cancer Society Studie* für Frauen sowie für die *Kaiser Permanente 2-Studie* bei Frauen (White 1999).

Mortalitätsrisiko, v.a. aufgrund von Unfällen, Gewalttaten und einer erhöhten Rate an Suiziden. Bei den genannten alkoholassoziierten Todesursachen liegen Männer weit an der Spitze. Der Anteil bei den 35- bis 64-Jährigen beträgt für Frauen 13%, für Männer 25%. Alkoholbedingte Todesursachen rangieren bei Männern unter den ersten zehn (s. Seite 185).

Entsprechend hoch ist der **potenzielle Verlust an Lebensjahren**. Insgesamt sterben jährlich 42.000 Menschen direkt oder indirekt durch Alkohol, unter Berücksichtigung gleichzeitigen Nikotinkonsums sogar 73.000 (Bundesministerium für Gesundheit 2000). In höherem Lebensalter und bei gleichzeitig vorliegenden koronaren Risikofaktoren scheint leichter bis maßvoller Alkoholkonsum allerdings mit einer Reduktion der Gesamtmortalität assoziiert, was in der günstigen Beeinflussung der Arteriosklerose und der Fließeigenschaften des Bluts begründet sein mag.

Folgen des Alkoholkonsums und ihre Prävention

Alkoholassoziierte Organerkrankungen

Der universellen Verbreitung des Alkohols als Konsumgift entsprechen seine Auswirkungen auf die unterschiedlichen Organsysteme und den Stoffwechsel (Tab. 29.**1**).

Weitere ebenfalls betroffene, aber hinsichtlich der Alkoholwirkung weit weniger gut untersuchte Organsysteme sind Muskulatur, Knochen und Haut. Im Folgenden sollen einige wichtige Auswirkungen chronischen Alkoholkonsums näher beschrieben werden.

Alkohol, Ernährung und Körpergewicht

Alkoholkonsum kann sowohl mit einer Gewichtszunahme als auch mit einem Gewichtsverlust einhergehen. Diesem Phänomen liegen Unterschiede im Trinkverhalten zugrunde. Regelmäßiger Konsum moderater Mengen v.a. zu den Mahlzeiten führt zu einer Gewichtszunahme. Dieses Konsummuster wird als **Alkoholaddition** bezeichnet, da in der täglichen Energiebilanz die aus der Alkoholzufuhr stammende Energie (1g Alkohol entspricht 7,1 kcal) hinzu addiert wird.

Neben einer Erhöhung der täglichen Kalorienzufuhr führt Alkohol aufgrund einer Hemmung des Lipidstoffwechsels zu einer Mehrspeicherung von Nahrungsfetten, was zu einer Gewichtszunahme führt. Wird diese nicht durch vermehrte körperliche Bewegung ausgeglichen, so begünstigt sie weitere Stoffwechselstörungen wie Diabetes mellitus und Fettstoffwechselstörungen (Seitz u. Suter 2002).

Hingegen kann chronischer schwerer Alkoholkonsum, bei dem oft mehr als 50% der täglich zugeführten Kalorien durch Alkohol ersetzt werden (**Alkoholsubstitution**), zu einem Gewichtsverlust führen. Dem liegen Mechanismen primärer und sekundärer Malnutrition zugrunde. Alkohol ist im Prinzip eine anorektisch wirkende Substanz, die durch Beeinflussung verschiedener Appetitmediatoren eine verminderte Nahrungsaufnahme zur Folge haben kann. Daneben spielen natürlich auch Übelkeit und Erbrechen bei Refluxösophagitis oder Gastritis eine Rolle. Des Weiteren müssen bei schwerem Konsum Alkoholkalorien aufgrund Induktion anderer Stoffwechselwege als „leere" Kalorien betrachtet werden.

Auch Mechanismen der Maldigestion und Malabsorption durch eine Schädigung der Magen-Darm-Schleimhaut tragen zu der Entstehung einer Mangelernährung bei (Kapitel 24). Diese erstreckt sich dann auch auf Vitamine und Spurenelemente, v.a. Thiamin, Riboflavin, Pyridoxalphosphat, Folsäure, Vitamine A und E, sowie Zink, Magnesium und Selen (Stickel et al. 2003).

Tabelle 29.**1** Alkoholassoziierte gesundheitliche Schäden bei Männern

Ernährung	**Primäre und sekundäre Malnutrition**
Gastrointestinaltrakt ➤ **Ösophagus** ➤ **Magen** ➤ **Darmtrakt**	➤ (Reflux-)Ösophagitis, Mallory-Weiss-Syndrom, Ösophagusvarizen. Ösophaguskarzinom ➤ akute und chronische Gastritis, Fundusvarizen ➤ Zottenatrophie, Maldigestion, Malabsorption, Diarrhö
Leber	Fettleber, Fettleberhepatitis, Fibrose, Zirrhose, Zieve-Syndrom, Porphyria cutanea tarda, Abschwächung/Verstärkung von Arzneimittelwirkungen, Aktivierung von (Pro-)Karzinogenen
Pankreas	Akute und chronische Pankreatitis
Stoffwechsel	Fettstoffwechselstörungen Hypertriglyceridämie, Hypoglykämie Gicht Porphyrie Mangel an Vitaminen, Mineralstoffen und Spurenelementen mit Folgeerkrankungen
Herz-Kreislauf-System	Arterielle Hypertonie linksventrikuläre Dysfunktion/Hypertrophie Herzrhythmusstörungen, dilatative Kardiomyopathie
Hämatopoese	Knochenmarkdepression Hypersplenismus
Neurologisch-psychiatrische Störungen	Akute Alkoholintoxikation Alkoholentzugssyndrom m./o. Delir psychotische Störungen epileptische Anfälle Korsakoff-Syndrom Wernicke-Enzephalopathie Kleinhirnrindenatrophie Demenz zentrale pontine Myelinolyse sensomotorische Polyneuropathie
Krebs	Oropharynx-, Hypopharynx-, Larynx-, Ösophagus-, Kolon-, Rektum-, Leberkarzinom

Good-Aging für die Praxis

Präventive Maßnahmen, um ungünstige Effekte des Alkohols auf Ernährung, Vitamin- und Spurenelementhaushalt und Körpergewicht zu vermeiden, beinhalten ein leichtes bis moderates Konsumverhalten. Männer sollten Alkohol nicht täglich trinken. Beim Trinken zu den Mahlzeiten sollte, um einer Gewichtszunahme vorzubeugen, dies durch ausreichende körperliche Bewegung vor oder nach dem Essen ausgeglichen werden. Weiterhin sollte der Fettanteil der Mahlzeit nicht 30 Kalorienprozent überschreiten.

Alkohol und Stoffwechselerkrankungen

Alkohol wirkt sich auf Stoffwechselerkrankungen wie etwa Fettstoffwechselstörungen, Hypo- und Hyperglykämie, Hyperurikämie, Laktatazidose und Porphyrie ungünstig aus.

Hinsichtlich der Beziehung zwischen chronischer Alkoholzufuhr und dem **Diabetes mellitus Typ 2** scheint sich ein U- bzw. J- förmiger Zusammenhang abzuzeichnen (Conigrave et al. 2001): Moderater Alkoholkonsum (< 3 „Drinks" pro Tag) geht mit der niedrigsten Inzidenz, schwerer Alkoholkonsum mit einem deutlich erhöhten Risiko einher.

Dieser scheinbar „protektive Effekt" ist nur für Frauen nachweisbar, so dass Männer hier kein Trinkalibi finden. Aber auch schwerer chronischer Konsum begünstigt infolge einer endokrinen Pankreasinsuffizienz und einer Beeinträchtigung des Glucosestoffwechsels der Leber trotz eines normalen oder verminderten Körpergewichts eine hyperglykämische Stoffwechsellage. Bei manifestem Diabetes muss bei Alkoholkonsum aufgrund einer Störung der hepatischen Gluconeogenese sowie bei Leberzirrhose mit dem Auftreten von Hypoglykämien gerechnet werden.

Alkohol betrifft alle Lipoproteinfraktionen. Die Auswirkungen auf den **Fettstoffwechsel** sind individuell sehr unterschiedlich und daher nicht vorhersehbar. Es können sowohl günstige Effekte (Anstieg des HDL-Cholesterins, Verminderung von Lipoprotein-a) als auch ungünstige Effekte (Hypertriglyceridämie, Oxidation des LDL) auftreten. Welche Effekte nun überwiegen, hängt von vielen weiteren Faktoren wie etwa Nahrungszusammensetzung, Körperzusammensetzung, körperliche Aktivität und Begleiterkrankungen ab (Suter 2000).

In Bezug auf den Fettstoffwechsel gibt es keine allgemeingültigen Empfehlungen, da die individuelle Reaktion aufgrund einer Vielzahl Einfluss nehmender Faktoren unvorhersehbar ist. Auch wenn günstige Effekte des

Alkohols beschrieben werden, ist er ganz sicher kein Koronartherapeutikum. Bei Männern mit Hypertriglyceridämie trägt er zu einer Verschlechterung der Stoffwechsellage bei. Negativ wirkt sich wiederum eine Gewichtszunahme mit der Entwicklung einer Adipositas aus.

Hinsichtlich der **Prävention von Stoffwechselstörungen** sollte ganz allgemein regelmäßiger Alkoholkonsum selbst in moderaten Mengen unterbleiben. Bei manifestem Diabetes muss vor dem Auftreten von Hypoglykämien gewarnt werden. Bei moderatem Konsum besteht mit der Gewichtszunahme die Gefahr eines Metabolischen Syndroms (Kapitel 11). Bei schwerem Konsum droht trotz Gewichtsabnahme eine Verminderung der Insulinsekretion infolge einer Schädigung der Beta-Zellen des endokrinen Pankreas.

Gewarnt werden muss auch vor einer **Interaktion von Alkohol mit oralen Antidiabetika**, da Nebenwirkungen wie Hypoglykämien oder Laktatazidose verstärkt werden.

Bei **Hyperurikämie** sollte auf Alkohol verzichtet werden, da Alkohol zu einer azidotischen Stoffwechsellage führt. Diese kann wiederum aufgrund einer verminderten renalen Sekretion eine vermehrte Rückresorption von Harnsäure zur Folge haben und einen Gichtanfall auslösen.

! **Prävention alkoholbedingter Stoffwechselstörungen** beinhaltet den Verzicht regelmäßigen Alkoholkonsums selbst in moderaten Mengen. Selbst bei leichtem Konsum kann es zu Gewichtszunahme mit dem Risiko eines Metabolischen Syndroms kommen. Bei bereits bestehendem Diabetes kann Alkohol zu Interaktionen mit oralen Antidiabetika und nachfolgenden Hypoglykämien führen. Bei Männern mit Hypertriglyceridämie trägt Alkohol zu einer Verschlechterung der Stoffwechsellage bei. Bei Hyperurikämie sollte auf Alkohol ganz verzichtet werden, da die resultierende Azidose mit Harnsäureerhöhung einen Gichtanfall auslösen kann.

Alkohol und Gastrointestinaltrakt

Chronischer Alkoholkonsum führt aufgrund schwerer Veränderungen der Schleimhaut von Ösophagus, Magen und Darm sowie durch eine Beeinflussung der Motilität zu lokalen Entzündungen, zu vermehrtem Reflux sowie zu einer Maldigestion und Malabsorption von Nährstoffen. Neben Mangelzuständen hinsichtlich Vitaminen und Spurenelementen kann auch ein Zustand der Malnutrition entstehen. Aufgrund der Zottenatrophie entwickelt sich eine sekundäre Laktoseintoleranz.

Sowohl akute als auch chronische Diarrhöen auf dem Boden von Pankreasinsuffizienz, Malabsorption und Motilitätssteigerung werden unter Alkoholkonsum beobachtet. Infolge einer vermehrten Durchlässigkeit der Schleimhäute gelangen auch mehr Endotoxine als gewöhnlich über das Pfortadersystem in die Leber und begünstigen die Entstehung lokaler oder systemischer Infektionen (Egerer et al. 2004, Seitz u. Homann 2001).

Tabelle 29.**2** Risikoerhöhung je nach Trinkmenge

Trinkmenge Alkohol pro Tag	Risiko für die Leber
40–60 g	6fach
60–80 g	14fach
> 210 g	50%

! Zur **Prävention** gastrointestinaler Schäden sollten Männer chronischen, v.a. schweren Alkoholkonsum und insbesondere hochprozentige Spirituosen vermeiden.

Alkohol – Leber und Pankreas

Alkoholische Fettleber, alkoholische Fettleberhepatitis, alkoholische Leberzirrhose sowie hepatozelluläres Karzinom sind die Folgen chronischen Alkoholkonsums. Männer erkranken 2- bis 3-mal häufiger daran als Frauen. Entstehungszeitpunkt sowie Schwere der alkoholischen Lebererkrankung sind von mehreren **Faktoren** abhängig (Seitz u. Pöschl 2000):

- Tägliche Alkoholmenge (Grenzwerte zwischen 20g für Frauen und 40g für Männer),
- Konsummuster (regelmäßiger Konsum vs. gelegentlicher Konsum),
- Geschlecht, genetische Faktoren (Genpolymorphismen der Alkohol abbauenden Enzyme),
- Mangelernährung,
- vorbestehende Lebererkrankungen anderer Ätiologie (v.a. Hepatits B und C, Hämochromatose),
- Interaktion mit Medikamenten und (Arbeitsplatz-) Noxen (z.B. Paracetamol, Isoniacid, Halothan, Psychopharmaka, Lösungsmittel, Nitrosamine).

Bei Überschreiten o.g. täglicher Alkoholgrenzwerte ist die Entwicklung einer alkoholischen Lebererkrankung möglich, wobei folgende Dosis-Risiko-Beziehung besteht (Tab. 29.**2**):

Ab einer Menge 210 g Alkohol pro Tag besteht ein 50%iges Risiko, nach 22 Jahren eine Leberzirrhose zu entwickeln. Liegen allerdings o.g. zusätzliche Risiken vor, so muss sowohl mit einer kürzeren Entstehungszeit als auch mit einem schwereren Krankheitsverlauf gerechnet werden. Sowohl die akute als auch die chronische Pankreatitis sind Folgeerkrankungen chronischen Alkoholabusus. Etwa die Hälfte aller Alkoholabhängigen entwickeln Schädigungen des Pankreas (Seitz u. Homann 2001).

Prävention. Um die Entstehung einer alkoholischen Lebererkrankung zu vermeiden, sollten die o.g. Grenzwerte auf gar keinen Fall überschritten werden. Die wirklich unbedenkliche Grenze ist sogar eher niedriger anzusetzen. Sollten weitere Risikofaktoren (s.o.) vorliegen, muss zumindest regelmäßiger Konsum auch in geringen Mengen unterbleiben. Besser ist die völlige Abstinenz. Dies gilt in jedem Fall bei bereits manifester Lebererkrankung.

Alkohol und kardiovaskuläres System

Chronischer Alkoholkonsum führt, solange kein schwerer Abusus vorliegt, zur Entwicklung oder Aggravation einer **arteriellen Hypertonie**. Dem liegt eine lineare Dosis-Wirkungs-Beziehung zugrunde, wobei die Gesamtmenge und nicht die Art des alkoholischen Getränks ausschlaggebend ist. Bereits bei moderatem Konsum von 1–2 „Drinks" pro Tag belegen Studien einen signifikanten, geschlechtsunabhängigen Anstieg des systolischen Blutdrucks.

Diese alkoholinduzierte Blutdruckerhöhung erreicht bei 6 „Drinks" pro Tag ihr Maximum. Damit einher geht ein Risiko von 50 bzw. 100% für die Entstehung einer arteriellen Hypertonie. Unter Alkoholkarenz kommt es zur Normalisierung des Blutdrucks, bei erneutem Konsum zu einem Wiederanstieg.

Pathophysiologische Mechanismen, die diesem beobachteten Effekt zugrunde liegen, sind wahrscheinlich durch eine Beeinflussung der zentralen Blutdruckregulation, eine Stimulation der Nebennierenrinde sowie durch eine Störung des Elektrolythaushalts verursacht (Strasser et al. 2000).

Der Entstehung einer **koronaren Herzerkrankung** durch Alkoholkonsum scheint eine U- bzw. J- förmige Abhängigkeit zugrunde zu liegen – mit einer Risikoreduktion im Niedrigdosisbereich sowie einer Risikosteigerung (v.a. für einen Myokardinfarkt, Kardiomyopathie, Herzrhythmusstörungen oder plötzlichen Herztod) bei starkem Alkoholkonsum (ab 5 „Drinks" pro Tag).

Neben der Menge spielt für das kardiovaskuläre Risiko auch das **Konsummuster** eine Rolle. Besonders Trinkexzesse („binge drinking") gehen mit einer erhöhten koronaren Morbidität und Mortalität einher. Männer scheinen die niedrigste koronare Mortalität bei einer täglichen Alkoholmenge zwischen 29g und 34g täglich zu haben, und zwar unabhängig von anderen evtl. vorhandenen Risikofaktoren wie Nikotinabusus, arterielle Hypertonie und Hypercholesterinämie.

> **!** Dieser „protektive Effekt" gilt allerdings nur für Ältere und/oder bei Vorhandensein weiterer koronarer Risikofaktoren. Bei allen anderen muss der Alkohol (auch in geringen Mengen) aufgrund seiner Effekte v.a. hinsichtlich der arteriellen Hypertonie sowie der negativen Auswirkungen auf weitere kardiovaskuläre Risikofaktoren wie z.B. Adipositas, Fettstoffwechselstörungen und Diabetes mellitus als eigenständiger Faktor für die Entstehung einer koronaren Herzkrankheit oder eines Schlaganfalls angesehen werden (Strasser et al. 2000). Aussagen wie: „Alkohol ist aber gut für die Gefäße" rücken damit in ein völlig anderes Licht.

Prävention kardiovaskulärer Erkrankungen. Zumindest 5%, unter Umständen bis 50% der Gesamtprävalenz der **arteriellen Hypertonie** ist auf Alkohol trinken zurückzuführen. Da zwischen Alkoholkonsum und der arteriellen Hypertonie unzweifelhaft eine lineare Dosis-Wirkungs-Beziehung besteht, stellt Alkoholkarenz mit Sicherheit eine gute Möglichkeit der Primärprävention der arteriellen Hypertonie dar. Auf den Zusammenhang zwischen Alkohol und Gewichtszunahme wurde bereits hingewiesen. Da die Adipositas einer der wichtigsten Risikofaktoren in der Entwicklung des Bluthochdrucks ist, muss Alkohol auch hinsichtlich dieses Effekts Beachtung finden. Liegt bereits ein arterieller Hypertonus vor, geht eine Verminderung des Alkoholkonsums mit einer signifikanten Senkung des systolischen und diastolischen Blutdrucks einher.

> **!** **Prävention:** Aufgrund einer soliden Datenbasis sollte Männern eine Reduktion des Alkoholkonsums als wichtige, eigenständige und vor allem modifizierbare Größe in der Behandlung der arteriellen Hypertonie empfohlen werden.

Nicht minder wichtig ist die Tatsache, dass Alkohol die hepatische Metabolisierung von Antihypertensiva beeinflusst und dadurch zu einer Wirkungsabschwächung führt.

Ein arterieller Hypertonus führt zu einer linksventrikulären Hypertrophie, zur KHK und damit auch zu Herzrhythmusstörungen, dilatativer Kardiomyopathie, Myokardinfarkt und plötzlichem Herztod. Daher ist bei allen Folgeerscheinungen der KHK dringend von Alkoholkonsum abzuraten, um eine Aggravation bestehender Krankheiten zu verhindern.

Zwar propagieren einige Studien im Niedrigdosisbereich auf der Basis verbesserter Fließeigenschaften des Bluts günstige Effekte hinsichtlich des ischämischen **Apoplex**. Da aber die arterielle Hypertonie den entscheidenden Risikofaktor für den Schlaganfall darstellt, ist von Alkoholkonsum zur Prävention desselben auf alle Fälle abzuraten. Denn es wird häufig übersehen, dass gerade bei diesen Trinkmengen das Risiko für einen hämorrhagischen Insult ansteigt.

Seit einiger Zeit häufen sich die Stimmen, dass Alkohol zur Prävention der **Koronaren Herzkrankheit** (KHK) geeignet sei. Auch wenn Alkohol gewisse protektive Effekte aufgrund einer günstigen Beeinflussung von Rheologie, Fibrinolyse, Fettstoffwechsel sowie aufgrund antioxidativer Effekte von Inhaltsstoffen besitzen mag (S.235), ist die durch moderaten Alkoholkonsum erzielte Risikominderung – verglichen mit einer wirksamen Kontrolle weiterer koronarer Risikofaktoren wie z.B. Nikotinabusus, Hypercholesterinämie, arterielle Hypertonie, Übergewicht – doch eher gering.

Alkohol und Krebs

Chronischer Alkoholkonsum begünstigt die Entstehung vieler Krebserkrankungen. Zu nennen sind bei **Männern** insbesondere die Karzinome

- des oberen Respirations- und Gastrointestinaltrakts,
- der Leber und
- des Dickdarms.

Die Mechanismen, die der alkoholassoziierten Karzinogenese zugrunde liegen, sind komplex und sollen daher nur beispielhaft im Rahmen einiger bestimmter Krebserkrankungen erläutert werden. Neben der Alkoholmenge spielen **individuelle Risikofaktoren** eine große Rolle. Dazu zählen Genpolymorphismen Alkohol abbauender Enzyme mit verändertem Alkoholabbauverhalten und vermehrtem Anfall von zytotoxischem und karzinogen wirkendem Acetaldehyd, Exposition gegenüber Kokarzinogenen und Noxen, Vitamin- und Spurenelement-Mangelzustände und Begleiterkrankungen (Seitz et al. 2001, Seitz et al. 2003). Tab. 29.**3** fasst einige dieser Risikofaktoren zusammen.

Neben **Folsäure**, die für die Methylierung der DNA wichtig ist und daher für die (Hyper-)Regeneration von Zellen eine große Rolle spielt, scheint auch **Vitamin A** für die alkoholassoziierte Karzinogenese von Bedeutung zu sein.

! Im Hinblick auf bestimmte Anti-Aging-Strategien mit Aufnahme hoher „Multivitamindosen" muss hervorgehoben werden, dass nicht etwa nur ein Vitamin-A-Mangel, sondern im Gegenteil die Substitution von Vitamin A oder Beta-Carotin unter Alkoholkonsum das Auftreten von Krebserkrankungen beschleunigen kann.

Dem liegt einerseits ein vermehrter Anfall von toxischen Metaboliten durch Induktion von Stoffwechselwegen, zum anderen aber auch eine Verminderung der Retinsäure im Gewebe, die für die Gewebsdifferenzierung wichtig ist, zugrunde.

Tabelle 29.**3** Risikofaktoren der alkoholassoziierten Karzinogenese bei Männern

Organ	Risikofaktoren
Oberer Gastrointestinaltrakt (Mund, Rachen, Speiseröhre) und Gastrointestinaltrakt	Rauchen schlechte Mundhygiene und Zahnstatus hochkonzentrierte Spirituosen zusätzliche Zufuhr von Vitamin A und Beta-Carotin Genpolymorphismen Alkohol abbauender Enzyme Präkanzerosen
Leber	Hepatitis B oder C Zirrhose Hämochromatose Exposition gegenüber Lebernoxen
Kolorektum	Chronisch entzündliche Darmerkrankungen Polypen Folsäuremangel Genpolymorphismen Alkohol abbauender Enzyme

Prävention. Hinsichtlich der Primär- und Sekundärprävention von Krebs ist die Einschränkung des Alkoholkonsums sicher ein möglicher und guter, da selbst beeinflussbarer Ansatzpunkt. Dies gilt natürlich in besonderem Maß für die o.g. Krebserkrankungen.

! **Alkohol schwächt zelluläre Abwehrsysteme.** Neben einer Erhöhung des oxidativen Stress und der Wirkungsabschwächung von zellulären Entgiftungssystemen führen Vitamin- und Spurenelement-Mangelzustände zu einer Schwächung der zellulären Abwehr und zu fehlender oder mangelhafter Regeneration. Daneben spielt auch die Entstehung toxischer Metabolite sowie die Aktivierung von Prokarzinogenen über die Induktion von Stoffwechselwegen eine Rolle. Alkoholkarenz ist daher ein sinnvoller Ansatzpunkt für Krebsprävention.

Alkohol, Immunsystem, Hormonhaushalt

Störungen des Immunsystems mit einer erhöhten Anfälligkeit insbesondere für bakterielle Infektionen (Pneumonie, Tuberkulose) bis hin zur Sepsis sind Folgen chronischen (schweren) Alkoholkonsums und bedingen u.a. die erhöhte Morbidität und Mortalität im Rahmen einer Alkoholabhängigkeit.

Auch der männliche Hormonhaushalt erfährt Veränderungen durch chronischen Alkoholkonsum. Es kommt zu

- einer verminderten Testosteronbildung,
- zu Hodenatrophie und
- zu verminderter Libido und Fertilität.

Bei gleichzeitiger Lebererkrankung ist eine **Feminisierung** mit erhöhten Östradiolspiegeln und folglich femininem Behaarungstyp und Gynäkomastie die Folge.

Prävention. Hinsichtlich Immunsystem oder Hormonhaushalt sind durch moderaten Alkoholkonsum keine nachteiligen Effekte zu befürchten.

Psychosoziale Folgen, Ko-Abhängigkeiten

Die Auswirkungen chronischen und v.a. schweren Alkoholkonsums auf das zentrale und periphere Nervensystem sind vielfältig und weitreichend, wie folgende Auflistung zeigt:

- Akute Alkoholintoxikation,
- Alkoholentzugssyndrom mit oder ohne Delirium,
- psychotische Störungen,
- epileptische Anfälle,
- Korsakoff-Syndrom,
- Wernicke-Enzephalopathie,
- Kleinhirnrindenatrophie,
- Demenz,
- zentrale pontine Myelinolyse und
- sensomotorische Polyneuropathie.

Daneben führt Alkohol zu einer Verschlechterung bereits bestehender psychiatrischer Krankheitsbilder und bringt reaktiv oft neue hervor, wobei die reaktive Depression sicherlich eine der häufigsten Formen darstellt.

Auch wenn mittlerweile eine genetische Prädisposition hinsichtlich der Entstehung von Alkoholabhängigkeit bekannt ist, so ist sie dennoch keine klassische Erbkrankheit im eigentlichen Sinn. Vielmehr bereiten Individuum, Droge und Umfeld in ihrer Interaktion den Weg in die Abhängigkeit.

Neben den Organschäden sind die psychosozialen Folgen von unmittelbarer Bedeutung:

- Probleme in Partnerschaft oder Familie, am Arbeitsplatz,
- Beeinträchtigung der Verkehrstüchtigkeit (Epidemiologie),
- Kriminalität und
- Suizidalität (Deutsche Hauptstelle für Suchtfragen 2003).

Alkoholiker begehen 60- bis 120-mal häufiger Suizid als die Normalbevölkerung, so dass dies nach der Leberzirrhose die zweithäufigste Todesursache bei Alkoholikern darstellt. Daneben wird Alkohol am Arbeitsplatz immer mehr zu einem ernstzunehmenden Problem, da häufiger Arbeitsunfälle und krankheitsbedingte Fehlzeiten auftreten. Neben Schizophrenie und akuten Psychosen gehört Alkoholismus zu den häufigsten psychiatrischen Ursachen der Frühberentung, so dass Alkoholismus in all seinen psychosozialen Folgen auch ein **bedeutendes wirtschaftliches Problem** darstellt. Ko-Abhängigkeiten bei alkoholkranken Männern betreffen vor allem das Rauchen (Kapitel 28), da Nikotin dieselben Gehirnrezeptoren besetzen.

Allgemeine Empfehlungen

Männer mit folgenden Erkrankungen bzw. Risikofaktoren sollten in besonderem Maß und konsequent die allgemein geltenden Empfehlungen für den Umgang mit Alkohol beachten:

- Übergewicht,
- Mangelernährung,
- Stoffwechselstörungen,
- arterielle Hypertonie,
- Herzerkrankungen,
- mit gastrointestinalen, Leber-, Pankreas- oder Krebserkrankungen oder
- mit Risikofaktoren für die Entstehung entsprechender Krankheitsbilder.

Bei regelmäßig trinkenden Männern mit einer Testosteron-Mangelsituation (Seite 125) kann eine Reduzierung der Alkoholmenge zu einer Verbesserung des **Hormonstoffwechsels** mit beitragen. Bei infertilen oder subfertilen Männern kann durch Rücknahme ihres schweren Alkoholkonsums die Spermiensituation verbessert werden.

1. In folgenden Situationen sollte Alkohol völlig gemieden werden:
   - am Arbeitsplatz, am Steuer eines Kraftfahrzeugs, bei der Bedienung von Maschinen,
   - bei Einnahme mancher Medikamente (u.a. Antidiabetika, Antihypertensiva, potenziell hepatotoxische Medikamente),
   - bei Erkrankungen des zentralen oder peripheren Nervensystems, psychiatrischen Erkrankungen, Stoffwechselerkrankungen wie Gicht oder hepatische Porphyrie oder Erkrankungen der Leber, des Pankreas, des Herzmuskels, des Gastrointestinaltrakts sowie bei jeglichen Krebserkrankungen.
2. Wenn Alkohol getrunken wird, sollte(n):
   - an mindestens 2 Tagen in der Woche kein Alkohol getrunken werden,
   - eine Alkoholmenge von 20 g bei Männern nicht überschritten werden,
   - Mahlzeiten keinen überhöhten Fettgehalt aufweisen (d.h. 30% kcal oder weniger),
   - durch körperliche Bewegung vor oder nach dem Essen ungünstige Effekte von Alkohol auf die Verstoffwechslung von Nahrungsfetten kompensiert werden.

Good-Aging für die Praxis

Regelmäßiges Alkohol trinken ruft eine Reihe von körperlichen und psychosozialen Veränderungen hervor, die insbesondere bei Männern einem gesunden Älterwerden zuwider laufen. Hervorzuheben sind lebensverkürzende Erkrankungen des Magen-Darmtrakts mit Leber und Pankreas, des Energiestoffwechsels (Glucose, Fette), des Herz-Kreislauf-Systems, des Immunsystems, durch Förderung von Krebs sowie die Sucht mit all ihren katastrophalen psychosozialen Auswirkungen.

Eine Vielzahl Einfluss nehmender Faktoren, wie etwa Alter, begleitende Erkrankungen, Konsummuster, Konsumdauer, zusätzliches Rauchen existieren. Außerdem scheint es eine individuelle Schwellendosis (Genpolymorphismen) zu geben.

Vom protektiven Nutzen moderaten Alkoholkonsums (wenn überhaupt!) zu gesundheitlichen Schäden ist der Weg nicht weit und für den Einzelnen kaum abzusehen. Deshalb ist ein Schaden bringendes Risiko nicht kalkulierbar. So wird eine Reduktion der Trinkmenge und der Frequenz des Alkoholkonsums zu einer Anti-Aging-Maßnahme erster Ordnung.

Literatur

1. Bundesministerium für Gesundheit. Alkohol und Gesamtmortalität. In: Bundesministerium für Gesundheit. Alkohol und Krankheiten. Abschlussbericht zum Forschungsvorhaben im Auftrag des Bundesministeriums für Gesundheit. Baden-Baden: Nomos; 2000.
2. Conigrave KM, Hu BF, Camargo CA, et al. A prospective study of drinking patterns in relation to risk of type 2 diabetes among men. Diabetes 2001;50:2390–5.
3. Deutsche Hauptstelle für Suchtfragen. Jahrbuch Sucht 2003. Geesthacht: Neuland; 2003.
4. Egerer G, Stickel F, Seitz HK. Alcohol and the gastrointestinal tract.: Elsevier Academic Press (in press).
5. Inoue H, Stickel F, Seitz HK. Individuelles Risikoprofil bei chronischem Alkoholkonsum. Aktuel Ernähr Med. 2001;26:39–46.

6. Seitz H, Matsuzaki S, Yokoyama A, et al. Alcohol and cancer. Alcohol Clin Exp Res. 2001;25:137–43.
7. Seitz HK, Homann N. Effect of alcohol on the orogastrointestinal tract, the pancreas and the liver. In: Heather N, Peters TJ, Stockwell T. International handbook of alcohol dependence and problems. Chichester et al.: John Wiley & Sons, Ltd.;2001.
8. Seitz HK, Pöschl G. Alkohol und Krebs. Therapeutische Umschau 2000;57:227–31.
9. Seitz HK, Stickel F, Homann N. Pathogenetic mechanism of upper aerodigestiv tract cancer in alcoholics. Int J Cancer. (in press) 2003.
10. Seitz HK, Suter PM. Ethanol toxicity and nutritional status. In: Kotsonis FN, Mackey MA. Nutritional Toxicology. London, New York: Taylor and Francis; 2002.
11. Stickel F, Hoehn B, Schuppan D, et al. Review article: nutritional therapy in alcoholic liver disease. Aliment Pharmacol Ther. 2003;18:357–73.
12. Strasser RH, Rauch B, Kübler W. Alkohol und kardiovaskuläres System. In: Handbuch Alkohol. Alkoholismus und alkoholbedingte Organschäden. Heidelberg: Johann Ambrosius Barth; 2000.
13. Suter PM. Alkohol, Lipidstoffwechsel und Koronarprotektion. In: Handbuch Alkohol. Alkoholismus und alkoholbedingte Organschäden. Heidelberg: J.A. Barth; 2000.
14. White IR. The level of alcohol consumption at which all cause-mortality is least. J Clin Epidemiol. 1999; 52:967–75.

30 Prävention von Herz-Kreislauf-Erkrankungen

Christian A. Schneider

Risikofaktoren und Prävention von Herz-Kreislauf-Erkrankungen

Aktuelle Daten des Gesundheitsberichts für Deutschland weisen Folgeerkrankungen der Atherosklerose (z.B. Herzinfarkt, Herzinsuffizienz, Schlaganfall) als die führenden Todesursachen aus. Soll daher die Inzidenz atherosklerotischer Erkrankungen verringert werden, müssen ihre Risikofaktoren erkannt und behandelt werden.

Erkennen und Behandeln von kardiovaskulären Risikofaktoren bilden daher die elementare Grundlage für die Prävention von Herz-Kreislauf-Erkrankungen (De Backer et al. 2003). Risikofaktoren werden nach der Stärke des Risikofaktors für die Induktion atherosklerotischer Veränderungen und nach der Möglichkeit der Beeinflussung des Risikofaktors eingeteilt (Tab. 30.**1**).

Präventivmedizinische Bemühungen müssen sich zunächst auf die Risikofaktoren konzentrieren, deren Beeinflussung zu einer eindeutigen Reduktion kardiovaskulärer Ereignisse führt (z.B. Rauchen oder arterielle Hypertonie). Kardiovaskuläre Risikofaktoren existieren nicht unabhängig voneinander, sondern verstärken sich synergistisch und erhöhen das kardiovaskuläre Risiko kontinuierlich und ohne erkennbaren Schwelleneffekt.

Zur **Bestimmung eines individuellen kardiovaskulären Risikos** ist es daher nicht ausreichend, einzelne Risikofaktoren zu analysieren. Es müssen vielmehr Methoden angewandt werden, die der Vielzahl der Risikofaktoren Rechnung tragen und die das individuelle Risiko als kontinuierliche Größe quantifizieren. Eine solche integrative Sicht wird durch **Score-Systeme** ermöglicht, die eine rasche Abschätzung des individuellen Risikos gewährleisten. Erst nach Definition des individuellen Risikos kann ein individueller Therapieplan (Modifikation der Risikofaktoren, Lifestyle) erarbeitet werden.

Tabelle 30.**1** Klassifikation der Risikofaktoren

➤ **Klasse I:** Risikofaktoren, deren Beeinflussung das Risiko kardiovaskulärer Erkrankungen eindeutig vermindert,
➤ **Klasse II:** Risikofaktoren, deren Beeinflussung das Risiko kardiovaskulärer Erkrankungen mit hoher Wahrscheinlichkeit vermindert,
➤ **Klasse III:** Beeinflussbare Risikofaktoren ohne sicheren Effizienznachweis,
➤ **Klasse IV:** Risikofaktoren, die nicht beeinflusst werden können oder deren Beeinflussung schädlich sein könnte.

Score-Systeme zur Abschätzung des kardiovaskulären Risikos für den Einzelnen

Für die Abschätzung des kardiovaskulären Risikos in Deutschland wurde der in Abb. 30.**1a**, **b** dargestellte **Procam-Score** entwickelt und validiert (Assmann et al. 2002). Zu beachten ist, dass der Procam-Score für die Risiko-Abschätzung von **Männern ohne koronare Herzerkrankung** entwickelt wurde.

Menschen mit bekannter koronarer Herzerkrankung haben von vornherein ein hohes kardiovaskuläres Risiko (>2% kardiovaskuläre Ereignisse/Jahr). Für diese Patienten ist eine Analyse mit einem Score nicht notwendig. Zählwerke wie der Procam-Score haben den Vorteil, dass sie Präventionswilligen direkt den Impact eines Risikos gemessen an der Infarktwahrscheinlichkeit (z.B. des Rauchens) aufzeigen und die Risikominderung (Aufgeben des Rauchens) benennen können.

Risikofaktoren

Klasse-I-Risikofaktoren: Risikofaktoren, deren Beeinflussung das Risiko kardiovaskulärer Erkrankungen eindeutig vermindert

Nikotinkonsum

Epidemiologie und assoziiertes Risiko

Rauchen erhöht das Risiko für den kardialen Tod um das 2 bis 4fache, vermindert die mittlere Lebenserwartung um ca. 6 Jahre und gilt als führender Risikofaktor für eine Vielzahl von Krebs- und Lungenerkrankungen.

Pathophysiologie

Zigaretten rauchen aktiviert Blutplättchen, erhöht den Fibrinogenspiegel, die Herzfrequenz, den Blutdruck und das Risiko einer Plaqueruptur. Außerdem erhöht Rauchen die Triglycerid-Spiegel, vermindert die Paraoxonase-Konzentration und damit die HDL-Spiegel, verschlechtert die Insulin-Sensitivität und führt zur Oxidation von LDL-Cholesterin.

Leitlinienorientierte Empfehlung/Therapie

Das Risiko kardiovaskulärer Ereignisse halbiert sich innerhalb der ersten 2–4 Jahre, nachdem mit dem Rauchen aufgehört wurde. Insgesamt ist jedoch das Risiko für die

Alter (Jahre)	Punkte	Positive Familien-Anamnese	Punkte	Zigarettenraucher	Punkte	Diabetiker	Punkte
35–39	0	ja	4	ja	8	ja	6
40–44	6	nein	0	nein	0	nein	0
45–49	11						
50–54	16						
55–59	21						
60–65	26						
Punkte insgesamt							

Systolischer Blutdruck (mmHg)	Punkte	HDL-Cholesterin (mg/dl)	Punkte	LDL-Cholesterin (mmol/l)	Punkte	Triglyzeride (mmol/l)	Punkte
<120	0	<35	11	<100	0	<100	0
120–129	2	35–44	8	100–129	5	100–149	2
130–139	3	45–54	5	130–159	10	150–199	3
140–159	5	>54	0	160–189	14	>199	4
>160	8			>189	20		
Punkte insgesamt							

a

Punkte	Herzinfarktrisiko (% in 10 Jahren)
0–13	<0,5
14–19	0,5– 1,0
20–26	1,0– 1,7
27–35	1,8– 4,0
36–41	4,2– 7,0
42–50	7,4–15,5
51–58	16,8–28,0
>58	>28

b

Abb. 30.**1a, b**
a Procam-Score: Einzelelemente für die Berechnung des Scores; **b** Procam-Score: Ableitung des individuellen Risikos aus dem Summenscore (Assmann et al 2002).

nächsten 10–20 Jahre höher als bei Menschen, die nie geraucht haben.

Eine Nikotinersatztherapie (z.B. Nikotinpflaster) verdoppelt die Wahrscheinlichkeit, Nichtraucher zu werden (Seite 218). Nikotinpflaster und ähnliche Produkte können auch bei Patienten mit bekannter koronarer Herzerkrankung eingesetzt werden, da eine kardiale Gefährdung bei korrekter Dosierung nicht zu erwarten ist. Akupunktur oder Hypnosetherapie der Nikotin-Abhängigkeit haben keinen größeren Effekt als Plazebotherapie.

Good-Aging für die Praxis

Jedem Patienten sollte ein Nikotinverzicht empfohlen werden. Nikotinersatzpäparate oder Bupropion (Kapitel 28) sind beim Nikotinentzug unterstützend wirksam.

Arterielle Hypertonie

Epidemiologie und assoziiertes Risiko

In Deutschland leiden ca. 20% der Bevölkerung unter einer arteriellen Hypertonie (>139/89 mmHg) Die arterielle Hypertonie erhöht das Risiko für Myokardinfarkt, Schlaganfall, Herzinsuffizienz, Vorhofflimmern, Niereninsuffizienz sowie Demenz. Dabei besteht für jede Lebensdekade eine enge, kontinuierliche, unabhängige Korrelation zwischen der Höhe des Blutdrucks und dem Entstehen atherosklerotischer Erkrankungen, wie in der Graphik in Abb. 30.**2** individuell ablesbar ist (Lewington et al. 2002).

Pathophysiologie

Zu einer essenziellen Hypertonie können führen:

- Diätetische Faktoren (z.B. Salzaufnahme),
- metabolische Faktoren (z.B. Insulinsensitivität),
- Störungen des Renin-Angiotensin-Aldosteron-Systems, des adrenergen Systems,
- genetische Faktoren (Seite 239ff),

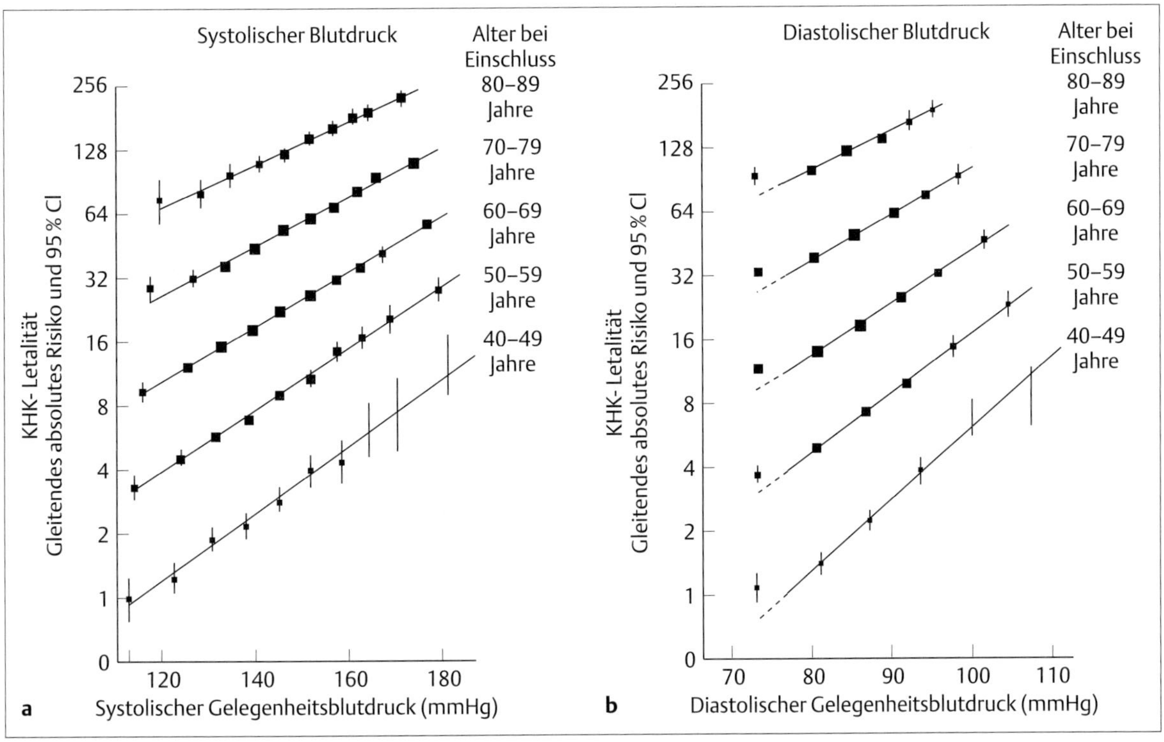

Abb. 30.**2** Kardiovaskuläre Sterblichkeit in Abhängigkeit von Alter und Blutdruck. Für jede Altersdekade findet sich eine hochsignifikante Korrelation von systolischem und diastolischem Blutdruck mit dem kardiovaskulärem Risiko (Lewington et al. 2002).

➤ niedriges Geburtsgewicht,
➤ neurovaskuläre Anomalien sowie
➤ Störungen der Endothelfunktion.

Die arterielle Hypertonie führt zu einer endothelialen Dysfunktion und ist Schrittmacher für die Entwicklung einer Atherosklerose. Sie führt zur Myokardhypertrophie und ist ein wichtiger Risikofaktor für die Entwicklung der Herzinsuffizienz.

Leitlinienorientierte Empfehlung/Therapie

Minimalziel einer blutdrucksenkenden Therapie ist die Normalisierung des Blutdrucks (< 140/90 mmHg). Dabei muss berücksichtigt werden, dass bei Vorliegen von Begleiterkrankungen (z.B. Diabetes mellitus) der Blutdruck zum Teil sehr stark gesenkt werden muss (< 130/80 mmHg). Eine effektive, blutdrucksenkende Therapie vermindert signifikant die Morbidität hypertoner Patienten unabhängig vom Lebensalter (Guidelines Committee 2003).

Der Effekt der Allgemeinmaßnahmen in der Therapie der arteriellen Hypertonie (Tab. 30.**2**) sollte nicht unterschätzt werden.

Unterschiedliche Medikamentenklassen stehen zur Behandlung des hohen Blutdrucks zur Verfügung. Die Auswahl der geeigneten Medikamente orientiert sich an Begleiterkrankungen und individueller Verträglichkeit. Die initiale Gabe eines Diuretikums ist eine effektive, nebenwirkungsarme und preiswerte Therapie, die ggf. mit anderen Antihypertensiva kombiniert werden kann.

Good-Aging für die Praxis

Die Normalisierung hypertoner Blutdruckwerte reduziert die Morbidität hypertensiver Patienten. Bei besonders gefährdeten Patienten werden niedrig normale Blutdruckwerte angestrebt (< 130/80 mmHg). Neben den Allgemeinmaßnahmen muss in der Regel medikamentös therapiert werden.

Hypercholesterinämie/LDL-Erhöhung

Epidemiologie und assoziiertes Risiko

Gesamt-Cholesterinwerte von > 240 mg/dl und LDL-Cholesterinwerte von > 160 mg/dl gelten als erhöht. Epidemiologische Untersuchungen und prospektive Interventionsstudien haben den Zusammenhang zwischen der Höhe des Cholesterins und kardiovaskulären Erkrankungen belegt. Ein um 10% höheres Serum-Cholesterin führt zu einem 20–30% höheren kardiovaskulärem Risiko (NCEP 2003).

Pathophysiologie

Die Insudation des subendothelialen Raums mit LDL-Cholesterin und dessen Oxidierung gelten als initiale

Tabelle 30.2 Effekt von nicht medikamentösen Maßnahmen auf den Blutdruck

Intervention (Allgemeinmaßnahmen)	Empfehlung	Effekt auf den systolischen Blutdruck
Bewegung	30 min/Tag	4–9 mmHg
Bewusster Alkoholgenuss	nicht mehr als 2 alkoholhaltige Getränke/Tag (Frauen 1/Tag)	2–4 mmHg
DASH-Diät*	viel Obst, Gemüse, kochsalzarm, fettreduzierte Milchprodukte	8–14 mmHg
Gewichtsreduktion	Normalisierung des BMI (< 25kg/m^2)	5–20 mmHg pro 10 kg Gewichtsverlust
Kochsalzreduktion	< 2,5g Salz/Tag	2–8 mmHg

*DASH: Dietary Approaches to Stop Hypertension

Trigger der Atherosklerose. Oxidiertes LDL stimuliert in Kombination mit C-reaktivem Protein die Monozytenchemotaxis und hindert Monozyten am Verlassen des subendothelialen Raums. Monozyten differenzieren sich weiter zu Makrophagen, die oxidiertes LDL aufnehmen, was letztlich zur Bildung von Schaumzellen führt.

Leitlinienorientierte Therapieempfehlung

Die Therapieempfehlung für die Behandlung einer Hypercholesterinämie sind in Tab. 30.3 zusammengefasst. Dieses Schema integriert Cholesterinwerte und weitere Begleiterkrankungen und Risikofaktoren. In Abhängigkeit von diesen zusätzlichen Faktoren werden LDL-Cholesterinwerte angegeben, ab denen Lebensstiländerungen oder eine medikamentöse Therapie indiziert sind.

Patienten mit bekannter koronarer Herzerkrankung (KHK) oder Patienten mit Erkrankungen, die als KHK-Äquivalente angesehen werden (z.B. Diabetes mellitus), haben das höchste kardiovaskuläre Risiko. Dementsprechend niedrig sind die Cholesterinwerte, ab denen eine Lebensstiländerung oder eine medikamentöse Therapie begonnen werden soll. Für diese Patienten gilt ein LDL-Zielwert von unter 100 mg/dl.

Sollten Cholesterinwerte durch Allgemeinmaßnahmen nicht unter die Zielwerte sinken, ist eine medikamentöse Therapie mit Statinen indiziert. Eine aktuelle Meta-Analyse von 38 Studien zur Primär- und Sekundärprävention zeigt, dass für eine Cholesterinsenkung um je 10% das kardiovaskuläre Sterblichkeitsrisiko um je 15% und das Gesamtsterblichkeitsrisiko um je 10% sinkt (Law et al. 2003).

Good-Aging für die Praxis

Es besteht ein eindeutiger Zusammenhang zwischen der Höhe des Cholesterins und dem kardiovaskulärem Risiko. Eine lipidsenkende Therapie verbessert die Prognose signifikant und klinisch relevant.

Klasse-II-Risikofaktoren: Risikofaktoren, deren Beeinflussung das Risiko kardiovaskulärer Erkrankungen sehr wahrscheinlich vermindert

Diabetes mellitus

Epidemiologie und assoziiertes Risiko

In Deutschland leiden 6–8% der Bevölkerung an einen Diabetes mellitus. Die Bedeutung des Diabetes mellitus als Risikofaktor für kardiovaskuläre Ereignisse ist seit Jahren etabliert (Kapitel 7 u. 11). Diabetiker ohne vorhergehenden Infarkt haben ein gleich großes Risiko für einen Myokardinfarkt wie Nicht-Diabetiker, die bereits einen Infarkt erlitten haben. Auch die Gesamtsterblichkeit ist ähnlich. Das Risiko für einen Herzinfarkt ist für Diabetiker, die bereits einen Infarkt erlitten hatten, am größten. Die Inzidenz beträgt ca. 8% pro Jahr.

Pathophysiologie

Bei Diabetikern findet sich eine verstärkte Plättchenaggregation, Plättchenaktivierung und Bindung von Fibri-

Tabelle 30.3 Behandlung der Hypercholesterinämie entsprechend der Risikokategorie; je höher das vorbestehende kardiovaskuläre Risiko ist, umso tiefere Cholesterinwerte geben bereits Anlass, mit einer Lebensstiländerung zu beginnen.

Risiko-Kategorie	Beginn Lebensstiländerung	Medikamentöse Therapie in Betracht ziehen
KHK oder KHK-Risiko-Äquivalente	≥ 100 mg/dl	≥ 130 mg/dl (100–129 mg/dl: medikamentöse Therapie optional)
≥ 2 Risikofaktoren	≥ 130 mg/dl	10-Jahres-Risiko: 10%–20%: ≥ 130 mg/dl 10-Jahres-Risiko < 10%: ≥ 160 mg/dl
0–1 Risikofaktoren	≥ 160 mg/dl	≥ 190 mg/dl (160–189 mg/dl: eine das LDL-Cholesterin senkende Therapie ist optional)

Expert Panel on Detection, Evaluation, and Treatment of High Blood Cholesterol in Adults 2001.

nogen an den Glykoprotein-IIb/IIIa-Komplex sowie eine Erhöhung des Plasmafibrinogens. Die fibrinolytische Aktivität ist durch eine verstärkte Bindung des Plasminogenaktivator-Inhibitors an Gewebe-Plasminogenaktivator vermindert.

Leitlinienorientierte Empfehlung/Therapie

Daten der **United Kingdom Prospective Diabetes Studie** zeigen, dass eine intensive, blutzuckersenkende Therapie (mittlerer HbA_{1c} 7%) die Inzidenz mikrovaskulärer Komplikationen im Vergleich zu einer Standardtherapie (mittlerer HbA_{1c} 7,9%) vermindert. Eine Reduktion des HbA_{1c} um 1% war assoziiert mit

- einer signifikanten Reduktion mikrovaskulärer Ereignisse um 35%,
- einer reduzierten Herzinfarktinzidenz (ca. 18%) und
- einer reduzierten Gesamtsterblichkeit (ca. 17%).

Ein pragmatischer Ansatz zur Vermeidung kardiovaskulärer Ereignisse bei Diabetikern stellt eine intensive, integrative Therapie aller Risikofaktoren dar. In der **STENO-Studie** wurde gezeigt, dass eine intensivierte Therapie einer Standardtherapie überlegen ist.

Die intensivierte Therapie des Diabetes umfasste in der STENO-Studie folgende Therapiekonzepte:

- Fettarme Kost,
- Regelmäßig Sport,
- Rauchstopp,
- Intensivierte, blutzuckersenkende Therapie,
- Intensive Behandlung der arteriellen Hypertonie,
- Therapie mit einem ACE-Hemmer unabhängig von Blutdruckwerten,
- medikamentöse Therapie zur Behandlung von Lipidabnormalitäten,
- Acetylsalicylsäure sowie
- Vitamin C, Vitamin D, Folsäure, Chrompicolinat.

Diese Therapie reduzierte nach ca. 8 Jahren signifikant den kombinierten kardiovaskulären Endpunkt von 38% auf 18%.

Good-Aging für die Praxis

Diabetiker haben ein hohes Risiko für kardiovaskuläre Ereignisse. Neben einer blutzuckersenkenden Therapie verbessert eine intensive, multimodale Risikofaktorentherapie die Prognose.

Linksventrikuläre Hypertrophie bei arterieller Hypertonie

Epidemiologie und assoziiertes Risiko

Echokardiographisch findet sich eine linksventrikuläre Hypertrophie bei ca. 30% der Patienten mit arterieller Hypertonie. Der Nachweis einer Myokardhypertrophie erhöht das Risiko kardiovaskulärer Ereignisse um das 2- bis 3fache.

Pathophysiologie

Die Myokardhypertrophie ist ein adaptiver Mechanismus als Antwort auf eine chronische Blutdruckerhöhung. Das Renin-Angiotensin-Aldosteron-System spielt eine zentrale Rolle in der Entwicklung der Myokardhypertrophie. Die genaue klinische Bedeutung anderer Mechanismen (z.B. Endothelin I, G-Proteine) ist zurzeit noch unklar. Die Myokardhypertrophie reduziert die Koronarreserve und damit die Fähigkeit des Herzmuskels, sich vor Ischämien zu schützen, und erhöht das Risiko eines plötzlichen Herztodes.

Leitlinienorientierte Therapieempfehlung

Die Behandlung der arteriellen Hypertonie bei Patienten mit Myokardhypertrophie hat neben der ausreichenden Blutdrucksenkung die Reduktion der Myokardhypertrophie zum Ziel. In einer kürzlich veröffentlichten Meta-Analyse wurde gezeigt, dass eine Therapie mit ACE-Hemmern, AT1-Rezeptorantagonisten und Calcium-Antagonisten eher zu einer Regression der Myokardhypertrophie führt als Diuretika und Beta-Blocker (Klingbeil et al. 2003).

Good-Aging für die Praxis

Die Myokardhypertrophie stellt einen eigenständigen kardiovaskulären Risikofaktor bei Patienten mit arterieller Hypertonie dar. Bei diesen Patienten empfiehlt sich eine antihypertensive Therapie mit ACE-Hemmern, Calcium-Antagonisten oder AT1-Rezeptor-Antagonisten. Der Nachweis einer pathologischen Glucosetoleranz erhöht ebenfalls das kardiovaskuläre Risiko signifikant. Unter den möglichen Therapiealternativen ist bislang nur für die Therapie mit Acarbose eine Reduktion kardiovaskulärer Ereignisse nachgewiesen.

Pathologische Glucosetoleranz

Erniedrigtes HDL-Cholesterin

Epidemiologie und assoziiertes Risiko

Ein HDL-Cholesterin < 40 mg/dl gilt als kardiovaskulärer Risikofaktor. Die Höhe des HDL-Cholesterin ist mit der Inzidenz kardiovaskulärer Ereignisse negativ korreliert: eine Abnahme des HDL-Cholesterins um je 5 mg/dl führt zu einer Zunahme der Infarktinzidenz um je 25%.

Pathophysiologie

HDL-Cholesterin ist am reversen Cholesterin-Transport aus atherosklerotischen Plaques und Makrophagen beteiligt. Es verfügt außerdem über antioxidative und antinflammatorische Eigenschaften.

Leitlinienorientierte Therapieempfehlung

Eine Gewichtsreduktion um je 3,5 kg oder eine Ausdauerbelastung von ca. 5 km/Woche erhöhen das HDL-Cholesterin um 1 mg/dl, ein Alkoholkonsum von 2 Glas Wein pro Tag erhöht das HDL-Cholesterin um ca. 5–10%.

Bei Patienten, die begleitend ein erhöhtes LDL-Cholesterin haben, sollte zunächst das LDL-Cholesterin gesenkt werden. Eine Statintherapie senkt in dieser Situation nicht nur das LDL-Cholesterin, sondern erhöht auch das HDL-Cholesterin um ca. 5–10%. Nikotinsäure führt zur stärksten Erhöhung des HDL-Cholesterins (ca. 20–30%) und kann mit Statinen kombiniert werden.

Körperliche Inaktivität

Epidemiologie, assoziiertes Risiko

Nach Angaben des Bundesgesundheitssurveys von 1998 sind zirka 50% der deutschen Bevölkerung weniger als 1 Stunde pro Woche sportlich aktiv. Epidemiologische Untersuchungen haben dokumentiert, dass körperliche Untätigkeit mit einer Vielzahl von Erkrankungen assoziiert ist (z.B. Diabetes mellitus, Krebserkrankungen). So ist körperliche Inaktivität mit einem doppelt so hohen Risiko kardiovaskulärer Ereignisse assoziiert.

Pathophysiologie

Die Folgen der Inaktivität sind Übergewicht mit seinen assoziierten Risiken, Abnahme extrazellulärer antioxidativer Enzyme, eine Zunahme der Adhäsion und Aggregation von Blutplättchen, eine Insulinresistenz, eine Hypercholesterinämie und eine Verminderung des HDL-Cholesterins.

Leitlinienorientierte Therapieempfehlung

Epidemiologische Untersuchungen zeigen, dass regelmäßige körperliche Aktivität das Risiko für eine Reihe von Erkrankungen signifikant senkt und die Prognose verbessert (Tab. 30.**4**).

Tabelle 30.**4** Günstige Effekte eines regelmäßigen körperlichen Trainings

➤ Verminderung des Risikos eines frühen Herztodes
➤ Verminderung des Risikos, an koronarer Herzerkrankung zu versterben
➤ Verminderung des Risikos, Diabetes mellitus zu entwickeln
➤ Verminderung des Risikos, eine arterielle Hypertonie zu entwickeln
➤ Reduzierung des Blutdruck bei hypertonen Patienten
➤ Reduzierung des Risikos von Prostata- und Darmkrebs
➤ Reduzierung von Fibromyalgie-Beschwerden, Depression und Ängstlichkeit
➤ Reduzierung der Wahrscheinlichkeit, übergewichtig zu werden
➤ Unterstützung der Gewichtsabnahme
➤ Verminderung der Sturzgefahr bei älteren Menschen

Auch für Patienten mit koronarer Herzerkrankung verbessert sich die Gesamtsterblichkeit mit Zunahme der körperlichen Aktivität in der Freizeit (Wannamethee et al. 2002). Dabei wird eine regelmäßige körperliche Aktivität von ca. 30 min an den meisten Tagen der Woche empfohlen (Kapitel 10, 34). Ein zusätzlicher Verbrauch von ca. 1000 Kalorien pro Woche senkt die Sterblichkeit um ca. 20%.

Good-Aging für die Praxis

Bewegungsarmut (körperliche Untätigkeit) erhöht das Risiko für eine Vielzahl von Erkrankungen. Grundsätzlich ist daher eine regelmäßige körperliche Aktivität für Patienten ohne und mit bekannten kardiovaskulären Erkrankungen zu empfehlen (30 min an den meisten Tagen der Woche).

Übergewicht

Epidemiologie, assoziiertes Risiko

In Deutschland sind ca. 60% der Bevölkerung übergewichtig oder adipös (Body mass index [BMI] ≥ 25 kg/m^2). Übergewicht (BMI 25–30) und Adipositas (BMI > 30) erhöhen das Risiko für Hyperinsulinismus und Typ-2-Diabetes, Bluthochdruck, Herzinsuffizienz, Hyperlipoproteinämie, kardio- und zerebrovaskuläre Erkrankungen sowie Arthrose und degenerative Erkrankungen (Kapitel 5.1, 8). Übergewicht erhöht das Risiko, an den Folgen verschiedener Erkrankungen zu versterben und verkürzt die allgemeine Lebenserwartung.

Pathophysiologie

Soziale Faktoren, Verhaltensfaktoren, kulturelle, physiologische, metabolische und genetische Faktoren spielen eine Rolle für die Entwicklung von Übergewicht. Obwohl die individuelle Lebensführung (wenig Bewegung, zu hohe Kalorienzufuhr) die Kardinalrolle spielt, beeinflussen genetische Faktoren die Entwicklung des Übergewichts.

Leitlinienorientierte Therapieempfehlungen

Menschen mit niedrigem Gewicht haben eine niedrige Krankheitsinzidenz und eine niedrigere Sterblichkeitsrate. Prospektive Studien haben außerdem gezeigt, dass eine bewusste Gewichtsabnahme eine Vielzahl von Parametern günstig beeinflusst (Tab. 30.**5**) und die Prognose dieser Patienten verbessert.

Die gewichtsreduzierende Therapie adipöser Patienten ist eine lebenslange Therapie. **Ziele der Gewichtsreduktionstherapie** sollten sein:

- ➤ Verhindern weiterer Gewichtszunahme,
- ➤ Identifikation eines realistischen Ziels für die Gewichtsreduktion. Die Reduktion soll 5–15% des initialen Gewichts betragen,
- ➤ Ein Ziel-BMI von ca. 25 kg/m^2 ist anzustreben.

Tabelle 30.5 Günstige Effekte einer Gewichtsreduktion um 10 kg

Kategorie	Günstige Effekte
Sterblichkeit	20–25% Reduktion der Gesamtsterblichkeit 30–40% Reduktion der diabetesbezogenen Sterblichkeit 25% Reduktion der mit Übergewicht assoziierten Krebssterblichkeit
Blutdruck	Abnahme systolischer Blutdruck um 10 mmHg Abnahme diastolischer Blutdruck um 20 mmHg
Angina pectoris	Reduktion der Symptome um 90% Zunahme der Belastungsfähigkeit um 33%
Plasmalipide	Reduktion der Plasmatriglyceride um 30% Reduktion des Gesamtcholesterins um 10% Reduktion des LDL-Cholesterin um 15% Zunahme des HDL-Cholesterin 8%
Diabetes mellitus	Abnahme des Diabetes-Risikos um 50% Reduktion des Nüchternblut-Glucosespiegels um 30–50% Reduktion des HbA_{1c} um 15%

Good-Aging für die Praxis

Übergewicht und Adipositas begünstigen die Entstehung einer Vielzahl von Erkrankungen. Eine gewichtsreduzierende Therapie umfasst eine kalorienreduzierte Diät sowie vermehrte Bewegung. In Einzelfällen kann diese Therapie durch Medikamente und Verhaltenstherapie unterstützt werden.

Klasse-III-Risikofaktoren: Beeinflussbare Risikofaktoren ohne sicheren Effizienznachweis

Hypertriglyceridämie

Epidemiologie, assoziiertes Risiko

Erhöhte Triglyceridwerte finden sich häufig in der Kombination mit anderen Risikofaktoren (z.B. Diabetes mellitus). In einer Meta-Analyse von 17 prospektiven Studien (mittlere Nachbeobachtungszeit ca. 10 Jahre) wurde nachgewiesen, dass ein Anstieg der Triglyceride im Nüchternblut um 89 mg/dl signifikant mit einem erhöhten kardiovaskulären Risiko von ca. 25% assoziiert war.

Pathophysiologie

Eine Hypertriglyceridämie stellt einen thrombophilen Zustand dar, der durch eine erhöhte Konzentration an Gerinnungsfaktoren und des Plasminogenaktivator-Inhibitor 1 charakterisiert ist. Eine verstärkte Blutviskosität trägt außerdem zu einer Endotheldysfunktion bei.

Leitlinienorientierte Therapieempfehlung

Zunächst werden vorliegende sekundäre Ursache einer Hypertriglyceridämie (diätetische Ursachen, Diabetes mellitus, medikamenteninduziert) behandelt. Eine Reduktion des Körpergewichts, vermehrte körperliche Aktivität, Verminderung des Alkoholkonsums sowie die Vermeidung von kohlenhydratreichen Mahlzeiten reduzieren die Triglyceridwerte weiter. Die Indikation für eine medikamentöse Therapie hängt von der Höhe der Triglyceridspiegel ab.

Alkoholabstinenz oder geringer Alkoholkonsum

Epidemiologie, assoziiertes Risiko

Menschen, die mehr als 1 alkoholisches Getränk/Tag zu sich nehmen, haben ein ca. 40% niedrigeres kardiales Risiko. Das relative Risiko zu versterben ist bei einem täglichen Alkoholkonsum zwischen 1 und 55 g pro Tag am niedrigsten. Dabei findet sich eine typische J-förmige Korrelation: das Risiko zu versterben ist bei Menschen, die nie Alkohol trinken und bei Menschen, die mehr als 55 g Alkohol pro Tag trinken höher als bei Menschen mit geringem Alkoholkonsum. Eine weiter differenzierte Betrachtung der kontroversen Darstellungen der kardioprotektiven Effekte von Alkoholkonsum findet sich in Kapitel 29.

Pathophysiologie

Ein täglicher Genuss von ca. 30g Alkohol verändert Lipid- und Gerinnungsfaktoren in folgender Weise (Rimm et al. 1999):
- Erhöhung des Serum HDL um 4,0 mg/dl,
- Zunahme des Apolipoprotein AI um um 8,8 mg/dl,
- Zunahme der Triglyceride um 5,7 mg/dl,
- Abnahme des Plasmafibrinogen um 7,5 mg/dl,
- Zunahme der Plasminogenaktivator-Konzentration um 1,25 ng/ml und
- Zunahme der Plasminogen-Konzentration um 1,5%.

Leitlinienassoziierte Therapieempfehlung

Leitlinien empfehlen nicht den Genuss des Alkohols, um das Risiko kardiovaskulärer Erkrankungen zu senken (Seite 225). Es ergibt sich jedoch aus den o.g. Daten, dass ein moderater Alkoholkonsum (3–5 Portionen Alkohol pro Woche) das kardiovaskuläre Risiko erniedrigt.

Homocystein

Epidemiologie und assoziiertes Risiko

Normale Homocysteinspiegel liegen bei ca. 5–15 µmol/l. Beobachtungsstudien beschreiben einen Zusammenhang zwischen Homocysteinspiegeln und dem vaskulären Risiko. Eine Meta-Analyse von Daten aus 30 Studien zeigte, dass eine um 25% niedrigere Homocystein-Konzentration (ca. 3 µmol/l) mit einem ca. 11% niedrigeren KHK Risiko und einem ca. 19% niedrigeren Schlaganfallrisiko einherging.

Pathophysiologie

Homocystein ist eine schwefelhaltige Aminosäure, die bei der Konversion von Methionin zu Cystein anfällt. Homocystein wird von den Zellen durch eine Vielzahl von Abbauwegen remetabolisiert, in denen Vitamin B_{12}, Vitamin B_6 und Folsäure als Kofaktoren wirken. Verschiedene angeborene Störungen des Homocysteinmetabolismus sind in den letzten Jahren beschrieben worden. Homocystein hat atherogene und prothrombotische Eigenschaften, die zu einer Intima-Verdickung, Hypertrophie der glatten Muskelzellen und einer verstärkten Plättchenaggregation führen.

Leitlinienorientierte Therapie

Eine Therapie mit Vitamin B_6 (10 mg/Tag), B_{12} (0,4 mg/Tag) und Folsäure (1 mg/Tag) vermindert Homocysteinspiegel signifikant und verbessert die endotheliale Funktion. Bislang gibt es jedoch keine eindeutigen Endpunktdaten, die belegen, dass eine kontinuierliche Substitution dieser Vitamine und Kofaktoren die Prognose von Patienten mit kardiovaskulären Erkrankungen verbessert.

Infektionen

Epidemiologie, assoziiertes Risiko

Epidemiologische Untersuchungen legen einen Zusammenhang zwischen Infektionen und der Atherogenese nahe. Als pathogene Keime wurden Chlamydia pneumoniae, Helicobacter pylori, sowie Cytomegalie-, Hepatitis-A- und Herpes-simplex-Viren identifiziert.

Ob wirklich die Infektion mit einem einzelnen Keim eine Atherosklerose induzieren kann, ist unklar. Als Alternativkonzept wird diskutiert, dass nicht Einzelinfektionen, sondern die Häufigkeit durchgemachter Infektionen (Gesamtinfektionslast) einen wichtigen Risikofaktor für die Entstehung der Atherosklerose und einen bedeutenden prognostischen Faktor darstellt. Ob eine chronische Parodontitis ein Herzrisiko darstellt, ist derzeit noch unklar.

Pathophysiologie

Chronische Infektionen können über eine Vielzahl von Mechanismen zu einer endothelialen Dysfunktion führen. Zu diesen Mechanismen gehören eine direkte vaskuläre Schädigung sowie eine indirekte Schädigung über eine systemische Entzündung. Eine Assoziation zwischen CMV-Antikörperspiegeln und erhöhten Spiegeln von C-reaktivem Protein (CRP) und Interleukin 6 weist auf eine chronische Entzündung hin. Die Kombination einer CMV-Seropositivität und erhöhten Serum-CRP-Spiegeln ist ein starker unabhängiger Vorhersageparameter für die Sterblichkeit.

Leitlinienorientierte Therapieempfehlung

Leitlinien empfehlen keine antimikrobielle Therapie zur Prävention der koronaren Herzerkrankung. Kleinere kontrollierte Studien und Fall-Kontroll-Studien konnten einen günstigen Effekt einer antibiotischen Therapie für die Reduktion kardiovaskulärer Ereignisse zeigen (Chinolon: relative Risikoreduktion 55%; Tetracycline: relative Risikoreduktion 30%).

C-reaktives Protein

Epidemiologie und assoziiertes Risiko

Serumkonzentrationen von C-reaktivem Protein haben einen guten prädiktiven Wert für das Risiko eines Myokardinfarkts. Das Risiko eines Myokardinfarkts nimmt konzentrationsabhängig um das bis zu 2,5fache zu. Die höchsten CRP-Werte wurden bei Menschen beobachtet, die die größte Anzahl an kardiovaskulären Risikofaktoren hatten.

Pathophysiologie

C-reaktives Protein gehört zu den so genannten **akute Phase-Proteinen**, deren Bildung in der Leber durch Cytokine induziert wird. Histologische Untersuchungen von atherosklerotischem Gewebe haben wiederholt eine hohe Dichte an Makrophagen und Lymphozyten zeigen können. Die Vermutung ist daher nahe liegend, dass durch diese chronischen entzündlichen Veränderungen innerhalb atherosklerotischer Plaques ein kontinuierlicher Reiz für die Produktion von CRP entsteht. Ein direkter Einfluss des CRP auf die Atherogenese ist jedoch auch möglich. So konnte CRP in atherosklerotischen Läsionen gefunden werden.

Leitlinienorientierte Therapieempfehlung

Leitlinien empfehlen zurzeit keine gegen CRP gerichtete Therapie zur Verminderung atherosklerotischer Ereignisse. Es finden sich jedoch Hinweise, dass medikamentöse Therapien die CRP-Konzentration vermindern können (Statine, Acetylsalicylsäure).

Klasse-IV-Risikofaktoren: Risikofaktoren, die nicht beeinflusst werden können, oder deren Beeinflussung schädlich sein könnte

Alter und Geschlecht

Das Risiko kardiovaskulärer Erkrankungen nimmt mit dem Alter zu. Epidemiologische Untersuchungen zeigen, dass prämenopausale Frauen im Vergleich zu gleich alten Männern ein niedrigeres KHK-Risiko haben.

Familiäre Disposition

Kardiovaskuläre Erkrankungen in der eigenen Familiengeschichte sind ein Risikofaktor für die koronare Herzerkrankung. Prospektiv wurde die Familienanamnese in der *Physician's Health Study* und in der *Women's Health Study* untersucht. Im Vergleich zu einer unauffälligen Familienanamnese war ein mütterlicher Herzinfarkt, ein väterlicher Herzinfarkt oder Infarkte auf beiden Seiten der Eltern mit einer Risikoerhöhung um 40–85% für Männer und um 15–105% für Frauen assoziiert. Genetische Prädispositionen (Polymorphismen) werden in Kapitel 31 ausführlich abgehandelt.

Good-Aging für die Praxis

Die familiäre Disposition ist ein wesentlicher kardiovaskulärer Risikofaktor. Bei einer positiven Familienanamnese empfiehlt sich eine intensive Risikoabklärung und eine primäre Prävention.

Literatur

1. Assmann G, Cullen P, Schulte H. Simple scoring scheme for calculating the risk of acute coronary events based on the 10-year follow-up of the prospective cardiovascular Munster (PROCAM) study. Circulation 2002;105:310–5.
2. De Backer G, Ambrosioni E, Borch-Johnsen K, et al. European guidelines on cardiovascular disease prevention in clinical practice. Third Joint Task Force of European and Other Societies on Cardiovascular Disease Prevention in Clinical Practice. Eur Heart J. 2003;24:1601–1610.
3. Expert Panel on Detection, Evaluation, and Treatment of High Blood Cholesterol in Adults. JAMA 2001;285:2486–2497.
4. Guidelines Committee. European society of hypertension – European society of cardiology guidelines for the management of arterial hypertension. J Hypertension 2003;21:1011–1053.
5. Klingbeil AU, Schneider M, Martus P, Messerli FH, Schmieder RE. A meta-analysis of the effects of treatment on left ventricular mass in essential hypertension. Am J Med. 2003;115:41–46.
6. Law MR, Wald NJ, Rudnicka AR. Quantifying effect of statins on low density lipoprotein cholesterol, ischaemic heart disease, and stroke: systematic review and meta-analysis. BMJ 2003;326:1423–1430.
7. Lewington S, Clarke R, Qizilbash N, Peto R, Collins R. Age-specific relevance of usual blood pressure to vascular mortality: a meta-analysis of individual data for one million adults in 61 prospective studies. Lancet 2002;360:1903–1913.
8. NCEP. National Cholesterol Education Program Expert Panel on Detection, Evaluation, and Treatment of High Blood Cholesterol in Adults (Adult Treatment Panel III). Third Report of the National Cholesterol Education Program (NCEP) Expert Panel on Detection, Evaluation, and Treatment of High Blood Cholesterol in Adults. Final Report, Circulation 2003;106:3144–3412.
9. Rimm EB, Williams P, Fosher K, Criqui M, Stampfer MJ. Moderate alcohol intake and lower risk of coronary heart disease: meta-analysis of effects on lipids and haemostatic factors. BMJ 1999;319:1523–1528.
10. Wannamethee SG, Shaper AG, Walker M. Physical activity and mortality in older men with diagnosed coronary heart disease. Circulation 2000;102:1358–63.

31 Primär- und Sekundärprävention durch DNA-Diagnostik

Winfried Siffert

Einleitung

Aufgrund methodischer Fortschritte in der Molekularbiologie hat die Sequenzierung von DNA über die Grundlagenforschung hinaus speziell in der praktischen Anwendung an Bedeutung gewonnen. Die Methoden sind mittlerweile relativ preiswert und in großem Umfang durchführbar.

Daher wird die DNA-Diagnostik mittelfristig wohl einer der wichtigsten Methoden zur Beurteilung bestimmter präventiver Maßnahmen auch in Anti-Aging-Konzepten werden. DNA-Diagnostik ist theoretisch in der Lage, jegliche Art von genetischen Unterschieden zu finden. Von besonderem Interesse sind dabei **Einzelnukleotid-Polymorphismen** (SNPs: **s**ingle **n**ucleotide **p**olymorphisms). SNPs im engeren Sinne sind genetische Polymorphismen, die auf einen Nukleotidaustausch eines einzelnen Basenpaares zurückgeführt werden können.

Bedeutung von genetischen Polymorphismen in der Prävention

Volkskrankheiten wie die koronare Herzkrankheit (KHK), Hypertonie, Typ-2-Diabetes, Asthma und Depressionen zeigen eindeutig eine familiäre Häufung. Dies spricht dafür, dass erbliche Faktoren zur Pathogenese dieser Erkrankungen beitragen. Nicht umsonst gehört zu einer umfassenden Anamnese auch eine Familienanamnese. Das Abfragen dieser Familienanamnese ist nichts Anderes als das Abfragen des genetischen Hintergrunds eines Patienten.

Bei den klassischen Erbkrankheiten wie etwa Hämophilie, Sichelzellenanämie, Chorea Huntington und Mukoviszidose führen eine oder mehrere Mutationen in Genen zu Funktionsveränderungen oder zum Funktionsverlust bei den kodierten Proteinen. Diese **klassischen Erbkrankheiten** sind durch eine hohe Penetranz des Gendefekts gekennzeichnet mit entsprechend starker Ausprägung des assoziierten Phänotyps. Die Diagnose entsprechender Genmutationen ist daher mit einem sehr hohen Risiko für das Auftreten einer entsprechenden Erkrankung verbunden, d.h. ein solcher Genbefund ist absolut prädiktiv.

Im Gegensatz dazu existieren in allen Genen des Menschen Nukleotidaustausche, die sehr viel häufiger sind als Genmutationen. Diese werden als **genetische Polymorphismen** bezeichnet. Uns ist es unmittelbar geläufig, dass genetische Polymorphismen die Ausprägung körperlicher Merkmale wie Körpergröße, Hautfarbe, Augenfarbe u.a.m. bestimmen. Wenn wir genauso einfach, wie wir äußerliche Unterschiede zwischen den Menschen erkennen können, in das Innere des Menschen sehen könnten, würden wir sehr schnell feststellen, dass grundlegende physiologische Funktionen wie Blutdruckregulation, Stoffwechselwege und selbst Zellfunktionen sich von Mensch zu Mensch deutlich unterscheiden.

Früher wurden die beobachteten Unterschiede als „physiologische Variabilität" bezeichnet. Heute wissen wir, dass die „physiologische Variabilität" ihre Ursache in der überaus großen genetischen Vielfalt des Menschen hat und in Wirklichkeit eine **genetische Variabilität der Anlage**, eine Veranlagung ist.

Genetische Polymorphismen können, je nach ihrer Position im Gen, unterschiedliche Einflüsse auf das Genprodukt (Synthese von „Stoff", der im Gen kodiert ist) haben. Einige genetische Polymorphismen führen dazu, dass mehr Genprodukt gebildet wird. Dazu gehören Polymorphismen in den Genen, die die Bildung von Angiotensinogen, von Angiotensin-Converting-Enzym, oder der endothelialen NO-Synthase kontrollieren.

Andere Genpolymorphismen führen zum Austausch von Aminosäuren bei den kodierten Proteinen und damit zu Funktionsveränderungen (Faktor-V-(Leiden)-Mutation). In Abb. 31.**1** sind die verschiedenen Polymorphismus-Varianten CC, TC und TT mit ihren unterschiedlichen „Zellantworten" dargestellt.

Die meisten der bislang aufgefundenen Genpolymorphismen haben *per se* keinen Krankheitswert. Unter bestimmten Bedingungen jedoch erhöhen sie das Risiko für bestimmte Erkrankungen (z.B. Bluthochdruck). Oder sie zeigen den Verlauf bestimmter Erkrankungen oder das Ansprechen auf Pharmaka an.

In den meisten Fällen ist zudem von einer signifikanten **Gen-Umwelt-Interaktion** auszugehen. So findet man beispielsweise bei Trägern der **GNB3-TT-Variante** (s.u.) ein erhöhtes Risiko für Adipositas. Dieses ist jedoch nur im Zusammenhang mit fehlender körperlicher Aktivität signifikant. Bei Personen, die regelmäßig Sport treiben, erhöht sich selbst bei Vorliegen der Genvariante das Adipositas-Risiko nicht.

> **!** Gerade hier liegt die Chance dieser neuen Form der Diagnostik: Individuelle Risiken können frühzeitig erkannt und durch ein entsprechendes persönliches Verhalten kann diesen Risiken gezielt entgegengesteuert werden.

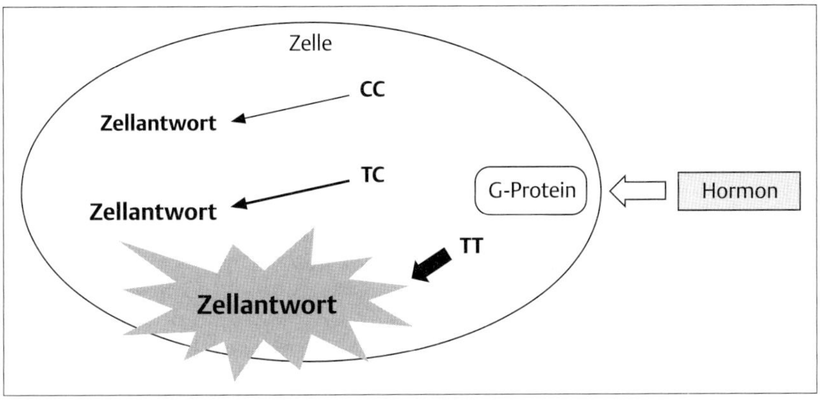

Abb. 31.**1** Bedeutung des GNB3-C825T-Polymorphismus: Die Wirkung von Hormonen auf Zellen des menschlichen Körpers erfolgt über spezifische Rezeptoren an der Zelloberfläche. Diese stimulieren in der Zellmembran befindliche G-Proteine, die letztendlich eine Zellantwort auslösen. Die Effizienz der Aktivierung von G-Proteinen ist abhängig vom GNB3-Genotyp. Die stärkste Zellantwort erfolgt beim TT-Genotyp, die schwächste beim CC-Genotyp.

Herz-Kreislauf-Risiko

Das Auftreten von Herz-Kreislauf-Erkrankungen wie Bluthochdruck, koronare Herzkrankheit/Myokardinfarkt und Schlaganfall wird signifikant durch genetische Faktoren mitbestimmt. Einige der daran beteiligten Gene wurden identifiziert. Der Nachweis solcher Risikomarker dient der **Prophylaxe beim Gesunden**, z.B. durch konsequente Behandlung nicht genetischer Faktoren (Adipositas, metabolisches Syndrom, Fettstoffwechselstörung, Rauchen, Bewegungsmangel).

Bei **Hypertonikern** kann der Nachweis therapieentscheidend sein (Nachweis einer positiven Familienanamnese). Daneben liegen Daten zur optimalen Pharmakotherapie je nach genetischem Hintergrund vor.

Mögliche Indikationen einer DNA-Diagnostik umfassen:

- Prophylaxe,
- Bestätigung einer positiven Familienanamnese und
- Vorliegen einer KHK zur weiteren Risikostratifizierung.

Nachfolgend werden einige Gentests für die Anti-Aging-Praxis mit entsprechenden Indikationen besprochen. Oft handelt es sich um mehrerer Gene (deswegen die Bezeichnung „polygene" Erkrankung). Denn nur durch das Verständnis solcher Kombinationen genetischer Veränderungen ist etwa die gleichzeitige Entwicklung einer Atherosklerose, eines Bluthochdrucks oder einer Fettstoffwechselstörung überhaupt zu erklären.

Metabolisches Syndrom und Hypertonie: G Protein-β3-Untereinheit (GNB3) C825T-Variante

Hierbei handelt es sich um einen Polymorphismus in einem G-Protein, einer wichtigen Komponente der intrazellulären Signalübertragung. G-Proteine vermitteln die Signalübertragung aller membranständigen Rezeptoren ins Zellinnere. Als typische Rezeptoren sind hier zu nennen solche für Adrenalin und Noradrenalin, Acetylcholin, Somatostatin. Auch die Wirkung anderer Hormone, wie die von Insulin und von Interleukinen, wird zumindest teilweise durch G-Proteine vermittelt.

G-Proteine setzen sich aus unterschiedlichen α-, β- und γ-Untereinheiten zusammen. Wir kennen derzeit ca. 20 α-Untereinheiten, 5 β-Untereinheiten und 13 γ-Untereinheiten. Letztendlich ist die Aktivierung von G-Proteinen der entscheidende Schritt für die Regulation praktisch aller Körperfunktionen, z.B. Regulation der Herzkraft, Regulation des Gefäßtonus, Freisetzung von Hormonen.

! Es ist deshalb zu erwarten, dass funktionsverändernde genetische Polymorphismen in Genen, die für G-Proteine kodieren, nachhaltige Auswirkungen auf vielfältige Funktionen auf Zell- und Organebene haben müssen.

Das 825T-Allel im Gen GNB3 ist daran beteiligt, dass entsprechende Allelträger neben der normalen β3-Untereinheit auch noch eine verkleinerte β3-Untereinheit bilden. Diese ist funktionstüchtig und führt dazu, dass die entsprechenden G-Proteine auf hormonelle Reize verstärkt ansprechen.

Durch die Genotypisierung lässt sich also eine Vorhersage zur Effizienz der Signaltransduktion machen. An großen Studien bei Weißen konnte zweifelsfrei gezeigt werden, dass 825T-Allelträger ein signifikant gesteigertes Risiko für eine essenzielle Hypertonie haben:

- Für homozygote 825T-Allelträger (TT-Genotyp) findet man gegenüber dem Normaltyp (CC-Genotyp) ein etwa 1,8fach erhöhtes Risiko.
- Für heterozygote 825T-Allelträger ist das Risiko etwa 1,3fach erhöht.

Besonders interessant ist auch der Befund, dass 825T-Allelträger offensichtlich eine „Low-Renin"-Hypertonie haben, so dass sich dieser Test auch differenzialdiagnostisch anwenden lässt. In Einklang mit dieser Beobachtung konnte gezeigt werden, dass Hypertoniker mit dem TT-Genotyp bezüglich der Blutdrucksenkung besonders gut auf Thiaziddiuretika ansprechen, während die Blutdrucksenkung beim CC-Genotyp am geringsten ausgeprägt ist.

Ferner findet man bei 825T-Allelträgern mit milder Hypertonie eine beschleunigte Progredienz der Erkrankung und ein erhöhtes Risiko für einen Schlaganfall. Ob gleichzeitig ein gesteigertes Risiko für einen Myokardinfarkt vorliegt, ist derzeit noch umstritten. Jedoch findet man bei 825T-Allelträgern eine erhöhte Tendenz zur koronaren Vasokonstriktion.

Daneben haben 825T-Allelträger ein erhöhtes Risiko für Adipositas, Metabolisches Syndrom und Insulinresistenz. Interessanterweise reagieren 825T-Allelträger, insbesondere solche mit dem TT-Genotyp, besonders stark auf verschiedene Medikamente ganz unterschiedlicher Substanzgruppen und Indikationen. Dazu gehören u.a. Clonidin, eine Reihe von Antidepressiva sowie Viagra.

In der weißen Bevölkerung sind die Genotypen wie folgt verteilt:

- CC – keine Mutation (45% der Bevölkerung),
- TC – erhöhtes Risiko (45% der Bevölkerung) und
- TT – stark erhöhtes Risiko (10% der Bevölkerung.

Bei nicht kaukasischen Populationen (schwarze Afrikaner und Afro-Amerikaner) finden wir überwiegend den „risikobehafteten" TT-Genotyp. Dies mag erklären, warum bei diesen Ethnien, wenn sie unter den Lebensumständen der westlichen Industrieländer leben, das Risiko für kardiovaskuläre Erkrankungen besonders hoch ist.

Tatsächlich findet man beispielsweise für die Auswirkungen des 825T-Allels auf den Body Mass Index (Kapitel 5.1) eine signifikante **Gen-Umwelt-Interaktion**: Bei Menschen mit hoher körperlicher Aktivität und TT-Genotyp findet man kein erhöhtes Risiko für Adipositas. Bei Bewegungsmangel wirkt sich dagegen dieser Genotyp besonders stark aus. Hier ist also die entsprechende DNA-Diagnostik geeignet, Individuen mit Risiko für ein Metabolisches Syndrom (Adipositas, Hypertonie, Fettstoffwechselstörung) frühzeitig zu identifizieren.

Bei Vorliegen des TC- oder TT-Genotyps (immerhin 55% der weißen Bevölkerung) sollte daher eine forcierte Prävention/Therapie bekannter Risikofaktoren im Sinne einer Lebensstiländerung in Betracht gezogen werden (Kapitel 30). Auch bei hypertensiven Patienten hilft die DNA-Analytik, die Erkrankung weiter zu differenzieren. Beim TT-Genotyp sollte die Blutdrucksenkung mit einem Thiaziddiuretikum in Betracht gezogen werden. So kann die Genanalyse zu einem wichtigen Anti-Aging-Instrument werden.

Good-Aging für die Praxis

Durch DNA-Analyse kann heute das kardiovaskuläre Risiko und das Risiko für ein Metabolisches Syndrom frühzeitig abgeschätzt werden. Des weiteren ist es möglich, das Ansprechen auf bestimmte Pharmaka (Thiaziddiuretika, Antidepressiva, Clonidin, Viagra) vorherzubestimmen. So können beim noch Gesunden gezielt Lebensstiländerungen empfohlen und bei noch milder Krankheitsausprägung (z.B. Hypertonie) mit dem Medikament höchster Wirkungswahrscheinlichkeit therapiert werden.

Salzsensitive Hypertonie: alpha-Adducin Gly460Trp-Variante

Ein hoher Kochsalzkonsum gilt allgemein als Risikofaktor für das Entstehen einer Hypertonie. Daneben scheint ein erhöhter Natriumbestand des Körpers eine allgemein gefäßschädigende Wirkung zu haben. Wenngleich in großen Populationsstudien an Bevölkerungen mit habituell unterschiedlichem Kochsalzkonsum keine eindeutige Beziehung zur Höhe des Blutdrucks nachgewiesen werden konnte, gibt es bezüglich der Blutdruckreaktion so genannte „salzsensitive" und „salzresistente" Menschen.

Da entsprechende Salzbelastung- bzw. Salzrestriktionstests in der Praxis nicht realistisch sind, gab es bislang keine Möglichkeit, salzsensitive, also auf bereits geringe Kochsalzbelastung mit Blutdruckerhöhung reagierende Individuen, mit dem Ziel einer Prävention und Therapie zu identifizieren.

Genau dies ist jetzt mit einem relativ spezifischen DNA-Test möglich. Wir sind heute in der Lage, einen genetischen Polymorphismus nachzuweisen, der für alpha-Adducin kodiert. Adducin ist ein Bestandteil des Zytoskeletts, das in der Niere mit der Na^+K^+-ATPase interagiert. Dieses Membranprotein ist an der Rückresorption von Natrium aus dem proximalen Tubulus beteiligt (Seite 244, Abb. 31.**3**, Teil links oben, s.u.).

Der entsprechende Genpolymorphismus führt zum Austausch der Aminosäure Glycin (Gly) an Position 460 des Proteins gegen Tryptophan (Trp). Die 460Trp-Variante führt zu vermehrter Rückresorption von Natrium in der Niere. Bei Trägern der Trp-Variante beobachtet man einen verstärkten Blutdruckanstieg nach Kochsalzzufuhr und einen gesteigerten Blutdruckabfall unter Gabe von Hydrochlorothiazid.

In der weißen Bevölkerung sind die Genotypen wie folgt verteilt:

- Gly/Gly – Normalform (67% der Bevölkerung),
- Gly/Arg – erhöhtes Risiko (30% der Bevölkerung) und
- Arg/Arg – erhöhtes Risiko (3% der Bevölkerung).

Entsprechend der Tendenz zur Kochsalzreduktion ist die Trp-Variante mit einer „Low-Renin"-, salzsensitiven Hypertonie assoziiert. Eine große retrospektive Studie in den USA zeigte, dass Hypertoniker, die Träger der 460 Trp-Variante sind, bezogen auf kardiovaskuläre Ereignisse (Myokardinfarkt oder Schlaganfall) eine 50%ige Risikoreduktion erfahren, wenn ein **Schleifen- oder Thiaziddiuretikum** zur Blutdrucknormalisierung eingesetzt wurde. Diese Risikoreduktion konnte mit Beta-Blockern oder Calcium-Kanalblockern nicht erreicht werden.

Good-Aging für die Praxis

Die DNA-Analyse deckt eine salzsensitive Hypertonie auf. Dies sichert ein hervorragendes Ansprechen auf kochsalzarme Diät bzw. Diuretika. Träger dieses Gen-Polymorphismus bleiben durch Kochsalzrestriktion und Gewichtskontrolle gesund. Bei bereits eingetretenem Bluthochdruck sind Kochsalzrestriktion und Thiaziddiuretika eine gute Prävention für Schlaganfall und Myokardinfarkt.

Koronarspasmen und KHK-Risiko: NOS3 (endotheliale NO-Synthase) Promotor T-786C-Variante

In den Endothelzellen der menschlichen Blutgefäße wird mittels des Enzyms **endotheliale NO-Synthase** auf bestimmte Reize hin (Scherkräfte, Bradykinin) Stickstoffmonoxid (NO) freigesetzt. NO ist ein gut diffusibles Gas, das auf glatte Gefäßmuskelzellen einwirkt und deren Relaxation über einen cGMP-vermittelten Prozess steuert. Die Freisetzung von NO aus dem Endothel dient damit der Vasodilatation sowohl in den Koronararterien als auch in den peripheren Arterien und Arteriolen.

Voraussetzung für die Freisetzung von NO ist die Intaktheit des Endothels. Bei Patienten mit Hypercholesterinämie und bei Rauchern konnte *in vivo* eine reduzierte Funktionalität des Endothels und damit eine reduzierte Fähigkeit zur NO-vermittelten Vasodilatation nachgewiesen werden. Bei anhaltender Schädigung des Endothels beobachtet man als Antwort auf vasodilatierende Stimuli sogar eine paradoxe Vasokonstriktion der Koronargefäße.

Beim Menschen ist es nicht möglich, die Kapazität zur NO-vermittelten Vasodilatation routinemäßig zu untersuchen. Dies erfolgt gelegentlich im Rahmen einer Herzkatheteruntersuchung während klinischer Studien. Die Kenntnis einer reduzierten NO-Freisetzung wäre aber durchaus nützlich, z.B. bei Patienten mit Koronarsyndromen ohne pathologischen Gefäßbefund. Die endotheliale NO-Synthase wird durch das Gen NOS3 kodiert. Im Promotor dieses Gens wurde ein häufiger Polymorphismus (T-786C) gefunden.

Das -786C-Allel korreliert mit verminderter Promotoraktivität, so dass bei -786C-Allelträgern eine reduzierte Menge des Enzyms endotheliale NO-Synthase produziert wird. Damit einher geht eine reduzierte vasodilatierend wirksame NO-Produktion im Endothel. Im Rahmen von Herzkatheteruntersuchungen konnte gezeigt werden, dass die -786C-Variante mit einer verstärkten koronaren Vasokonstriktion einhergeht.

Fall-Kontroll-Studien zeigen ein erhöhtes Risiko für Koronarspasmen, Hypertonie, und Schlaganfall insbesondere bei Patienten mit vorgeschädigter Endothelfunktion (Rauchen, Fettstoffwechselstörung). Daten aus der GENICA-Studie belegen, dass das Risiko für eine KHK bei Trägern des CC-Genotyps so hoch ist wie bei Rauchern.

In der weißen Bevölkerung sind die Genotypen wie folgt verteilt:

- TT – kein erhöhtes Risiko (42% der Bevölkerung),
- TC – leicht erhöhtes Risiko (40% der Bevölkerung) und
- CC – deutlich erhöhtes Risiko (18% der Bevölkerung).

Es ist erwiesen, dass das Risiko einer Vasokonstriktion bei -786C-Allelträgern durch regelmäßige körperliche Aktivität (Training) deutlich reduziert werden kann.

Good-Aging für die Praxis

Früherkennung der Anfälligkeit für Koronarspasmen durch DNA-Analyse bedeutet Früherkennung eines KHK- bzw. Myokardinfarktrisikos. Prävention beinhaltet Maßnahmen zur Verbesserung der Endothelfunktion, Lebensstiländerung (Rauchen aufgeben, hohe körperliche Aktivität anstreben), Normalisierung von Fettstoffwechselstörungen. Gleichzeitig kann ein Koronarsyndrom differenzialdiagnostisch ausgeschlossen oder nahe gelegt werden.

Vorzeitiger Myokardinfarkt: Thrombozyten-Glykoproteinrezeptor-IIIa-Polymorphismus

Der Myokardinfarkt entwickelt sich als Folge einer koronaren Atherosklerose. Im Rahmen chronischer Entzündungsprozesse kommt es zur Endothelschädigung in den Koronararterien: Einwanderung von Entzündungszellen, Ausbildung eines „Lipidsees" unter einer dünnen atheromatösen Kappe, Plaquebildung, Gefäßstenosierung.

Dieser Prozess kann jahrelang bestehen und fortschreiten, ohne dass die Krankheit diagnostiziert wird. Bei einer mehr als 50%igen Einengung großer Koronargefäße kann eine koronare Herzkrankheit mit Angina pectoris auftreten. Therapie der Wahl ist dann die mechanische Beseitigung der Stenose durch PTCA oder Stent als „Gefäßstütze".

Ein dramatischer Verlauf (coronary accident) entsteht, wenn die atheromatöse Kappe etwa durch starke Blutdruckschwankungen aufbricht. Die Gefäßoberfläche wird freigelegt und das Lipidmaterial der Plaque wird losgelöst. Der Plaque-Inhalt ist stark thrombogen. Es kommt zur Aktivierung der plasmatischen Gerinnung und zur Thrombozytenaggregation. Aus Thromboyzten freigesetzte Substanzen tragen zusätzlich zur Vasokonstriktion bei.

Bei vollständigem Verschluss eines Gefäßes kommt es zum Myokardinfarkt. Die Pathogenese der KHK bzw. des Myokardinfarkts ist also ein komplexes multifaktorielles Geschehen. Die klassischen Risikofaktoren sind Rauchen, Hypercholesterinämie, Adipositas und Hypertonie.

Folgende Gene wurden auf Polymorphismen untersucht:

- Gene, die für unterschiedliche Hormone kodieren (Renin-Angiotensin-Aldosteron-System, Endothelinsystem);
- Gene, die für Rezeptoren kodieren (α- und β-adrenerge Rezeptoren);
- Gene, die für Gerinnungsfaktoren kodieren (Faktor V, Prothrombin)
- sowie Gene, deren Produkte für Komponenten von Immunzellen und für Thrombozytenbestandteile kodieren.

Besonderes Augenmerk galt denjenigen Patienten, die aus bislang unbekannten Ursachen bereits in jungen Jahren einen Herzinfarkt erlitten, ohne dass klassische Risikofaktoren bekannt waren. Bei diesen Patienten fand man nicht selten eine familiäre Häufung vorzeitiger Myokardinfarkte, was eine genetische Komponente besonders nahe legt.

Glykoprotein IIIa ist ein Bestandteil des Fibrinogen- und des Vitronektin-Rezeptors und hat eine prokoagulatorische Wirkung. Eine Variante im GPIIIa-Gen (PIA1/PIA2-Polymorphismus) beeinflusst das Basisrisiko für KHK und hat Auswirkungen auf den Verlauf einer bereits bestehenden KHK. Das PIA2-Allel ist mit einer erhöhten Disposition für KHK und Koronarthrombose assoziiert. Ein hohes Risiko für einen ischämischen Koronararterienverschluss besteht insbesondere bei Patienten nach Bypass-Operation, die PIA2-Allelträger sind.

In der kaukasischen Bevölkerung sind die Genotypen wie folgt verteilt:

- A1/A1 – kein erhöhtes Risiko (72% der Bevölkerung),
- A1/A2 – erhöhtes Risiko (25% der Bevölkerung) und
- A2/A2 – stark erhöhtes Risiko (3% der Bevölkerung).

Gut belegt sind diese Zusammenhänge durch folgende Untersuchungen:

- **Copenhagen City Heart Study**: Der Polymorphismus entsprach bei Patienten, die im Alter unter 40 Jahren einen Myokardinfarkt erlitten hatten, einem bis zu 5fach erhöhten Infarktrisiko.
- **Framingham Offspring Study**: Es wurde die Aggregationsfähigkeit von Thrombozyten in Abhängigkeit vom Genstatus untersucht. Das A2-Allel korrelierte signifikant mit einer gesteigerten Thrombozytenaggregation.
- **Helsinki Sudden Death Study**: Nachweis eines erhöhten Risikos für den plötzlichen Herztod bei Trägern eines A2-Allels. Thrombozyten von A2-Allelträgern zeigen eine stärkere Funktionshemmung durch niedrig dosiertes Aspirin als homozygote A1-Allelträger.

Der Zusammenhang zwischen erhöhtem KHK-Risiko und dem A2-Allel konnte in einer kürzlich publizierten Meta-Analyse weiter untermauert werden.

Kardiovaskuläres Risiko: Genpolymorphismen in den Genen für Angiotensin-Converting Enzym und Angiotensinogen

Dem Renin-Angiotensin-Aldosteron System (RAS) kommt eine Hauptrolle bei der Volumen- und Blutdruckhomöostase zu (Abb. 31.**2**).

Die Sekretion von Katecholaminen bei Blutdruckabfall und Volumenmangel stimuliert über Beta-Adrenorezeptoren in der Niere die Freisetzung von Renin. Renin überführt Angiotensinogen zu Angiotensin I, das unter der Einwirkung von ACE zu Angiotensin II umgewandelt wird. Angiotensin II ist einer der stärksten Vasokonstriktoren, stimuliert die Retention von Natrium und bewirkt zudem eine Hypertrophie der Blutgefäße und des Herzens. Therapeutisch kann in dieses System durch ACE-

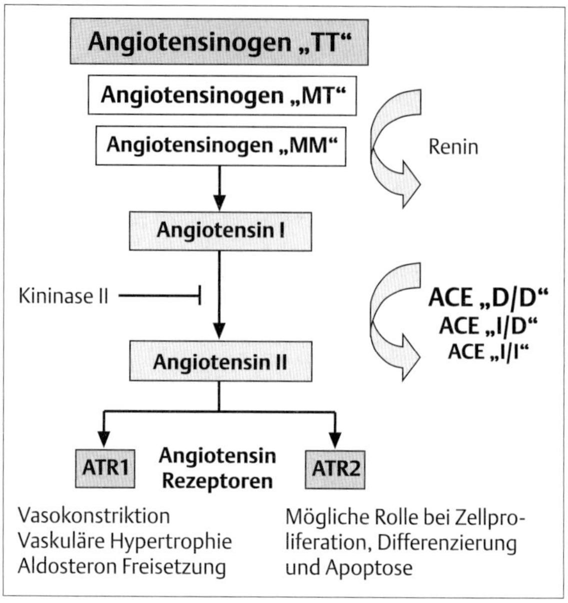

Abb. 31.**2** Bedeutung des Renin-Angiotensin-Systems: Genetische Polymorphismen im Angiotensinogen-Gen bestimmen die Konzentration des Angiotensinogen (TT > MT > MM). Genetische Polymorphismen im ACE-Gen bestimmen die ACE-Konzentration (DD > ID > II).

Hemmer bzw. Angiotensin-Rezeptorblocker eingegriffen werden. Aufgrund der zentralen Bedeutung des RAS ist es nicht verwunderlich, dass viele Untersuchungen bereits frühzeitig darauf abzielten, funktionsverändernde Polymorphismen in Genen des RAS nachzuweisen.

ACE-Gen-I/D-Polymorphismus

Angiotensin Converting Enzym (ACE) spielt eine entscheidende Rolle bei der Regulation des Blutdrucks und der Elektrolytbalance. Es katalysiert die Hydrolyse von Angiotensin I, wodurch der sehr effektive Vasokonstriktor und Wachstumsfaktor Angiotensin II entsteht. Die ACE-Konzentration im Serum variiert in Abhängigkeit von einem Insertions/Deletions(I/D)-Polymorphismus in Intron 16 des ACE-Gens.

Das Deletions-Allel ist mit einem höheren ACE-Spiegel und einem erhöhten Risiko für **Schlaganfall, diabetische Nephropathie, Herzinfarkt sowie KHK** assoziiert. Dies gilt insbesondere für homozygote ACE-D/D-Merkmalsträger, die im Vergleich zum I/I-Genotyp ein doppelt so hohes Risiko für Schlaganfall oder Herzinfarkt haben. Eine Behandlung mit ACE-Hemmern reduziert bei diesen Patienten das Risiko für KHK und die Wahrscheinlichkeit für einen Reinfarkt.

Der D/D-Genotyp ist zudem mit einer schlechten Prognose bei Schlaganfall assoziiert. Eine Meta-Analyse bestätigt ein um 30% erhöhtes Schlaganfallrisiko bei Trägern des D/D-Genotyps im Vergleich zum I/D-Genotyp. Eine weitere Meta-Analyse zeigt eine erhöhte Intima-Media-Dicke der A. carotis bei Personen mit D/D-Genotyp. Der Polymorphismus korreliert mit Serum- und Gewebskonzentration von ACE in der Reihenfolge DD > DI > II.

Die ACE-Serumkonzentration kann auch konventionell enzymatisch bestimmt werden. Der ACE-Spiegel unterliegt allerdings in Abhängigkeit vom Blutdruck und der Kochsalzzufuhr erheblichen Schwankungen. Die Genotypisierung bietet dagegen den Vorteil, dass die genetisch verankerte Fähigkeit zur Bildung von ACE erfasst wird.

In der weißen Bevölkerung sind die Genotypen wie folgt verteilt:

- II – kein erhöhtes Risiko (13% der Bevölkerung),
- ID – nur leicht erhöhtes Risiko (45% der Bevölkerung) und
- DD – erhöhtes Risiko (42% der Bevölkerung).

Angiotensinogen M235T-Variante

Bluthochdruck ist mit einer Prävalenz von 25–30% einer der wesentlichsten Risikofaktoren für Herz-Kreislauf-Erkrankungen in der westlichen Bevölkerung. Eine entscheidende Rolle bei der Blutdruckregulation spielt das Renin-Angiotensin-System. Die Plasmakonzentration von Angiotensinogen, dem Vorläufer von Angiotensin, korreliert direkt mit dem Blutdruck. Ein Polymorphismus im Angiotensinogen-Gen (AGT) führt zu einem Austausch der Aminosäure Methionin an Position 235 zu Threonin (M235T) und zu einer erhöhten Konzentration von Angiotensinogen im Serum.

Träger der T-Variante haben ein erhöhtes Risiko für Hypertonie. Meta-Analysen bestätigen eine höhere Konzentration des Angiotensinogen in Abhängigkeit vom Genstatus (TT > MT > MM) und ein vom Genotyp abhängiges erhöhtes Hypertonie-Risiko.

Eine kürzlich veröffentlichte große Bevölkerungsstudie mit mehr als 2400 Individuen in Italien (GENIPER-Projekt) konnte den Effekt der T-Variante auf den Blutdruck noch einmal bestätigen. Bei schwarzen Populationen beträgt in Übereinstimmung mit deren erhöhtem Hypertonie-Risiko die Frequenz der TT-Träger bis zu 80%.

In der weißen Bevölkerung sind die Genotypen wie folgt verteilt:

- MM – kein erhöhtes Risiko (25% der Bevölkerung),
- MT – leicht erhöhtes Risiko (50% der Bevölkerung) und
- TT – erhöhtes Risiko (25% der Bevölkerung).

Aufgrund der pathobiochemischen Konstellation ist eine Therapie mit Angiotensin-I-Rezeptor-Antagonisten oder ACE-Hemmern zu empfehlen. Die Häufigkeit des T-Allels in der westlichen Bevölkerung wird mit ca. 45% angegeben, bei Patienten mit Bluthochdruck mit bis zu 60–65%.

Good-Aging für die Praxis

ACE-ID-/DD-Polymorphismen sind hilfreich bei der Abschätzung des kardiovaskulären Risikos. Die Angiotensin MT/TT-Varianten decken eine Veranlagung zur Hypertonie insbesondere bei positiver Familienanamnese auf.

Genetisch bedingtes Risiko für Adipositas

Parallel zu weltweiter Fehlernährung nimmt die Prävalenz von Übergewicht und Adipositas mit niemals zuvor beobachteter Geschwindigkeit zu. Adipositas ist Risikofaktor nicht nur für Bluthochdruck, Schlaganfall und Herzinfarkt, sondern auch für Stoffwechselerkrankungen wie Typ-2-Diabetes und Gicht, für Gelenkschäden und für viele Tumorerkrankungen (Kapitel 8).

Aus Zwillingsstudien ist lange bekannt, dass die Regulation des Körpergewichts in hohem Maße genetisch determiniert ist. Schätzungen dazu, wie hoch der genetisch determinierte Anteil ist, reichen von 30–70%.

Der Adipositas liegt eine positive Energiebilanz zugrunde, d.h. die Energieaufnahme ist höher als der Energieverbrauch. Zentrale Mechanismen zur Steuerung von Appetit und Sättigung, periphere Mechanismen, z.B. die Fähigkeit zur Lipolyse, Regulation von Temperatur und Energiehaushalt, sind daran beteiligt. Entsprechend vielfältig sind die Gene, in denen Polymorphismen die Neigung zur Adipositas fördern können.

Betrachtet man **evolutionäre Aspekte**, so sind Gene, die für Adipositas prädisponieren, bei unseren „Jäger- und Sammlervorfahren" ein Überlebensvorteil gewesen, konnten sie doch bei Nahrungsangebot schnell ein Fettdepot aufbauen. Der bekannte amerikanische Genetiker Neill hat dies als „thrifty genotypes", d.h. „sparsame Genotypen" bezeichnet.

Mittlerweile wurden in einer Vielzahl von Genen Polymorphismen gefunden, die das Risiko einer Adipositas erhöhen können. Dazu gehören Polymorphismen in Genen, die für β2- und β3-adrenerge Rezeptoren kodieren, aber auch die GNB3-C825T-Variante könnte hier einen Einfluss ausüben.

Zukünftig wird sich das Augenmerk allerdings nicht so sehr auf Gene fokussieren, die nur das Adipositas-Risiko erhöhen und die prognostisch eingesetzt werden können. Vielmehr besteht großes Interesse daran, in Abhängigkeit vom Genstatus **pharmakologische und nicht pharmakologische Maßnahmen zur Gewichtsregulation gezielter einsetzen** zu können. Dazu werden auch DNA-Tests gehören, mit deren Hilfe Patienten identifiziert werden können, die zur Gewichtsabnahme eine medikamentöse Unterstützung benötigen. Beispielsweise scheinen Träger des GNB3 CC-Genotyps (s.o.) zur Gewichtsabnahme von einer Medikation mit Reductil zu profitieren.

Beratung und technischer Ablauf

Die hier dargestellten DNA-Tests sind geeignet, biochemische oder zelluläre Funktionszustände abzuschätzen, für die es keine alternativen Bestimmungsmethoden gibt. Bei einigen Parametern sollten sich im Falle des Nachweises von Genveränderungen **Funktionsuntersuchungen** anschließen.

Dies gilt beispielsweise für Untersuchungen der Gerinnungsfunktion bei Mutation in den Genen für

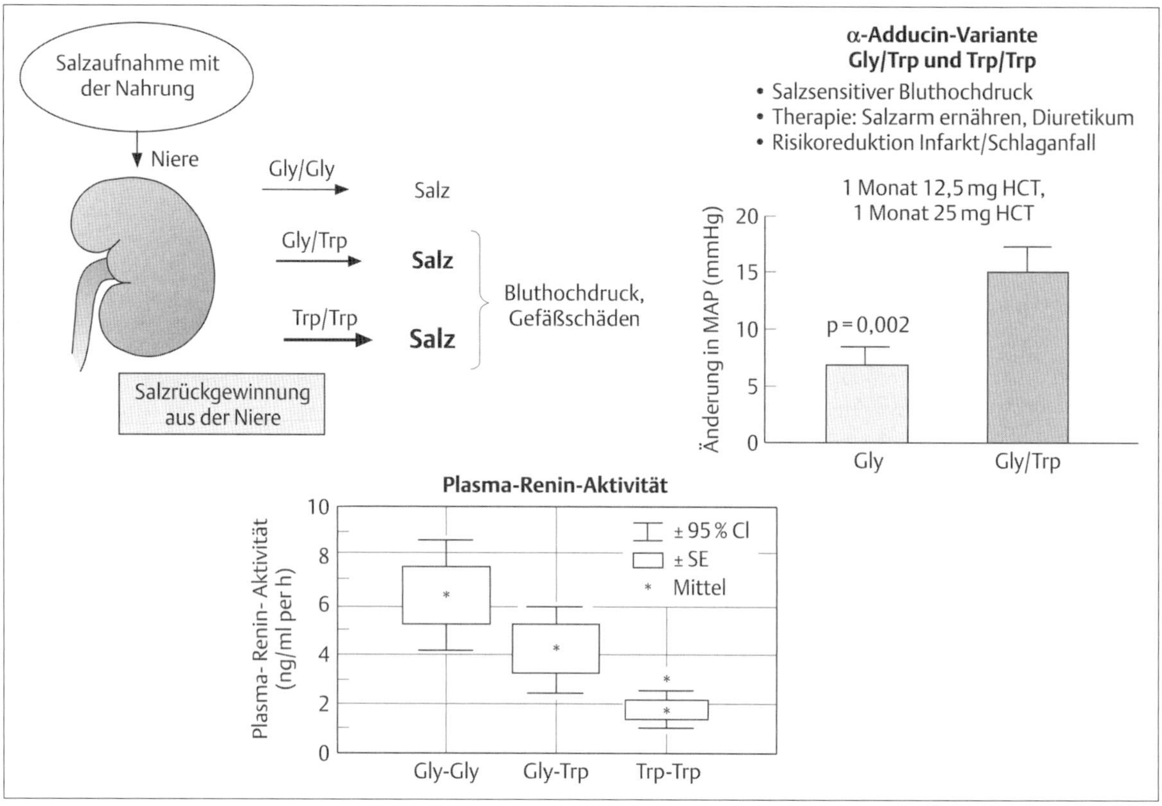

Abb. 31.**3** Darstellung der DNA-Befunde in bildlicher Form zur Erleichterung der Kommunikation hier mit einem Mann mit 3 blutdruckrelevanten DNA-Befunden; **links oben** Darstellung der salzsensitiven Hypertonie;
Graphik **rechts oben** veranschaulicht bei Gly/Trp-Genotyp, dass er vermutlich durch HCT (Hydrochlorothiazid) eine stärkere Blutdrucksenkung erfährt als ein homozygoter Gly-Allelträger; **Graphik unten** identifiziert ihn mit Trp/Trp-Variante als Low-Renin-Hypertoniker im Gegensatz zum höheren Renin bei Gly/Gly- oder Gly/Trp-Genotypen.

Faktor V oder Prothrombin. Eine Plasma-Homocystein-Bestimmung ist im Falle des Vorliegens des MTHFR-TT-Genotyps empfehlenswert. Die Ergebnisse der DNA-Analysen können mit den Patienten besprochen werden wie Standard-Laborparameter oder andere klinische Befunde. Da es sich bei den beschriebenen Polymorphismen nicht um Erbkrankheiten handelt, ist eine humangenetische Beratung im klassischen Sinne nicht erforderlich.

Anfordernde Ärzte und Patienten sollten jedoch die Wertigkeit der Analysenergebnisse richtig einschätzen. Wie viele andere Laborparameter verbinden sich mit den Ergebnissen der DNA-Diagnostik statistische Zusammenhänge und Krankheitsrisiken. Diese werden den Untersuchten zweckmäßigerweise in bildlicher Form dargestellt, wie in Abbildung 31.**3** erläutert.

Eine Vorhersage bestimmter Risiken ist für den individuellen Patienten nicht immer möglich. Diese Problematik wird im Zusammenhang mit der DNA-Diagnostik in ihrer Bedeutung weitgehend überschätzt und von Gegnern dieser Form der modernen Diagnostik als eines der Haupt-Gegenargumente verwandt.

Nicht angesprochen wird bei dieser Sichtweise allerdings der Umstand, dass ein Großteil des ärztlichen Wissens und Handelns in gleicher Weise vorwiegend auf der Kenntnis statistischer Zusammenhänge beruht. Dennoch wird sich die DNA-Diagnostik zukünftig als zusätzliches Instrument der individuellen Risikostratifizierung im Rahmen der Primär- und Sekundärprävention durchsetzen.

Die DNA wird üblicherweise aus Vollblut (2 ml EDTA-Blut) oder aus einem Mundschleimhautabstrich gewonnen. Die Durchführung erfolgt in Laborarztpraxen, in Ausnahmefällen durch Humangenetiker. Im Gegensatz zu den gängigen Biomarkern zur Risikoabschätzung bestimmter Erkrankungen stellt der durch die DNA-Diagnostik gewonnene Befund eine einmalige und immerwährend gültige wertvolle Information dar.

Literatur

1. Wald DS, Law M, Morris JK. Homocysteine and cardiovascular disease: evidence on causality from a meta-analysis. BMJ 2002;325:1202–1208.
2. Sayed-Tabatabaei FA, Houwing-Duistermaat JJ, van Duijn CM, Witteman JC. Angiotensin-converting enzyme gene polymorphism and carotid artery wall thickness: a meta-analysis. Stroke 2003;34(7):1634–1639.
3. Burr D, Doss H, Cooke GE, Goldschmidt-Clermont PJ. A meta-analysis of studies on the association of the platelet PIA polymorphism of glycoprotein IIIa and risk of coronary he-

art disease. Stat.Med. 2003;22(10):1741–1760.
4. Sethi AA, Nordestgaard BG, Tybjaerg-Hansen A. Angiotensinogen gene polymorphism, plasma angiotensinogen, and risk of hypertension and ischemic heart disease: a meta-analysis. Arterioscler. Thromb. Vasc. Biol. 2003;23(7):1269–1275.
5. Kim RJ, Becker RC. Association between factor V Leiden, prothrombin G20210A, and methylenetetrahydrofolate reductase C677T mutations and events of the arterial circulatory system: a meta-analysis of published studies. Am.Heart J. 2003;146(6):948–957.
6. Schunkert H, Hense HW, Döring A, Riegger GA, Siffert W. Association between a polymorphism in the G protein beta3-subunit gene and lower renin and elevated diastolic blood pressure levels. Hypertension 1998;32(3):510–513.

VI Praktische Anti-Aging Konzepte

32 Gesundheitsberatung und Verhaltensänderung

Regina Brinkmann-Göbel

Kritische Vorüberlegungen

Gesundheitsberatung wendet sich heute an ein Subjekt, das unter gesellschaftlichen und kulturellen Rahmenbedingungen lebt, die u.a. mit Begriffen wie „Postmoderne“ (Lyotard 1994, Baumann 1995), „Risikogesellschaft“ (Beck 1986), „Multioptionsgesellschaft“ (Gross 1994) sozialwissenschaftlich belegt werden.

In einer durch wachsende Komplexität und Dynamik gekennzeichneten Welt hat der Einzelne die Freiheit und die Aufgabe, seine Biografie selbst zu gestalten, seine Identität in der Auseinandersetzung mit schnell wechselnden situativen Anforderungen zu konstruieren, Identitäts-Patchworks stets aufs Neue zu konturieren. Dabei stehen dem Subjekt der postmodernen Gesellschaft immer weniger Sicherheiten in tradierten, sozial verankerten und damit „selbstverständlichen“ Rollen-, Verhaltens- und Einstellungsmustern zur Seite. Diese erscheinen eher hinderlich; Flexibilität, Mobilität, „Nicht-Festgelegt-Sein“ sichern dagegen die wirtschaftlich und sozial erwünschten Anpassungsleistungen, mentale und körperliche Fitness wird zur unabdingbaren Voraussetzung einer „erfolgreichen“ Lebensgestaltung.

> ! „Nicht mehr das Streben nach Normerfüllung und Konformität macht also die Anstrengung unseres Lebens aus; vielmehr handelt es sich um eine Art Meta-Anstrengung, die Anstrengung, fit – gut in Form – zu bleiben, um sich anzustrengen. Die Anstrengung, nicht alt und rostig und verbraucht zu werden“ (Baumann 1995, S. 12).

Der Trend in der Gesundheitsberatung, zum mehr oder weniger unkritischen Bestandteil dieser, den Erfahrungsraum des heutigen Menschen prägenden „Fitness-Narration“ (Keupp 2002) und damit eines normativen Menschenbildes zu werden, das den Einzelnen mit neuen Zwängen, Ängsten, Scham- und Schuldgefühlen im Falle eines Misserfolgs konfrontiert, ist unübersehbar.

Kommerziell verankerte Gesundheitsberatung wendet sich an das Subjekt unbegrenzter äußerer und innerer Freiheit, das – indem es entsprechende Informationen und Hinweise befolgt – seine Chancen zur Ausbildung und zum Erhalt seiner körperlichen, psychischen und geistigen Fitness beträchtlich steigern und sich darüber lebenslangen Erfolg, soziale Anerkennung, sexuelle Attraktivität usw. sichern kann.

Gesundheitsberatung im gesundheitssystemischen Kontext spricht den Menschen bevorzugt in seiner Freiheit, Vernunftbegabung und moralischen Verantwortung gegenüber sich selbst und der Gesellschaft an. Der erhobene Zeigefinger in einer Gesundheitsberatung, die durch das Risikofaktorenmodell dominiert wird, ist auch heute noch unübersehbar: das Aufzeigen gesundheitsbedrohlicher Folgen bestimmter Risikoverhaltensweisen (z.B. Rauchen, übermäßiger Alkoholgenuss, mangelhafte Bewegung) wird mit dem normativen Druck verbunden, sich an die als gesundheitsgünstig anerkannten Verhaltensweisen anzupassen.

Gesundheitsberatung in diesem Sinne verfehlt nicht nur häufig ihre präventiven Ziele, sondern führt im Gegenteil zu einem Anstieg negativer Emotionen wie Unlust, Minderwertigkeitserleben infolge eigener Disziplinlosigkeit, Angst, Beschämung, Schuld und erhöhter Anspannung bei den Adressaten.

Funktionen und konstitutive Elemente von Beratung allgemein und Gesundheitsberatung

> ! „Professionelle Beratung mit ihren präventiven, bewältigungs-unterstützungsorientierten, edukativ-kompetenzfördernden, reflexiv-aufklärerischen, kompensativ-rehabilitativen oder entwicklungs- und wachstumsfördernden Funktionen durchzieht als notwendige Flankierungsmaßnahme allgegenwärtiger Modernisierungs- und Veränderungsprozesse unsere Welt und unser Leben“ (Nestmann u. Engel 2002, S. 20).

Damit sind alle Funktionen angeführt, denen sich auch die Gesundheitsberatung heute zu stellen hat. Gesundheit (u.a. Fitness, aktives Altern) stellt für die meisten Menschen einen zentralen Wert dar, dabei lässt sich eine Tendenz in Richtung Verselbstständigung des Wertes Gesundheit festmachen, d.h. **Gesundheit wird zum Selbstzweck**, zum zentralen Lebenswert, und nicht mehr instrumentell für das Erreichen anderer Lebensziele zu erhalten bzw. zu optimieren gesucht. Diese Entwicklung und ihre gesundheitsgefährdenden Begleiterscheinungen werden heute unter dem Stichwort „healthismus“ diskutiert.

Im Dschungel gesundheitsbezogener Informationen, Dienstleistungs- und Produktangebote wird Gesundheitsberatung zu einem der sozial- und marktpolitisch wichtigsten Beratungssektoren (Brinkmann-Göbel 2001). Bei wachsender Beratungsbedürftigkeit und zunehmender Vielfalt der Beratungsanlässe sollte grundsätzlich das **übergeordnete Ziel jeder Gesundheitsberatung** nicht aus den Augen verloren werden: Motivierung und Befähigung des Ratsuchenden, gesundheitsförderliche Verhaltens- und Erlebensmuster in seinem Alltag zu stärken und gesundheitsbeeinträchtigende Verhaltens-, Denk- und Einstellungsweisen zu reduzieren bzw. zu minimieren (dies gilt insbesondere im Kontext außergewöhnlicher Belastungen, normativer Lebenskrisen usw.).

Damit Gesundheitsberatung diese Informations-, Motivierungs-, Befähigungs- und Unterstützungsfunktion erfüllen kann, lassen sich aus der empirischen Beratungs- und Psychotherapieforschung eine Reihe zentraler Hinweise ableiten:

Professionelle Beratung sollte:

- einen engen Bezug zur wissenschaftlichen Forschung aufweisen. Dieser sollte sich nicht nur in den vermittelten Inhalten, sondern auch in den eingesetzten Methoden widerspiegeln, die es zu reflektieren gilt. Die heute in der Beratungspraxis favorisierte Methodenvielfalt und ein gewisser Eklektizismus sollten nicht mit Probe- oder Willkürhandeln verwechselt werden, sondern auf der Kenntnis wissenschaftlich anerkannter Wirkfaktoren basieren (Grawe 1995);
- subjekt- und lösungsorientiert ausgerichtet sein, d.h. Ressourcen beim Ratsuchenden aktivieren, Kompetenzen fördern und zusammen mit dem Klienten weiterentwickeln sowie ggf. ein Unterstützungsmanagement bereitstellen, das mit dem Selbstmanagement des Klienten interagiert und von diesem möglichst vollständig abgelöst wird. Als Voraussetzung hierfür kann der bedingungslose Respekt vor der Person des Ratsuchenden, seinen Beratungsanliegen und seiner Lebenswelt gesehen werden;
- stets die Kontextperspektive umfassen, d.h. die zentralen Lebensumstände des Ratsuchenden in ihrer ökonomischen, ökologischen, kulturellen Dimension berücksichtigen;
- gegenüber allen Beratungsbedürftigen und Ratsuchenden potenziell offen sein (Prinzip der Inklusion), das hieße auch solchen Bevölkerungsgruppen den Zugang zur Beratung eröffnen bzw. erleichtern, die bisher weniger von professionellen Beratungsangeboten profitieren konnten oder diese weniger in Anspruch genommen haben (z.B. sozial unterprivilegierte Gruppen, alte Menschen);
- ein verändertes Rollenverständnis des Beraters/der Beraterin implizieren. Diese Veränderung beinhaltet die Abkehr vom „benevolenten Paternalismus" zu Gunsten der Etablierung einer **gleichberechtigten Kooperationsbeziehung**, in der Berater, als Experte für die Inhalte und die verwendeten Methoden, und Ratsuchender, als Experte seiner Lebenswelt und seiner mehr oder weniger erfolgreichen Lösungsversuche, koproduktiv zusammenwirken.

Gesundheitsberater/-beraterinnen agieren heute ebenso wie ihre Klienten/Klientinnen in einem gesellschaftlichen Kontext, in dem tradierte Rollenmuster obsolet, die Halbwertszeiten neu erworbener Wissensbestände immer kürzer und die Anforderungsprofile zunehmend komplexer werden. Gleichzeitig sollte ein „guter" Berater/eine „gute" Beraterin ihren Ratsuchenden das Gefühl von Sicherheit und Expertise vermitteln, d.h. Balanceleistungen erbringen, die eine tägliche Herausforderung darstellen und unter Umständen nur über ein gut funktionierendes Unterstützungsmanagement für den Berater selbst (hierzu zählen Supervision, kollegiale Intervision, Qualitätszirkel usw.) zu erbringen sind.

Psychologische Zugänge zu einer subjektzentrierten Gesundheitsberatung

Gesundheitsberatung, die das Subjekt in den Fokus ihrer Aktivität stellt, setzt nicht nur inhaltliche (über den Beratungsgegenstand) und methodische Kenntnisse sowie entsprechende fachliche und soziale Kompetenzen voraus, sondern hat sich darüber hinausgehend mit der „Psycho-Logik" des Ratsuchenden zu beschäftigen, mit seinen Überzeugungen, Werten, Einstellungen und Motiven. Diese geben darüber Aufschluss, warum manchmal auch qualitativ hochwertige und wissenschaftlich eindeutig gestützte Argumente wenig Akzeptanz finden bzw. sogar Widerstand und Abwehr hervorrufen.

Zur Relevanz subjektiver Theorien über Gesundheit und Krankheit

Jeder Mensch erwirbt in seiner Biografie und seiner Alltagswelt ein Wissen über Gesundheit und Krankheit („Laien-" oder „Alltagswissen"), das mehr oder weniger große Überschneidungen mit dem Wissen von Experten aufweist. Tradierte Erkenntnisse, eigene und soziale Erfahrungen, medienvermittelte Informationen und zunehmend auch von Laien genutzte professionelle Bildungsangebote verdichten sich zu subjektiven Vorstellungen von Gesundheit und Krankheit sowie Theorien über ihre Entstehung und Beeinflussbarkeit (Faltermaier 2003).

„Gesundheitshandeln", das Aufsuchen oder Vermeiden von gesundheitlichen Risiken und nicht zuletzt die Krankheitsbewältigung vollziehen sich im Kontext dieser für das Individuum richtungsweisenden Theorien, werden von ihnen maßgeblich beeinflusst. Inhalte der Gesundheitsberatung, die nicht in die Wissens- und Überzeugungsstrukturen des Klienten Eingang finden, verfehlen ihre Wirkung in Bezug auf die vom Berater intendierten Denk-, Einstellungs- und Verhaltensänderungen.

Voraussetzung für die Implementierung der angebotenen Inhalte in die subjektiven Strukturen ist ihre aktive Rekonstruktion und Elaboration durch den Ratsuchenden. Weicht die vom Berater vermittelte Information oder Unterweisung zu stark von den Theorien des Subjekts ab, wird sie entweder als persönlich irrelevant eingestuft (und damit nicht weiter beachtet) oder sogar aktiv zurückgewiesen, wenn das Individuum sich in seinem Denk- und Wertehorizont nicht verstanden oder sogar abgewertet erlebt. Dazu folgendes Beispiel:

Beispiel: Ein Ratsuchender, der Gesundheit und Krankheit als schicksalhaft gegeben betrachtet, wird über detaillierte Diätvorschläge weniger zu einer Ernährungsumstellung bewegt werden, als ein Ratsuchender mit der Überzeugung, seine Gesundheit maßgeblich beeinflussen zu können. Vorrang vor einer Ernährungsberatung hätten im ersten Fall Interventionsstrategien zur Modifikation der **Kontrollüberzeugungen**, um die motivationale Basis für eine aktive Aufnahme und Verarbeitung der ernährungsrelevanten Informationen und Verhaltenspläne überhaupt erst zu schaffen.

Gesundheitsberatung, die in ihren Inhalten weitgehend mit den Wissens- und Einstellungssystemen des Ratsuchenden übereinstimmt, vermag den Klienten in seinem Denken und Handeln zu verstärken und gleichzeitig zu einer Anreicherung und Ausdifferenzierung seiner subjektiven Theorien beizutragen. Ausdifferenzierte, komplexe Theorien enthalten ein größeres Lösungspotenzial und ermöglichen höhere Flexibilität im Umgang mit problematischen Situationen, so dass Gesundheitsberatung auf diesem Wege zu einem **Kompetenzzuwachs** beim Ratsuchenden führt.

Zur Illustration seien 3 empirisch bestätigte Gesundheitstheorien von Laien angeführt (Faltermaier 2003, S. 69f):

Gesundheitstheorie A: „Risiken, Belastungen und Umweltfaktoren gefährden die Gesundheit."

Gesundheitstheorie B: Die Erhaltung und Stärkung externer oder interner Ressourcen erhält die Gesundheit, ihre Schwächung gefährdet sie."

Gesundheitstheorie C: „Gesundheit kann erhalten werden, indem Risiken ausgeglichen werden oder indem ein Gleichgewicht zwischen körperlichen und sozialen Kräften geschaffen wird."

Beispielhafte **Beraterinterventionen** bei Vorliegen der o.g. Theorien:

Zu A) „Sie sind bemüht, gesundheitsgefährdende Risiken (z.B. Rauchen, Alkohol, Übergewicht etc.) möglichst zu vermeiden; beschreiben Sie mir doch einmal, wie gut Ihnen das gelingt? Gibt es auch Situationen, in denen es Ihnen weniger gelingt, wie sehen diese Situationen aus, welches Verhalten zeigen Sie da, was befürchten Sie für Ihre Gesundheit? Was könnten Sie stattdessen (also statt der problematischen Verhaltensweise) tun?"

Zu B) „Schildern Sie mir bitte, was Sie in Bezug auf Ihre Gesundheit für Stärken in Ihrer Person, Ihrer Lebensweise, Ihrem persönlichen Umfeld, Ihrem Beruf etc. sehen? Sie bemühen sich bestimmt, Ihre Stärken (Ressourcen) zu erhalten oder noch zu steigern. In welchem Bereich gelingt Ihnen das weniger gut, was befürchten Sie dabei für Ihre Gesundheit? Was könnten Sie auch hier tun, um Ihre Stärken zu erhalten bzw. wiederzugewinnen?"

Zu C) „Sie versuchen sicherlich, Ihre Gesundheit zu erhalten, indem Sie nicht alles auf die Goldwaage legen, nicht gleich panisch werden, wenn der Stress im Beruf zunimmt. Dafür versuchen Sie, auf andere Weise Ihre Gesundheit zu stärken und den Stress auszugleichen. Was tun Sie als Ausgleich? Wie gut hat das bisher funktioniert? Wie gut wird das in Zukunft funktionieren? Können Sie sich Situationen vorstellen, in denen die Risiken für Ihre Gesundheit zunehmen und die Ausgleichsmechanismen nicht mehr in der gewünschten Weise funktionieren, was könnten Sie dann tun?"

Die enge Anbindung des Beraterverhaltens an die Denk- und Einstellungsmuster des Ratsuchenden eröffnet:

- die Gesundheitstheorie des Ratsuchenden als dessen spezielle Kompetenz zu spiegeln und zu stärken (**Ressourcenaktivierung und -stärkung**),
- den Ratsuchenden für bestehende Probleme in seinem gesundheitsbezogenen Verhalten und Erleben zu sensibilisieren bzw. ein bereits vorhandenes Problembewusstsein zu stärken und zu präzisieren (**Erarbeitung der Problemperspektive**),
- die Informations- und Interventionsangebote an die Ressourcen und Probleme des Ratsuchenden exakt anzupassen (**Motivierung des Ratsuchenden** durch hohe Adressatenorientierung),
- mit dem Ratsuchenden gemeinsam Lösungsweisen für die als problematisch eingeschätzten Situationen/Bereiche/Lebensphasen zu erarbeiten (**Erarbeitung der Lösungsperspektive**),
- die Gesundheitstheorien des Ratsuchenden und damit seine gesundheitsbezogenen Kompetenzen/Ressourcen zu erweitern und auszudifferenzieren (**Kompetenzförderung**). Auf diese Weise kann der Ratsuchende auch motiviert werden, alternative Wege der Gesundheitsförderung bzw. Krankheitsvermeidung für sich zu beschreiten. (In diesem Sinne stellt die Theorie C die komplexeste dar, indem sie bei einem Scheitern der Bemühungen, gesundheitsbezogene Risiken zu begrenzen auch die Möglichkeit der Intensivierung von Kompensationsmechanismen zulässt).

Die Exploration subjektiver Konzepte und Theorien kostet Zeit, denn in der Regel sind diese den Befragten nicht explizit (reflexiv) bewusst und können daher auch nicht einfach vom Berater abgefragt oder mittels Fragebogen erfasst werden. Als Fragen im Rahmen eines qualitativ orientierten **Gesundheitsinterviews** führt Faltermaier (2003) an:

- „Welche Rolle hat die Gesundheit bisher in Ihrem Leben gespielt?" (biografischer Erzählanstoß);
- „Welche Bedeutung hat Gesundheit heute für Sie, welchen Raum nimmt sie in Ihrem Leben ein?" (aktueller Erzählanstoß);
- „Könnten Sie beschreiben, wie Sie sich fühlen, wenn Sie gesund sind?" (subjektives Konzept von Gesundheit, analog wäre die Frage nach dem Krankheitskonzept zu stellen);
- „Was beeinflusst aus Ihrer Sicht die Gesundheit im positiven Sinn und was im negativen Sinn ?" (subjektive Theorie von Gesundheit).

Werte, Ziele, Einstellungen und Kontrollerleben

Im Einklang mit den in der Motivationspsychologie zentralen „Erwartungs-mal-Wert-Theorien" bestimmt der Wert eines Handlungsziels in Kombination mit der Erwartung, dieses Ziel auch erreichen zu können, mit welcher Intensität dieses Verhalten verfolgt wird und wie/welche Anstrengungen in Richtung Zielrealisierung unternommen und auch unter widrigen Bedingungen aufrechterhalten werden (Persistenz).

Gesundheitsbezogene **Ziele** setzen voraus, dass das Individuum Gesundheit als einen Wert mit hoher persönlicher Relevanz für sich einschätzt. Auf die Frage des Gesundheitsberaters „Wie wichtig ist Ihnen Ihre Gesundheit?" (Renner u. Weber 2003) werden wohl die meisten Befragten mit „sehr wichtig" antworten, so dass erst die Exploration alternativer, insbesondere mit der Gesundheit konkurrierender Lebensziele hier einen differenzierteren Einblick erlaubt.

Auch mit offenen, explorativen Fragen nach einem Bild von der eigenen Person in der Gegenwart und der Zukunft („possible selves", Hooker 1999), differenziert nach negativen und positiven Aspekten im Sinne eines befürchteten möglichen Selbst (z.B. krank und pflegebedürftig zu werden) bzw. angestrebten möglichen Selbst (z.B. im Alter leistungsfähig und fit zu bleiben), können Aufschlüsse über selbstbezogene und damit persönlich relevante, überdauernde Ziele gewonnen werden. Auf deren Basis sind in der Gesundheitsberatung spezifische, handlungsnahe Ziele zu definieren.

Das „Herunterbrechen" abstrakter gesundheitsbezogener Ziele (z.B. Schlankheit, körperliche Fitness) in **möglichst spezifische, handlungsnahe Ziele** (z.B. Ernährungsumstellung, Sport treiben) erhöht die Wahrscheinlichkeit der Verhaltensrealisierung. Dabei sollte die Exploration übergeordneter Ziele nicht unterlassen werden, um eine möglichst hohe persönliche Zielbindung sicherzustellen.

Zielintentionen (z.B. Gewichtsabnahme von 10kg in 3 Monaten) sollten als Verpflichtung formuliert werden, den definierten angestrebten Zustand zu erreichen. Daran anschließen sollte sich die gemeinsame Erarbeitung von Absichtsintentionen (z.B. an jedem Wochentag nur 2 Hauptmahlzeiten am Morgen und am Mittag zu sich zu nehmen – „Dinner Cancelling" – und mindestens mittwochs und samstags 20 min zu joggen), welche die Verpflichtung enthalten, ein eindeutig definiertes Verhalten in einer bestimmten Situation auszuführen (Renner u. Weber 2003).

Zu den guten Gründen und Absichten für die Realisierung eines Verhaltens muss die **Erwartung** treten, dass dieses Verhalten für den Ratsuchenden auch erreichbar ist und darüber hinaus zu den erwünschten Konsequenzen führt – nur dann kann es handlungswirksam werden. Diese Überlegungen verdichten sich im **Konzept der „Selbstwirksamkeit"** („self-efficacy", Bandura 1997), das sich aus folgenden zwei Komponenten zusammensetzt:

- der **Konsequenzerwartung** (als subjektive Vorstellungen über die Konsequenzen einer Handlung) und
- der **Kompetenzerwartung** (als Einschätzung der eigenen Fähigkeit, dieses Verhalten auch ausführen zu können).

Da Kompetenz- und Konsequenzerwartungen eine wichtige Rolle als Prädiktor für die Initiierung von Verhaltensänderungen und deren Aufrechterhaltung spielen, sollten in der Gesundheitsberatung beide Erwartungskomponenten sorgfältig abgeklärt und im Falle schwach oder negativ ausgeprägter Erwartungen erhöht bzw. zu modifizieren versucht werden.

Beispiel: Eine Ratsuchende bestimmt Gesundheit, Schlankheit und körperliche Beweglichkeit als Werte mit hoher persönlicher Relevanz für sich und definiert in der Gesundheitsberatung als spezifisches Ziel, in den nächsten 3 Monaten 10kg abzunehmen. Als intendierte Verhaltensweisen werden herausgearbeitet, sich in den nächsten 3 Monaten exakt nach der Weight-Watcher-Methode zu ernähren und regelmäßig die entsprechenden Gruppenabende am Mittwoch zu besuchen.

Dabei wird im weiteren Verlauf der Beratung deutlich, dass sie ihre Fähigkeit, dieses Verhalten in dem anvisierten Zeitraum aufrechterhalten zu können, als sehr gering einschätzt (geringe spezifische Kompetenzerwartung), während sie davon überzeugt ist, dass diese Ernährungsumstellung nicht nur zu der gewünschten Gewichtsabnahme führen, sondern sie auch dauerhaft schlank, körperlich attraktiv und gesund erhalten würde (hohe Konsequenzerwartung). Aufgabe des Gesundheitsberaters besteht hier im Aufbau einer höheren spezifischen Kompetenzerwartung (s.u.).

Wie das o.g. Beispiel zeigt, erweist sich eine genaue Abklärung dieser beiden Erwartungskomponenten differenziert für die Phasen der Initiierung und der Aufrechterhaltung des gewünschten Verhaltens als sinnvoll, da in der Gesundheitsberatung mittel- bis langfristige Effekte angestrebt werden.

Kompetenzerwartungen stehen in engem Zusammenhang mit dem **Erleben eigener Kontrolle**, d.h. inwieweit persönliche Ereignisse der eigenen Person (ihrer Anstrengung und/oder ihren Fähigkeiten) oder anderen Personen bzw. äußeren Umständen zugeschrieben werden. Attributionsstile bezeichnen gewohnheitsmäßige Erklärungsmuster für Erfolg und Misserfolg. Dabei lassen sich unter Hinzunahme der Dimensionen Stabilität versus Variabilität und Globalität versus Spezifität **zwei verschiedene Erklärungsstile** mit ihren unterschiedlichen selbstwertrelevanten Folgen anführen (vgl. Herner u. Hartkamp 2001, Bierhoff 2000):

- Beim **„pessimistischen"** oder „depressiven" Erklärungsstil werden Misserfolge internal, stabil und global attributiert, z.B. das Versagen in der Ernährungsumstellung wird dem eigenen mangelnden Durchhaltevermögen zugeschrieben (internal), was nach Einschätzung der Ratsuchenden ihr Leben in den verschiedensten Bereichen durchzieht (global), „ich habe noch nie etwas durchhalten können" (stabil).
- Der **„optimistische" Attributionsstil** zeichnet sich dagegen durch eine überwiegend externale, variable und spezifische Ursachenzuschreibung bei Misserfolg aus, z.B. das Versagen wird mit vielen Einladungen in der letzten Zeit „erklärt" (external) und von dem Essverhalten zu Hause unterschieden (variabel), „ich esse nur, wenn ich eingeladen werde, sonst wäre das unhöflich" (spezifisch).

Der erstgenannte Erklärungsstil ist verbunden mit einer mangelnden Kompetenzerwartung und trägt zu deren fortlaufender Verstärkung bei, weil zielgerichtete Handlungen, die das Kompetenzerleben aktivieren und stärken könnten, gar nicht erst aufgenommen werden. Negative Ereignisse (z.B. das Eintreten von Krankheiten) werden zunehmend als unkontrollierbar eingeschätzt.

! Gesundheitsberatung hätte hier die Aufgabe, über eine Veränderung der Attributierungsmuster die Kompetenzerwartung beim Ratsuchenden schrittweise zu erhöhen und ihn bei der Planung und Ausführung zielgerichteter, kompetenzfördernder Handlungsweisen zu unterstützen. Erfolge (auch kleinster Art) sollten internal, stabil und global attributiert werden, d.h. auf Fähigkeiten in der eigenen Person zurückgeführt werden, die auch bei den weiteren geplanten Verhaltensänderungen zum Tragen kommen könnten.

Optimistische Attributionsstile fördern das Selbstwert- und **Selbstwirksamkeitserleben**, die Person fühlt sich kompetent, leistungsfähig und ist eher bereit, Eigenverantwortung zu übernehmen. Leicht positiv verzerrte Einschätzungen sollten in der Gesundheitsberatung nicht korrigiert werden, da ein gewisses Maß an Selbstüberschätzung mit einem höheren allgemeinen Wohlbefinden und seelischer Gesundheit einhergeht.

Verhaltensabsichten, als die Meinung einer Person, dass sie bestimmte Handlungen ausführen wird, und realisiertes Verhalten korrelieren nicht immer mit den zugrunde liegenden **Einstellungen** (z.B. trotz positiver Einstellung zu Schlankheit und Fitness will der Ratsuchende auf das üppige Büffet nicht verzichten). Vielmehr bestimmt die Stärke oder Zugänglichkeit einer Einstellung ihre Konsistenz mit dem Verhalten, die wiederum Ergebnis assoziativen Lernens ist (Fazio 1990).

Eine Einstellung besteht aus einer **affektiven Komponente**, d.h. einem positiven oder negativen Wert, und einer **kognitiven Komponente**, d.h. Meinungen, Informationen, die sich auf das Einstellungsobjekt beziehen. Je häufiger eine Bewertung mit dem Einstellungsobjekt verknüpft wird, desto zugänglicher, d.h. abrufbarer sollte die Einstellung werden.

! Aufgabe des Gesundheitsberaters wäre, möglichst viele Verknüpfungen herzustellen und beim Ratsuchenden aktiv zu halten (Rauchen könnte z.B. verbunden werden mit der Angst vor Krankheiten, schneller Hautalterung, Gefahren des passiven Rauchens für die Kinder, sozialer Ablehnung etc.). Die Einstellung sollte beim Ratsuchenden quasi automatisch mit dem Einstellungsobjekt abgerufen werden, damit die entsprechenden Verhaltensabsichten mit höherer Wahrscheinlichkeit realisiert werden.

Gesundheitsbezogene Einstellungen, die einer Verhaltensänderung entgegenstehen, bedürfen einer gezielten Einstellungsänderung durch den Gesundheitsberater (z.B. die Einstellung von der eigenen gesundheitlichen Unverwundbarkeit, „Siegfried-Syndrom“). Wichtige Hinweise für das Beraterverhalten können der Theorie der Persuasion (Petty u. Wegener 1998) entnommen werden. Der zentrale Weg der Einstellungsänderung erfolgt über qualitativ gute Argumente, die ihre Wirkung allerdings nur dann entfalten, wenn sie von dem Ratsuchenden aktiv aufgenommen und in ausreichender Tiefe verarbeitet werden (Elaboration). Bei mangelnder Elaboration (z.B. weil das Thema persönlich für uninteressant gehalten wird) erweist sich die Qualität der Argumente als nahezu irrelevant. Stattdessen können jetzt periphere Hinweisreize beim Ratsuchenden eine Einstellungsänderung herbeiführen – wie die Anzahl der Argumente, die Persönlichkeit oder der Bekanntheitsgrad des Beraters, seine soziale Attraktivität usw. (peripherer Weg der Einstellungsänderung).

Hinweise für den Berater:

- Überzeugungskraft der Argumente und/oder der eigenen Person stärken,
- verbale und nonverbale Hinweisreize für Unlust, Desinteresse, Spannungen etc. auf Seiten des Ratsuchenden beachten (z.B. Abbrechen des Blickkontakts, Erhöhung der Körperdistanz);
- nicht gegen Widerstände beim Klienten „ankämpfen“ oder „anargumentieren“.

Interventionen des Beraters, die mit dem Ziel der Einstellungsänderung eingeführt werden, können vom Ratsuchenden als Einschränkung seiner Freiheit erlebt werden. Das Motiv, in diesem Fall eine Wiederherstellung des als eingeschränkt erlebten Freiheitsspielraums anzustreben, wird als **Reaktanz** bezeichnet (Brehm 1976). Reaktanz führt zu dem Bestreben, das (in der Gesundheitsberatung) als nicht wünschenswert ausgewiesene Verhalten verstärkt zu zeigen und entsprechende Einstellungen zu entwickeln, dieses Verhalten bzw. Verhaltensweisen, die mit dem „verbotenen“ Verhalten in irgendeiner Beziehung stehen, mit höherer Wahrscheinlichkeit zu realisieren und gegenüber der Person des Beraters eine aversive Haltung einzunehmen.

Eine Reihe von **Beratungsfehlern** führen nach häufigen Praxiserfahrungen bevorzugt zu Reaktanz-Phänomenen:

- der Berater folgt nicht dem Entwicklungstempo des Ratsuchenden (Gefahr der Überforderung des Ratsuchenden),
- der Berater beachtet zu wenig den Werte- und Erfahrungshorizont des Ratsuchenden (Gefahr der mangelnden Akzeptanz und Kränkung des Ratsuchenden),
- der Berater verwendet Zeichen einer asymmetrischen Beziehungsgestaltung (Gefahr der Kontrolle und Machtausübung über den Ratsuchenden).

Reaktanz-Phänomene sollten frühzeitig wahrgenommen und bearbeitet werden, um erstens die dysfunktionalen Folgen auf der Verhaltens- und Einstellungsebene zu vermeiden und zweitens die Beziehung zwischen Berater und Ratsuchendem nicht zu gefährden, sondern in

Richtung auf ein festes Arbeitsbündnis weiterzuentwickeln.

Ratsuchende reagieren in der Regel sehr erleichtert auf entsprechende Interventionsangebote des Beraters. Die Wiederherstellung des eigenen Freiheitsspielraums ergibt sich häufig im Zuge des Erlebens, dass der Berater ihr Gefühl der Anspannung und Einschränkung präzise wahrnimmt, einfühlsam und akzeptierend damit umgeht und seinerseits versucht, Kompensationsmechanismen anzubieten.

Gesundheitsberatung im systemisch-lösungsorientierten Beratungsansatz

Vorteile der lösungsorientierten Beratung

Diese Beratungsweise eignet sich infolge ihrer stringenten Adressaten- und Lösungsorientierung in besonderem Maße für **kurzzeitige, bereichsspezifische Interventionen**. Lösungsorientierte Beratung fördert bereits im Beratungsprozess selbst (und nicht erst als dessen Ergebnis) das Erleben von Zuversicht, eigener Kompetenz und Leistungsfähigkeit beim Ratsuchenden und verstärkt auf diese Weise nicht nur die intendierten Verhaltensbereitschaften, sondern darüber hinausgehend das seelische und körperliche Wohlbefinden von Klient und Berater.

> **!** Nur ein Berater, dem es selbst in seiner Arbeit gut geht, kann seinerseits seine Kompetenzen entfalten und diese optimal in die Kompetenzstärkung seiner Klienten einbringen.

Beratungshandeln im hier thematisierten Sinne fokussiert nicht Probleme, sondern Lösungen bzw. mögliche Lösungen und in diesem Zuge die vorhandenen Lösungspotenziale, **Ressourcen und Selbstheilungskräfte** im Ratsuchenden. Detaillierte Problemanalysen werden bei diesem Vorgehen ausgespart, um den Klienten nicht in eine „Problemhypnose" zu treiben oder diese zu verstärken und damit den Blick für vorhandene Ressourcen und Lösungspotenziale zu versperren. Dazu eine Metapher von Steve de Shazer (2004):

„Die Klagen, mit denen Klienten zum Therapeuten kommen, sind wie Türschlösser, hinter denen ein befriedigenderes Leben wartet. Die Klienten haben alles versucht, was ihnen vernünftig, richtig und gut erschien ... aber die Tür ist immer noch verschlossen ... nun versuchen sie, herauszufinden, warum das Türschloss so und nicht anders beschaffen ist oder warum es sich nicht öffnen lässt. Dabei dürfte es doch klar sein, dass man zu Lösungen mit Hilfe eines Schlüssels und nicht mit Hilfe eines Schlosses gelangt."

Lösungen konstruieren statt Probleme analysieren, kann als Maxime lösungsorientierten Vorgehens angesehen werden. Dem hat eine genaue Abklärung der Frage, „woran erkennt der Ratsuchende, dass sein Problem gelöst ist?", voranzugehen. Nur wenn ein Klient diese Frage eindeutig beantworten kann, lassen sich gemeinsam erste Schritte in Richtung Lösung konstruieren.

Alle kompetenten Persönlichkeitsanteile des Klienten stellen zugleich Lösungspotenziale dar, die für die gemeinsame Konstruktion von Lösungen zu nutzen sind. Die Sensibilisierung des Klienten für bereits vorhandene Kompetenzen und deren Aktivierung bildet daher ein zentrales Element im lösungsorientierten Beratungsprozess. Als wichtige Intervention in diesem Zusammenhang kann das Herausarbeiten von „Ausnahmen" angeführt werden, d.h. von Situationen, in denen das gewünschte Verhalten vom Klienten bereits gezeigt wurde. Anhand dieser Ausnahmen kann der Klient erkennen, dass er über die für die Problemlösung erforderlichen Kompetenzen bereits verfügt, die er vorher mehr oder weniger gar nicht wahrgenommen hat.

Die **Stärkung des „Ressourcen-Selbst"** erhöht die Selbstregulation des Klienten, der Wirkfaktor „Ressourcenaktivierung" (Grawe 1995) wird auf diese Weise gut genutzt.

Als komplementäre Interventionsstrategie bietet sich die Neukontextualisierung des Problems an: Probleme können stets unter verschiedenen Perspektiven betrachtet werden. Während die eingenommene Problemperspektive dem Klienten offensichtlich das Erkennen der Lösung versperrt, kann ein durch den Berater angeregter Perspektivenwechsel dem Klienten neue Handlungsoptionen (die schließlich zur Lösung führen können) eröffnen. Damit erfüllt der Berater eine wichtige Funktion, auf die insbesondere Heinz von Foerster (1988, S. 33) hingewiesen hat: „Handle (als Berater, Anm. d. A.) stets so, dass du die Anzahl der Möglichkeiten für den Klienten vergrößerst".

In der lösungsorientierten Beratung werden auch kleine, unvollkommene Alltagslösungen, die im Sinne der Selbstregulation des Klienten funktionieren, als Teil bereits begonnener Lösungen gesehen und gewürdigt, weil nicht der Kampf gegen ein Problem, sondern die Konstruktion individueller Lösungen im Mittelpunkt des Beratungsprozesses steht. Über die Vermittlung von Lösungserfahrungen können genau die Persönlichkeitsfaktoren gestärkt werden, die mit psychischer und körperlicher Gesundheit und entsprechenden Verhaltensbereitschaften in einem positiven Zusammenhang stehen.

Phasen des lösungsorientierten Beratungsprozesses

Während die o.g. Leitlinien für den gesamten lösungsorientierten Beratungsprozess gelten, lassen sich folgende Phasen mit ihren jeweiligen Interventionsschwerpunkten und entsprechenden Techniken voneinander unterscheiden (die folgenden Ausführungen orientieren sich an Bamberger 1999):

Phase der Problemanalyse

Wenn Ratsuchende eine Gesundheitsberatung in Anspruch nehmen, haben sie ein Problem, das sie auch emotional bewegt (z.B. gesundheitsbezogene Ängste, Schuldgefühle wegen gesundheitsgefährdender Verhaltens- oder Erlebensweisen, außergewöhnliche Belastungen, chronischer Stress, Ärger etc.). Von diesem Problem und den begleitenden Gefühlen möchten sie erzählen, Druck und Anspannung loswerden.

Die Problemanalyse dient im Einklang mit den Überlegungen Steve de Shazers weniger dazu, das Problem zu verstehen, als vielmehr den Klienten selbst. Die meisten Klienten können sich dem „Stattdessen" erst dann zuwenden, wenn sie sich in ihrer Problemwahrnehmung angenommen, verstanden und ggf. in ihrem Leid gewürdigt fühlen.

Dabei sollte es zu einer übereinstimmenden Problemdefinition zwischen Klient und Berater kommen, die als Grundlage für den Beratungsauftrag herangezogen wird. Wichtig für den Berater in diesem Zusammenhang ist die Unterscheidung von lösbaren und nicht lösbaren Problemen. Letztere sollten entweder zurückgewiesen oder in Kooperation mit dem Ratsuchenden in lösbare Probleme zu transformieren versucht werden.

Die Kenntnisnahme der vom Ratsuchenden selbst schon unternommenen Lösungsversuche drückt zum einen Respekt vor den Eigenbemühungen des Klienten aus, verhindert zum anderen, dass nicht erfolgreiche Lösungsversuche erneut durchlaufen werden, d.h. stellt bereits einen ersten Schritt in Richtung Lösungssuche dar (man klärt ab, was nicht in Frage kommt).

Phase der Lösungssuche

Gewöhnlich verfolgen Gesundheitsberatungen den Weg, von einer Problemanalyse ausgehend (z.B. Rauchen als Problem für die eigene Gesundheit und die der anderen, Abklärung wie viel geraucht wird, unter welchen Bedingungen dieses Problemverhalten verstärkt auftritt) zum Prozess des Problemlösens überzugehen (keine Rauchwaren einkaufen, Substitutionen verwenden, sich selbst für rauchfreie Zeiten belohnen etc.) und schließlich zu einer Problemlösung zu gelangen (Überwindung der Nikotinabängigkeit über Nikotinabstinenz, Vermeidung von Rückschlägen durch erneute Bewusstmachung der negativen Konsequenzen des Rauchens).

Der umgekehrte Weg von einer **visionierten Lösung** („wie sehe ihr Leben ohne den Zwang zum Rauchen aus?") zum Lösen („ich spare das Geld für das Rauchen einfach ein", „ich gehe nach dem Essen nicht mehr auf den Balkon, um eine Zigarette zu rauchen") bis hin zur Lösung („ich rauche nicht mehr") erscheint dagegen motivational einladender, weil hier nicht mit der Bewusstmachung persönlicher Defizite und/oder Gefahren für sich und andere, mit Verzicht aus Vernunftgründen, sondern mit attraktiven Visionen, Gewinnen, Erweiterung der persönlichen Freiheit gearbeitet wird.

Die in dieser Phase auszuhandelnde Zieldefinition sollte, um zu einer erfolgreichen Lösung zu gelangen, folgendermaßen beschaffen sein (Bamberger 1999):

- eher klein als groß sein („think in small steps"),
- in spezifischen und konkreten Verhaltensweisen beschrieben werden,
- als „Beginn von etwas" und nicht als das „Ende/Fehlen von etwas" definiert werden,
- innerhalb der Lebenswelt des Klienten durch eigenes Verhalten realisierbar sein,
- in den Konsequenzen für den individuellen Lebenskontext „ökologisch" sein.

In dieser wichtigsten Phase des lösungsorientierten Prozesses geht es um die **Installierung von Veränderungs-Intentionen**. Diese werden begünstigt durch lösungsorientiertes Fragen, das lösungsorientiertes Denken und schließlich lösungsorientiertes Handeln einleitet. Dabei sollte der Unterschied zwischen „problembelastetem" und „problemunbelastetem" Verhalten herausgearbeitet und dem Klienten anhand seines eigenen Verhaltensrepertoires bewusst gemacht werden. In diesem Zusammenhang haben sich folgende **Schlüsselfragen** bewährt (Bamberger 1999):

- „Was hat sich seit der ersten Kontaktaufnahme mit dem Berater und dem heutigen Gespräch vielleicht schon verändert?" (Frage nach Lösungstendenzen),
- „Gibt es auch Zeiten, in denen das Problem weniger stark oder vielleicht sogar gar nicht auftritt?" (Frage nach Ausnahmen),
- „Was wäre im Verhalten von Ihnen (dem Kl.) anders, wenn durch ein Wunder das Problem plötzlich gelöst wäre?" (Frage nach hypothetischen Lösungen) und
- „Gibt es auch irgendwelche positiven Aspekte dadurch, dass dieses Problem existiert?" (Umdeutungen).

Der erste Schritt zur Gesprächsaufnahme kann bereits mit einer Besserungserwartung beim Ratsuchenden verbunden sein, die im Sinne einer „self-fulfilling-prophecy" eine Veränderung einleitet, weil die eigenen Verhaltens- und Veränderungsmöglichkeiten optimistischer eingeschätzt werden („Aufwachen aus der Problemhypnose"). So könnte z.B. bereits die Erwartung, dass über eine medizinische Intervention, eine Funktionsbeeinträchtigung zu beheben ist, zu einem höheren Ausmaß aktiver Bewegung seitens des Ratsuchenden und demzufolge einer höheren Beweglichkeit führen.

Patienten fühlen sich häufig „immer" traurig und depressiv, leiden „immer" unter Schmerzen, können sich beim Essen „nie" zusammenreißen, weil das Erleben des für sie leidvollen Zustandes bzw. ihres undisziplinierten Verhaltens in ihrem Erfahrungsraum eine übermächtige Position einnimmt. Der Berater sollte die Aufmerksamkeit des Ratsuchenden in diesen Fällen auf die Ausnahmen lenken und genauestens nachfragen, „wie fühlen Sie sich dann?", „was denken Sie dann?", „wie verhalten Sie sich dann?" usw.

Zu explorieren wären die externalen und internalen Bedingungen, unter denen diese Ausnahmen auftreten, und die sie begleitenden Veränderungen im Verhalten und Erleben, die dem Klienten bewusst zu machen sind. Diese Ausnahmen sollten nicht günstigen situativen Umständen, sondern Fähigkeiten in der Person zugeschrieben werden, die es für den Klienten sichtbar zu machen gilt, damit dessen Vertrauen in seine Problemlösekompetenz gestärkt wird.

In die gleiche Richtung zielen **Fragen nach graduellen Unterschieden** („gibt es Situationen/Tage, an denen sie sich etwas besser fühlen, ihre Schmerzen etwas besser bewältigen können, weniger häufig zur Zigarette greifen etc.?"), die den Klienten auffordern, diese wahrzunehmen, als Veränderung und damit potenzielle Schritte in Richtung Lösung zu interpretierten und auf diesem Wege ebenfalls eine Stärkung seiner Erfolgszuversicht zu erzielen.

Die **„Wunderfrage"** lädt den Ratsuchenden zu einem vorstellungsmäßigen Probehandeln ein:

„Nehmen Sie einmal an, dass eines Nachts ein Wunder geschieht und das Problem einfach verschwunden ist. Wenn Sie nun morgens aufwachen, woran werden Sie merken, dass dieses Wunder geschehen ist? Was wird dann anders sein? Was werden Sie dann anders bzw. anderes tun?" (Bamberger 1999, S. 57).

Indem der Ratsuchende aufgefordert wird, die problembelastete Realität zu verlassen und sich in eine virtuelle Zukunft zu versetzen, kann er Ideen entwickeln, die Zahl seiner Verhaltens- und Erlebensalternativen deutlich vergrößern. Die Bahnung von gewünschten Ressourcen wird auf diese Weise deutlich erleichtert.

Wunderfragen stellen eine der wichtigsten Interventionsformen in der lösungsorientierten Beratung dar, weil sie die erwünschten Erweiterungen im Denken des Ratsuchenden anstoßen, wenn z.B. die Suche nach Ausnahmen mehr oder weniger erfolglos scheint bzw. am Widerstand des Ratsuchenden scheitert. Dabei sollte darauf geachtet werden, dass die hypothetische Zukunft möglichst detailgenau geschildert wird, um hieraus möglichst konkrete Anhaltspunkte für mögliche Lösungen zu gewinnen. Bleiben die Beschreibungen unspezifisch („dann wäre ich glücklich") sind sie für den weiteren Lösungsweg unbrauchbar.

In einem nächsten Schritt sollten die hypothetischen Lösungen sehr vorsichtig mit dem Ratsuchenden in die Gegenwart zu transformiert versucht werden, indem er sukzessive von jemandem, der etwas tun würde, zu jemandem wird, der etwas tut.

Umdeuten findet z.B. als **Reframing** statt: Über eine Veränderung des Bezugsrahmens wird dem bisher vom Patienten selbst und seiner Umgebung als problematisch bewerteten Verhalten eine veränderte Bedeutung gegeben. Indem dieses Verhalten als in der Vergangenheit oder unter anderen situativen Umständen funktional herausgearbeitet wird und damit auf latente Fähigkeiten des Klienten hinweist, wird ihm die Neuorganisation seines Verhaltens im Sinne einer konstruktiven Anpassung an die aktuellen situativen Umstände erleichtert.

Phase der Lösungsverschreibung

Bamberger beschreibt den Unterschied zwischen der Lösungssuche und der Lösungsverschreibung als ein Umschalten in den Denkstilen:

„Geht es bei der Visualisierung von Lösungsmöglichkeiten um ein divergentes Denken, erfordert die Entscheidung für ein bestimmtes, verändertes Verhalten ein konvergentes Operieren" (Bamberger 1999, S. 99).

Der Ratsuchende soll in dieser Phase für eine aktive Verhaltensänderung motiviert werden, wobei die Induktion positiver Erfolgserwartungen eine zentrale Rolle spielt. Genau auf die Person des Ratsuchenden zugeschnittene Komplimente sollen bewirken, dass dieser sich in seinen Fähigkeiten und Anstrengungen anerkannt erlebt. Während in der Beratung die Formulierung konkreter Verhaltensabsichten, das „Briefing" des Ratsuchenden geleistet wird, vollzieht sich die eigentliche Lösungsrealisierung im Alltagskontext des Klienten. Zur **Erleichterung des Alltagstransfers** eignen sich Fragen folgender Art (Bamberger 1999, S. 105):

„Wann werden Sie damit beginnen?"
„Was werden Sie vor dem Beginn sich selber sagen?"
„Wie wird der erste Schritt aussehen?"
„Was werden Sie tun, wenn folgende Schwierigkeit auftritt ...?"
„Wie werden Sie sich belohnen, wenn Sie diese Schwierigkeit bewältigt haben?"

Phase der Bewertung der Beratung

In dieser letzten Phase sollte jede (kleinste) positive Veränderung, insbesondere aus Sicht des Ratsuchenden, herausgearbeitet werden, um ihn in seinem Kompetenzerleben zu stärken und auch in der Überzeugung, dass der Lösungsprozess in Gang gekommen ist. Im Anschluss können weitere konkrete (modifizierte) Lösungsvorschläge erarbeitet werden. Motivational erweist es sich als günstig, den Klienten gegen Misserfolge zu immunisieren, indem man ihm deutlich macht, dass „Ehrenrunden" etwas ganz Normales sind und zu einer Veränderung in der Regel dazu gehören.

! Systemisch-lösungsorientierte Beratung, als eine der heute zunehmend vertretenen Beratungshaltungen und -techniken, stellt die Autonomie und Eigenverantwortung des Klienten in den Mittelpunkt. Damit erscheint sie in besonderer Weise geeignet, Ratsuchende zu motivieren und zu befähigen, Gesundheitshandeln in ihrem Alltag umzusetzen, Theorien über Gesundheit und Krankheit zu entwickeln, die einen hohen Anteil an persönlicher Einflussnahme und Kontrolle beinhalten, entsprechende Selbstwirksamkeitserwartungen aufzubauen und über die Realisierung zielgerichteter Verhaltensweisen auch die zugrunde liegenden Kompetenzen zu stärken und zu erweitern.

Inwieweit dieser Ansatz für alle Ratsuchenden bzw. alle Phasen des Beratungsprozesses (z.B. wenn der Klient die Gesundheitsberatung nicht aktiv aufsucht, noch kein Problembewusstsein entwickelt hat, sondern die Beratungsinitiative vom Berater selbst ausgeht) geeignet ist, sollte von jedem Berater, der sich dieser Methode bedient, kritisch geprüft werden.

Eine Expertise in alternativen Beratungsansätzen (z.B. motiviertes Interviewen, klientenzentrierte Gesprächsführung) und ihre flexible Handhabung kann die Effizienz der Gesundheitsberatung erhöhen.

! Letztendlich ist Beratung immer Beziehungsarbeit und das Wohlbefinden des Beraters in der aktuellen Beratungssituation trägt in entscheidendem Maße dazu bei, inwieweit diese Beziehungsarbeit gelingt und sowohl er selbst, wie seine Ratsuchenden gesund bleiben.

Literatur

1. Bamberger GG. Lösungsorientierte Beratung. Weinheim: Beltz; Psychologie Verlags-Union;1999.
2. Bandura A. Self-efficacy: The exercise of control. New York: Freeman;1997.
3. Baumann Z. Ansichten der Postmoderne. Hamburg, Berlin: Argument Verlag;1995.
4. Beck U. Risikogesellschaft. Auf dem Weg in eine andere Moderne. Frankfurt a.M.: Suhrkamp;1986.
5. Bierhoff HW. Sozialpsychologie. Ein Lehrbuch. Stuttgart: Kohlhammer;2000.
6. Brehm JW. Responses to loss of freedom: A theory of psychological reactance. In: Thibaut JW, Spence JT, Carson RC (Hrsg.). Contemporary topics in social psychology. Morristown: General Learning Press;1976:53–78.
7. Brinkmann-Göbel R. Gesundheitsberatung: Zur Relevanz eines „neuen" Elements im Gesundheitswesen. In: Brinkmann-Göbel R (Hrsg.). Handbuch für Gesundheitsberatung. Bern Göttingen:Huber;2001:13–32.
8. Faltermaier T. Subjektive Theorien von Gesundheit und Krankheit. In: Jerusalem M, Weber H (Hrsg.). Psychologische Gesundheitsförderung. Göttingen: Hogrefe;2003:57–77.
9. Fazio RH. Multiple processes by which attitudes guide behavior: The mode model as an integrative framework. In: Zana MP (Hrsg.). Advances in experimental social psychology. Academic Press;1990:75–109.
10. Foerster von H. Abbau und Aufbau. In: Simon FB (Hrsg.). Lebende Systeme: Wirklichkeitskonstruktionen in der systemischen Therapie. Berlin;Springer;1988:19–33.
11. Grawe K. Grundriss einer allgemeinen Psychotherapie. Psychotherapeut 1995;40.
12. Gross P. Die Multioptionsgesellschaft. Frankfurt a.M.:Suhrkamp:1994.
13. Herner M, Hartkamp N. Attribution. In: Brinkmann-Göbel R (Hrsg.). Handbuch der Gesundheitsberatung. Bern Göttingen:Huber Verlag;2001:378–384.
14. Hooker K. Possible selves in adulthood. In: Hess TM, Blanchard-Fields F (Hrsg.). Social cognition and aging. San Diego: Academic Press;1999:97–122.
15. Keupp H. Identitätsarbeit als Lebenskunst – Eine Perspektive für die psychosoziale Beratung. In: Nestmann F, Engel F (Hrsg.). Die Zukunft der Beratung. Tübingen:dgvt;2002:51–78.
16. Lyotard JF. Das postmoderne Wissen. Ein Bericht. Wien:Passagen Verlag:1994.
17. Nestmann F, Engel F. Beratung – Markierungspunkte für eine Weiterentwicklung. In: Nestmann F, Engel F (Hrsg.). Die Zukunft der Beratung. Tübingen:dgvt;2002:11–50.
18. Petty RE, Wegener DT. Attitude change: Multiple roles for persuasion variables. In: Gilbert DT, Fiske ST, Lindzey G (Hrsg.). Handbook of social psychology. Boston: Mc Graw-Hill;1998:323–390.
19. Renner B, Weber H. Gesundheitsbezogene Ziele und Erwartungen. In: M. Jerusalem & H. Weber (Hrsg.). Psychologische Gesundheitsförderung: Diagnostik und Prävention. Göttingen: Hogrefe;2003:17–37.
20. Shazer de St. Der Dreh – Überraschende Wendungen und Lösungen in der Kurzzeittherapie. Heidelberg: Carl-Auer-Systeme Verlag, 8. korr. Auflage; 2004

33 Nahrungsergänzungsmittel und diätetische Lebensmittel

Jürgen Reimann

Einleitung

Die Ernährungswissenschaft hat sich während der vergangenen Jahrzehnte auf den Nachweis und die Erforschung von Nährstoffdefiziten konzentriert. Als das Wissen um Vorkommen und Wirkungsweise von Vitaminen wuchs, konnten spezifische Empfehlungen mit dem Ziel gegeben werden, die klassischen Vitaminmangelerkrankungen zu vermeiden. Ein weiterer Schritt voran war der epidemiologische Nachweis, dass die Ernährung auch einen Beitrag zu bestimmten Erkrankungen leisten kann.

In den letzten 10 Jahren kamen Hinweise dazu, dass bestimmte Nährstoffe, die unter anderer Lebensführung essenziell sind, bei körperlicher Untätigkeit und in Verbindung mit anderen Risiken lebensverkürzend wirken können.

Eines der wichtigsten Ergebnisse war, dass eine hohe Fettzufuhr mit dem Auftreten mehrerer Arten von Krebs und von kardiovaskulären Erkrankungen korreliert. Die Konsequenz daraus war die Einführung spezieller fett- und cholesterinarmer Lebensmittel. Das wachsende Wissen über Mikronährstoffe, einschließlich der Vitamine, Mineralstoffe und weiterer Bestandteile (Carotinoide, Flavonoide, Anthozyane etc.) auf molekularer Ebene in Kombination mit Ergebnissen aus epidemiologischen Studien eröffnet darüber hinaus ein neues und aufregendes Betätigungsfeld für die Ernährungswissenschaft: **Nutraceuticals** – die Schnittstelle zwischen Ernährung und Medizin.

Begriffsbestimmung und Nahrungsmittelrecht

! Der Begriff **Nutraceutical** (aus *Nutr*ition und Pharm*aceutical*) wurde bereits 1979 von Stephen DeFelice geprägt. Nutraceuticals sind demnach definiert als „Nahrungsmittel oder Bestandteile von Nahrungsmitteln, die einen medizinischen oder gesundheitsbezogenen Nutzen bringen, einschließlich der Prävention und Behandlung von Krankheiten."

Die Definition deckt sich mit den Anforderungen vieler Menschen an eine Anti-Aging-Ernährungsweise. Einige weitere Begriffe wie **medizinische Nahrungsmittel, funktionelle Lebensmittel** oder **Nahrungsergänzungsmittel** (Supplemente) wurden im Lauf der Jahre parallel verwendet. Hierbei kann es sich um isolierte Nährstoffe, Nahrungssupplemente, Ernährungsweisen, gentechnisch maßgeschneiderte Designerlebensmittel, Kräuterzubereitungen und verarbeitete Nahrungsmittel wie Cerealien, Suppen und Getränke handeln.

Nahrungsergänzungsmittel und Lebensmittel mit diätetischer „Funktion" haben breiten Zugang in alle möglichen Anti-Aging-Konzepte gefunden. Viele Männer verwenden sie als Ersatz für eine abwechslungsreiche Ernährung, die im Berufsleben mitunter Probleme bieten kann. Als Kontrapunkt zu **Fast Food** ist längst nicht nur **Slow Food** und **Convenience Food** getreten. **Functional Food**, also auf eine bestimmte Funktion konfektionierte Lebensmittel, werden häufig lediglich im Glauben verzehrt, sie seien gesundheitlich vorteilhaft.

Definitionen

Der Begriff „Nahrungsergänzungsmittel" war bis vor kurzem gesetzlich nicht definiert. Im Lebensmittelrecht fanden sich bislang nur Ansätze einer Definition. Zu den **Nahrungsergänzungsmitteln** gemäß Lebensmittel- und Bedarfsgegenständegesetz (LMBG) gehören:

- Allgemeine Nahrungsergänzungsmittel,
- Nahrungsergänzungsmittel als diätetische Lebensmittel,
- Nahrungsergänzungsmittel als ergänzende bilanzierte Diäten,
- Nahrungsergänzungsmittel nach § 37 LMBG und
- Nahrungsergänzungsmittel nach § 47a LMBG.

Nahrungsergänzungsmittel können eine breite Palette von Nährstoffen und anderen Zutaten enthalten, u.a. (aber nicht ausschließlich) Vitamine, Mineralstoffe, Aminosäuren, essenzielle Fettsäuren, Ballaststoffe und verschiedene Pflanzen und Kräuterextrakte. Eine Übersicht über die Stoffklassen gibt Tab. 33.**1**. Nahrungsergänzungsmittel werden entsprechend der Richtlinie wie folgt **definiert**:

! „Nahrungsergänzungsmittel" sind Lebensmittel, die dazu bestimmt sind, die normale Ernährung zu ergänzen und die aus Einfach- oder Mehrfachkonzentraten von Nährstoffen oder sonstigen Stoffen mit **ernährungsspezifischer** oder **physiologischer** Wirkung bestehen und in dosierter Form in den Verkehr gebracht werden, d.h. in Form von z.B. Kapseln, Pastillen, Tabletten, Pillen und anderen ähnlichen Darreichungsformen, Pulverbeuteln, Flüssigampullen, Flaschen mit Tropfeinsätzen und ähnlichen Darreichungsformen von Flüssigkeiten und Pulvern zur Aufnahme in angemessenen kleinen Mengen.

Tabelle 33.1 Typische Stoffklassen für Nahrungsergänzungsmittel

➤ Vitamine (Vitamine A, C, E, B-Vitamine, Folsäure etc.)
➤ Mineralien (Ca, K, Mg, Fe etc.)
➤ Spurenelemente (Mn, Cu, Zn, Se, Co etc.)
➤ Pseudovitamine, Vitalstoffe (CoQ_{10}, PABA, Rutin)
➤ Antioxidanzien (Carotinoide, Vitamin C und E, Selen, CoQ_{10})
➤ Aminosäuren (essenzielle Aminosäuren, Carnitin, Taurin)
➤ „Vitalstoffe" (Lecithine, Bierhefen, Gelee Royale)
➤ Sekundäre Pflanzeninhaltsstoffe (Polyphenole, Bioflavonoide etc.)
➤ Natürliche Öle (Fischöl, Nachtkerzensamenöl, Borretschöl)
➤ Ballaststoffe, Pflanzenfasern, organische Quellstoffe etc.
➤ Pro-/Präbiotika (milchsäurebildende Bakterien, bifidogene Zucker)
➤ Organische Naturstoffe (Algen, Melasse, Gelatine etc.)
➤ Anorganische Naturstoffe (Kieselerde)
➤ Pflanzliche Extrakte
➤ Enzyme

Zur **Dosierung** wird Folgendes bestimmt (Art. 5 EG Richtlinie):

- Für Vitamine und Mineralstoffe, die in Nahrungsergänzungsmitteln enthalten sind, werden Höchstmengen bezogen auf die vom Hersteller empfohlene Tagesdosis festgesetzt, wobei folgenden Mengen Rechnung zu tragen ist:
  - den sicheren Höchstmengen an Vitaminen und Mineralstoffen, die durch eine wissenschaftliche Risikobewertung auf der Grundlage allgemein anerkannter, wissenschaftlicher Daten ermittelt werden, wobei ggf. die unterschiedlichen Sensibilitäten der einzelnen Verbrauchergruppen zu berücksichtigen sind,
  - den Mengen an Vitaminen und Mineralstoffen, die im Rahmen der Ernährung aus anderen Quellen zugeführt werden.
- Bei der Festsetzung der im Absatz 1 genannten Höchstmengen werden zudem die Bevölkerungsreferenzmengen für Vitamine und Mineralstoffe gebührend berücksichtigt.

Ferner müssen demnächst gemäß Artikel 6 zusätzlich 3 Angaben gemacht werden, die für Dosierung und Nutzen solcher Ernährungsweisen von großer Bedeutung sind. Hinweise nach Artikel 6 EG-Richtlinie:

- Die empfohlene tägliche Verzehrmenge in Portionen des Erzeugnisses,
- einen Warnhinweis, die angegebene empfohlene Tagesdosis nicht zu überschreiten, und
- einen Hinweis darauf, dass Nahrungsergänzungsmittel nicht als Ersatz für eine abwechslungsreiche Ernährung verwendet werden sollten.

Unterscheidung zwischen Nahrungsergänzungsmitteln und diätetischen Lebensmitteln

Nahrungsergänzungsmittel dienen in der Regel allgemeinen Ernährungsbedürfnissen. Sie unterscheiden sich dadurch von den diätetischen Lebensmitteln gemäß Diätverordnung (DiätVO), die einen **besonderen Ernährungszweck**, z.B. bei bestimmten Krankheiten, erfüllen müssen.

Diätetische Lebensmittel sind Lebensmittel, die für eine besondere Ernährung bestimmt sind und wenn sie

- den besonderen Ernährungserfordernissen folgender Verbrauchergruppen entsprechen:
  - bestimmter Gruppen von Personen, deren Verdauungs- oder Resorptionsprozess oder Stoffwechsel gestört ist oder
  - bestimmter Gruppen von Personen, die sich in besonderen physiologischen Umständen befinden und deshalb einen besonderen Nutzen aus der kontrollierten Aufnahme bestimmter in der Nahrung enthaltener Stoffe ziehen können, oder
- sich für den angegebenen Ernährungszweck eignen und mit dem Hinweis darauf in den Verkehr gebracht werden, dass sie für diesen Zweck geeignet sind, und
- sich auf Grund ihrer besonderen Zusammensetzung oder des besonderen Verfahrens ihrer Herstellung deutlich von den Lebensmitteln des allgemeinen Verzehrs unterscheiden.

Ergänzende bilanzierte Diäten (10. Ergänzung der Diät-VO 2001) sind für die Ernährung von Menschen bestimmt, die einen **besonderen medizinischen Nährstoffbedarf** haben. Neben den besonderen Ernährungserfordernissen müssen diätetische Lebensmittel aber auch bestimmte stoffliche Voraussetzungen erfüllen, die in der Diätverordnung geregelt sind. Ferner gestattet die Diätverordnung weitere Zusatzstoffe, die in der Regel für normale Lebensmittel nicht erlaubt sind.

Diätetische Lebensmittel enthalten zusätzlich Angaben zu den physiologischen Brennwerten. Bei ihnen dürfen im Gegensatz zu normalen Lebensmitteln und Nahrungsergänzungsmitteln abweichend von § 18 LMBG (Verbot der gesundheitsbezogenen Werbung) krankheitsbezogene Aussagen gemacht werden. Ferner müssen bilanzierte Diäten u.a. Hinweise über medizinische Zwecke und Indikationen sowie über die Einnahme unter ärztlicher Aufsicht enthalten (§ 21 Diät VO).

Spezielle Wirkungen von Pflanzeninhaltsstoffen

Alle Anti-Aging-Konzepte setzen in mehr oder weniger strikter Konsequenz auf gesunde und ausgewogene Ernährung. Während „gesund" den meisten Menschen mittlerweile in Zusammenhang mit Ernährung ein geläufiger Begriff ist, wird die Definition „ausgewogen" bereits schwierig (Kapitel 5.1). In Abb. 33.**1** sind entsprechende pflanzliche Nahrungsmittel aufgeführt.

Die ausgewogene Ernährung *per se* ist jedoch nicht immer möglich. So empfiehlt das **American Institute of Health** 5-mal am Tag eine Portion frisches Obst oder Gemüse zu essen. Dieser Aufforderung zu entsprechen, ist besonders im Berufsleben häufig nicht praktikabel.

Die gebräuchlichsten (und womöglich wichtigsten) Anti-Aging-Nährstoffe nach unserem heutigen Kenntnisstand decken sich weitgehend mit den in Tab. 33.**1**. angegebenen Stoffklassen für Nahrungsergänzungsmittel. Besonders die so genannten sekundären Pflanzeninhaltsstoffe aus unseren Obst- und Gemüsesorten haben in der letzten Zeit an Bedeutung gewonnen. Sie werden deshalb nicht zu Unrecht als **bioaktive Nährstoffe** bezeichnet. In Abhängigkeit von den jeweiligen Pflanzeninhaltsstoffen kommt es zu den in Tab. 33.**2** aufgeführten Wirkungen.

Die in Abb. 33.**1** gegebene Rangordnung der in unseren Breiten gängigen vegetarischen Nahrungsmittel kann als Richtschnur für die Attribute **gesund** und **ausgewogen** gelten.

Tabelle 33.**2** Bioaktive Nährstoffe und ihre gesundheitsfördernde Wirkung

- **Antikanzerogen**: Carotinoide, Glucosinolate, Polyphenole, Sulfide
- **Antimikrobiell**: Saponine, Glucosinolate, Polyphenole, Monoterpene, Sulfide
- **Antioxidativ:** Carotinoide, Polyphenole, Sulfide
- **Antithrombotisch**: Polyphenole, Sulfide
- **Einfluss auf den Blutdruck**: Polyphenole, Sulfide
- **Cholesterinsenkend**: Phytosterine, Saponine, Glucosinolate
- **Einfluss auf die Blutglucose**: Polyphenole, Phytinsäure
- **Immunmodulierend**: Carotinoide, Saponine, Polyphenole, Sulfide
- **Hormonell wirksam**: Phytoöstrogene, Phytoandrogene

(nach Watzl u. Leitzmann 1999)

Nahrungsergänzungsmittel

Für die in den Nahrungsergänzungsmitteln (Tab. 33.**1**) genannten Stoffgruppen gibt es, von ganz wenigen Ausnahmen abgesehen, keine entsprechenden Arzneimittel. Dies liegt in erster Linie an der speziellen Zulassungsproblematik für diese Wirkstoffe. Männerärzte und Anti-Aging-Mediziner müssen daher, wenn sie mit entsprechenden Wirkstoffen aus dieser Gruppe therapieren wollen, auf Nahrungsergänzungsmittel, diätetische Lebensmittel oder ergänzende bilanzierte Diäten zurückgreifen.

Für die nicht krankheitsbezogenen Anti-Aging-Konzepte werden dies in erster Linie Nahrungsergänzungsmittel sein. Bei Nahrungsergänzungsmitteln müssen stets 2 Kriterien berücksichtigt werden, nämlich

- die Dosierungen der einzelnen Nährstoffe sowie
- spezifische Aussagen, die zu diesem Produkt gemacht werden.

Dosierungen von Nährstoffen

In der europäischen Nahrungsergänzungsmittelrichtlinie 2002/46/E vom 10. 06. 2002 wird zwar auf Maximaldosierungen Bezug genommen, leider haben die entsprechenden Institutionen diese aber bis heute noch nicht festgelegt. Als allgemeine Richtschnur kann daher nur die Empfehlung gegeben werden, darauf zu achten, dass unter Berücksichtigung der normalen Zufuhr durch die Ernährung mit einem Nahrungsergänzungsmittel auf keinen Fall der so genannte *„tolerable **upper** intake **le**vel“* (UL-Wert) überschritten wird. Für eine Reihe von Vitaminen, Mineralstoffen und Spurenelementen hat das **Scientific Committee on Food** der EU nunmehr diese Werte festgelegt.

Aus dem gezeigten allgemein gültigen Schema zur Risikobewertung von Mikronährstoffen ergibt sich, dass in der Regel ein Vielfaches der Zufuhrempfehlungen notwendig ist, um die immer noch sichere Obergrenze des UL-Werts zu erreichen (Abb. 33.**2**). In diesem sicheren

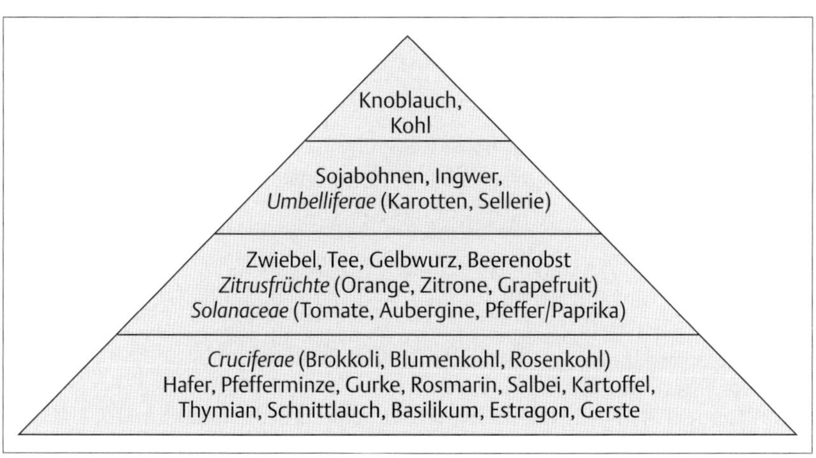

Abb. 33.**1** Je höher ein pflanzliches Nahrungsmittel in der Pyramide steht, desto größer kann seine Bedeutung für die Gesundheit sein.

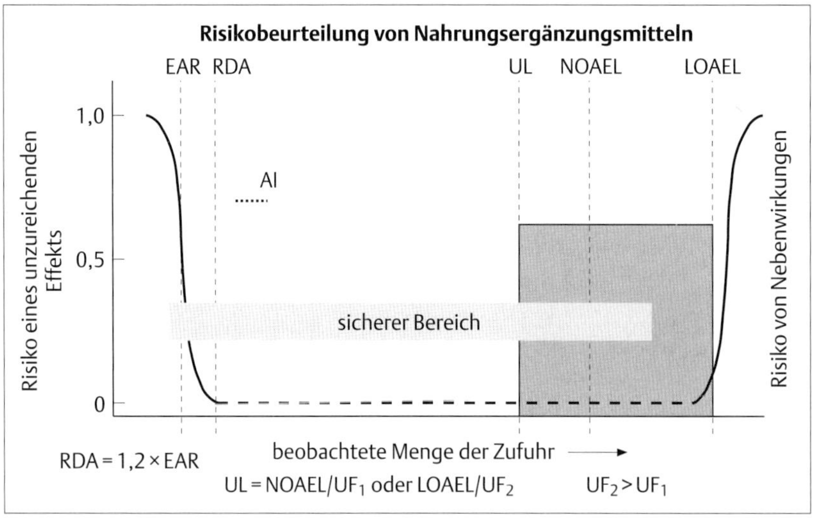

Abb. 33.**2** Der UL-Wert (tolerable upper intake level) als Risikodeterminante für Nahrungsergänzungsmittel.
EAR = Estimated average Requirement: Zufuhr, bei der 50% keinen Mangel hat;
RDA = Recommended Dietary Allowance: tägl. Zufuhrempfehlung (RDA = BAR +2 SD (97% Bedarfsdeckung);
AL = Adequate Intake: Beobachtete Aufnahme Gesunder (Zielgröße der Zufuhr);
LOAEL = Lowest Observed Adverse Effect Level: niedrigste Zufuhr, bei der die Symptomatik auftritt;
NOAEL = No Observed Adverse Effect Level: Zufuhr, bei der die Symptomatik eben nicht mehr auftritt;
UF = Uncertainty Factor → niedrige Fallzahl, Tierversuche;
UL = tolerable (safe) Upper intake Level → tägl. Zufuhr (tox. Risiko nahe Null);
Dietary Reference Intakes (DRI): Systematik zur Entwicklung von Nährstoffempfehlungen des ***Food and Nutrition Board*** der USA, 1998

Bereich ist die optimale Dosierung für Mikronährstoffe speziell für Anti-Aging-Konzepte zu suchen.

Aussagen/Werbung bei Nahrungsergänzungsmitteln

Zu Anti-Aging-Maßnahmen motivierte Menschen werden oft verunsichert durch Werbeaussagen bzw. Versprechungen über mutmaßliche Wirkungen der Supplemente. Bei Nahrungsergänzungsmitteln dürfen aber entsprechend § 18 LMBG (Lebensmittel- und Bedarfsgegenständegesetz) keine krankheitsbezogenen Aussagen gemacht werden. Erlaubt sind jedoch Hinweise auf gesicherte physiologische Wirkungen der einzelnen Mikronährstoffe.

Beispiele **zulässiger gesundheitsbezogener Werbung**:

- ist gesund,
- ist gesundheitsfördernd,
- ist eine gesunde Ernährung,
- beugt einer Vitaminunterversorgung vor,
- für gesunde Haut, Haare und Nägel sowie
- zu Ernährung geeignet bei ... (nur bei diätetischen Lebensmitteln).

Als **unzulässige krankheitsbezogene Werbung** sind immer noch Anpreisungen wie etwa „Oxidationsschutz für die Zelle" oder „Herznahrung" u.a. zu finden.

Ergänzende bilanzierte Diäten

Für eine ergänzende bilanzierte Diät sind unter der Voraussetzung, dass die entsprechenden Aussagen wissenschaftlich gesichert sind, folgende „Indikationen" möglich:

- Herz-Kreislauf-Erkrankungen,
- Fettstoffwechselstörungen,
- erhöhte Homocysteinspiegel,
- Diabetes mellitus,
- reduzierte Immunabwehr (z.B. nach Erkrankungen),
- Erkrankungen des rheumatischen Formenkreises,
- Makuladegeneration,
- Osteoporose, Wechseljahrsbeschwerden,
- konsumierende Erkrankungen mit Hypermetabolismus,
- Nierenfunktionsstörungen und Dialyse,
- Lebererkrankungen,
- Prostataerkrankungen,
- Neurodermitis, Akne, Allergien,
- Neuropathien,
- Retinopathien,
- Parkinson, Demenz vom Alzheimer-Typ,
- Malabsorption und Maldigestion und
- Malnutrition und Kachexie.

Abgrenzung Lebensmittel/Arzneimittel

! **Arzneimittel** sind nach § 2 I Nr. 1 AMG u.a. Stoffe, die dazu bestimmt sind, durch Anwendung im menschlichen Körper Leiden, Körperschäden oder krankhafte Beschwerden zu heilen, zu lindern oder zu verhüten. Darüber hinaus fallen gem. § 2 I Nr. 5 AMG auch Stoffe und Zubereitungen aus Stoffen unter den Arzneimittelbegriff, die die Beschaffenheit, den Zustand oder die Funktion des Körpers beeinflussen.

Der Arzneimittelbegriff wird allerdings durch § 2 III Nr. 1 AMG dahingehend eingeschränkt, dass Lebensmittel i.S.von § 1 LMBG keine Arzneimittel sind. Derselbe Stoff kann danach in der Regel nicht gleichzeitig Lebensmittel und Arzneimittel sein.

! Nach § 1 LMBG sind **Lebensmittel** Stoffe, die dazu bestimmt sind, im unveränderten, zubereiteten oder verarbeiteten Zustand von Menschen verzehrt zu werden. Ausgenommen sind Stoffe, die überwiegend dazu bestimmt sind, zu anderen Zwecken als zur Ernährung oder zum Genuss verzehrt zu werden. Für die Einordnung eines Produkts als Arznei- oder Lebensmittel ist eine an objektive Merkmale anknüpfende überwiegende Zweckbestimmung entscheidend, wie sie sich für einen durchschnittlich informierten, aufmerksamen und verständigen Durchschnittsverbraucher darstellt.

Die Wirkungsweise des Produkts lässt dann auf ein Arzneimittel schließen, wenn nicht die Nahrungsaufnahme im Sinne der Ersetzung verbrauchter Stoffe, sondern eine Manipulation körpereigener Funktionen im Vordergrund steht.

Gerade dies kann bei Anti-Aging-Indikationen der Fall sein. Die Dosisbereiche bei Nahrungsergänzungsmitteln und ergänzenden bilanzierten Diäten müssen den ernährungsphysiologischen Anforderungen entsprechen, um vorzeitigen Alterserscheinungen, die durch Mikronährstoffe und sekundäre Pflanzeninhaltsstoffe beeinflussbar sind, vorbeugen zu können.

Beispiele für Nahrungsergänzungsmittel mit möglichen Anti-Aging-Effekten

Antioxidanzien

Dazu gehören Vitamin A, Vitamin C, Vitamin E, Selen, Carotinoide: Beta-Carotin, Lykopin und Lutein, Coenzym Q_{10} und eine Reihe sekundärer Pflanzeninhaltsstoffe, wie die Polyphenole aus Grüntee, Blaubeeren, Holunderbeeren und roten Weintrauben. Sie fungieren als ein sehr effektiver *Singulett-Sauerstoffquentscher* (Antioxidans).

Lykopin kann in Zellkulturen unter Laborbedingungen das Wachstum von Prostatakrebszellen hemmen. Aus epidemiologischen Daten lässt sich entnehmen, dass die Höhe der Lykopin-Aufnahme mit dem Risiko, an Prostatakrebs zu erkranken, invers korreliert (Kap. 21 u. S. 6).

Zellstress und ein Übermaß freier Radikale wird als eine der Ursachen für vorzeitige Alterungsvorgänge, insbesondere degenerative Erscheinungen, angesehen (Kapitel 2,7,9,12,14,36). Antioxidanzien können diesem Prozess entgegenwirken. Zu den Erkrankungen, an deren Pathogenese freie Radikale beteiligt sind, zählen:

- Arteriosklerose/Koronare Herzkrankheit,
- neurodegenerative Erkrankungen (Alzheimer, Parkinson),
- rheumatische Erkrankungen (chronische Polyarthritis),
- Strahlenschäden durch UV-Belastung,
- altersabhängige Makuladegeneration und Katarakt,
- Störungen des Immunsystems,
- verschiedene Krebserkrankungen und
- vorzeitige Alterungsprozesse.

B-Vitamine

Dazu gehören Folsäure, Vitamin B_1, B_2, B_6 und B_{12}. Diese Vitamine stehen im engen Zusammenhang mit ausgeprägten Schutzfunktionen gegenüber Herz-Kreislauf-Erkrankungen (zu hohe Homocysteinspiegel; Seite 235) und den in Kapitel 14 beschriebenen neurodegenerativen Erkrankungen (altersbedingte Demenz).

Mineralstoffe und Vitamine zur Vorbeugung gegen Osteoporose

Die Nährstoffe Calcium, Vitamin D3 und Vitamin K spielen dabei eine besonders wichtige Rolle (siehe Kap. 15).

Spurenelemente

Die Spurenelemente Zink, Selen, Kupfer und Mangan sind besonders wichtig für eine intakte Immunreaktion.

Ungesättigte Fettsäuren

Die ungesättigten Fettsäuren aus der Reihe der Omega-3-Fettsäuren, wie sie z.B. besonders in Kaltwasserfischen enthalten sind, haben einen positiven Einfluss auf die Blutlipide und eine ausgeprägte, antientzündliche Wirkung (Kapitel 5.1). Die Omega-6-Fettsäuren aus dem Nachtkerzenöl oder dem Borretschöl wirken positiv auf den Hautturgor und können damit einer vorzeitigen Faltenbildung entgegenwirken.

Enzyme

Hier sind in erster Linie die Enzyme aus der Ananas und der Papaya, d.h. das Bromelain und das Papain zu nennen. Diese Enzyme haben ebenfalls eine ausgeprägte entzündungshemmende Wirkung.

Aminosäuren

Trotz allgemeinem Nahrungsüberfluss kann es zu einer ungenügenden Versorgung mit bestimmten Aminosäuren kommen (Kapitel 24). Hier sind in erster Linie Arginin, Glutamin, Glycin, Lysin, Prolin, Methionin, Cystein, Taurin und Carnitin zu nennen. Diese Aminosäuren regulieren den Muskelaufbau und den Fettabbau über die Stimulation des Wachstumshormons, fördern die Kollagenbildung und haben zudem antioxidative Wirkungen. Sie unterstützen damit wesentlich die körpereigene Immunabwehr.

Pro- und Präbiotika

Die Pro- und besonders die Präbiotika, wie die Fructooligosaccharide (z.B. Inulin), können bei entsprechender Dosierung wesentlich zur gesunden Darmfunktion beitragen.

Phytoöstrogene

Bei den Phytoöstrogenen sind in erster Linie die Isoflavone aus Soja und Rotklee, sowie die Lignane, z.B. aus Leinsamen, zu nennen (Seite 169).

Bei den Phytoöstrogenen handelt es sich um schwach wirkende östrogene Substanzen, deren Wirkung deutlich weniger ausgeprägt ist als die der körpereigenen Östrogene. Sie besetzen jedoch die gleichen Hormonrezeptoren. Insofern wirken sie daher vergleichbar mit einem schwachen Hormonersatz. Wenngleich die Rolle der Östrogene beim Mann nicht eindeutig erwiesen ist, gibt es Hinweise, dass eine phytoöstrogenhaltige Ernährungsweise bei der Prävention von Prostataerkrankungen – insbesondere des Karzinoms – eine wichtige Rolle spielen kann (Kapitel 21).

Orthomolekulare Medizin

Dieses Gebiet beschäftigt sich interdisziplinär mit der Prophylaxe und begleitenden Therapie ernährungsbedingter Funktionsstörungen und Krankheiten. Damit wirkt die sogenannte orthomolekulare Medizin (OM) wissenschaftlich und kommerziell stark in das medizinische Anti-Aging hinein. Die Herangehensweise dieser „Nährstoff-Medizin“ beruht auf der Supplementierung und Substitution von Mikronährstoffen (Dietl u. Ohlenschläger 1999). Der Begriff geht zurück auf Linus Pauling (1901–1995), der davon überzeugt war, dass die Einnahme großer Mengen an bestimmten Vitaminen gesund und alt erhält (Pauling 1968).Seine Selbstversuche mit Megadosen von Ascorbinsäure werden immer wieder als Wirkungsnachweis bei dem hochbetagten Wissenschaftler angeführt.

OM vertritt die These, dass durch mannigfaltige industrielle Veränderung der Nahrungsmittel ihr Gehalt an natürlichen Mikronährstoffen (auch als Vitalstoffe bezeichnet) beeinträchtigt wird. Da die Verzehrempfehlungen der Ernährungsgesellschaften für gesunde Menschen gelten, wird angeführt, dass etwa Kranke und Genesende, Schwangere und Stillende, Leistungssportler, Menschen mit bestimmten Erkrankungsrisiken und in besonderen Lebenssituationen trotz ausgewogener Ernährung in eine Mangelsituation für bestimmte Vitamine, Mineralstoffe, Spurenelemente, Aminosäuren und Fettsäuren und andere essentielle Nahrungsbestandteile geraten können. Weiter führt die OM an, dass Laborbestimmungen der genannten Verbindungen im Serum nicht notwendigerweise die bioaktive und physiologisch notwendige Konzentration in den Zielorganen widerspiegeln, da der Intermediärstoffwechsel jeweils individuell unterschiedlich ist und von genetischen Polymorphismen vieler Enzyme abhängt. Die Anhänger der orthomolekularen Medizin und die Hersteller orthomolekularer Präparate gehen davon aus, dass Menschen heute neben dem Risiko der mangelhaften Ernährung (einseitige Zusammensetzung, schädliche Verarbeitung, ungünstige Zubereitung) allein durch die „moderne Lebensweise“ (Stress, Genussgifte, körperliche Untätigkeit, Umwelt) einen erhöhten Bedarf an bestimmten Mikronährstoffen haben.

Therapeuten und Ärzte, die orthomolekulare Medizin praktizieren, gehen oft von Beschwerden des Patienten aus, um dann -zusammen mit nachgewiesenen reduzierten Nährstoffkonzentrationen im Serum, Urin oder etwa in den Haaren- auf einen eventuell zugrundeliegenden Nährstoffmangel zu schließen.

Gegner der OM kreiden die oft kritiklose Empfehlung von Megadosen von Vitaminen und Mineralstoffen und deren Einnahme ohne ausreichend nachgewiesene Indikation an. Die Langzeiteinnahme birgt aber die Gefahr der Überdosierung, da bis heute nicht bekannt ist, in wie weit jahrelange Einnahme von großen Mengen solcher bioaktiver Stoffe gesundheitliche Schäden hervorrufen kann.

Der gezielte, indikationsbezogene und damit der jeweiligen persönlichen Situation angepasste, vernünftig dosierte Einsatz orthomolekularer Darreichungen kann eine wichtige Rolle in ernährungsgeführten Anti-Aging Konzepten spielen.

Literatur

1. Bässler KH et al. Vitamin-Lexikon, München: Urban & Fischer Verlag (3. Auflage);2002.
2. Biesalski HK, Körle J, Schümann K. Vitamine, Spurenelemente und Mineralstoffe. Stuttgart;München:Thieme Verlag;2002.
3. DeFelice SL. Nutraceuticals: Opportunities in an Emerging Market. Script Mag. 1992.
4. Dietl H, Ohlenschläger G. Handbuch der Orthomolekularen Medizin, Stuttgart: Haug Verlag; 2.verb. Aufl. 1999
5. Higdon J. An evidence-based approach to Vitamins and Minerals. Stuttgart:ThiemeVerlag;2003.
6. Pauling L. Orthomolecular Psychiatry. (1968) Science 160, 265–271
7. Reimann J. Möglichkeiten und Grenzen von Nahrungsergänzungsmitteln. Pharm. Ztg. 2003;148:2016–2023.
8. Reimann J. Spurenelemente in Prävention und Therapie. Eschborn:GOVI Verlag;2002.
9. Watzl B, Leitzmann C. Bioaktive Substanzen in Lebensmitteln. Stuttgart:Hippokrates Verlag;1999.

34 Praktische Anti-Aging-Konzepte und Fitness-Trainingsprogramme für Männer

Frank Sommer

Individuelle Trainingsplanung und Ziele

Eine der wichtigsten Anti-Aging-Strategien, nämlich das empfohlene Maß von wenigstens 30 min täglicher körperlicher Belastung, wie Walking, Joggen, Fahrrad fahren, erreichen 60% der Erwachsenen nicht. Ein Viertel aller Männer sind körperlich völlig inaktiv.

Es kann kein einheitliches Trainingsschema geben, das für alle Männer richtig ist. Erstens sind die Lebens- und Trainingsziele unterschiedlich und zweitens möchten (und können) nicht alle Männer gleich aussehen. Daher sollte sich jeder vor dem Trainingsbeginn über seine kurz- und langfristigen Wünsche Gedanken machen und versuchen, sich realistische Ziele zu setzen. Diese müssen sich sowohl mit der persönlichen Motivation als auch mit den körperlichen Grundvoraussetzungen vereinbaren lassen.

Die Reaktion auf körperliches Training ist je nach individuellem Ausgangsniveau und Körpertypus verschieden. Eines der diversen Konstitutionstypen-Systeme differenziert die verschiedenen Somatotypen in einen ektomorphen, mesomorphen und endomorphen Typ (Abb. 34.**1**).

- Während der **ektomorphe oder leptosome Typ** durch einen kurzen Oberkörper, lange Arme und Beine, schmale Füße und Hände sowie geringe Fettdepots, einen kleinen Brustkorb und schmale Schultern sowie meist lange dünne Muskeln charakterisiert ist,
- finden sich beim **mesomorphen oder athletischen Typ** ein eher mächtiger Brustkorb, langer Oberkörper, kräftige Muskulatur und große Körperkraft.
- Der **endomorphe oder pyknische Typ** hingegen ist mittelgroß mit eher kurzen Beinen und einer breiten Hüfte. Er hat einen großen Kopf und kurzen Nacken, weiche Muskulatur und neigt zur Fettleibigkeit.

Kaum jemand ist ein völlig reiner Typus, sondern weist häufig Merkmale aller 3 Typen auf (Schwarzenegger u. Dobbins 1987). Dennoch kann diese Typologie als **Orientierung für die Trainingsplanung** dienen. Ein erstes Ziel des leptosomen Typen wird die Gewichtszunahme, vorzugsweise in Form von Muskelmasse, sein und das gezielte Krafttraining der zunächst großen Muskelgruppen von Rücken, Schultern, Brust, Armen, Beinen und Bauch beinhalten. Demgegenüber hat es der mesomorphe Typ ein wenig einfacher, da er dazu neigt, schneller Muskelmasse aufzubauen. Sein Schwerpunkt wird eine Mischung aus Ausdauer- und formenden Krafteinheiten sein.

Der pyknische Typ hingegen kann zwar auch relativ schnell Muskelmasse aufbauen, muss aber zunächst erst einmal Fettmasse abbauen. Sein Trainingsplan wird also vermehrt Ausdauereinheiten optimalerweise einhergehend mit einer Ernährungsumstellung enthalten.

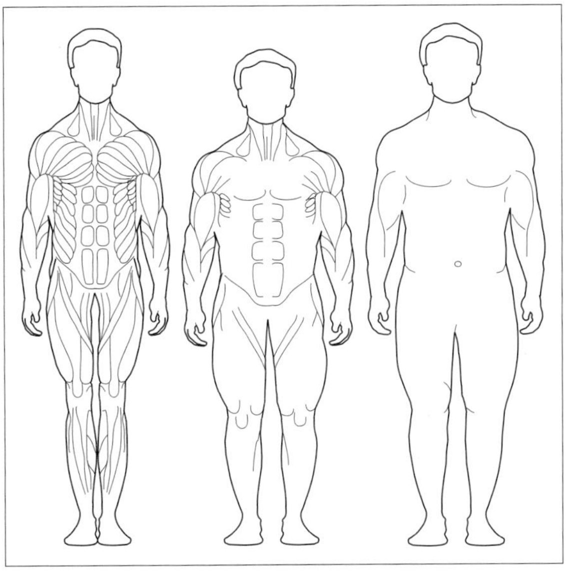

Abb. 34.**1** Somatotypen: links ektomorph, Mitte mesomorph, rechts endomorph.

Darüber hinaus sollte bei der Trainingsplanung der **persönliche Lifestyle und die individuelle Grundeinstellung** bedacht werden. Da gibt es zunächst den Genießer, der nun endlich bereit ist, etwas für sich zu tun, aber sein Genussleben nicht komplett aufgeben möchte. Der Präventionstyp möchte aus Gesundheitsgründen seinen Lebensstil aktiv ändern. Der Adonis möchte mit seinem schönen Körper in jedem Alter als selbstsicherer Verführer auftreten. Der Sportsmann sucht seine Leistungsgrenze und will seinen Körper kennen lernen und erobern. Dagegen steht der Business-Mann, der eigentlich nie Zeit hat, sich aber endlich dazu durchgerungen hat, etwas für sich zu tun. Schlussendlich gibt es den Dikken, der sich und seiner Umwelt vormacht, mit seinem Lebensstil und Aussehen zufrieden zu sein, in Wirklichkeit aber dabei ist, seine Identität zu verlieren und im Fitnessstudio wieder finden will. Ein jeder wird sich in einem dieser „Mannsbilder" wiederfinden.

Relevante Tests (Fitness-Check) für die Praxis

Um die momentane körperliche Verfassung richtig einzuschätzen, ist ein Fitness-Check sinnvoll. Hierbei werden folgende Parameter überprüft (Sommer u. Klotz 2003):

- Ausdauerleistungsfähigkeit,
- Kraftentfaltung,
- Flexibilität und
- das momentane Körpergewicht.

Mit einem solchen Test wird der Trainierende zunächst den Level finden, auf dem er trainieren sollte. Zudem dient die Wiederholung des Check-Ups nach einigen Wochen als persönliches Trainingsprotokoll. Erfolge können so dokumentiert werden, was die Motivation als eine der wichtigsten Komponenten für den Trainingserfolg fördert.

Body Mass Index

Der Body Mass Index (BMI) gibt Aufschluss über das Gewicht gegenüber den Normwerten. Der BMI wird ermittelt, indem das Körpergewicht in kg durch die Körpergröße in m^2 geteilt wird. Ein BMI über 26 deutet auf Übergewicht hin. Ein BMI ab 28 gilt als Risikofaktor zahlreicher Erkrankungen, wie der koronaren Herzkrankheit (KHK). Die ernährungsphysiologische Bedeutung des BMI und die Diagnose der Adipositas ist in Kapitel 8 definiert. Ideal ist ein BMI von bis zu 21. Bis zu einem BMI von 25 gelten Männer als normalgewichtig (Auswertungstabelle 34.**1** Punkt 1):

- a) als zu hoch gilt ein BMI von 26,1 oder mehr,
- b) als normal gilt ein BMI von 21–26 und
- c) als ideal gilt ein BMI von bis zu 20,9.

Ausdauerleistungsfähigkeit

Es wird überprüft, wie belastbar das Herz-Kreislauf-System ist. Eine Stufe oder eine Bank, die etwa 40 cm hoch ist, wird etwa 30 Mal/min auf- und abgestiegen (Abb. 34.**2**). Diese Steps werden 3 min lang durchgeführt. Während der Belastung wird die ganze Zeit ruhig und gleichmäßig weitergeatmet. Danach wird 15 sec lang der Puls gemessen und dieses Ergebnis mit 4 multipliziert. Das ergibt die individuelle Herzfrequenz pro min (Auswertungstabelle 34.**1** Punkt 2).

- a) als zu hoch gilt ein Wert von 157 oder mehr,
- b) als normal gilt ein Wert von 131–156 und
- c) als ideal gilt ein Wert von 120–130.

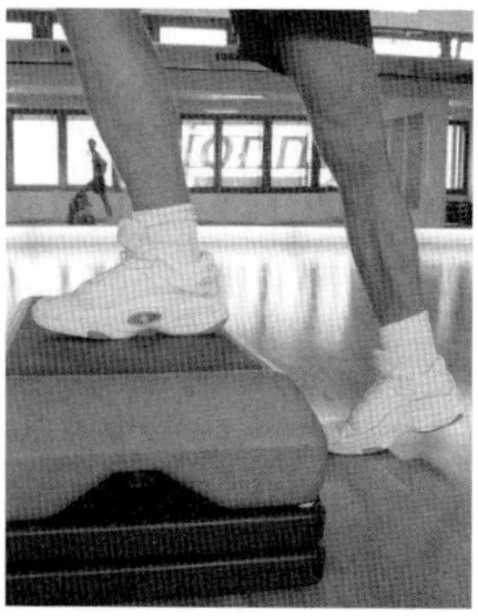

Abb. 34.**2** Steps.

Kurzbeschreibung: Stellen Sie sich vor der Stufe oder der Bank auf. Steigen Sie mit einem Bein auf die Erhebung. Setzen Sie die ganze Fußsohle auf und behalten Sie bitte eine aufrechte Position bei. Das zweite Bein wird nachgezogen. Sie stehen jetzt mit beiden Füßen auf der Erhebung. Dann mit dem ersten Bein heruntersteigen und das zweite nachsetzen, dabei den Fuß über die Zehen bis zur Ferse abrollen.

Brustmuskulatur/obere Extremität

1 min lang werden so viele Liegestütze wie möglich gemacht. Sollte es nicht möglich sein, 1 min lang durchzuhalten, werden nur die Liegestütze gezählt, welche korrekt ausgeführt wurden. Der Körper sollte langsam gesenkt werden, und unter Körperspannung in die Ausgangsposition zurückgeführt werden (Abb. 34.**3**).

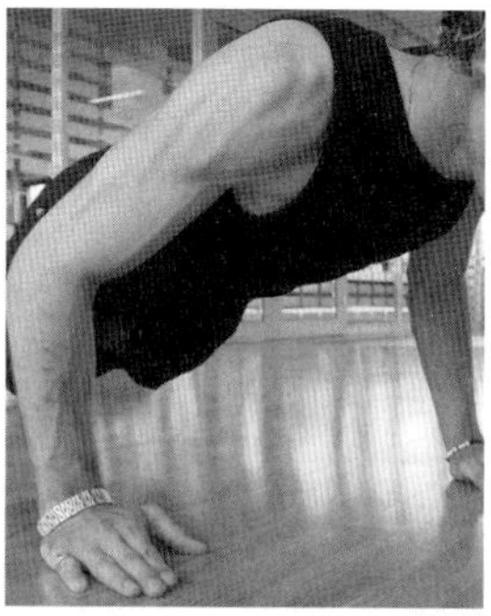

Abb. 34.**3** Liegestütze.

Kurzbeschreibung: Stützen Sie Ihre Hände direkt unter Ihren Schultern auf, die Finger zeigen nach vorn. Oberkörper und Beine bleiben gestreckt. Beugen Sie nun die Arme zu einem 90°-Winkel und senken Sie dabei den Körper ab. Der Kopf bildet die Verlängerung der Wirbelsäule. Achten Sie bitte darauf, das Gesäß nicht in die Luft zu strecken. Nun drücken Sie sich wieder in die Ausgangsposition hoch. Atmung: Beim Absenken aus- und beim Hochkommen einatmen. Als Bewertung gilt (Auswertungstabelle 34.**1** Punkt 3):

- a) zu wenig: 9 oder weniger,
- b) normal: 10–30 und
- c) ideal: 31 oder mehr.

Crunches

Mit diesem Test wird die Bauchmuskulatur überprüft. Es werden ohne Zeitvorgabe so viele Crunches wie möglich gemacht (Abb. 34.**4**). Kurze Pausen sind erlaubt, auf eine korrekte Ausführung und Körperspannung sollte jedoch geachtet werden.

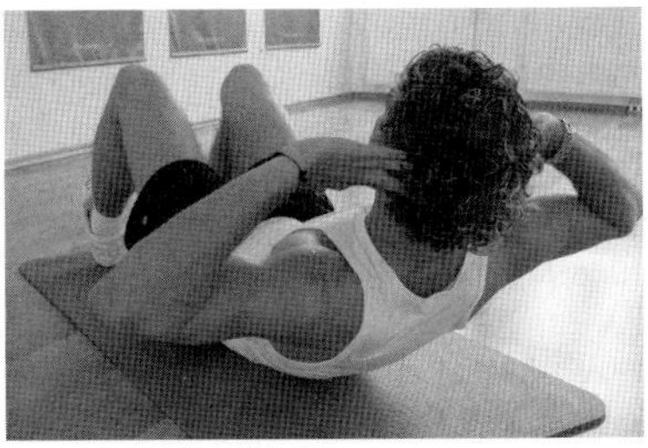

Abb. 34.**4** Crunches.

Kurzbeschreibung: Legen Sie sich auf den Rücken, die Beine sind rechtwinklig aufgestellt. Die Hände befinden sich in Höhe der Ohren. Während die Wirbelsäule auf dem Boden bleibt, werden die Schultern abgehoben. Bauchmuskeln anspannen. Und dann wieder langsam in die Ausgangsposition absenken. Atmung: Beim Hochkommen aus- und beim Absenken einatmen. Zwischen Kinn und Brust sollte noch ein Apfel Platz haben. Als Bewertung gilt (Auswertungstabelle 34.**1** Punkt 4):

- a) zu wenig: 24 oder weniger,
- b) normal: 25–45 und
- c) ideal: 46 oder mehr.

Sitzen und Strecken

Dieser Teil stellt die Flexibilität der Wirbelsäule sowie der Beinmuskulatur, primär der ischiokruralen Muskelgruppe fest. Der Trainierende setzt sich angelehnt an eine Wand, die Beine werden nach vorne gestreckt vor dem Körper geschlossen. Der Oberkörper wird nach vorne gebeugt und zwar so weit, wie die Beine mit den Fingerspitzen noch berührt werden können, ohne dass die Knie gebeugt werden. Als Bewertung gilt (Auswertungstabelle 34.**1** Punkt 5):

- a) zu wenig: auf Oberschenkelhöhe,
- b) normal: kurz hinter den Knien und
- c) ideal: am Schienbein und darüber hinaus.

Taillen-Hüft-Relation

Zur Bestimmung des prozentualen Körperfettanteils bieten viele Fitness-Studios Körperfettmesswaagen an. Aber auch die Taillen-Hüft-Relation gibt bereits Aufschluss darüber, wie sich das Fett über den Körper verteilt. Der Hüftumfang wird direkt über dem Schambein gemessen. Danach wird der Taillenumfang direkt über dem Bauchnabel bestimmt. Nun wird der Taillenumfang durch den Hüftumfang geteilt. Als Bewertung gilt (Auswertungstabelle 34.**1** Punkt 6):

- a) über 0,95
- b) 0,81–0,94
- c) unter 0,8.

Die Auswertung dieses Tests für die einzelnen Punkte 1 bis 6 mit den jeweiligen Ergebnissen stellt Tab. 34.**1** (Auswertungstabelle) dar. Je nach Ergebnis ergibt sich folgende Beurteilung:

Tabelle 34.**1** Auswertungstabelle Fitness-Check; Testauswertung

1	a) 3 Punkte	b) 6 Punkte	c) 9 Punkte
2	a) 3 Punkte	b) 6 Punkte	c) 9 Punkte
3	a) 3 Punkte	b) 6 Punkte	c) 9 Punkte
4	a) 2 Punkte	b) 5 Punkte	c) 9 Punkte
5	a) 1 Punkt	b) 6 Punkte	c) 12 Punkte
6	a) 1 Punkt	b) 9 Punkte	c) 1 Punkt

- Ein **Ergebnis zwischen 13 und 20 Punkten** bedeutet, dass ernsthafte Veränderungen vorgenommen werden sollten. Wahrscheinlich ist dieses Ergebnis darauf zurückzuführen, dass Körper und Gesundheit lange Zeit vernachlässigt wurden. Ziel sollte es sein, ehrlich mit der eigenen Person zu sein und die Möglichkeit zu nutzen, um wirklich etwas zu verändern. Es bietet sich an, ein sportliches Programm auf unterstem Level der Verausgabung zu absolvieren. Eine Verbesserung der Lebensqualität wird schon bald deutlich werden.
- Ein **Ergebnis zwischen 21 und 40 Punkten** spricht für einen durchschnittlichen Fitnesslevel. Wahrscheinlich wird bereits Sport getrieben. Das Training sollte weiterhin absolviert werden, um Gesundheitsproblemen in der Zukunft effektiv vorzubeugen. Anregungen können aus den nachfolgenden Programmen entnommen und in das Trainingsprogramm integriert werden.
- Ein **Ergebnis zwischen 41 und 57** Punkten bescheinigt eine ausgezeichnete Kondition. Es scheint, dass der Trainierende sehr zielgerichtet ist und schon seit Jahren regelmäßig Sport treibt. Neue Anregungen und Variationen können dazu verhelfen, das Training abwechslungsreicher und intensiver zu gestalten.

Richtig Sport treiben – aber wie?

Jedes Sportprogramm, das gut angelegt ist, wird in den konditionellen und koordinativen Fähigkeiten schon nach 3 Monaten, mit großer Sicherheit aber nach 6 Monaten positive Effekte zeigen (Sommer u. Klotz 2003). Sogar verschiedene Alltagsaktivitäten wie Garten- oder Hausarbeit lassen sich als Sport absolvieren. Anhand einer „Bewegungspyramide" (Abb. 34.**5**) als Orientierungshilfe für einen gesunden Lebensstil lässt sich ein effektives Sportprogramm zusammenstellen.

Anhand des Fitness-Checks und der Berechnung der optimalen Herzfrequenz kann der Trainierende seinen momentanen Fitnesslevel ermitteln. Auf dieser Grundlage wird dann der Trainingsplan aufgebaut (Roberts 2001). In Tab. 34.**2** lässt sich die durchschnittliche maximale Herzfrequenz in % für die verschiedenen Altersgruppen in Schlägen/min ablesen. Mit ihrer Hilfe kann die individuelle, optimale Trainings-Herzfrequenz ermittelt werden.

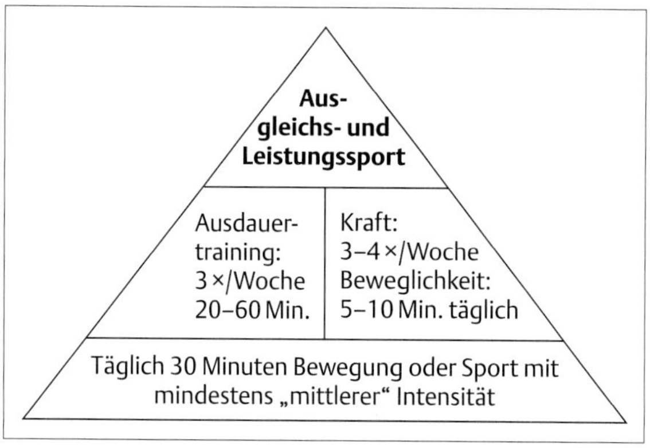
Aus-
gleichs- und
Leistungssport
Ausdauer-
training:
3 ×/Woche
20–60 Min.
Kraft:
3–4 ×/Woche
Beweglichkeit:
5–10 Min. täglich
Täglich 30 Minuten Bewegung oder Sport mit
mindestens „mittlerer" Intensität

Abb. 34.**5** Bewegungspyramide als Orientierungshilfe.

Es empfiehlt sich, das Training in verschiedene Phasen einzuteilen, um Überlastungsschäden und eine Motivationsminderung zu vermeiden. Gerade nach längerem sportlichen Nichtstun fällt der Einstieg oft nicht leicht, obwohl relativ schnell Erfolgserlebnisse zu verzeichnen sind.

Basisprogramm

Ziel des Basisprogramms sollte es sein, konditionelle Grundlagen zu schaffen, um das Herz-Kreislauf-System zu stärken und die Muskulatur sowie den passiven Bewegungsapparat an die Belastung zu adaptieren.

Das Trainingspensum sollte nur langsam gesteigert werden, da die Adaptionsfähigkeit des Körpers sowie des aktiven und passiven Bewegungsapparats nur langsam greift. Intensive Belastung sollte nur in das Trainingsprogramm aufgenommen werden, wenn sie auch früher bereits trainiert wurde und eine nachgewiesene Grundlagenausdauer besteht.

! Ältere Männer oder solche mit gesundheitlichen Risiken oder Mängeln sollten grundsätzlich nur unter initialer ärztlicher Betreuung trainieren.

Tabelle 34.**2** Maximale Herzfrequenz (MHF) in Abhängigkeit vom Alter

Alter	70% MHF	75% MHF	80% MHF	85% MHF	90% MHF
18–25	139	149	159	169	179
26–30	134	144	153	163	172
31–36	130	140	149	158	168
37–42	126	135	144	153	162
43–50	121	129	138	147	155
51–58	116	124	133	141	149
59–65	110	118	126	134	142
65+	106	114	121	129	136

Sowohl für das Basisprogramm als auch für jede weitere Trainingsstufe sollten **folgende Grundsätze** beachtet werden:

- **Aufwärmphase**: Generell geht jeder Belastung eine Aufwärmphase voraus (Hollmann u. Hettinger 2000, Freiwald 1991). Durch ein ca. 10-minütiges Ausdauertraining wie Rad fahren, Laufen oder Rudern mit einer Belastung von 50–70% MHF (Tab. 34.**2**) wird das Herz-Kreislauf-System konditioniert und die Muskulatur erwärmt. Die Durchblutung wird gesteigert, die Muskulatur durch eine Intensivierung des Stoffwechsels besser mit Sauerstoff und Glucose versorgt sowie die Sauerstoffaufnahme und Kohlendioxidabgabe durch die Erhöhung des Herzminutenvolumens und Atemvolumens gesteigert.
  Darüber hinaus erhöht sich die Kontraktionsgeschwindigkeit der Muskulatur und die Sensibilisierung der Muskelspindelaktivität. Dies führt neben einer vermehrten Ausschüttung von bestimmten, für die Leistungsfähigkeit wichtigen Hormonen (Adrenalin, Glucagon u.a.), zu einem verminderten Verletzungsrisiko.
- **„Cool down"**: Gerade das Ausdauertraining sollte langsam mit einem so genannten „Cool down" beendet werden, um Herz-Kreislauf-Probleme zu vermeiden.
- **Muskeldehnung**: Als weiterer Bestandteil des Aufwärmens sowie am Ende einer Trainingseinheit, oder auch zur Muskellockerung zwischendurch sollte die beanspruchte Muskulatur gedehnt werden. So kann Muskel- und Sehnenzerrungen vorgebeugt werden (Hollmann u. Hettinger 2000).

Empfehlungen für ein moderates Training mit Berücksichtigung der 5 motorischen Hauptbeanspruchungsformen Koordination, Flexibilität, Kraft, Schnelligkeit und Ausdauer (Kapitel 10) sind in Tab. 34.**3** zusammengefasst.

Ausdauertraining

Es sollte eine Form des Ausdauertrainings gewählt werden, die Spaß macht. Optimal ist es, wenn verschiedene Ausdauertrainingsformen variiert werden (Roberts 2001). Denn der Körper gewöhnt sich an ein und dieselbe Belastung. Einmal angepasst wird er bei geringerer Anstrengung noch dieselbe Leistung erbringen.

Ideale Formen eines Kreislauftrainings sind: Walking oder Joggen, Schwimmen, Rudern, Rad fahren, Nordic-Walking, Inline-Skaten und Ski-Langlaufen.

Tabelle 34.**3** Empfehlung für ein moderates Training

Sport (z.B. Laufen): mindestens 3- bis 5-mal pro Woche
➤ Verteilung: 65% Ausdauertraining, 35% Krafttraining, 5–10 min Dehnen, 10 min Koordination.
➤ Intensität: 60–80% der maximalen Herzfrequenz (optimale Herzfrequenz).
➤ Dauer: 30–90 min.

Trainingsintensität: Um Grundlagen schaffen zu können, ist ein regelmäßiges Training von 3- bis 5-mal pro Woche zwischen 30 und 90 min erforderlich. Der Trainierende sollte sich an der jeweiligen optimalen Herzfrequenz orientieren und anfangs möglichst mit einem Pulsfrequenzmesser trainieren. Nach einiger Zeit haben die Sporttreibenden das richtige Körpergefühl für die Belastungsintensität gefunden und können ohne Pulsuhr trainieren. Es sollte mit einer Intensität zwischen 70–80% MHF trainiert werden.

Bei einem regelmäßigen Training werden Erfolge relativ schnell merkbar. Die Streckenlänge und Trainingsdauer kann verlängert werden, ein Intervalltraining mit wechselndem Belastungsgrad eingebaut werden, so dass ein wöchentliches Ausdauertraining von 3 mal 60 min erreicht werden kann.

Laufen

Wer 3- bis 5-mal pro Woche im aeroben Bereich trainiert, also läuft oder langsam joggt, wird seinen Körper langsam und schonend zu immer mehr Leistung im Energiestoffwechsel (Sauerstoff, Glucose) bringen. Um die Gelenke nicht inadäquat zu belasten, sollte möglichst auf Gras oder Waldboden und nicht auf Asphalt gelaufen werden.

Bei Übergewicht aufs Laufen verzichten: Bei 40 kg Übergewicht sollte man auf das Lauftraining verzichten! Die Schäden am Skelett, die durch die erhöhte Belastung entstehen, stehen in keiner Relation zum Trainingseffekt des Fettstoffwechsels und des Herz-Kreislauf-Systems. Die Knorpelzellen der Gelenke ebenso wie die Bandscheiben sind für derartige Belastungen nicht ausgelegt. Daher sollte bei Übergewicht für diese Person ein Ausdauertraining eher am **Fahrrad** oder im **Schwimmbad** erfolgen.

Power-Walking

Walking ist mehr als Gehen oder Wandern und weniger als Joggen. Rhythmisch ausgeführt, werden wie beim Joggen ca. 70% der Körpermuskulatur beansprucht, aber langsamer und mit weniger Einsatz. Daher ist die Belastung für die Gelenke geringer. Es ist die ideale Einsteigersportart für Ungeübte. Neben dem zügigen Gehen ist langsames Traben bei angepasster Herzfrequenz zu empfehlen.

Nordic-Walking

Beim Nordic-Walking bewirkt die Arm-Stockarbeit eine Beanspruchung des gesamten Muskelapparats, eine Steigerung der Pulsfrequenz und einen erhöhten Energieumsatz. Walking mit Stöcken schont die Gelenke (besonders bei übergewichtigen Personen) und stärkt zudem die Schulter-Rücken- und Brustmuskulatur. Es verbessert die aerobe Fitness und löst Muskelverspannungen im Nacken und in der Schulterregion.

Trainingsprotokoll

Zum Aufbau einer besseren Kondition und Ausdauerleistungsfähigkeit sollten in der Wochenplanung feste Termine für den Sport eingeplant werden. Feste Termine erleichtern das „Durchhaltevermögen". Falls praktikabel können beispielsweise montags, mittwochs, donnerstags und samstags somit 4 Trainingseinheiten freigehalten werden. Für den Einsteiger empfiehlt es sich, eine Art Trainingstagebuch zu führen, in dem jede Trainingseinheit mit Datum, Pulsfrequenz, Dauer und persönlichem Empfinden aufgelistet wird (Tab. 34.**4**). Über die Selbstkontrolle werden Fortschritte deutlich und steigern die Motivation.

Nachfolgend wird exemplarisch sowohl für den Einsteiger (+) als auch für den Fortgeschritteneren (++) ein Trainingsprotokoll zur optimalen Fettverbrennung vorgestellt (Tab. 34.**4**). Der Trainierende sollte sich entweder bei der Pulsfrequenz an oben angegebenen Werten orientieren oder seinen **Trainingspuls** nach folgender Formel bestimmen:

Ruhepuls + (220 –¾ des Alters – Ruhepuls)
× Faktor 0,65

Für ein extra Fettverbrennungsprogramm sollten noch einmal 10 Schläge abgezogen werden (Fatburning-Puls).

Als Beispiel gilt ein 40-Jähriger mit einem Ruhepuls von 60:

60 + (220–30–60) × 0,65 = 123,5;
Fatburning-Puls: 113,5

In den folgenden Wochen sollten die 4 Trainingseinheiten beibehalten und in ihrem Umfang kontinuierlich gesteigert werden. Gehpausen können nach und nach durch lockere Dauerläufe ersetzt werden. Durch 3 Steigerungsläufe nach jedem Training (jeweils über 100 m) wird die Grundschnelligkeit zusätzlich trainiert.

Krafttraining

Ebenso wie für das Ausdauertraining gilt auch im Widerstandstraining: Langsam anfangen, Grundlagen schaffen und dann den Umfang steigern.

Trainingsintensität: Es sollte im Kraftausdauerbereich begonnen werden, welches eine Satzzahl von, je nach Ausgangslevel, 2–4 Sätzen mit 15–20 Wiederholungen impliziert (Froböse 1998). Das Gewicht sollte so festgelegt werden, dass die letzte Wiederholung nur mit großer Anstrengung bewältigt werden kann. Nur so wird der Muskel auch einem adäquatem Trainingsreiz ausgesetzt.

Je niedriger die Anzahl der maximalen Wiederholungen (mW), desto schwerer muss das Gewicht sein, das gehoben wird, um die Belastung zu erreichen, die die Wiederholungen vorgeben. Da bei den Ausfallschritten mit dem eigenen Körpergewicht gearbeitet wird, ist die Wiederholungszahl entsprechend hoch (20–25 Wiederholungen).

Tabelle 34.4 Trainingstagebuch

		Datum	Puls	Dauer	Befinden
1. Woche	1. Einheit: +: 20 min abwechselnd Walking und evtl. Joggen ++: 30 min Dauerlauf				
	2. Einheit: +: 60 min Rad fahren oder Inline-Skaten ++: Sauna oder Massage				
	3. Einheit: +: 20 min abwechselnd Walking und evtl. Laufen ++: 35 min Dauerlauf				
	4. Einheit: +: Sauna oder Massage ++: 45 min lockerer Dauerlauf				
2. Woche	1.Einheit: +: 25 min abwechselnd Walking oder Laufen ++: 35 min Dauerlauf				
	2. Einheit: +: 30 min abwechselnd Walking oder Laufen ++: 75 min Rad fahren oder Inline-Skaten				
	3. Einheit: +: 60 min Rad fahren oder Inline Skaten ++: 40 min lockerer Dauerlauf				
	4. Einheit: +: 35 min abwechselnd Walking oder Laufen ++: 50 min lockerer Dauerlauf				u.s.w.

Zunächst sollte das Ziel sein, die Wiederholungszahl und Satzzahl auszuschöpfen, erst dann wird damit begonnen, das Gewicht zu steigern. Jede Muskelgruppe sollte zunächst „austrainiert" werden, bevor die nächste Übung absolviert wird. Für manche Muskelgruppen scheint ein Gerätetraining sinnvoller zu sein, da in einem differenzierteren Kraftbereich gearbeitet werden kann (z.B. M. latissimus). Tab. 34.**5** zeigt einen Einsteigertrainingsplan je nach Trainingslevel (1 bis 3), der sowohl zu Hause mit einer Hantel oder im Studio absolviert werden kann. Nach und nach können dann immer mehr Übungen hinzugenommen werden und in ihrer Intensität gesteigert werden.

Ist nach einigen Wochen die Wiederholungszahl ausgeschöpft, so werden die Gewichte langsam gesteigert. Alternativ kann auch ein so genanntes Zirkeltraining absolviert werden, wobei 3–5 Zirkel mit 30–60 sec durchlaufen werden sollten.

Tabelle 34.**5** Beispieltrainingsplan für Einsteiger

Level	1	2	3
Squats	25 mW	15 mW	15 mW
Ausfallschritt	25 mW	15 mW	15 mW
Hammercurls	20 mW	20 mW	15 mW
Armstrecken	20 mW	20 mW	15 mW
Crunches	25 mW	25 mW	30 mW
Sätze:	2	3	4

Bei der **Geräte- und Übungsauswahl** wird darauf geachtet, dass abwechselnd Ober- und Unterkörper trainiert werden. Ganz besonders für das Krafttraining gilt, die Übungen zu variieren und dem Körper neue Belastungsreize zu bieten.

Nach 3–6 Monaten regelmäßigem Training kann mit dem **Training für Fortgeschrittene** begonnen werden. Die Wiederholungszahl kann nun gedrosselt werden, so dass mit einer Intensität von 8–12 Wiederholungen bei 3 Sätzen gearbeitet wird. Darüber hinaus bietet sich das so genannte Pyramidentraining an, wobei 3 bis optimalerweise 5 Sätze mit unterschiedlichen Gewichten absolviert werden. Der 1. und letzte Satz gelten als Auf- bzw. Abwärmsätze. Empfehlung: 15 Wiederholungen im submaximalen Belastungsbereich, der 2. und vorletzte Satz mit 12 Wiederholungen und der mittlere Satz im Belastungsmaximum mit 10 Wiederholungen.

Nach dieser Zeit sollte der Trainierende einen Übungspool mit mindestens 2 verschiedenen Übungen für jeden Muskel haben. Die Gestaltung des Trainingsplans ist nun individueller und interessanter geworden.

Optimal ist ein Training, das 3- bis 4-mal wöchentlich absolviert wird, wobei immer ein Ruhetag zwischen den Krafteinheiten eingehalten werden sollte, damit sich die Muskulatur regenerieren kann (Superkompensation).

! Es darf nicht vergessen werden, dass ein Ausbleiben von angemessenen Bewegungsreizen Rückbildungsprozesse in verschiedenen Organsystemen verursacht und dementsprechend eine Verminderung der Leistungsfähigkeit (Geiger 1999). Dies trifft auch auf die durch Training erworbene Leistungsfähigkeit zu. Jede Unterbrechung des Trainings führt zu einem Verlust der erworbenen Trainingseffekte.

Einige Kraftübungen werden im Folgenden vorgestellt. Natürlich ist dies nur eine kleine Auswahl einiger wichtiger Muskelgruppen. Ziel soll es sein, ein Verständnis für Kräftigungsübungen und deren gesundheitsgerechte Ausführung zu gewinnen.

Ausfallschritt

Durch den Ausfallschritt wird die Bein- und Hüftmuskulatur trainiert, primär der vordere Oberschenkel und die Adduktoren (Abb. 34.**6**). Durch aktives Anspannen der Gesäßmuskulatur wird auch der Po trainiert.

Ausfallschritt nach vorne machen. Die Hüften zeigen nach vorne und die Arme hängen an den Seiten herab. Der Rücken bleibt gerade, die Bauchmuskulatur ist angespannt (Bauchpresse). Knie so anwinkeln, dass die Kniescheibe genau über dem Fuß steht. Die Bewegung ist nach unten, weniger nach vorn gerichtet. Das Gewicht auf die Ferse des vorderen Beins verlagern, um die Pomuskeln effektiv zu trainieren. Zurück in die Ausgangsposition, Übung 20- bis 25-mal pro Bein wiederholen.

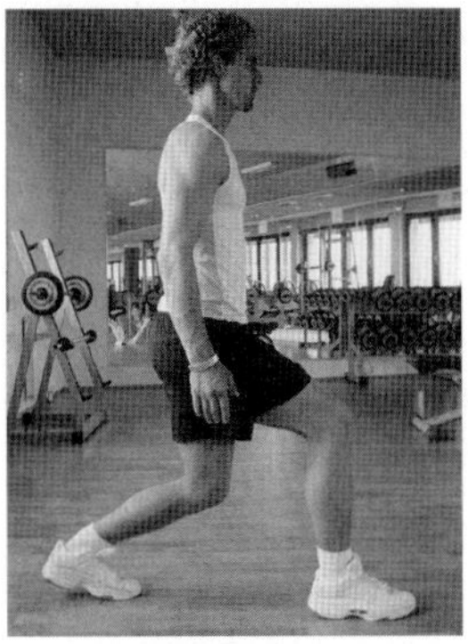

Abb. 34.**6** Ausfallschritt.

Step-ups/Wadentraining

Diese Übung kann an einer Treppe, Stufe oder Bank durchgeführt werden und kräftigt neben der Wadenmuskulatur auch noch den vorderen Oberschenkel. Ein Bein wird auf die Plattform gestellt und dabei die ganze Fußsohle aufgesetzt (Abb. 34.**7**). Das zweite Bein wird nachgezogen. Mit dem „ersten" Bein heruntersteigen und die Übung mit dem anderen Bein wiederholen.

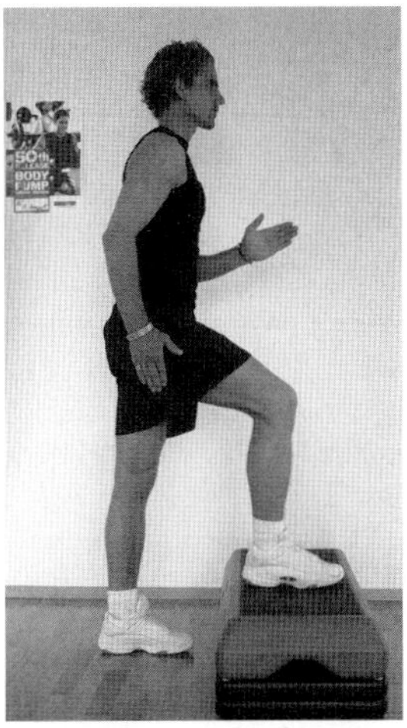

Abb. 34.**7** Step-ups/Wadentraining.

Squats

Durch Squats werden zahlreiche Muskeln des Unterkörpers trainiert. Sie trainieren Oberschenkel, Po, Bauch- und Beckenbodenmuskulatur.

Aufrecht hinstellen, Füße hüftbreit auseinander. Rükken gerade halten, Hände in den Hüften abstützen. Knie bis zu einem 90°-Winkel beugen und den Oberkörper nach vorne richten, bis er einen rechten Winkel zum Oberschenkel bildet (Abb. 34.**8**). Fersen bleiben am Boden, die Knie dürfen nicht über die Zehen hinausragen. Rücken bleibt gerade; um das Gleichgewicht halten zu können, werden Bein-, Bauch- und die unteren Rückenmuskeln angespannt. Die Pomuskulatur anspannen und langsam in die Ausgangsposition zurückkehren.

Die Beine sollten nie ganz durchgedrückt werden, da die Übung sonst nicht sehr effektiv ist. Beim In-die-Hocke-gehen einatmen und beim Hochkommen ausatmen.

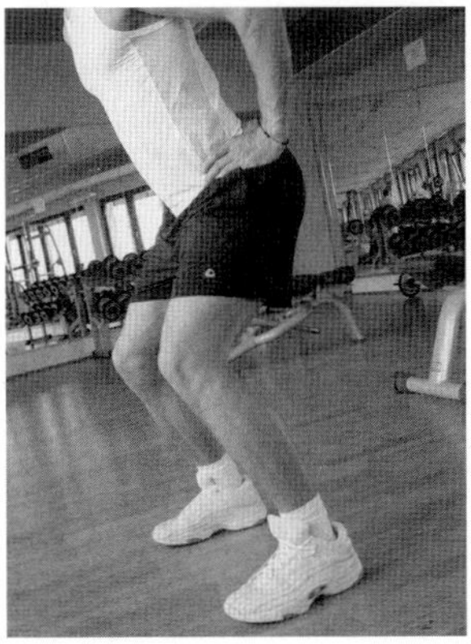

Abb. 34.**8** Squats.

Beinpresse

Bei der Beinpresse ist unbedingt auf die Stabilisierung der Lendenwirbelsäule zu achten. Manchmal kann es hilfreich sein, einen stützenden Ledergurt um die Hüfte zu schnallen. Die Füße sind hüftbreit auseinander und die Knie mindestens im 90°-Winkel unter der Stange gebeugt (Abb. 34.**9**). Der Nacken bleibt entspannt und der Rücken lang und gerade (Bauchmuskulatur leicht angespannt). Langsam wird nun die Stange nach oben gedrückt, indem die Beine gestreckt, aber nicht durchgedrückt werden. In die Ausgangsposition zurückkehren und die Übung 15- bis 20-mal wiederholen. Eine differenzierte Kraftabstufung ist bei dieser Übung durch die unterschiedlich individuell abstimmbaren Gewichte gegeben.

Ein Training der Wadenmuskulatur kann dadurch unterstützt werden, dass das Gewicht primär aus den Füßen nach oben gedrückt wird (Ballenstand). Bei dieser Ausgangsposition sind die Knie nur leicht gebeugt.

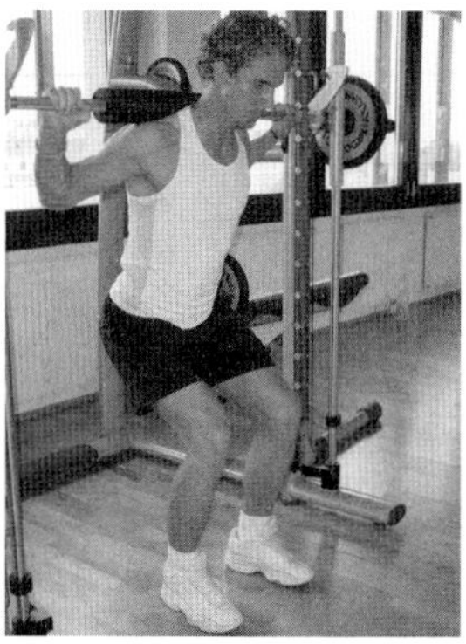

Abb. 34.**9** Beinpresse.

Lat-Zug/Klimmzug

Entweder wird die Übung an einer Klimmzugmaschine oder an einer Stange durchgeführt. Zunächst wird sich mit schulterbreit auseinander stehenden Händen an der Stange festgehalten (Abb. 34.**10**). Die Finger zeigen nach vorn und die Knie sind leicht gebeugt. Damit der Körper nicht hin und her schaukelt, sollten die Füße verschränkt werden. Nun wird das Körpergewicht an der Stange hochgezogen, bis die Stange auf Augenhöhe ist. Diese Position sollte 1 sec gehalten werden, um dann langsam wieder in die Ausgangsposition zurückzukehren.

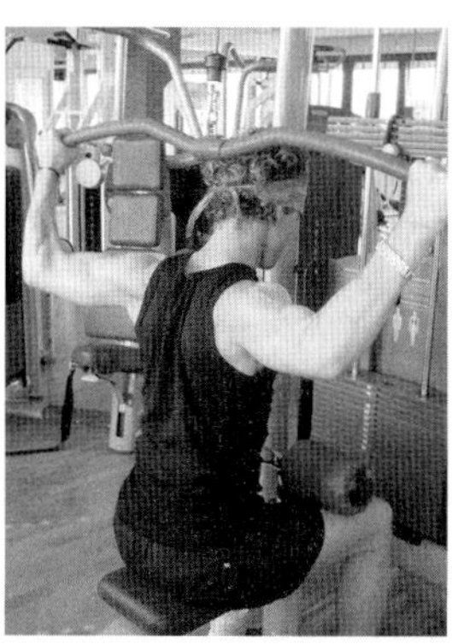

Abb. 34.**10** Lat-Zug/Klimmzug.

Rudern im Sitzen (Kabelzug)

Zum Training des M. trapezius und des Rückenstreckers. Beim Training an der Maschine wird am besten der enge Parallelgriff gewählt. Die Füße werden auf die dazu gedachte Vorrichtung gestellt, die Knie sind leicht angewinkelt und der Rücken bleibt gerade. Nun wird, beginnend mit ausgestreckten Armen, der Griff zum Bauch gezogen und die Brust zusätzlich herausgedrückt. Der Oberkörper bleibt dabei gerade und die Ellenbogen werden eng an der Seite des Oberkörpers nach hinten bewegt (Abb. 34.**11**).

Je nach Ausgangsgewicht 3 Sätze mit 10–15 Wiederholungen.

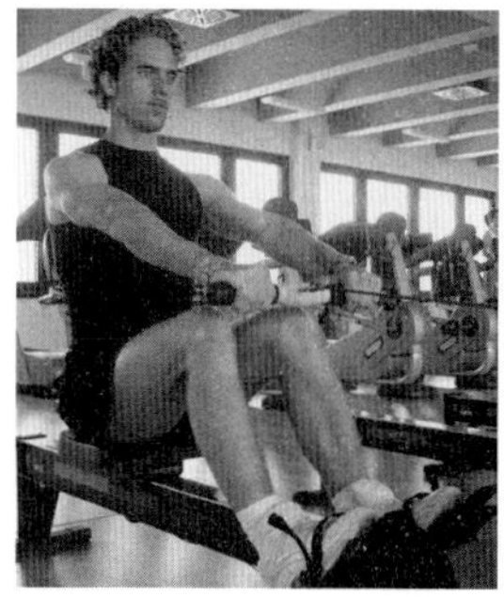

Abb. 34.**11** Rudern im Sitzen (Kabelzug).

Rudern einarmig

Eine weitere Übung zur Kräftigung der Rückenmuskulatur kann auch mit einer Hantel zu Hause durchgeführt werden. Mit einer Hand und dem gegengleichen Knie wird der Körper auf einer flachen Bank oder einem Stuhl abgestützt (Abb. 34.**12**). Der Rücken bleibt gerade, die Stirn parallel zum Boden. Der Handrücken zeigt nach außen. Die Hantel wird nun eng am Körper nach oben gezogen, bis sie die Seite der Brust erreicht. Je Arm 10–15 Wiederholungen bei 3 Sätzen.

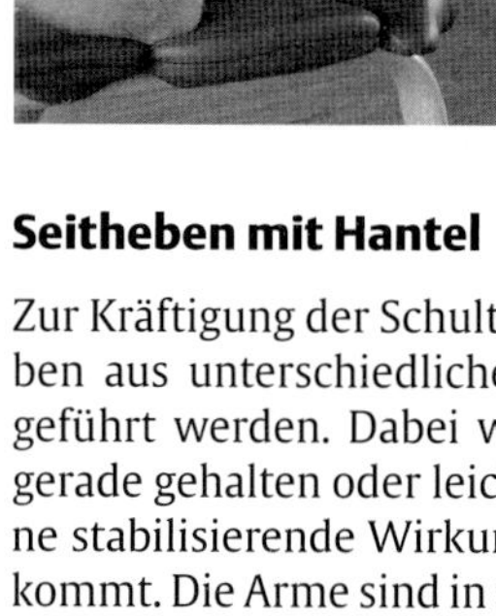

Abb. 34.**12** Rudern einarmig.

Seitheben mit Hantel

Zur Kräftigung der Schultermuskulatur kann das Seitheben aus unterschiedlichen Ausgangspositionen durchgeführt werden. Dabei wird der Oberkörper entweder gerade gehalten oder leicht vorgebeugt, so dass noch eine stabilisierende Wirkung des unteren Rückens hinzukommt. Die Arme sind in der Endposition immer parallel zum Boden und die Handrücken zeigen zur Decke, nur so kann die Schultermuskulatur optimal trainiert werden (Abb. 34.**13**).

Die Füße stehen in der Ausgangsposition hüftbreit auseinander und die Knie sind leicht gebeugt. Die Arme hängen mit den beiden Hanteln seitlich herab und die Handflächen zeigen nach innen. Der Bauch ist zur Stabilisierung leicht angespannt. Nun werden die Arme langsam seitlich angehoben, bis sie auf Schulterhöhe sind. Die Ellenbogen bleiben dabei leicht angewinkelt. Handrücken zeigen nach oben. Langsam in die Ausgangsposition zurückkommen und die Übung wiederholen.

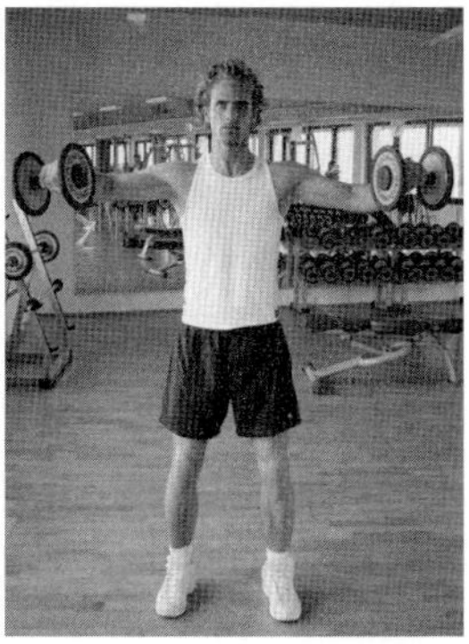

Abb. 34.**13** Seitheben mit Hantel.

Arm- und Beinheben diagonal, unterer Rücken

Eine Kräftigung der unteren Rückenmuskulatur sollte in einem gesundheitsbewussten Trainingsplan nicht fehlen, da eine gestärkte Lendenmuskulatur für eine gute Haltung unerlässlich ist und Rückenschmerzen sowohl vorbeugen als auch beheben kann.

Der untere Rücken kann mit und ohne Geräte optimal trainiert werden. Ausgangsposition ist die Bauchlage, wobei besonders darauf zu achten ist, dass die Hüfte in den Boden gedrückt wird, um einem Hohlkreuz entgegen zu wirken. Die Arme sind nach oben, die Beine nach unten ausgestreckt, die Stirn parallel zum Boden. Der Brustkorb wird nun leicht vom Boden abgehoben. Nun werden jeweils abwechselnd das linke Bein und der rechte Arm vom Boden abgehoben und die Position ein paar Sekunden gehalten, dann folgt der Wechsel (Abb. 34.**14**).

Diese Übung kann durch verschiedene Armpositionen in ihrem Schwierigkeitsgrad individuell abgestimmt werden (Arme in U-Haltung, vor die Stirn und dann den Brustkorb heben und senken etc.).

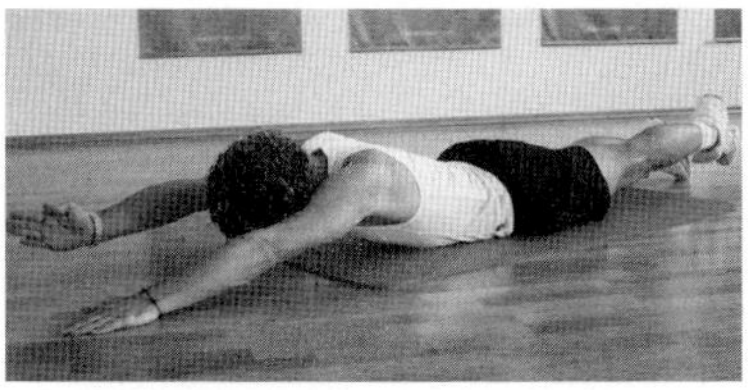

Abb. 34.**14** Arm- und Beinheben diagonal, unterer Rücken.

Bankdrücken/Brustpresse

Das Training der Brustmuskulatur an der Maschine beinhaltet auch immer noch ein Training des M. triceps und formt einen schönen Oberkörper. Die Lendenwirbelsäule sollte über eine leichte Anspannung der Bauchmuskulatur gut abgestützt werden. Die Arme sind in der Ausgangsposition im 90°-Winkel gebeugt, die Ellenbogen befinden sich zwischen Brust- und Schulterhöhe (Abb. 34.**15**). Nun werden die Arme nach vorne gedrückt, bis sie fast gestreckt sind, dann zurücknehmen, die Ellenbogen befinden sich auf Schulterhöhe.

Die Übung sollte langsam und kontrolliert durchgeführt werden.

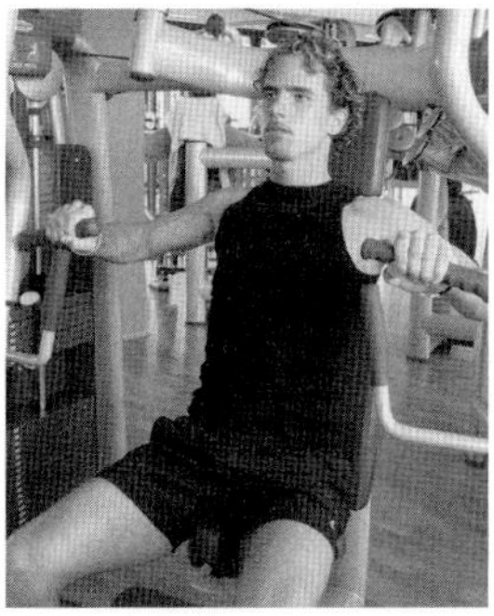

Abb. 34.**15** Bankdrücken/Brustpresse.

Flyings/Brustmuskulatur

Zu Hause kann die Brustmuskulatur mit Hanteln trainiert werden. Ausgangsposition ist die Rückenlage mit angestellten Beinen auf einer flachen Bank oder dem Boden. Die Arme sind in U-Haltung, die Handrücken zeigen nach hinten, Ellenbogen und Schulter sind in der Ausgangsposition auf einer Ebene (Abb. 34.**16**). Mit der Ausatmung werden die Arme langsam nach oben gestreckt, eine leichte Beugung immer beibehalten. Langsam mit der Einatmung wieder in die Ausgangsposition zurückkehren und die Übung in den vorgegebenen Wiederholungsrhythmen durchführen.

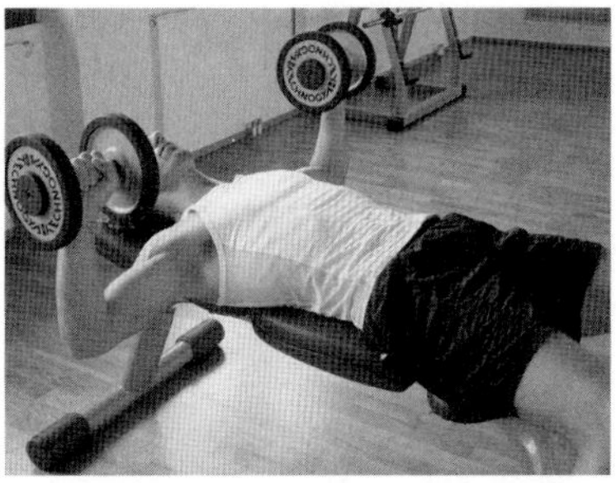

Abb. 34.**16** Flyings/Brustmuskulatur.

Crunches

Diese Bauchmuskelübung sollte unbedingt langsam ausgeführt werden. Die richtige Technik ist entscheidend und auf Seite 264 beschrieben (Abb. 34.**17**). Je nach Level 2–3 Sätze mit je 25–50 Wiederholungen.

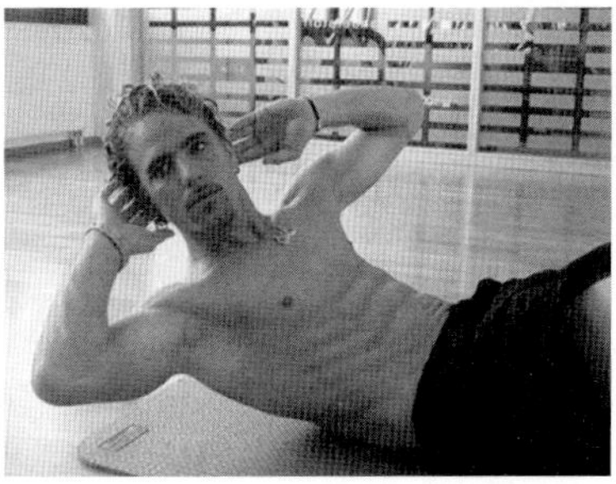

Abb. 34.**17** Crunches.

Biceps/Hammer Curls

Füße hüftbreit auseinander stellen. Beine leicht anwinkeln, die Arme ebenfalls, sie hängen seitlich herab. Gewichte so halten, dass die Handinnenflächen nach innen zeigen. Das Gewicht in Richtung Schulter heben, Ellenbogen dabei dicht an den Körper ziehen (Abb. 34.**18**). In die Ausgangsposition zurückkehren, ohne dabei die Spannung zu lösen. Arme abwechseln und Übung jeweils 20-mal wiederholen bei 2–3 Sätzen. Der Oberkörper darf nicht mitgehen.

Variation: Handinnenflächen zeigen nach oben.

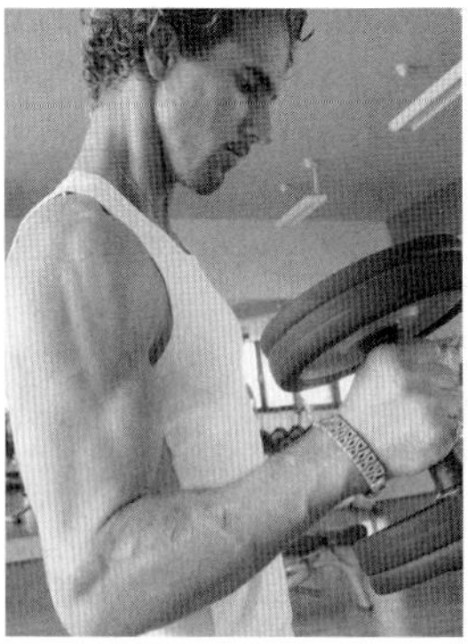

Abb. 34.**18** Biceps/Hammer Curls.

Triceps

Durch das Armstrecken wird der Muskel des hinteren Oberarms trainiert (Abb. 34.**19**). Während der Übung sollte der Oberkörper und v.a. der Rücken gerade gehalten werden. Die Füße stehen hüftbreit auseinander, die Knie sind leicht gebeugt. Die Hantel wird hinter dem Kopf gehalten, Ellenbogen auf Kopfhöhe, Oberarm und Ohr auf einer Linie. Arm strecken. Aufpassen, dass der Ellenbogen während der Übung auf Kopfhöhe bleibt. Bauchmuskeln anspannen, um den Rücken nicht zu überlasten. Langsam in die Ausgangsposition zurückkehren. Jeweils 2–3 Sätze mit 15–20 Wiederholungen.

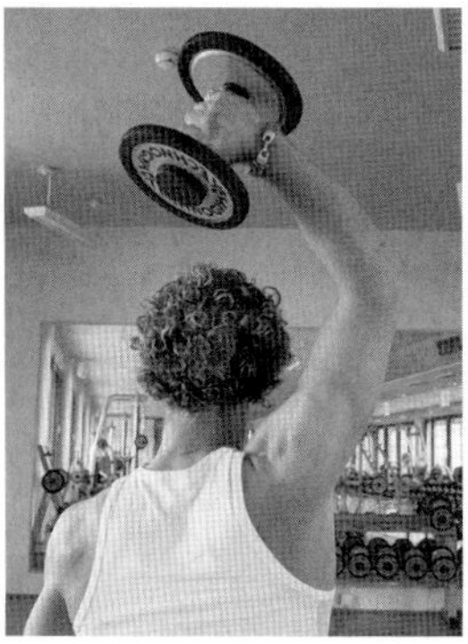

Abb. 34.**19** Triceps.

Koordinationstraining

! Koordination als Zusammenspiel von Zentralnervensystem und Skelettmuskulatur bei einem gezielten Bewegungsablauf hat für die Altersgruppe „40plus" hohe Bedeutung für die Bewegungsanforderung im gesundheitsorientierten Training sowie für die Alltagskompetenz.

Die koordinative Qualität zeichnet sich durch einen ökonomischen, präzisen und gezielten Einsatz der entsprechenden Muskulatur aus und führt zu einem ergonomischen Energieverbrauch (Hollmann u. Hettinger 2000, Scheumann 2001). Geeignete Sportarten, die gleichzeitig auch noch weitere motorische Hauptbeanspruchungsformen wie aerobe Ausdauer und Kraft berücksichtigen, sind Ballspiele, wie Basketball und Volleyball sowie Tennis.

Geschicklichkeit, Gewandtheit, Technik, Gelenkigkeit, Schnellkraft, Reaktionsvermögen und – durch die Dauer der Belastung – Ausdauer werden hierdurch gefördert (Hollmann u. Hettinger 2000, Rost 2001). Weitere Sportarten zur Verbesserung der koordinativen Fähigkeiten sind Gymnastik, Yoga, Zweikampfsportarten oder Tanzen.

Stretching

Zum Beweglichsein gehört mehr, als sich auf den Boden zu setzen und bei gestreckten Beinen die Zehen zu berühren. Flexibilität bedeutet, den Bewegungsradius sowie die Beweglichkeit zu erhöhen und eine gute Haltung zu haben (Roberts 2001). Darüber hinaus fördert es die Entspannung und Regeneration nach Belastung, verbessert die Koordination und das Körpergefühl und hat eine verletzungsvorbeugende Wirkung.

Vor und nach dem Training sollte die betroffene Muskulatur sanft gedehnt werden. Darüber hinaus empfiehlt sich gerade diejenige Muskulatur zu stretchen, die generell zur Verkürzung neigt (M. pectoralis, ischiokrurale Muskelgruppe, M. iliopsoas, untere Rückenmuskulatur). Diese Muskeln sind gerade bei Menschen, die viel sitzen, durch die lange Zwangshaltung verkürzt. Eine schlechte Haltung oder sogar Rückenschmerzen sind die Folge.

Während sich der Muskel verlängert, sollte ganz entspannt in der maximalen Dehnposition für 8–10 sec innegehalten werden und in die Dehnung hinein ausgeatmet werden. 5–10 min täglich sollten für Dehnungsübungen reserviert werden. Nachfolgend werden ein paar Übungen mit der entsprechenden Ausführung vorgestellt.

Oberer Rücken. Aufrecht hinstellen, die Füße sind hüftbreit auseinander. Hände vor dem Körper falten und

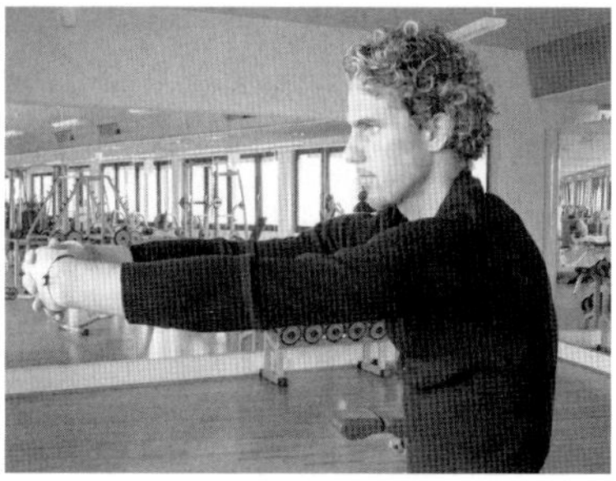

Abb. 34.**20** Dehnung des oberen Rückens.

in die Handflächen blicken. Die Arme sind bis auf Schulterhöhe gehoben, die Ellenbogen leicht angewinkelt (Abb. 34.**20**). Arme wollen vom Körper wegziehen und der obere Rücken spannt sich auf, Dehnung im oberen Rücken nachspüren und die Position 5–10 sec halten.

Unterer Rücken. In der Rückenlage werden beide Knie nah zur Brust gezogen, die Hände umfassen die Unterschenkel (Abb. 34.**21**). Sanft näher an den Körper heranziehen, bis eine Dehnung der Lendenmuskulatur spürbar wird. Variiert wird die Übung dadurch, dass auf dem Kreuzbein leicht kreisende Bewegungen gemacht werden.

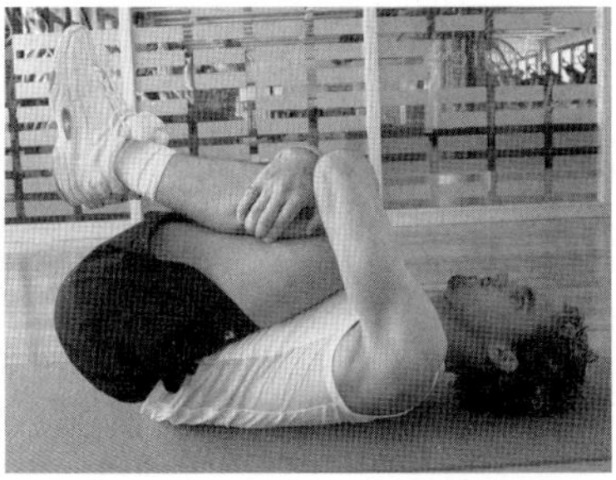
Abb. 34.**21** Dehnung des unteren Rückens.

Quadriceps/vorderer Oberschenkel. Aufrecht hinstellen und sich ggf. an der Wand oder einer Stange festhalten, um das Gleichgewicht halten zu können. Ein Bein anwinkeln und am Fußrücken an den Körper ziehen (Abb. 34.**22**). Die Knie bleiben zusammen, Standbein leicht gebeugt. 8–10 sec halten und dann mit dem anderen Bein wiederholen.

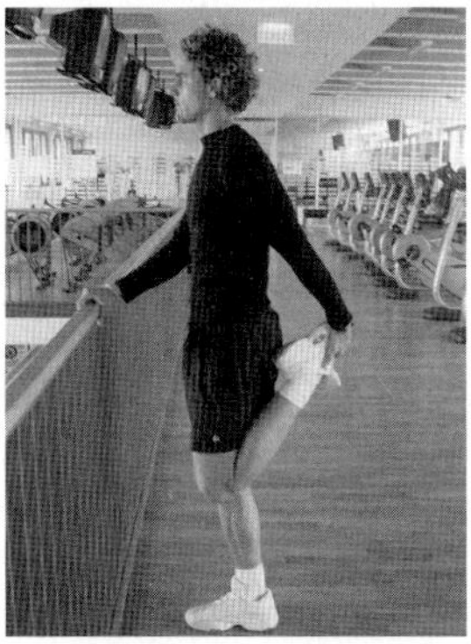
Abb. 34.**22** Dehnung von Quadriceps/vorderem Oberschenkel.

Ischiokrurale Muskelgruppe/Beinbeuger. Ferse auf ein Geländer oder eine Bank legen. Sich langsam in Richtung des gestreckten Beins vorbeugen (Abb. 34.**23**). Das Standbein leicht anwinkeln, das vordere Bein strecken. Sich von der Hüfte aus vorbeugen, anstatt einen Buckel zu machen. 8–10 sec so verharren, dann die Übung mit dem anderen Bein wiederholen.

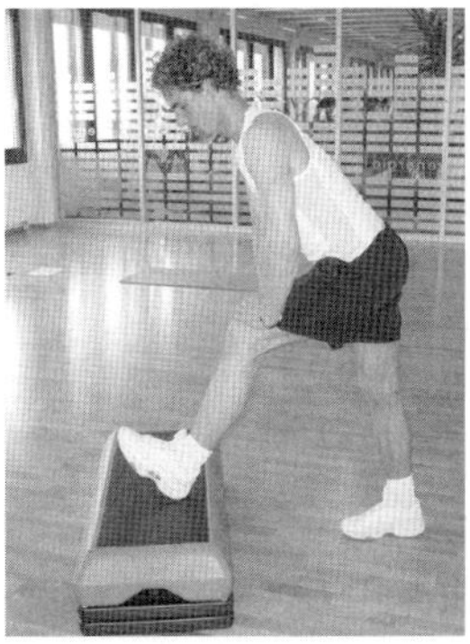
Abb. 34.**23** Dehnung von ischiokruraler Muskelgruppe/Beinbeuger.

Iliopsoas/Hüftbeugemuskulatur. Die Ausgangsposition zur Dehnung des Hüftbeugemuskels ist der einbeinige Kniestand. Das hintere Bein wird nun weit nach hinten gestreckt, das Knie bleibt am Boden (Abb. 34.**24**). Die Hände werden neben dem vorderen Fuß aufgesetzt. Es ist darauf zu achten, dass das vordere Knie nicht über die Fußspitze kommt. Nun wird das Becken leicht nach hinten gekippt und die Hüfte nach vorne gedrückt, der Oberkörper bleibt dabei aufrecht.

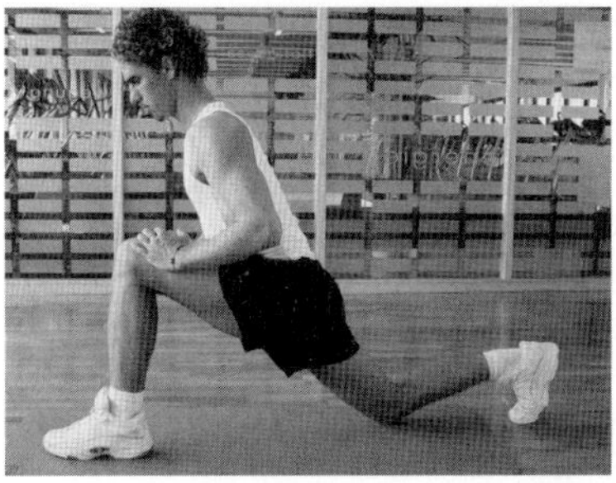
Abb. 34.**24** Dehnung von Iliopsoas/Hüftbeugemuskulatur.

Wadenmuskulatur. Im Stand stehen die Füße zunächst eng nebeneinander. Der linke Fuß wird nun nach hinten versetzt, wobei die Ferse gen Boden zieht (Abb. 34.**25**). Das rechte Bein ist gebeugt, das Gewicht auf dem vorderen Bein, der Oberkörper aufrecht. Wird das hintere, annähernd gestreckte Bein nach 10 sec leicht angebeugt, wird die Achillessehne noch mit in die Dehnung einbezogen. Wechsel zur anderen Seite.

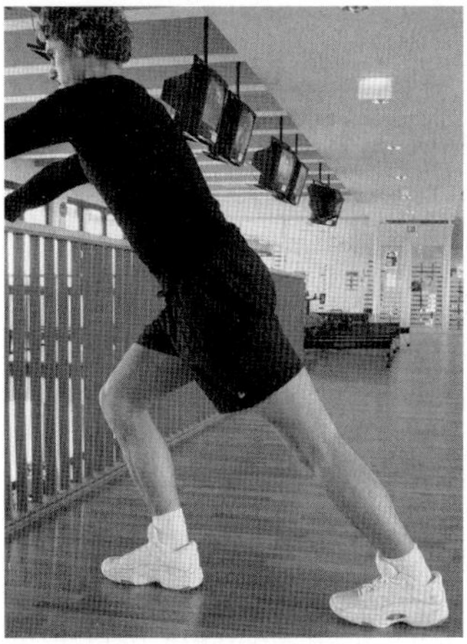
Abb. 34.**25** Dehnung der Wadenmuskulatur.

Brustmuskulatur. Aufrecht hinstellen, Füße sind hüftbreit auseinander, die Knie leicht gebeugt. Hände hinter dem Rücken verschränken. Arme heben, der Rükken bleibt gerade (Abb. 34.**26**). Arme ziehen nach hinten, Schultern ziehen zum Boden. Arme nun so weit heben, bis Brustkorb und Schultervorderseite gedehnt werden. 10–14 sec so verharren. Die Nackenmuskulatur wird zusätzlich gedehnt, wenn das Kinn auf die Brust gesenkt wird.

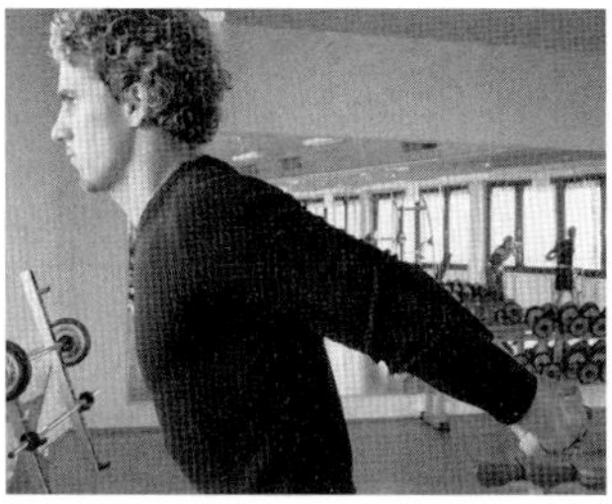

Abb. 34.**26** Dehnung von Brustmuskulatur.

Schulter- und Halsmuskulatur. Die Ausgangsposition ist der hüftbreite Stand mit leicht gebeugten Knien. Ein Arm wird nach hinten genommen, das Handgelenk nach hinten ziehen (Abb. 34.**27**). Die Schultern sind gerade. Wird nun noch auf der Gegenseite das Ohr zur Schulter geneigt, erfolgt eine zusätzliche Dehnung der seitlichen Halsmuskulatur. Bei Neigung des Kopfes nach vorne wird die Nackenmuskulatur gedehnt.

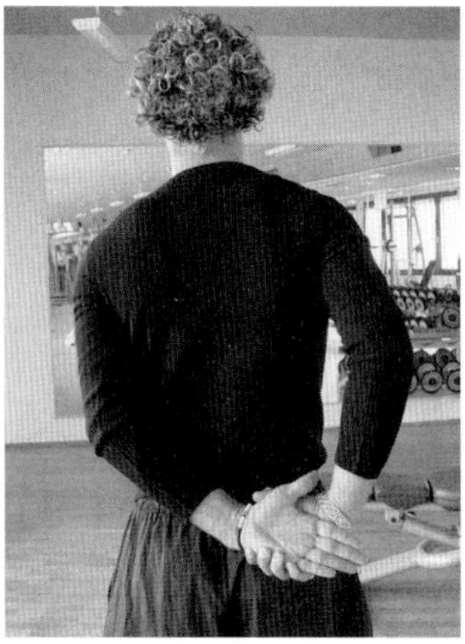

Abb. 34.**27** Dehnung von Schulter- und Halsmuskulatur.

Tipps für Männer ohne Zeit

Wie geistige und mentale Fitness fordern auch Sport und körperliche Fitness Zeit. Bei einem 3- bis 5-mal wöchentlichen Training müssten 5–10 Stunden pro Woche (5% der Gesamtzeit!) für den Sport „freigehalten" werden. Denkt man an all die positiven Auswirkungen des Sports hinsichtlich des kardiovaskulären Systems, der allgemeinen Organfunktionen sowie des psychischen Wohlbefindens, so scheint dies ein vertretbarer Zeitaufwand. Allerdings fehlt es Männern in der heutigen Leistungsgesellschaft, eingespannt zwischen Erwerbsleben, Familie und Freundeskreis, oft an ausreichend Zeit, um regelmäßig Sport zu treiben.

Tabelle 34.**6** Bewegungstipps für Menschen mit wenig Zeit

➤ Kniebeugen am Morgen während dem Zähneputzen.
➤ Treppen steigen anstatt mit dem Aufzug zu fahren.
➤ Kurze Distanzen lieber zu Fuß oder mit dem Fahrrad als mit dem Auto zurücklegen.
➤ Bewusst Parkplatz nicht in unmittelbarer Nähe zum Zielort wählen.
➤ Mittagspause zum Gang um die Arbeitsstelle nutzen („frische Luft schnappen").
➤ Dehnungs- und Entspannungsübungen durchführen, während der Computer das Betriebssystem hochfährt.
➤ Beim Sitzen im Bürosessel hin und wieder die Gesäßmuskulatur kontrahieren und 10 sec Sekunden halten.
➤ Haltezeiten beim Autofahrten dazu nutzen, verschiedene Muskelpartien anzuspannen und 5–10 sec die Spannung zu halten.
➤ Auf Dienstreisen den Fitnessraum des Hotels oder den Pool nutzen.

Sollte dies nicht ein vorgeschobenes Argument sein, so werden in Tab. 34.**6** Möglichkeiten vorgestellt, wie Männer auch im Alltag regelmäßig dazu beitragen können, der körperlichen Untätigkeit wenigstens bei alltäglichen Verrichtungen entgegenzuwirken.

Literatur

1. Freiwald J. Aufwärmen im Sport. Hamburg; Rowohlt Taschenbuch: 1991
2. Froböse I, Nellessen G (Hrsg.). Training in der Therapie-Grundlagen und Praxis. Wiesbaden; Ullstein Medical: 1998.
3. Geiger L. Gesundheitstraining. München; BLV Sportwissen: 1999.
4. Hollmann W, Hettinger T. Sportmedizin. Arbeits- und Trainingsgrundlagen. Stuttgart; Schattauer: 2000.
5. Jacobi GH (Hrsg.). Männergesundheit. Stuttgart; Thieme: 2003.
6. Roberts M. Fit in 90 Tagen. München; Dorling Kindersley: 2001.
7. Roberts M. Fitness for Life. München; Dorling Kindersley: 2002.
8. Rost R (Hrsg.). Lehrbuch der Sportmedizin. Köln; Deutscher Ärzte Verlag: 2001.
9. Rost R. Sport- und Bewegungstherapie bei Inneren Krankheiten. 2.erweiterte Auflage, Köln; Deutscher Ärzte Verlag: 1995.
10. Scheumann H. Fit und Vital. Aachen; Meyer und Meyer: 2001.
11. Schwarzenegger A, Dobbins B. Das große Bodybuilding Buch. München; Wilhelm Heyne: 1987.
12. Sommer F, Graf C. „Sports meets Medicine – Urologie und Sport – Lifestyle, Sexualität, Onkologie und Sport". Göttingen; Cuvillier-Verlag: 2002.
13. Sommer F, Klotz T. Mann, intakt. Göttingen; Cuvillier Verlag: 2003.

35 Anti-Aging und Faktor Glück

Rudolf K. Oberdorfer

Einleitung

„Aber es gibt kein unbedingtes und ungetrübtes Glück, das länger als fünf Minuten dauert“ war Theodor Fontane's Auffassung. Demnach verliert ein langes Glück allein schon durch seine Dauer. Mit Glück in der Zusammenschau von erfolgreichem, kompetentem Älterwerden ist nicht das Glück im Sinne von „Glück gehabt“ (engl.: *luck*), sondern das dauerhafte Empfinden von **„Glücklichsein“** (engl.: *happiness*) gemeint.

Wie vielschichtig die Empfindung von Glück sein kann, spiegelt sich auch darin wider, dass es im altindischen Sanskrit mehr als ein Dutzend Worte dafür gibt. Glücklich sein und sich an eigenes Glück erinnern, sind Eckpfeiler im Streben nach einem langen Leben. Fragt man Jungsenioren, wie sie sich ein glückliches Älterwerden wünschen, so nennen sie **gesund**, **aktiv**, **fit**, **zufrieden**, **angstfrei**, und vor allen Dingen **sorgenfrei** und **selbstständig**.

Begriff „Glück“ in der Philosophie

Glück war zu allen Zeiten ein philosophisches Standardthema. Seit den ersten philosophischen Überlieferungen wurde Glücklichsein immer auch mit Gelassenheit, innerer Ruhe, Rückschau auf Erreichtes und mit Liebesfähigkeit in Zusammenhang gebracht. Unmittelbar wirken die Suche nach Glück und das Vermeiden von Leiden zusammen. Das Thema von den Anfängen der klassischen Philosophie bis zu den Denkern der Neuzeit und der Modernen nur anreißen zu wollen, wäre an dieser Stelle vergebens.

Einen sehr modernen und gleichzeitig praktischen Zugang hierzu weist der **Dalai Lama** (Dalai Lama 2002):

„Seit anfangloser Zeit haben wir ein gültiges Gewahrsein, oder Bewusstsein, von einem „Ich“. Es liegt in der Natur dieses „Ich“ oder Selbst begründet, dass es Glück erreichen und Leiden vermeiden möchte, und dieses Verlangen ist stichhaltig – es ist wahr, vernünftig und angemessen. Folglich haben wir alle das Recht, Glück zu erreichen und Leiden zu vermeiden. Die Tatsache, dass sich Leiden und Glück ihrerseits von Augenblick zu Augenblick verändern, lässt erkennen, dass diese Erfahrungen von Glück und Leiden abhängig von Ursachen und Wirkungen sind. Um uns vom Leiden zu befreien, müssen wir die Ursachen und Bedingungen des Leidens beseitigen, und um Glück zu erreichen, müssen wir die Ursachen und Bedingungen für Glück schaffen“.

So kann Glück auch als Anpassung aufgefasst werden. Nach Paul Watzlawick führt die lebenswichtige Notwendigkeit der Anpassung unweigerlich zur Ausbildung bestimmter Verhaltensmuster, deren Zweck idealerweise ein möglichst erfolgreiches und leidensfreies (also glückliches) Überleben wäre (Watzlawick 2002).

Ruhelosigkeit und das damit einhergehende Verpassen der inneren Harmonie kann als Glücksbremse erster Ordnung angesehen werden. Seneca empfand Ruhelosigkeit als die „Menschen-Krankheit“ schlechthin. **Gerd B. Achenbach** sieht in der Rastlosigkeit den Ausgang so (Achenbach 2000):

„Sie nehmen sich ein Buch vor, lesen ein paar Zeilen, und schon schweifen ihnen die Gedanken ab. Sie starren auf die Worte und fragen sich, wozu sie ihre Zeit verplempern. Und für sie trifft's wirklich zu: Sie müssen nämlich etwas „machen“, unternehmen, irgend etwas treiben, sonst befällt sie das Gefühl, sie seien tot. Und warum? Weil sie an sich wie tot sind: Mit sich selber wissen sie „nichts anzufangen“. Sie leben nur, solange sie was tun und sofern „sich etwas tut“. Wo nichts los ist, ist nichts. Entzieht man ihnen die Beschäftigung, nimmt man ihnen die Belastungen des Alltagslebens ab, bekommen sie es mit sich selbst zu tun (...).“

Und wie wahr und unwahr erscheint selbst während des vom Terminkalender abgesparten Jahresurlaubs das von Horaz dahingesagte *„beatus ille qui procul negotiís“*. Glückselig der, der fernab von den Geschäften ..., tatsächlich?

Auch das **„Heute-Prinzip“** ist ein wesentlicher philosophischer Grundpfeiler für die Fähigkeit, dauerhaft – auch nach erlebtem Leid – immer wieder Glück zu erleben und unser Leben in positiver Weise zu meistern. Eine altindische Weisheit aus dem **Sanskrit** besagt hierzu:

„Sei Dir jedes Tages bewusst, denn er ist das Leben, das Leben allen Lebens. In seinem kurzen Ablauf liegt die ganze Wirklichkeit und Wahrheit des Daseins, die Wonne des Wachsens, der Ruhm der Tat und die Herrlichkeit der Kraft. Denn das Gestern ist nur ein Traum – und das Morgen eine Vision! Das Heute aber, richtig gelebt, macht das Gestern zu einem Traum voller Glück – und das Morgen zu einer Vision voller Hoffnung: deshalb sei Dir jedes Tages bewusst!“

Wer positiv denkt, wer die Realität positiv konnotiert, der wird zum Lebenskünstler, der ohne zu hadern sich angstfrei ganz auf die konstruktive Gestaltung seiner Wirklichkeit konzentrieren kann.

Thich Nhat'Hahn, ein buddhistischer Mönch und Freund des Dalai Lama, schreibt in seinem Buch „Ich pflanze ein Lächeln“:

„Im gegenwärtigen Moment sind wir mit dem Leben verabredet. Wenn wir eben jetzt nicht in Frieden und Freude sind, wann wollen wir sie dann spüren – morgen oder übermorgen? Was hindert uns daran, genau jetzt glücklich zu sein?“ (Thich Nhat'Hahn 1992).

Autogenes Training und andere Formen der Meditation sind sehr gut dazu geeignet, durch Entspannung krank machenden Stress zu reduzieren, Ängste zu überwinden und sich damit der letztendlichen Realität zu stellen.

Hermann Hesse, der große schwäbische Dichter, schreibt so treffend (Hesse 1992):

„Man hatte vor tausend Dingen Angst, vor Schmerzen ..., vor dem eigenen Herzen, man hatte Angst vor dem Erwachen, vor dem Alleinsein ... vor dem Tode – namentlich vor ihm, dem Tode.

Aber all das waren nur Masken und Verkleidungen. In Wirklichkeit gab es nur eines, vor dem man Angst hatte: das sich fallen lassen, den Schritt in das Ungewisse hinaus, den kleinen Schritt hinweg – über all die Versicherungen, die es gab.

Und wer sich einmal, ein einziges Mal hingegeben hatte, nur einmal das große Vertrauen geübt und sich dem Schicksal anvertraut hatte, der war befreit. Er gehorchte nicht mehr den Erdgesetzen, er war in den Weltraum gefallen und schwang im Reigen der Gestirne mit.“

Psychohygiene – Weg zu individuellem Glück

! Psychohygiene – nicht deckungsgleich gelegentlich auch Psychoprophylaxe genannt – ist das Wissen von der Erhaltung der seelischen und geistigen Gesundheit. Lebensführung, Umgang mit sich selbst und mit seiner Umgebung, Inventur machen sind psychohygienische Aktionsfelder.

Überdachter Umgang mit Konsum, Konsumverzicht, Rückbesinnung auf Liebe sind Hilfen für Erwerb oder Erhalt der eigenen Psychohygiene. **Erich Fromm**, einer der bedeutendsten deutschen Philosophen des vergangenen Jahrhunderts, beschreibt in seinem Buch „Die Kunst des Liebens“ (Fromm 2000) im Kapitel „Die Liebe und ihr Zerfall in der zeitgenössischen Gesellschaft“ ebenso wie in „Haben und Sein“ (Fromm 1979) sehr eindruckvoll die Zwänge und Mechanismen, die hierzulande immer mehr zum Zerfall der Liebe führen und uns den Weg in ein glückliches Älterwerden verstellen.

Das Leben verläuft nur deshalb bei vielen Menschen nicht glücklich, weil sie Glück zu einem ersehnten Zustand ernannt haben und dann jeden davon abweichenden Zustand ablehnen oder sogar verurteilen. In vielen Fällen sind erst existenzielle Not, Krankheit oder ein anderer Schicksalsschlag „notwendig“, damit sich der Mensch besinnt. Fragen wie „was soll das eigentlich alles?“, „warum lebe ich hier auf Erden?“, „wer bin ich in Wahrheit?“ sollen nun helfen, neue Orientierung zu finden.

Menschen werden dann spirituell. Sie tauchen ab in ihr Inneres. **Willigis Jäger** spricht von einem geradezu spirituellen Grundbedürfnis: „Wenn der Mensch Bedürfnisse verdrängt, wird er krank“ (Jäger 1999).

Konsumverzicht

Konsum ist langfristig gesehen eine **Glücksbremse**. Der Paartherapeut **Lukas-Michael Möller** spricht vom „Zeitalter der narzisstischen* Störung“, in der das Konsumieren und „Konsumiert werden“, die Jugend, die Schönheit und der Erfolg zum Selbstzweck wird, und Menschen ohne Sinnfindung und ohne Liebe an ihrem oberflächlichen Konsumverharren seelisch verkümmern und letztendlich einsam zugrunde gehen (Möller 1996*).

Eine Zivilisation, in welcher das **Haben**, das Kulissenschieben und das Konsumieren immer mehr Vorrang vor dem **Sein** hat, kann nicht Anderen als Vorbild dienen. Denn unter solchen Bedingungen geht die Fähigkeit zu lieben und zum Erreichen von Glück immer mehr verloren. „Weniger ist mehr – im Verzicht liegt der Gewinn“ ist eine Devise, die gerade im Alter zu einem Glück bringenden Motto werden könnte. Denn Streben und Sucht machen nicht nur körperlich krank, sondern beeinträchtigen oder verhindern unsere Liebesfähigkeit.

Pater **Hugo M. Enomya-Lassalle**, der die Zen-Meditation in die deutschen Klöster gebracht hat, beschreibt das Erleuchtungserlebnis eines indischen Philosophen, der in der Selbsterforschung und der Selbstfindung durch die meditative „Wesensschau“ eine wesentliche Grundlage für seelische Gesundheit und somit auch für das individuelle Glückserleben erkennt. Er betont:

„Wenn das Eine (das Selbst) gefunden ist, lösen sich alle anderen Probleme von selbst auf; solange dieses nicht gefunden ist, nehmen die Probleme, die gelöst sein wollen, kein Ende!“ (Enomya-Lassalle 1987).

Good-Aging für die Praxis

Zwiegespräche, sich wechselseitig einfühlbar machen, Lösungen entwickeln, wo keiner unterliegt, achtsam mit sich und dem anderen, mit der Familie, den Freunden, den Kollegen, der Firma umgehen, das sind für den Menschen in der zweiten Lebenshälfte die Glück bringenden Herausforderungen.

Das setzt ständige Selbstreflexion, Introspektion, Selbstfindung und tägliches „Inventur machen“ voraus. Nur wer weiß, wer er in Wirklichkeit ist, weiß auch, was er will. Wir können so unsere **innere Ethik** entwickeln, unser Handeln an den eigenen Normen und Werten ausrichten, und somit unsere Vorstellungen von einem erfüllten Leben gestalten und tagtäglich immer wieder neu umsetzen. All dies ist wirksame Prävention vor Befindlichkeitsstörung und Krankheit und damit essenzieller Bestandteil jeder Anti-Aging-Strategie.

* *Narziss* ist eine griechische Sagengestalt, die so in sich selbst verliebt war, dass sie immerfort ins Wasser starrte, um ihr eigenes Bild zu sehen. *Narziss* war unfähig, mit einem anderen Menschen eine tiefe Beziehung einzugehen. Er war nicht bindungsfähig, geschweige denn liebesfähig und ging an seiner neurotischen Fehlhaltung zugrunde.).

Selbstverwirklichung, sich selbst treu Sein, authentisches Handeln erfordert aber die Bereitschaft zum Verzicht, die Unterbrechung der Ich-Befriedigung, d.h. den Aufbau von **Frustrationstoleranz**. Nur über diesen Weg können wir uns selbst, unsere Schatten sowie unsere tieferen Schichten erkennen. Hierüber können wir uns Kraftquellen erschließen, die, wenn sie einmal sprudeln, sich immer wieder selbst nähren und somit niemals versiegen.

Achtsamkeit – Schlüssel zum glücklichen Älterwerden

„Dies vor allem: sei dir selber treu – und so folgt wie auf den Tag die Nacht, Du kannst nicht falsch sein, gegen irgendwen."

Das betont Shakespeare und weist auf die **Wahrhaftigkeit** als wesentliche Grundlage für Vertrauenswürdigkeit hin. Erst wer weiß, wer er ist, und für wen Wahrhaftigkeit, Treue, Achtsamkeit, Zuverlässigkeit und Beständigkeit wesentliche **Werte und Normen** sind, die er offen vertritt und an welchen er sein Handeln um seiner Selbstliebe willen orientiert, der kann normenorientiert, geradlinig, bewusst und zielgerecht handeln und somit seine noch im Älterwerden hoch gesteckten Lebensziele erreichen.

Erst dann ist er des Vertrauens würdig, welches Partner/in, Kinder, Verwandte und Freunde in ihn setzen. Erst durch die ständige Übung der Achtsamkeit ist echte Bindung möglich. Wer seiner eigenen Liebesbeziehung und der Beziehung zu Familie und Freunden Priorität einräumt, erfüllt sein Leben mit Sinn, vermehrt sein täglich immer wieder neu erlebtes Glück und schützt sich vor körperlichen Leiden und Depressionen.

Auch ein nützlicher Beruf, zu dem man sich *berufen* fühlt, ein Hobby, welches man mit voller Konzentration betreibt, ermöglicht ein erfülltes Leben mit einem Höchstmaß an Aktivität, Kreativität und täglich erlebter Ausgeglichenheit in Glück. **Willigis Jäger**, Benediktiner und einer der bedeutendsten Zen-Meister im deutschsprachigen Raum, zitiert in seinem Buch „Suche nach dem Sinn des Lebens" folgende Anekdote (Jäger 1999):

Ein Rabbi wurde einmal gefragt, warum er trotz seiner vielen Beschäftigungen immer so gelassen sein könne. Er sagte: „Wenn ich stehe, dann stehe ich; wenn ich gehe, dann gehe ich; wenn ich sitze, dann sitze ich; wenn ich esse, dann esse ich; wenn ich spreche, dann spreche ich ...". Da fielen ihm die Fragesteller ins Wort: „Das tun wir doch auch, aber was machst du noch darüber hinaus?" Er sagte wiederum: „Wenn ich stehe, dann stehe ich; wenn ich gehe, dann gehe ich; wenn ich sitze, dann sitze ich; wenn ich esse, dann esse ich; wenn ich spreche, dann spreche ich ...". Wieder sagten die Leute: „Das tun wir doch auch!" Er aber sagte zu ihnen: „Nein, wenn ihr sitzt, dann steht ihr schon; wenn ihr steht, dann lauft ihr schon; wenn ihr lauft, dann seid ihr schon am Ziel."

Jäger ist überzeugt, dass die **Achtsamkeit** die schwerste, aber auch wichtigste asketische Übung ist. Sie sei eine ständige Unterbrechung der Ich-Befriedigung. Der achtsame Mensch fließe nicht mehr mit dem Strom der Gewohnheit und lasse seinem Bewusstsein nicht den willkürlichen Lauf, der ein Vordringen in die Tiefen verhindert. Mit der **Übung der Aufmerksamkeit** werde der Mensch in sein tiefes, wahres Selbst – also weg vom Ich – geführt und so nicht mehr von seiner egoistischen Sichtweise beherrscht.

Abschließend zu diesen Gedanken sei hier noch ein nach wie vor höchst moderner Aspekt zu dem, was wir unter Glück bringender Liebe verstehen wollen, angeführt. So sagt **Laotse**, der Philosoph des Taoismus,

„die Pflicht ohne Liebe mache verdrießlich, Verantwortung ohne Liebe rücksichtslos, Gerechtigkeit ohne Liebe hart, Wahrheit ohne Liebe kritiksüchtig, Erziehung ohne Liebe widerspruchsvoll, Klugheit ohne Liebe gerissen, Freundlichkeit ohne Liebe heuchlerisch, Ordnung ohne Liebe kleinlich, Sachkenntnis ohne Liebe rechthaberisch, Macht ohne Liebe gewalttätig, Ehre ohne Liebe hochmütig, Besitz ohne Liebe geizig, und Glaube ohne Liebe fanatisch" (zitiert nach Jäger 1999).

Begriff „Glück" in der Positiven Psychologie

Traditionelle Psychologie – Positive Psychologie

Die traditionelle Psychologie hat Jahrzehnte damit verbracht, seelische Störungen und Krankheiten zu definieren und durch spezifische Methoden der Psychotherapie erfolgreich zu behandeln. Dabei wurde lange versäumt, individuelle Gemütszustände, Stärken und Tugenden zu pflegen und auszubauen, die positiv zu Buche schlagen, und damit Freude, Zufriedenheit und Glück erzeugen.

Der amerikanische Psychologe **Martin Seligman** räumt anhand systematischer Langzeitbeobachtungen das traditionelle Missverständnis beiseite, alle positiven menschlichen Strebungen und Motivationen seien nicht authentisch. Dem setzt er die positive Psychologie entgegen. Sie belegt, dass menschliche Stärke, Tugend und das hieraus erwachsende Glück eben nicht aus negativen Emotionen stammt.

Gerade die **positiven Emotionen** wie Zuversicht, Hoffnung und Vertrauen sind es, die in Krisen rettend sein können. Durch den Aufbau der individuell angelegten menschlichen Tugenden und Stärken, zu denen Mut, Tapferkeit, Besonnenheit, Aufrichtigkeit, Gerechtigkeit und Treue gehören, wird gerade in eher misslichen (also unglücklichen) Situationen Glück erzeugt.

Sie wirken wie ein **Schutzschild** und sind die **Widerstandskraft** gegen Schicksalsschläge und Schwankungen des seelischen Gleichgewichts. Diese individuell wirksamen Tugenden und Stärken sind sowohl genetisch veranlagt als auch frühzeitig im Leben durch Anpassung an Lebensumstände geformt und ausgebildet.

In seiner Analyse „Der Glücksfaktor" nennt Seligman eine Formel, mit der man die Umstände, die zu Glück führen, annäherungsweise modellhaft quantifizieren kann (Seligman 2003):

Tabelle 35.1 6 Haupttugenden und 24 Signaturstärken nach Seligman

		Betreffen die 48 Fragen aus Tabelle 35.2
I.	**Weisheit und Wissen**	
1.	Neugier/Interesse für die Welt	1–2
2.	Lerneifer	3–4
3.	Urteilskraft / kritisches Denken / geistige Offenheit	5–6
4.	Erfindergeist / Originalität / praktische Intelligenz / Bauernschläue	7–8
5.	Soziale Intelligenz / personale Intelligenz / emotionale Intelligenz	9–10
6.	Weitblick	11–12
II.	**Mut**	
1.	Tapferkeit und Zivilcourage	13–14
2.	Durchhaltekraft / Fleiß / Gewissenhaftigkeit	15–16
3.	Integrität / Echtheit / Ehrlichkeit / Lauterkeit	17–18
III.	**Menschlichkeit und Liebe**	
1.	Menschenfreundlichkeit und Großzügigkeit	19–20
2.	Lieben und sich lieben lassen	21–22
IV.	**Gerechtigkeit**	
1.	Staatsbürgertum / Pflicht / Teamwork / Loyalität	23–24
2.	Fairness und Ausgleich	25–26
3.	Menschenführung	27–28
V.	**Mäßigung**	
1.	Selbstkontrolle	29–30
2.	Klugheit / Ermessen / Vorsicht	31–32
3.	Demut und Bescheidenheit	33–34
VI.	**Transzendenz**	
1.	Sinn für Vortrefflichkeit und Schönheit	35–36
2.	Dankbarkeit	37–38
3.	Hoffnung / Optimismus / Zukunftsbezogenheit	39–40
4.	Spiritualität / Gefühl für Lebenssinn / Glaube / Religiosität	41–42
5.	Vergeben und Gnade walten lassen	43–44
6.	Spielerische Leichtigkeit und Humor	45–46
7.	Elan / Leidenschaft / Enthusiasmus	47–48

!

G = V + L + W

Demnach entsteht nachhaltiges Glücksniveau (G) aus dem Vererbten (V) plus den schicksalhaften Lebensumständen (L) plus dem eigenen Willen (W).

Dass dieser Zusammenhang stimmt, hat der Forschungszweig der Positiven Psychologie längst bewiesen.

Tugenden und Stärken bestimmen unser Glück

Wenn tatsächlich menschliche Stärken und Tugenden Schutzschild oder Puffer gegen Schicksalsschläge und gegen Gefahren an Leib und Seele sind, sollte gerade die Pflege dieser Stärken beim und mit dem Älterwerden hilfreich sein, geistig hellwach, interessiert und flexibel zu bleiben. Die stetige Weiterentwicklung der Tugenden und charakterlichen, authentischen Stärken erzeugt und unterstützt Glück.

Seligman nennt diese sich im Laufe des Lebens herausgebildeten Stärken die Signaturstärken. Basis seiner Analyse sind die 6 individuell unterschiedlich veranlagten **Haupttugenden**:

- Weisheit und Wissen,
- Mut,
- Menschlichkeit und Liebe,
- Gerechtigkeit,
- Mäßigung sowie
- Transzendenz.

Diesen konnte er durch umfangreiche Forschung 24 **Signaturstärken** unterordnen (Tab. 35.**1**).

Ein Fragebogen (Tab. 35.**2**) dient der Selbsteinschätzung der authentischen Stärken (Signaturstärken) angelehnt an Seligman (Seligman 2003).

„Flow“ generieren heißt Glück begünstigen

Der amerikanische Psychologe Mihaly Csikszentmihalyi bezeichnete erstmals mit **Flow** einen sich selbst verstärkenden Gefühlszustand (Csikszentmihalyi 2002). Flow tritt bei dem auf, der durch sein Tun total gefesselt und fasziniert ist und so in einen Zustand voller Konzentration eintritt. Er taucht in diese Tätigkeit vollkommen hinein, wird von ihr eingenommen, geradezu absorbiert. Er verliert seine Selbstbefangenheit und fühlt sich motiviert, nur das eine zu tun, das ihn im gegenwärtigen Moment fasziniert. Die Zeit scheint für ihn still zu stehen, wenn er in Kontakt mit sich und seinen Stärken ist.

Voraussetzung ist, dass die Anforderungen dieser Tätigkeit genau zu seinen Fähigkeiten passen. Die Entfaltung der kreativen Kräfte, das Denken, Planen, Kombinieren und das freie Gestalten bis hin zur Vollendung des Werks ist es, was lang anhaltende Befriedigung und damit Glück verschafft. Dabei wird die Zeit – wenn über-

Tabelle 35.**2** Test zur Selbsteinschätzung der eigenen Signaturstärken (dieser und weitere interaktive Tests sind bei www.authentichappiness.org abrufbar.

Nr.	Spontane Selbstauskunft	Entspricht mir völlig	Entspricht mir	Weiß nicht	Passt schlecht zu mir	Entspricht mir gar nicht
1	Ich bin immer neugierig auf die Welt.	5	4	3	2	1
2	Ich bin schnell gelangweilt.	1	2	3	4	5
3	Ich bin begeistert, wenn ich etwas Neues lerne.	5	4	3	2	1
4	Ich mache niemals einen Umweg, um ein Museum oder einen anderen Ort aufzusuchen, an dem ich etwas lernen kann.	1	2	3	4	5
5	Wenn das Thema es erfordert, kann ich ein hochrationaler Denker sein.	5	4	3	2	1
6	Ich habe die Tendenz, aus dem Bauch heraus zu urteilen.	1	2	3	4	5
7	Ich liebe es, neue Wege auszuprobieren, um etwas zu bewerkstelligen.	5	4	3	2	1
8	Die meisten meiner Freunde sind einfallsreicher als ich.	1	2	3	4	5
9	Egal, um welche soziale Situation es sich handelt, ich bin fähig, mich einzufühlen.	5	4	3	2	1
10	Ich bin nicht sehr gut darin zu spüren, was andere Menschen gerade fühlen.	1	2	3	4	5
11	Ich bin immer in der Lage, die Dinge zu betrachten und dabei das Große und Ganze zu erkennen.	5	4	3	2	1
12	Andere Menschen kommen selten zu mir, um mich um Rat zu fragen.	1	2	3	4	5
13	Ich habe häufig meinen Standpunkt gegen eine starke Opposition vertreten.	5	4	3	2	1
14	Schmerz und Enttäuschung machen mir oft schwer zu schaffen.	1	2	3	4	5
15	Was ich angefangen habe, bringe ich auch stets zu Ende.	5	4	3	2	1
16	Bei der Arbeit werde ich leicht abgelenkt.	1	2	3	4	5
17	Ich halte meine Versprechen immer.	5	4	3	2	1
18	Meine Freunde sagen mir nie, dass ich mit beiden Füßen auf dem Boden der Tatsachen stehe.	1	2	3	4	5
19	Im letzten Monat habe ich freiwillig einem Nachbarn geholfen.	5	4	3	2	1
20	Nur selten liegt mir am Glück anderer mehr als an meinem eigenen.	1	2	3	4	5
21	Es gibt Menschen in meinem Leben, die sich um meine Gefühle und mein Wohlergehen genau so intensiv sorgen, wie ich mich um deren Gefühle und Wohlergehen kümmere.	5	4	3	2	1
22	Es fällt mir schwer, von anderen Menschen Liebe anzunehmen.	1	2	3	4	5
23	Ich arbeite am besten in einer Gruppe.	5	4	3	2	1
24	Ich zögere, zu Gunsten meiner Gruppe mein Eigeninteresse zu opfern.	1	2	3	4	5
25	Ich behandle alle Menschen gleich, wer sie auch sein mögen.	5	4	3	2	1
26	Wenn ich jemanden nicht mag, fällt es mir schwer, ihn oder sie fair zu behandeln.	1	2	3	4	5

Tabelle 35.**2** Fortsetzung

Nr.	Spontane Selbstauskunft	Entspricht mir völlig	Entspricht mir	Weiß nicht	Passt schlecht zu mir	Entspricht mir gar nicht
27	Ich kriege Menschen immer dazu, zusammenzuarbeiten, und zwar ohne an ihnen herumzunörgeln.	5	4	3	2	1
28	Ich kann Gruppenvorhaben nicht sehr gut planen.	1	2	3	4	5
29	Ich habe meine Emotionen im Griff.	5	4	3	2	1
30	Ich kann so gut wie nie eine Diät einhalten.	1	2	3	4	5
31	Ich meide alles, was körperlich gefährlich werden könnte.	5	4	3	2	1
32	Ich entscheide mich manchmal für die falschen Freunde und Partner.	1	2	3	4	5
33	Ich wechsle das Thema, wenn Menschen mir Komplimente machen.	5	4	3	2	1
34	Ich rede oft von dem, was ich erreicht habe.	1	2	3	4	5
35	Im vergangenen Monat bin ich begeistert gewesen über eine hervorragende Leistung in der Musik, der bildenden Kunst, im Theater, Film, beim Sport, in der Wissenschaft oder Mathematik.	5	4	3	2	1
36	Im letzten Jahr habe ich nichts Schönes zustande gebracht.	1	2	3	4	5
37	Ich sage immer „danke" – auch für Kleinigkeiten.	5	4	3	2	1
38	Ich halte selten inne und mache mir klar, was mir an Gutem widerfahren ist.	1	2	3	4	5
39	Ich sehe immer die gute Seite der Dinge.	5	4	3	2	1
40	Ich habe nur selten einen durchdachten Plan dafür, was ich als Nächstes tun will.	1	2	3	4	5
41	Mein Leben hat einen starken Sinn.	5	4	3	2	1
42	Im Leben fühle ich mich zu nichts berufen.	1	2	3	4	5
43	Was vorbei ist, ist für mich immer wirklich vorbei.	5	4	3	2	1
44	Ich versuche stets, es den anderen heimzuzahlen.	1	2	3	4	5
45	Ich verbinde Arbeit und Spiel, wann immer möglich.	5	4	3	2	1
46	Ich sage selten etwas Komisches.	1	2	3	4	5
47	Bei allem was ich was tue bin ich voll dabei.	5	4	3	2	1
48	Ich bin oft missmutig.	1	2	3	4	5

Ergebnisberechnung Ihrer Signaturstärken durch Addition der Punkte: Wenn in jeweils zwei aufeinander folgenden Antworten, die einer der 24 Signaturstärken (Tabelle 35.**2**) entsprechen, Punktwerte von 9 oder 10 erreicht werden, so liegen hier aufgrund der Selbsteinschätzung die persönlichen, Glück generierenden Signaturstärken. Erwartungsgemäß dürfte dies bei etwa fünf der Analysen der Fall sein.

haupt – sehr subjektiv wahrgenommen. Belohnung und Anerkennung des Geschaffenen mobilisiert zusätzlich die individuellen Stärken und Tugenden.

Flow im Berufsleben: Männer verbringen weit mehr als die Hälfte ihres wachen Lebens in Ausbildung und Beruf. Wer da keinen Flow entwickelt, ist arm dran. Nur wer den Beruf zur Berufung macht oder Zufriedenheit und Freude an der Arbeit entwickelt, sieht Berufsleben nicht ausschließlich als Erwerbsleben an, sondern gewinnt innere Bereicherung und Glück.

Die den **Flow hemmenden Faktoren** (Überforderung, fehlende Anerkennung) lassen sich wegtrainieren: Achtsam und mit voller Konzentration auf den Gegenstand zu arbeiten; sich mit der Zielsetzung der Arbeit identifizieren; die Arbeit mit einer meditativen Haltung ausführen. Der gesundheitsfördernde Effekt von Flow besteht im Aufbau einer Resistenz gegen Stress.

Flow in Freizeit und Urlaub: Das Generieren von Flow ist hier nicht unbedingt leichter als im Arbeitsalltag. Denn nur dann entsteht Flow, wenn sich Ziele gesetzt werden und deren Erreichen Befriedigung und Lust nach mehr erzeugt. Lesen, oder besser noch Schreiben, Gedichte verfassen, Komponieren erzeugt Flow ohne Ende.

Sportliche Aktivitäten aller Art, insbesondere wenn sie im Wettstreit durchgeführt werden, können Lebensfreude und Flow erzeugen. Besonders eignen sich Sportarten, in denen man sich körperlich (z.B. Bergsteigen) oder mental (z.B. Golf spielen) verausgaben kann.

Hobbys aller Art begünstigen Flow. Sie haben ein eindeutiges Ziel, folgen klaren Regeln und gewähren eine sofortige Rückmeldung. Hierzu zählt Musizieren, ein Instrument spielen, singen, oder in einem Chor mitsingen, Theater spielen, tanzen, künstlerisches Gestalten wie etwa einen Stein behauen, ein Bild malen, töpfern, modellieren, konstruieren, bauen. Auch das Arbeiten im Gemeinwesen, das sich Einsetzen für die Bedürfnisse anderer und das Gelingen gemeinsamer Werke vermittelt Arbeitszufriedenheit und erzeugt Glücksgefühl.

Glück und Sozialkompetenz, Glück erlernen

Sozialkompetenz: Glückliche Menschen sind auch sozialkompetente Menschen mit erhöhter positiver sozialer Resonanz. Sie sind aufmerksamer, hilfsbereiter und in ihrem Handlungen gemeinwohlorientierter als Menschen, die sich als unglücklich empfinden.

Sie sind sozial ausgleichend, konsensfähig und friedenstiftend und darüber hinaus jederzeit bereit zu teilen, abzugeben und zu Gunsten höherwertiger Ziele auch auf Vorteile zu verzichten. Im Glücklichsein vermehren sie ihr Sozialprestige und werden geachtete Persönlichkeiten.

! Glücksvermehrung ist also der unabdingbare Weg, der uns allzeit geistig und körperlich jung erhält: ein Lebensziel oberster Priorität.

Glückstraining: Früher glaubte man, dass die Funktionsstrukturen des Gehirns (ähnlich der *peak bone mass* des Skeletts, Kapitel 15) mit dem Erwachsenenalter ausgereift und unveränderbar seien. Neuere Forschung zeigt jedoch, dass je nach Beanspruchung fortdauernd neue Schaltkreise gebildet werden und damit neue geistige und emotionale Funktionen entstehen.

! Lebensfreude hängt also weder vom Alter, noch vom Geschlecht, noch von Intelligenz ab. Jeder kann in fast jeder Lebenslage Glück generieren und empfinden. Das Empfinden von Glück ist erlernbar. Eine Technik besteht darin, täglich zielgerichtet den besseren Umgang mit seinen Gefühlen zu trainieren.

Glück ist mehr als nur Abwesenheit von Unglück. Durch angeborene Verschaltungen im Gehirn kann sogar durch bestimmte Übungen Angst und Trauer entgegengewirkt werden. Hierdurch lässt sich die Häufigkeit und die Intensität positiver Gefühle entscheidend vermehren. Besonders der älter werdende Mensch kann so durch einen sinnvoll geplanten *Un*ruhestand die Herrschaft über seine Handlungen zurückgewinnen, gezielte Settings und Tagesabläufe entwickeln und in die Realität umsetzen. Distanziertes und konzentriertes Beobachten aus den unterschiedlichsten Blickwinkeln und unter verschiedenen Gesichtspunkten macht den Geist hellwach und fördert die Fähigkeit zur Konzentration. Diese Form achtsamer Wahrnehmung führt häufig zu Hochgefühlen und freudiger Erwartung mit nachfolgender Bestätigung.

! So lässt sich Erlebnisfähigkeit und Empfänglichkeit für Glück trainieren, eine Anti-Aging-Strategie erster Güte (Kapitel 26).

Optimismus generiert Glück: Positives Denken, d.h. Optimismus, ist die basale Voraussetzung für unser Glückserleben. Bei der forschenden Betrachtung der eigenen Zukunft spielen Glauben (Spiritualität), Vertrauen, Selbstvertrauen, Zuversicht und Optimismus wichtige Rollen. Optimisten leben nicht nur besser, sondern nachweislich auch länger. Schon das mit Argwohn erwartete negative Ergebnis raubt das Vertrauen in die notwendige innere Kraft, die das Meistern einer Aufgabe begünstigt.

Der **typische Pechvogel** geht davon aus, dass er immer wieder Pech im Leben haben wird, dass er versagt. Die Wahrscheinlichkeit, dass er immer wieder Pech hat, nimmt um so mehr zu, als er seine wirklich guten Ergebnisse bagatellisiert und als Zufall herabwürdigt. Hingegen geht der **Optimist** davon aus, dass das Misslingen einer Aufgabe einem widrigen, vorüber gehenden Umstand zuzuschreiben ist, und dass sein Vorhaben beim zweiten Anlauf schon gelingen wird. Optimisten erklären ihre Erfolge mit den guten Voraussetzungen und eigenen Ressourcen, die sie für die Bewältigung dieser oder jener Aufgabe mitbringen.

Es sind angelegte und von früh an unterstützte Charaktereigenschaften, erworbene Kenntnisse, Fertigkeiten und Begabungen. Dem Tüchtigen ist das Glück tatsächlich hold! Er wird zum Optimisten. Er entwickelt immer mehr Selbstvertauen.

Eine primär negative Grundhaltung lässt sich noch im Alter ändern. Ziel ist selbst zu bestimmen, ob das Glas noch halbvoll oder schon halbleer ist. Die auf das positive Erleben hin ausgerichtete Wahrnehmung und Meditation dient der Selbstfindung.

! Die Konzentration auf das Wesentliche ermöglicht auch noch im Alter die Wende hin zu dauerhaftem Glück.

Glück wirkt lebensverlängernd: Der amerikanische Psychologe George Vaillant nennt die individuelle Stärke des sich in die Zukunft Orientierens, die Fähigkeit, Belohnungen hinauszuschieben und Humor als die **Fähigkeit der „reifen Abwehr"** (Vaillant 2002).

Beim Vergleich von Gruppen von Harvard-Absolventen mit Männern aus der Bostoner Innenstadt konnte er nach 50 Jahren bestimmte Vorhersagekriterien für erfolgreiches Altern benennen: Einkommen, körperliche Gesundheit und – als Glücksfaktor – eine das Leben lang nachweisbare Lebensfreude. Insbesondere die Fähigkeit der „reifen Abwehr" war für das längere Leben in Gesundheit verantwortlich.

Seligman zitiert eine Reihe von Langzeitstudien, nach denen positive Emotionen Gesundheit und Langlebigkeit voraussagen. Nach statistischer Bereinigung der Überlebensdaten von den Einflussgrößen wie Alter, Bildung, Körpergewicht, Rauchen, Alkoholkonsum sowie anderer lebensverkürzender Krankheitsrisiken reduziert sich die Wahrscheinlichkeit bei glücklichen Menschen, invalide zu werden oder zu sterben, um 50% (Seligman 2003). Verantwortlich sind hier positive Effekte am vegetativen Nervensystem (Blutdruck), am Immunsystem (Antikörper) und an den hormonellen Regulationsmechanismen (Anpassung an Stress).

Biochemie des Glücks

Glücklichsein ist auch als Veranlagung aufzufassen. Denn einige Gene dienen quasi als Festplatte, auf der Glücklichsein und Wohlbefinden biochemisch abgelegt ist. Sie regulieren die Bildung hormonähnlicher Botenstoffe im Hirnstamm (Hypothalamus), die Wohlbefinden, gute Laune, Zufriedenheit, geringes Schmerzempfinden und Euphorie erzeugen.

Dopamin, eine winzige Ansammlung von 22 Atomen, kann als Glück bringender Tausendsassa, als Lustsubstanz schlechthin bezeichnen werden. **Serotonin**, ein noch spezifischerer Botenstoff, entsteht hieraus. Beide sind die Stoff des Wollens, des Begehrens, der positiven Erregung, der Vorfreude. Immer wenn Entschlossenheit, Antrieb, Verfolgen eines Ziels, Lernen und gute Erfahrungen im Spiel sind, wird Dopamin in erhöhtem Maße gebildet.

Serotonin und Oxytocin überschwemmen die entsprechenden Schaltkreise im Gehirn und geben Signale frei.

Endorphine sind Stoffe, welche die euphorisierende Wirkung von Opiaten vielfach übersteigen. Endorphine vermitteln vielfältige Genüsse: etwa bei einem guten Essen, durch eine Massage, durch Empfang von Liebe, durch das Erreichen eines anstrengenden sportlichen Leistungsziels. Sie haben auch einen stark dämpfenden Effekt auf die Schmerzempfindung.

Angst, Anspannung und Niedergeschlagenheit (Emotionen, die mit Unglücklichsein assoziiert werden) werden u.a. von dem Botenstoff **Acetylcholin** und von den Nebennierenhormonen, allen voran vom Stresshormon **Cortisol**, geregelt.

Darüber hinaus spielt für die Empfindung glücklicher Gefühle auch die **Verdrahtung der Nervenbahnen** im Gehirn eine entscheidende Rolle. Zwar gibt es kein gesondertes Zentrum für Lust bzw. Trauer, aber die Hirnforschung kennt in der Nähe der Großhirnrinde in den Stirnlappen anatomische Gebiete, die in besonderem Maße für die Verarbeitung von positiven und negativen Gefühlen zuständig sind (Klein 2002). Aktivität im linken Stirnlappen geht mit Glücksgefühlen einher (Abb. 35.**1**). Menschen, bei denen der linke Stirnlappen besonders aktiv ist, sind oft Frohnaturen und Optimisten. Der linke Stirnlappen wirkt offenbar hemmend auf negative Gefühle.

So ist Glück als Endprodukt unzähliger Wechselwirkungen zwischen einerseits unseren Genen und definierten biochemischen Prozessen, und andererseits unseren aktiven Bemühungen im Umgang mit schicksal-

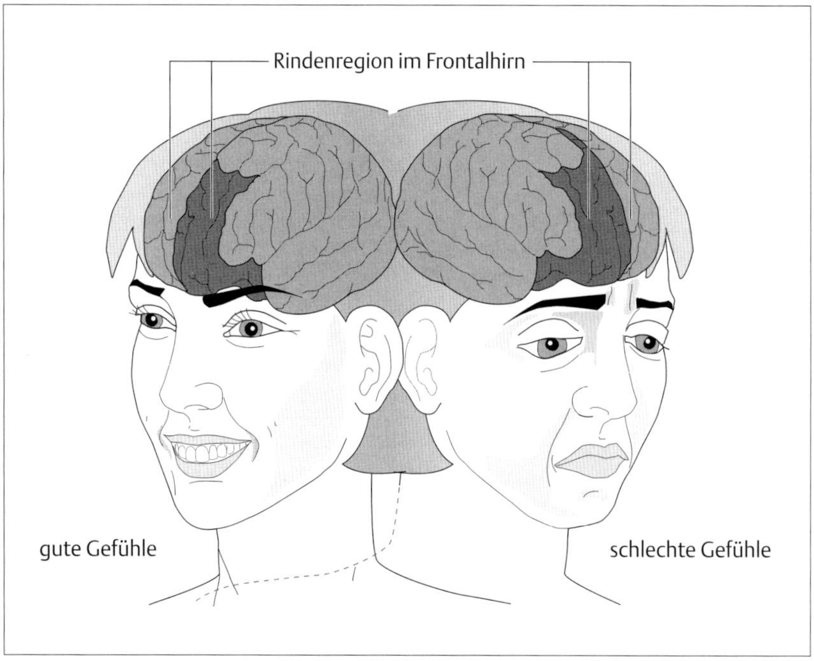

Abb. 35.**1** Wie im Gehirn im linken Frontallappen glückliche, in der entsprechenden rechte Seite unglückliche Gefühle vermittelt werden.

haften Einflüssen aufzufassen. Statt viel Zeit der Verbesserung primär schwach angelegter Tugenden und Stärken nutzlos zu opfern (bzw. andauernd an Schwächen zu arbeiten) verhilft der stetige Ausbau der eigenen Signaturstärken zu dauerhaftem Glück.

Ob jemand fähig ist, sein individuelles Glück zu finden quasi abzuholen, dieses auch zu ertragen und sich seine glücklichen Umstände zu erhalten, enthält eine wesentliche Aussage über diesen Menschen. Im Umkehrschluss gilt noch mehr: ob einem das Glück nicht hold ist, wie einer seinen nicht glücklichen Zustand erträgt, das verrät noch mehr von der Struktur dessen, was man seinen Charakter nennt (Mitscherlich u. Kalow 1976).

Good-Aging Tipp für die Praxis

Glück empfinden, glücklich sein und Glück gehabt zu haben sind unverzichtbare Erlebnisse im Anti-Aging. Zudem fördert seelische Intaktheit, d.h. Psychohygiene im weitesten Sinne, die Gesundheit auf mehreren Ebenen und wirkt wie ein Schutzschild gegen Schicksalsschläge. Die Verfolgung des „Heute-Prinzips", die Übung in der Achtsamkeit, das „Inventur machen" und das stetige Aufrechthalten einer Frustrationstoleranz sind Königswege im Erreichen von Glück.

Glück hat man nicht nur, Glück kann man erlernen, machen, sich holen, abholen. In der Positiven Psychologie kennt man neben veranlagten Haupttugenden so genannte Signaturstärken, die unsere Glücksfähigkeit maßgeblich bestimmen. Es gilt, diese authentischen Stärken zu fördern anstatt viel Mühe aufzuwenden, an schwach ausgebildeten Fähigkeiten ein Leben lang – ohne großen Erfolg – zu arbeiten. Nachhaltiges Glücksgefühl entsteht aus veranlagten Fähigkeiten, schicksalhaften Lebensumständen und dem eigenen Willen und Streben.

Ein Glücksgenerator ersten Ranges ist das Erzeugen von Flow, das sich tiefe, motivierte und unbefangene Hingeben in eine Tätigkeit im Beruf, in der Freizeit, in einem Hobby. So erzeugt Flow Zufriedenheit und fördert Selbstachtung und Glück.

Glückliche Menschen haben Sozialkompetenz. Das sich positiv Einbringen in Gemeinschaften und vielleicht sogar in das Gemeinwesen kann Glücksempfinden steigern. Andererseits sind glückliche Menschen eher bereit, sich sozial zu engagieren. Glück wirkt gesundheitsfördernd, lebensverlängernd und ist ein Anti-Aging-Faktor erster Ordnung.

Literatur

1. Achenbach GB. Das kleine Buch der inneren Ruhe. Freiburg; Herder:2000.
2. Csikszentmihalyi M. Flow – Das Geheimnis des Glücks. Stuttgart; Klett-Cotta:2002.
3. Dalai Lama: Der Weg zum Glück. Freiburg; Herder Verlag:2002.
4. Enomya-Lassalle HM. ZEN-Unterweisung. München; Verlag Kösel:1987.
5. Fromm E. Die Kunst des Liebens. München; Econ:2000.
6. Fromm E. Haben und Sein – Die seelischen Grundlagen einer neuen Gesellschaft. München; Verlag dtv:1979.
7. Hesse H. Gedichte – Gesamtausgabe. Frankfurt; Suhrkamp:1992.
8. Jäger W. Suche nach dem Sinn des Lebens. Petersburg; Vianova: 1999.
9. Klein S. Die Glücks-Formel. Reinbek; Rowohlt:2002.
10. Laotse (4.–3. Jahrhundert v. Chr.), Metapher zitiert nach Jäger 1999.
11. Mitscherlich A, Kalow G (Hrsg.). Glück – Gerechtigkeit. Gespräche über zwei Hauptworte. München; Piper:1976.
12. Möller LM. Die Liebe ist das Kind der Freiheit. Reinbek; Rowohlt:1996
13. Seligman MEP. Der Glücks-Faktor. Warum Optimisten länger leben. Bergisch Gladbach; Ehrenwirth Verlag:2003.
14. Thich Nhat'Hanh. Ich pflanze ein Lächeln. München; Goldmann Verlag:1992.
15. Vaillant G. Aging well. New York; Little Brown: 2002.
16. Watzlawick P. Anleitung zum Unglücklichsein. München; Piper:2002.

36 Haut – auch ein Männerorgan

Rolf Daniels

Einleitung

Hautalterung ist die Folge mehrerer Phänomene (Kapitel 13,37). Grob wird dabei zwischen intrinsischen und extrinsischen Prozessen unterschieden:

- **Intrinsische Hautalterung** umfasst chronologisch und genetisch determinierte Vorgänge.
- **Extrinsische Hautalterung** dagegen beschreibt eine vorzeitige Alterung aufgrund verschiedener exogener Faktoren.

An vorderster Stelle ist bei den exogenen Faktoren die UV-Strahlung zu nennen. Jedoch auch Rauchen, Ozon, Ernährung und andere Umwelteinflüsse tragen zur extrinsischen Hautalterung bei. Als wesentlicher Mechanismus wird die Bildung freier Radikale (reaktive Sauerstoffspezies; ROS, Kapitel 2 u. 9) angesehen (Krutmann 2003). Diese hochreaktiven Substanzen sind in der Lage, verschiedenste Zellbestandteile, wie etwa DNA, Proteine und Lipide, zu oxidieren. Darüber hinaus signalisieren freie Radikale den Fibroblasten der Haut, mehr Kollagenase zu bilden.

UV-Strahlung induziert zusätzlich die Expression von Matrixmetalloproteinasen. Dies führt zu charakteristischen Veränderungen der dermalen extrazellulären Matrix (Kollagen und Elastin); es entwickelt sich das typische Erscheinungsbild der Altershaut (Kapitel 37).

Dermokosmetische Anti-Aging-Konzepte greifen gezielt in diese Mechanismen ein und unterstützen primär die **Prävention der extrinsischen Hautalterung**. Moderne Produkte kombinieren dabei potente Wirkstoffe mit hoch entwickelten galenischen Systemen, um eine optimale Effizienz der Gesamtformulierung zu erreichen (Kerscher u. Reuther, 2002).

Dermokosmetik bei Männern?

Verbreitet ist der Wunsch, mittels seiner Haut jünger zu wirken als es dem biologischen Lebensalter entspricht. Gleichzeitig wird immer mehr ein Schutz der Haut vor extrinsischen Noxen mit dem Ziel angestrebt, Hautalterung und schwerwiegende Erkrankungen wie Hautkrebs zu verhindern.

Unter dem Begriff „Hautalterung" wird nicht nur ein biochemisch nachweisbarer, sondern auch ein äußerlich sichtbarer, sehr komplexer biologischer Prozess zusammengefasst. **Typische Zeichen** der sichtbaren Hautalterung sind:

- erhöhte Hautdicke,
- verminderte Elastizität mit Faltenbildung,
- Feuchtigkeitsverlust und verminderter Fettgehalt,
- unregelmäßige Pigmentierung, Pigmentflecken und
- Fehlbehaarung.

Während die intrinsische Alterung ein genetisch gesteuerter Prozess ist, wird die extrinsische Alterung durch den zellulären Stress aufgrund aktinischer und chemischer Schädigungen hervorgerufen. Bei der so genannten Lichtalterung der Haut spielen UV-Strahlen des Sonnenlichts eine entscheidende Rolle.

In Bezug auf Hautpflege (und insbesondere beim Alterungsschutz) sind Männer weitgehend unerfahren. Die mit Hautpflege einhergehenden Wohlfühleffekte sowie der Aspekt „schöne Haut" sind Männern schwer vermittelbar. Männer haben zu Hauteigenschaften wie etwa *weich, straff, makellos* kaum eine Beziehung, zumindest wenn es sich um ihre eigene Haut handelt.

! Dabei täten Männern gut daran, sich mehr mit ihrer Haut und deren Schutz (und Pflege) zu beschäftigen: UV-Schäden insbesondere im Gesichtsbereich treten bei Männern signifikant häufiger auf als bei Frauen. Männer erkranken 3-mal häufiger an extrinsisch verursachten und potenziell bösartig entartungsfähigen Hautkrankheiten.

Männer sind auch die Sorgenkinder bei der Hautkrebs-Vorsorge. Nur ein Drittel der Männer nimmt an Vorsorgeuntersuchungen zur Hautkrebs-Früherkennung teil. Bei Männern werden atypische Muttermale, die ein Hinweis für das maligne Melanom sind, sowie Basaliome und Plattenepithelkarzinome häufiger als bei Frauen diagnostiziert. Auch haben Männer mit Hautkrebs eine schlechtere Prognose als Frauen.

Nicht nur exzessive Sonnenbestrahlung birgt bei Männern ein erhöhtes Hautkrebsrisiko, sondern auch eine **genetische Belastung**. Bestimmte Varianten des so genannten BRAF-Gens werden vermehrt bei Männern nachgewiesen. Das Gen ist Teil eines komplexen Signalwegs auch zahlreicher Onkogene, die ein erhöhtes Tumorrisiko bergen. BRAF-Gen-Varianten könnten mit dafür verantwortlich sein, warum Männer häufiger als Frauen am malignen Melanom erkranken.

! Schutz und Pflege der Haut ermöglichen **Dermokosmetika**. Darunter versteht man nach einer Definition der Gesellschaft für Dermopharmazie kosmetische Mittel, bei denen der kosmetische Anwendungszweck unter Mitberücksichtigung bestimmter dermatologischer und pharmazeutischer Gesichtspunkte erreicht wird.

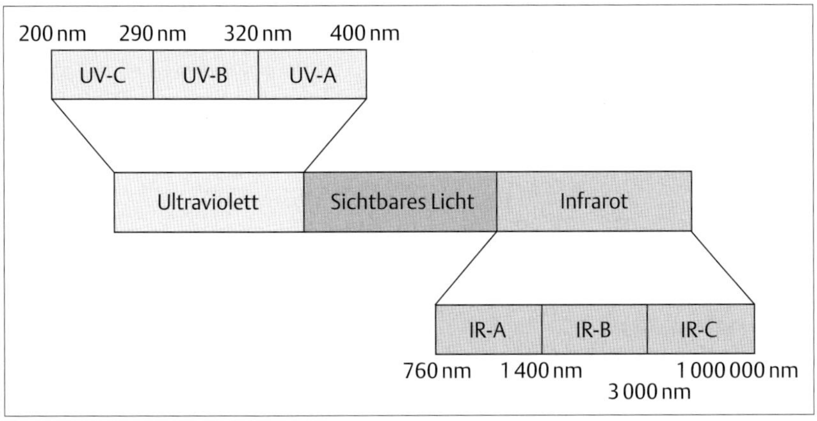

Abb. 36.**1** Spektrale Aufteilung der verschiedenen Wellenlängenbereiche des Lichts in Ultraviolett-, sichtbare und Infrarot-Strahlung.

Da Dermokosmetika auch zur Unterstützung der Vorbeugung und Behandlung von krankhaften Hautveränderungen eingesetzt werden, sollten sie nicht nur die allgemeinen gesetzlichen Vorschriften an kosmetische Mittel, sondern darüber hinaus noch weitere wissenschaftliche Vorgaben erfüllen. Nähere Hinweise zu den Vorgaben an Dermokosmetika finden sich in Leitlinien der Gesellschaft für Dermopharmazie, die unter anderem unter der GD-Homepage www.gd-online.de im Internet veröffentlicht werden.

Trotz dieser weitergehenden Anforderungen sind Dermokosmetika kosmetische Mittel. Sie sind deshalb klar abzugrenzen von den Arzneimitteln, für die gänzlich andere regulatorische Rahmenbedingungen gelten.

Dermokosmetischer Sonnenschutz

Willentliche UV-Bestrahlung oder unzureichender Schutz davor begünstigen vorzeitige Hautalterung. UV-Strahlung bedingt mindestens 80% der extrinsischen Hautalterung. Der Schutz der Haut vor übermäßiger Sonneneinstrahlung dient daher nicht nur der Verhütung des Sonnenbrandes, sondern ebenso der Vermeidung chronischer Sonnenschäden. Zu letzteren gehören bestimmte Hautkrebsarten und ihre Vorstufen, sowie die kutanen Veränderungen bei vorzeitiger Hautalterung (Photoaging).

Der hierfür relevante Teil des Sonnenlichts liegt im ultravioletten Bereich (Abb. 36.**1**). Die menschliche Haut zeigt eine hohe Empfindlichkeit im kurzwelligen UVB-Bereich. Für chronische UV-Schäden und Lichtdermatosen wird überwiegend der UVA-Bereich verantwortlich gemacht.

Dermokosmetika zum Schutz der Haut vor zu intensiver Sonnenexposition sollen bei ausreichender Schutzwirkung im UVA- und UVB-Bereich und produktüblicher Anwendungshäufigkeit eine gute Hautverträglichkeit aufweisen. Die genaue Höhe des erforderlichen Schutzes hängt von der individuellen Empfindlichkeit (Tab. 36.**1**) und der zu erwartenden Exposition ab.

Die sich aus dem Hauttyp ergebende Eigenschutzzeit

Tabelle 36.**1** Unterscheidung der photobiologischen Hauttypen (nach Pathak u. Fitzpatrick 1974; angegebene Eigenschutzzeiten sind als Richtwerte im Sommer in Deutschland anzusehen)

Hauttyp	Empfindlichkeit	Pigmentierung	Reaktion auf UV Strahlen	Eigenschutzzeit
Typ I: keltisch	extrem empfindlich	sehr helle Haut, Sommersprossen, blaue oder grüne Augen, blonde bis rote Haare	immer Sonnenbrand, nie Bräunung	5–10 min
Typ II: nordisch	empfindlich	helle Haut, manchmal Sommersprossen, blonde oder hellbraune Haare, blaue, graue oder grüne Augen	häufig Sonnenbrände	10–20 min
Typ III: europäisch dunkel	mäßig empfindlich	helle bis hellbraune Haut, keine Sommersprossen, dunkelblonde bis braune Haare, graue oder braune Augen	manchmal Sonnenbrand	20–30 min
Typ IV: mediterran hell	unempfindlich	hell- bis olivbraune Haut, dunkelbraune oder schwarze Haare, dunkle Augen	fast nie Sonnenbrand	30–40 min
Typ V: mediterran dunkel, asiatisch	unempfindlich	braune Haut – unabhängig von Sonneneinwirkung, dunkelbraune bis schwarze Haare und Augen	nie	über 40 min
Typ VI: negroid	unempfindlich	dunkelbraune bis fast schwarze Haut, schwarze Haare, dunkelbraune oder schwarze Augen	nie	nahezu unbegrenzt hoch

hängt von der Strahlungsintensität ab, die wiederum örtlich, zeitlich und entsprechend der Witterung variiert. Da kaum jemand für seinen aktuellen Aufenthaltsort seine Eigenschutzzeit exakt kennt, ist der **UV-Index** eine gute Hilfe zur Abschätzung des UV-Risikos.

Wirkstoffe im dermokosmetischen Sonnenschutz

Im dermokosmetischen Sonnenschutz werden zur primären Photoprotektion UV-Filter eingesetzt. Ergänzt werden diese durch weitere Aktivstoffe, die eine sekundäre Schutzfunktion übernehmen.

UV-Filter

Eine Unterteilung der eingesetzten UV-Filter erfolgt in organische (so genannte chemische) und mineralische (so genannte physikalische) Filter. Der Einsatz der als UV-Filter zugelassenen Substanzen inklusive ihrer maximalen Einsatzkonzentration ist in den jeweiligen Ländern gesetzlich festgelegt.

Chemische UV-Filter schützen, in dem sie UV-Strahlung absorbieren und in langwellige sichtbare oder Infrarotstrahlung umwandeln. Dabei unterscheidet man je nach Absorptionsspektrum zwischen UVA-, UVB- und Breitband-Filtern.

Physikalische UV-Filter sind kleine anorganische Partikel, die eingestrahltes Licht reflektieren, streuen und teilweise auch absorbieren. Bei den so genannten Mikropigmenten mit Teilchengrößen unter 100 nm wird bevorzugt UV-Strahlung, kaum jedoch sichtbares Licht reflektiert und gestreut. Durch geeignete Kombination organischer und/oder mineralischer Filter werden die erforderlichen Schutzbereiche sowohl im UVB- als auch UVA-Spektrum erhalten.

Sekundäre Schutzstoffe

Zusätzlich zu den UV-Filtern enthalten dermokosmetische Sonnenschutzmittel vielfach weitere Wirkstoffe, die einen über den unmittelbaren UV-Schutz hinausgehenden Nutzen bieten. Die Rationale für ihren Einsatz liegt in folgenden Beobachtungen:

- hautschädigende Effekte von UV-Strahlen werden häufig durch freie Radikale vermittelt,
- hauteigene Antioxidanzien werden bereits bei einer Strahlendosis unterhalb der Erythemschwelle verbraucht und
- UV-Strahlung kann zu Hauttrockenheit und -irritation führen.

Darüber hinaus konnte gezeigt werden, dass die Regeneration von DNA-Schäden durch spezielle Wirkstoffe gefördert werden kann (Krutmann 2001).

Hautpflegende und hautberuhigende Wirkstoffe

Zur Verstärkung der Pflegewirkung während und nach einer UV-Belastung spielen hautberuhigende Wirkstoffe eine besondere Rolle. Dexpanthenol kommt aufgrund seiner hautbefeuchtenden und die Epithelisierung fördernden Wirkung zum Einsatz. Der Einsatz von Glycerin in Sonnenschutzprodukten hat sich zum Erhalt der Feuchtigkeit in der Hornschicht bewährt.

DNA-Reparaturenzyme

UVB-Strahlen erzeugen an der DNA der Hautzellen schädliche Photoprodukte. Körpereigene Repairsysteme können mittels Exzisionsreparatur diesen UVB-vermittelten Schaden beheben. Bei übermäßiger Schädigung ist die körpereigene Reparatur allerdings unzureichend. Unterstützend kann topisch ein **Repairenzym**, die **Photolyase**, eingesetzt werden, das in anderen biologischen Systemen, jedoch nach bisherigem Kenntnisstand nicht in der Humanhaut vorkommt (Krutmann 2001).

Das Enzym ist in der Lage, durch Sonnenlicht angegriffene Hautzellen schneller zu regenerieren als das hauteigene Reparatursystem, so dass das Immunsystem der Haut wiederhergestellt sowie die Entstehung eines Sonnenbrandes verhindert oder abgeschwächt wird.

Formulierungen für den dermokosmetischen Sonnenschutz

Die Eigenschaften und Wirksamkeit eines Dermokosmetikums für den Sonnenschutz sind an die Galenik der Gesamtformulierung geknüpft. Aus wissenschaftlicher Sicht kommen verschiedenste Zubereitungsformen in Betracht, wie z.B. flüssige oder streichfähige Emulsionen oder Hydro- und Lipogele. Sonnenschutzöle haben aufgrund ihrer geringen Schutzleistung nur eine untergeordnete Bedeutung. In jüngerer Zeit werden auch vermehrt sprühbare Emulsionen, Mikroemulsionen oder Lösungen angeboten, die sich durch eine vereinfachte Handhabung auszeichnen.

Es ist zu beachten, dass die Art der Formulierung die Applikationsmenge und damit die Höhe des Sonnenschutzfaktors beeinflussen kann. Da die Sonnenschutzwirkung durch Wasserkontakt oder auch Schwitzen reduziert werden kann, sollten die Formulierungen möglichst wasserfest sein.

Wichtigster Wirknachweis für dermokosmetische Sonnenschutzmittel ist die Bestimmung des UVB-Sonnenschutzfaktors (**sun protection factor SPF**).

Obwohl der Schutz gegen langwellige UVA-Strahlung zunehmend an Bedeutung gewinnt, gibt es zur Bestimmung des UVA-Schutzes derzeit keine offiziell anerkannte, einheitliche Methode in Europa.

Dermokosmetische Wirkstoffe

Wirkstoffe in dermokosmetischen Anti-Aging-Produkten gehören meist zur Gruppe der Antioxidanzien. Daneben spielen Retinoide und Substanzen mit Hormonwirkung eine wichtige Rolle (Schürer 2003).

Antioxidanzien

Normalerweise besteht ein natürliches Gleichgewicht zwischen der Entstehung von freien Radikalen und den Mechanismen, die deren Ausbreitung über den gesamten Organismus verhindern (Kapitel 2 u. 9). Der natürliche antioxidative Schutz der Haut besteht aus

- den lipidlöslichen Antioxidanzien Vitamin E und Carotinoiden,
- dem wasserlöslichen Vitamin C sowie
- den Enzymen Superoxiddismutase, Katalase, Glutathionreduktase und Glutathionperoxidase.

Diese Substanzen wirken als ein antioxidatives Netzwerk zusammen und entfernen – teils additiv, teils komparativ – freie Radikale und wirken so deren schädigendem Potenzial entgegen.

Bei vermehrtem oxidativen Stress wird dieses Netzwerk geschwächt und es sinkt z.B. der Gehalt an Vitamin E in der Epidermis (Rhie et al. 2001). Eine Supplementierung der Haut mit Antioxidanzien ist nahe liegend, um die schädigenden Effekte der ROS zu verhindern oder zumindest zu verringern.

Natürliches **Vitamin E** (Tocopherol) ist ein Gemisch von alpha-, beta-, gamma- und delta-Tocopherol. Die höchste biologische Aktivität weist RRR-alpha-Tocopherol auf. Daneben findet in der Kosmetik v.a. auch Vitamin E-Acetat, ein oxidationsgeschütztes *Prodrug* des Vitamin E, breite Verwendung. In der Haut wird die Substanz durch Esterasen wieder gespalten und liegt dann – allerdings mit einer gewissen zeitlichen Verzögerung – in der eigentlichen Wirkform vor. Als **kosmetische Wirkungen** von Vitamin E werden u.a. beschrieben:

- Verbesserung des Hautoberflächenreliefs,
- Steigerung des Feuchthaltevermögens der Hornschicht,
- antiinflammatorische Wirkung,
- Beschleunigung der Epithelisierung von oberflächlichen Wunden,
- Erhöhung der Enzymaktivität in der Haut,
- Schutzwirkung gegen Sonnenbrand,
- Erhöhung des Lichtschutzfaktors,
- Reduktion der Anzahl UV-geschädigter Zellen, sowie
- insgesamt eine Verminderung der vorzeitigen Hautalterung.

Vitamin C (Ascorbinsäure) zählt zu den wichtigsten Redoxsystemen des Organismus. Das hydrophile Vitamin C oder seine stabilisierte Form Ascorbylpalmitat werden heute in zahlreichen dermokosmetischen Präparaten eingesetzt. Neben ihren antioxidativen Eigenschaften wirkt Ascorbinsäure auch auf die Differenzierung der Haut. So ist die Substanz an der Hydroxylierung von Prolin im Bereich der Proteinstränge des Kollagenmoleküls beteiligt.

Eine Zufuhr von Ascorbinsäure führt zur Stimulation des Bindegewebsstoffwechsels mit erhöhter mRNA-Expression der Kollagen synthetisierenden Enzyme. Der Effekt ist die Regeneration von altersbedingten Bindegewebsschäden. Des Weiteren kommt es zu einer Zunahme der Kollagenase-Inhibitor-Proteine, wodurch die Kollagen und Elastin abbauende Kollagenase gehemmt wird.

Flavonoide sind eine Gruppe potenziell antioxidativ wirksamer Substanzen. Diese interessante Stoffklasse umfasst zahlreiche polyphenolische Verbindungen, die vorwiegend in Pflanzen gefunden werden. Zu den Flavonoiden gehören Flavanole, Flavanone, Anthocyanidine, Flavone und Flavonole.

Ebenso sind die in grünem Tee enthaltenen **Polyphenole** interessant. Bedeutsamste Vertreter sind hier Epicatechin, Epigallocatechin und Epicatechin-3-gallat. In jüngerer Zeit konnte für die Grüntee-Phenole in vivo eine photoprotektive Wirkung nachgewiesen werden.

Coenzym Q10 (Ubiquinon-10 = Ubidecarenon) und seine reduzierte Form, Ubiquinol, sind Bestandteile der natürlichen Phospholipidmembranen von Zellen und deren Organellen und wirken in diesen Membranen als Antioxidanzien und Elektronenüberträger. Ubiquinol ist in der Lage, oxidiertes Vitamin E zu reduzieren. Es ist das Antioxidans, das nach UV-Bestrahlung in der Haut als erstes verbraucht wird. Nach topischer Applikation von Coenzym Q10 zeigt das Hautoberflächenprofil tendenziell eine Abnahme der Fältchen.

Vitamin A und seine Derivate gehören zu den am längsten eingesetzten Anti-Aging-Substanzen. Alle Derivate des Vitamin A üben ihre spezifische Wirkung an Kernrezeptoren aus und zeigen über ihre Effekte auf die Gen-Expression eine komplexe Wirkung auf das Hautgewebe.

Für Retinol wurde eine günstige Wirkung auf Alterungssymptome der Haut nachgewiesen. So kommt es unter Retinol sowohl bei intrinsischer als auch bei extrinsischer Hautalterung zu einer Reduktion der mRNA-Expression der Kollagenase (MMP-I) und zu einer Stimulation der Kollagensynthese.

Der topische Einsatz von **Hormonen** spielt bei Männern bei der Prophylaxe und Therapie von schädigender Hautalterung derzeit keine Rolle.

Literatur

1. Daniels R. Emulsionen. In Raab W, Kindl U (Hrsg.) Pflegekosmetik. 4. Auflage, Stuttgart:Gustav Fischer; 2004.
2. GD Gesellschaft für Dermopharmazie, Leitlinie dermokosmetischer Sonnenschutz. 2003;www.gd-online.de.
3. Kerscher M, Reuther T. Kosmetik und Hautpflege aus dermatologischer Sicht: Aktuelle Trends in der Dermokosmetik. DermoTopics 2002 (1);2:21–24. http://ww.dermotopics.de/german/ausgabe_1_02_d/akttrends_01_02_d.htm.
4. Krutmann J. Die Verwendung von topisch applizierten DNS-Reparaturenzymen zum Schutz der menschlichen Haut gegen UVB-induzierte Schäden. Bundesgesundheitsbl.-Gesundheitsforsch.-Gesundheitsschutz 2001;44:480–483.
5. Krutmann J. Vorzeitige Hautalterung durch ultraviolette Strahlung und andere Umweltnoxen. Hautarzt 2003;54:809–817.
6. Pathak MA, Fitzpatrick TB. The role of natural photoprotective agents in human skin. In Fitzpatrick TB (ed.) Sunlight and Man. Tokio: University of Tokyo Press; 1974, S. 725–750.
7. Rhie GE, Shin MH, Seo JY, et al. Aging- and photoaging-dependent changes of enzymic and nonenzymic antioxidants in the epidermis and dermis of human skin in vivo. J Invest Dermatol. 2001;117:1212–1217.
8. Schürer NY, Anti- Aging. Hautarzt 2003;54:833–838.

37 Ästhetische Chirurgie im Gesichtsbereich – auch ein Männerthema?

Joachim E. Zöller

Altersveränderungen des Gesichts

Kein Teil des menschlichen Organismus spiegelt die Alterung so schonungslos wider wie der Gesichtsbereich, und zwar auch bei Männern. Die Merkmale des Alterns sind im Gesicht eine erschlaffende Gesichtshaut und eine zunehmende Faltenbildung. Die einzelnen Komponenten Haut, subkutanes Fettgewebe, Muskulatur und Knochenstruktur altern unabhängig voneinander. Sie haben ihre eigene Gesetzmäßigkeit der Alterung. Das Hautorgan spielt dabei eine führende Rolle.

So wie beim jugendlichen Gesicht eine balancierte Relation der Gewebe des Gesichts existiert, kommt es mit fortscheitendem Alter zu einer Imbalance zwischen Knochen, Muskeln, Fett und Haut sowie zur Volumenreduktion des gesamten Skeletts. Muskelmasse und Elastizität verringern sich, ebenso nehmen Elastizität und Dikke der Haut ab. Während es in einigen Bezirken des Gesichts zu einer Zunahme des submentalen Gewebes in Form von Fett kommt, wird in anderen Bereichen eine Fettreduktion beobachtet.

Diese Veränderungen führen zu einem progressiven Herabsinken der Weichgewebe, was in bindegewebsarmen Regionen besonders auffällig wird. Der Ausprägungsgrad ist prädisponiert von der Rasse, den genetischen Faktoren und stellt sich bei einigen Menschen früher als bei anderen ein (Hönig 2000).

Das attraktive körperliche Erscheinungsbild, die äußere Schönheit und eine immerwährende Jugend ist der Wunsch des Menschen von alters her. Idealvorstellungen des proportionierten Gesichts haben in der darstellenden Kunst von jeher eine entscheidende Rolle gespielt. Die ästhetische Chirurgie hat sich als Aufgabe gestellt, Problemzonen zu diagnostizieren und dem Wunsch des Individuums, dem chronologischen Alter ein jüngeres Aussehen entgegenzusetzen, gerecht zu werden (Franke 1990, Mang 2002).

Tabelle 37.1 Gründe der Gesichtsalterung, Intrinsic- und ein Extrinsic-System

Intrinsic System:
➤ Genetisch vorbestimmte Altersveränderung,
➤ pathologische Alterungsprozesse, z. B. Werner Syndrom, Hutchinson-Gilford-Syndrom; Progeria infantilis, Ehlers-Danlos-Syndrom,
➤ innere Krankheiten und
➤ Geschlechtsunterschiede.
Extrinsic System:
➤ Nikotinabusus,
➤ Sonnenschädigung,
➤ Ernährungseinflüsse und
➤ bestimmte Lebensumstände und Habits.

Ursachen der Gesichtsalterung

Die Gründe der Gesichtsalterung werden kontrovers beurteilt. Übereinstimmung besteht jedoch in der Gliederung in ein **Intrinsic- und ein Extrinsic-System,** Tab. 37.**1** (Grabb u. Smith 1994).

Die Hautalterung ist das Ergebnis aus der Summe der Intrinsic- und der Extrinsic-Einflüsse. Der Alterungsprozess ist von Individuum zu Individuum verschieden. Er verläuft nicht linear, sondern erfahrungsgemäß stufenartig.

Die Gesichtshaut ist ständigen Witterungseinflüssen ausgesetzt: Hitze, Kälte und ultraviolette Bestrahlung schädigen die ungeschützte Haut. Die kürzeren Wellenlängen zwischen 210 und 305 nm schädigen besonders stark. Die histologischen Veränderungen zeigen sich klinisch

- ➤ in einer dünner werdenden Haut,
- ➤ einer Verringerung der Abwehrkräfte der Haut,
- ➤ einem Elastizitätsverlust und
- ➤ einer höheren Verletzbarkeit (Feuske u. Lober 1986).

Veränderungen der Haut

Die Altersveränderungen der Haut sind hauptsächlich Ausdruck der allgemeinen Degeneration des Bindegewebes (Kapitel 13). Der Papillarkörper atrophiert, die Anzahl der immunkompetenten Langerhans-Zellen sowie der Fibroblasten und Kapillaren nimmt ab. Im Mittelpunkt der Hautalterung stehen die Veränderungen des kutanen Bindegewebes.

In sonnenlichtexponierten Hautregionen des Gesichts kommt es zur Zunahme elastischer, unregelmäßig geschlängelter Fasern, die im Extrembild der **solaren Elastose** durch Ablagerung amorpher Massen eines elastischen Materials gekennzeichnet sind und weitgehend die kollagenen Fasern ersetzen. Es handelt sich dabei um das Resultat einer gestörten Funktion der Fibroblasten, die nicht mehr in der Lage sind, „normale" elastische und kollagene Fasern zu bilden. Kollagene stellen den überwiegenden Anteil der normalen menschlichen Dermis dar, wobei ein **Verhältnis von Typ-I- zu Typ-III-Kollagen** von 6:1 beschrieben wird. In fortschreitendem Alter verschiebt sich dieses Verhältnis zu Gunsten des Kollagens vom Typ III als Folge einer Abnahme der Typ-I-Kollagensynthese (Funk 1999).

Die Wasserbindungskapazität und die seborrhoische Drüsenaktivität verringern sich: **die Haut wird trockener**. Die verringerte Spannkraft der elastischen Netze verzögert die Rückstellungsbewegung der Hautfalten als Folge von Veränderungen der Bindegewebsgrundsubstanz. Durch Änderung der Menge der chemischen Beschaffenheit (Aminosäuren, Zucker, Natriumsalze, Harnstoff) der Bindegewebsgrundsubstanz verarmt diese an Flüssigkeit und **der Hautturgor nimmt ab**. Durch Schwund des Fettgewebes aus dem subkutanen Fettpolster wird die Haut schlaffer.

In gewissen Bereichen des Gesichts, wie z.B. den Augenlidern, der Nase, der Ober- und der Unterlippe, enthält die subkutane Haut wenig oder gar kein Fett. In allen anderen Partien, besonders in den Wangen und den submandibulären und submentalen Teilen, findet sich eine gut entwickelte Fettgewebsschicht.

! Im Mittelpunkt der Hautalterung steht also die Veränderung des kutanen Bindegewebes.

Mit fortschreitendem Alter nehmen die Anzahl und die Größe der Zellschichten im Stratum spinosum und Stratum granulosum ständig ab. Bereits ab dem 30. Lebensjahr verringern sich alle Lagen der Epidermis. Infolge der Abnahme des Protoplasmasaums rücken die einzelnen Zellkerne näher aneinander, ohne dass jedoch eine Zelldegeneration in den Zellen erfolgt.

Zwischen dem 40. und 50. Lebensjahr tritt die Veränderung deutlicher zutage. Die Papillen sind zunehmend reduziert. Die Kollagenfasern der Dermis sind gedehnt, liegen parallel zur Oberfläche und sind durch kleine Vakuolen getrennt. Bereits vom 50. Lebensjahr an verändert sich die subkutane Blutzufuhr. Die Trennung zwischen Haut und Subkutis wird schärfer. Die Haut senkt sich infolge ihres Gewichts und schiebt sich über die lokkere Fettschicht. Die **Elastose** ist das histologische Bild einer durch ständige Sonneneinstrahlung geschädigten Haut und verantwortlich für die unwiderrufliche Faltenbildung.

Die Hautdicke hat das Maximum bei Männern mit 45 Jahren erreicht. Das Erscheinungsbild der Haut zeigt mit zunehmendem Alter eine ungleiche Pigmentierung, eine ungleiche Texturierung, ist faltig, wenig widerstandsfähig und hat eine stärkere Dehnbarkeit.

Der alternde Gesichtsausdruck

Die mimische Muskulatur und ihre modellierenden Einflüsse auf die Haut und das subkutane Fettgewebe sind in hohem Maße verantwortlich für den alternden Gesichtsausdruck (Abb. 37.**1**). Die anatomische Struktur der einzelnen 25 Gesichtsmuskeln ist in allen Einzelheiten bekannt. Man nennt die Funktion des ganzen muskulären Systems das **Gebärdenspiel des Menschen**, d.h. die Mimik.

Während der Gesichtsalterung ändern sich Aufbau und Funktion dieser mimischen Muskulatur. Es entsteht ein Antlitz des Betagten mit betont individueller Note.

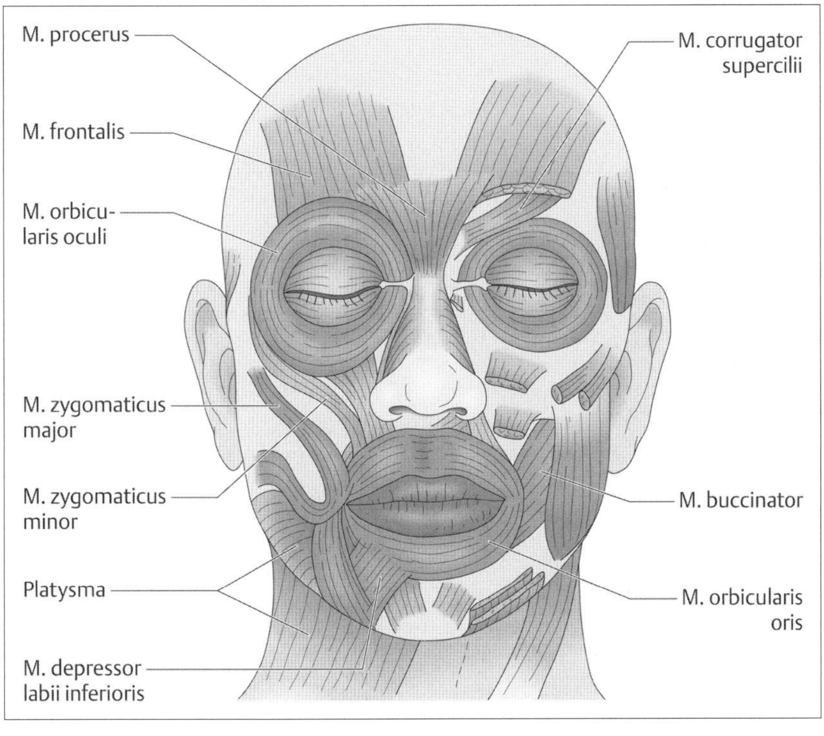

Abb. 37.**1** Mimische Muskeln des Gesichts.

Zwischen der anatomischen Anordnung und Ausprägung der einzelnen Gesichtsmuskeln und der individuellen Physiognomie bestehen enge Beziehungen, die sich mit zunehmendem Alter stärker ausprägen.

Zuerst bilden sich feine Falten, oft speziell als so genannte **Krähenfüße**. Diese Falten vertiefen sich Anfang des 3. Lebensjahrzehnts. Individuelle Gesichtsbewegungen (etwa Stirnrunzeln) verstärken diesen Ausdruck. Die verantwortliche Muskelgruppe für die Krähenfüße ist der *M. orbicularis oculi* und in beschränktem Maße der *M. frontalis*.

Die Entwicklung der vertikalen und horizontalen, an der Nasenwurzel liegenden Falten werden durch die Kontraktion der *Mm. currugatores* und des *M. procerus* hervorgerufen. Die queren Stirnfalten durch den *M. frontalis* entwickeln sich ebenfalls im 3. Lebensjahrzehnt.

Veränderungen der Gesichtsweichteile

Die allgemeine Ptosis der Weichteile beginnt bereits im frühen 3. Lebensjahrzehnt. Sind die **Augenbrauen** in der Adoleszenz noch oberhalb der Margo supraorbitalis lokalisiert, so verändert sich die Position bei einem 50-Jährigen bereits um einige Millimeter und ist bei einem 70-Jährigen deutlich unterhalb der Margo supraorbitalis positioniert (Abb. 37.**2**).

Der Deszensus des lateralen Augenbrauenanteils lässt das Auge schmaler erscheinen und führt, bedingt durch eine Dermatochalasis, in Kombination mit einer zunehmenden Erschlaffung des Septum orbitale, zur Fetthernation und Ausbildung von palpebralen Falten. Mit dem Herabsinken der Augenbrauen, was den müden Gesichtsausdruck im Augenbereich verstärkt, besteht auch ein direkter Einfluss zum mittleren Gesichtsdrittel in Form einer indirekten Verlängerung der Haut im Oberlid. Die orbitalen Fetthernien werden hervorgerufen durch Schwächezonen des Septum orbitale im Ober- und im Unterlid.

Alterungserscheinungen im **Nasenbereich**, hervorgerufen durch Rarifizierung des knöchernen und knorpeligen Gerüsts, zeigen eine Abwärtsbewegung der Nasenspitze und eine Verkürzung der Collumella. Aufgrund dieser Bogenbildung und der Vergrößerung des Weichteilmantels erscheint die Nasenspitze länger.

Das untere Gesichtsdrittel erstreckt sich vom Subnasale (kephalometrischer Messpunkt an der Mittelinie am Übergang vom Nasensteg zur Oberlippe) bis zur Kinnprominenz. Die sich in den späteren Jahren des 2. Lebensjahrzehnts entwickelnde **Nasolabialfalte** ist die Verbindung von mittlerem und unterem Gesichtsdrittel. Ihre Ausprägung erfährt sie in diesen Jahren und vertieft sich im Alter (Barlett et al. 1992, Funk 1999).

Therapie der Gesichtsveränderungen

Dass regelmäßige Gesichtszüge ein ästhetisches und harmonisches Gesicht ausmachen, dafür finden sich in allen Kunstepochen zahlreiche Beispiele. So hat **Albrecht Dürer** sein Selbstportrait exakt geometrisch geplant. Von **Leonardo da Vinci** stammt die bekannte Teilung des Gesichts in 3 gleiche Abschnitte, die auch heute noch in der Kunst wie in der Gesichtschirurgie angewendet wird (Abb. 37.**3**). Diese Unterteilung des Gesichts erfolgt in:

- das obere Gesichtsdrittel, vom Haaransatz bis zum Nasion,

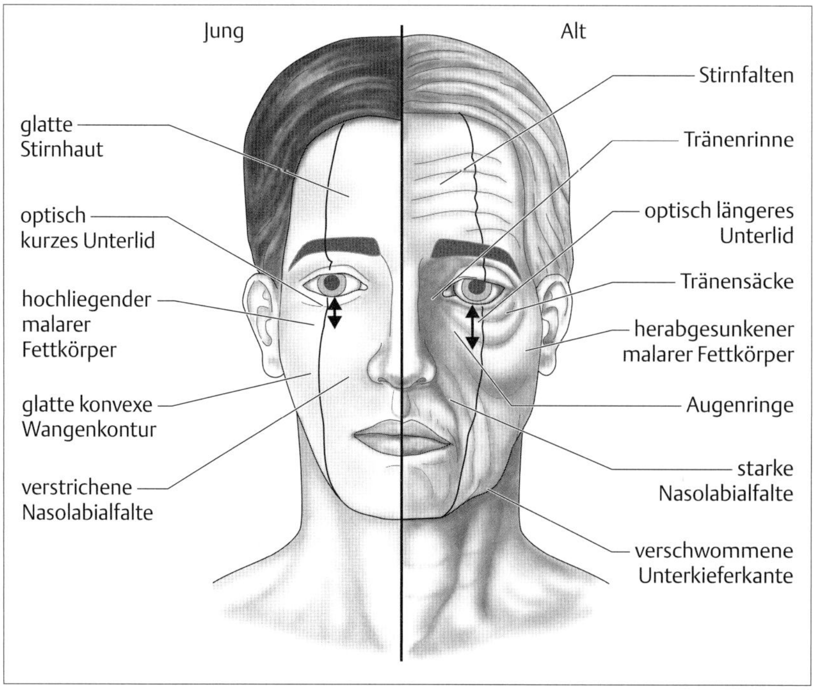

Abb. 37.**2** Gegenüberstellung jugendlicher Gesichtsstrukturen im Gegensatz zu älteren Gesichtsstrukturen.

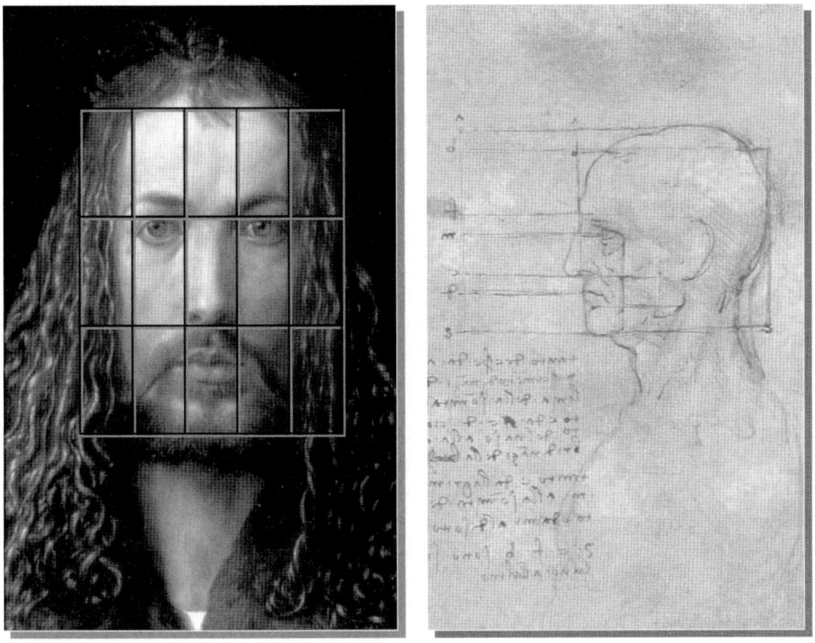

Abb. 37.**3** Das idealisierte männliche Gesicht;
links: Albrecht Dürer (1471–1528) „Selbstportrait im braunen Pelzrock" (um 1500), in dem der Künstler Studien über Symmetrie und Geometrie in die Gesichtsform (Physiognomie) einfließen lässt (Alte Pinakothek, München);
rechts: Leonardo da Vinci (1452–1519) Anatomische Studien des Kopfes im „Kanon der menschlichen Proportionen" (um 1490); der Künstler übernimmt aus der Proportionslehre des Architekten Vitruvius (1. Jh. v. Chr.) Rasterfelder (Dreiteilung) und Quadratnetz des Kopfes.

- das mittlere Gesichtsdrittel, vom Nasion bis zum Subnasale und
- das untere Gesichtsdrittel vom Subnasale bis zur Kinnunterkante.

Das obere Gesichtsdrittel

Das obere Gesichtsdrittel beinhaltet Stirn und Augenbrauen. Seine Alterszeichen sind die querverlaufende Stirnfalte (*M. frontalis*), längsverlaufende Zornesfalte (*M. corrugator*), querverlaufende Nasenwurzelfalten (*M. procerus*), Ptosis der gesamten Stirnweichteile und Herabsinken der Augenbraue über den oberen Orbitalrand (Funk 1999).

Die beiden **gebräuchlichen Korrekturkonzepte** sind:

- 1. Die Entfernung der Muskeln bzw. der Lähmung durch Botulinum-Toxin und die Anhebung der Ptose durch endoskopisches und koronares Stirnlift (Wang 1995).
- 2. Das Unterfütterungskonzept mit Kollagen, Eigenfett usw.

Das erste Konzept wird zum Erhalt eines langfristigen Ergebnisses, das zweite für ein temporäres Ergebnis durchgeführt. Bei allen Stirnliftverfahren ist auf die Zugrichtung, speziell auf die Verlagerung der Augenbrauen zu achten. Hierbei muss zwischen der männlichen Augenbrauenführung und der weiblichen Augenbrauenführung unterschieden werden. Unter den möglichen **Komplikationen** finden wir z.B.:

- Einen Sensibilitätsverlust im Stirnbereich (Durchtrennung des *N. supraorbitalis* und/oder des *N. supratrochlearis*),
- motorische Lähmung nach Schädigung des *N. facialis*, (Ramus frontalis), ungleiche Positionierung der Augenbraue, amimische Stirn (zu stark laterale Muskelresektion) und
- Dellenbildung im Stirnbereich (nach unregelmäßiger unterminierter Subkutanschicht).

Die auffälligsten möglichen Komplikationen sind eine Ptosis der Augenbraue nach motorischer Lähmung und zu hoch liegende Augenbrauen mit Ausprägung des so genannten erschrockenen Gesichts.

Das mittlere Gesichtsdrittel

Die Strukturen des mittleren Gesichtsdrittels sind die Ohren, Augen und Nase sowie der Wangen- und Jochbeinbereich.

Die Ohrregion

Die Ohrregion ist in der physiognomischen Entfaltungsphase und im individuellen Gesichtsausdruck ohne Belang. Im letzten Lebensabschnitt ist ein deutliches Längenwachstum des Ohres festzustellen. Dies kann zwischen 1 und 1,5 cm betragen und geht parallel mit dem Längenwachstum der Nase.

Die Augenregion

Die Augenregion des jungen Gesichts ist offen, voll, oval, mit kurzem Unterlid. Im alternden Gesichts ist diese eher leer, rund, mit verlängertem Unterlid und herabgesunkenem Oberlid. Die Alterserscheinungen der Augenregion bestehen aus einer Ptosis der Augenbrauen, Ptosis der Oberlider, ggf. mit Fetthernien und Einschränkung des Gesichtsfelds sowie einer typischen V-Konfiuration mit Verlängerung des Unterlids.

Das Absinken der Augenbraue bewirkt einen offensichtlichen Hautüberschuss des Oberlids. Eine Ptosis des Oberlids kann durch Erschlaffung des *M. levator palpebrae* zustande kommen. Die Fettkörpersenkung im lateralen Oberlidbereich beruht in den meisten Fällen auf einer Ptose der Tränendrüse. Diese ist dann in die Augenhöhle zurückzuverlagern. Die mediale Fetthernie im Oberlid ist weißlich, die augenmittig-liegende ist gelblich in der Farbe des Fetts.

Die **Behebung der Alterserscheinungen** besteht in einem Anheben der Augenbrauen oder in der Entfernung eines Haut und Hautmuskelstreifens aus den Unterlidern und ggf. in einer Verkürzung des *M. levator palpebrae*. Daneben können orbitale Fetthernien im Oberlid, medial und augenmittig sowie im Unterlid medial, augenmittig und lateral entfernt werden.

Das Mittelgesicht

Die anatomischen Strukturen des Mittelgesichts sind: Die Jochbeinprominenz, das Unterlid, die Nase und der obere Teil der Nasolabialfalte.

Die Alterszeichen sind:

- Hauterschlaffung,
- Ptose des Wangenfetts,
- Reduktion des Subkutanfetts,
- ausgeprägte Nasolabialfalten,
- Verlängerung der Nase,
- Rarifizierung des Nasenskeletts,
- Schwund des Subkutanfetts im Nasenbereich,
- Verbreiterung der Nase,
- konvexer Nasenrücken,
- Erschlaffung des Unterlids mit optischer Verlängerung und V-Konfiguration hervorgerufen durch Absinken des Wangenfetts.

Insgesamt wird der Ausdruck des Mittelgesichts hohlwangig, flach, leer und schmal.

Für die Therapie zur **Behebung der Alterserscheinungen** im mittleren Gesichtsdrittel stehen 2 Facelift-Konzepte zur Verfügung: das Ptosiskonzept und das Aufbaukonzept.

Das Unterlid

Augenscheinlich ist das vergrößerte Unterlid; dessen altersgemäßer Eindruck wird verstärkt durch die Ptosis des Wangenfetts. Die Aufgabe der **Unterlidchirurgie** ist die Entfernung der so genannten Fetthernie. In speziellen Fällen muss ein Zurückverlagern des Fetts nach infraorbital durchgeführt werden. Des Weiteren steht die Reduktion der Muskel- bzw. Hauthypertrophie im Vordergrund.

Chirurgische Zugangsmöglichkeit bietet der so genannte transkonjunktivale Zugang bzw. der Unterlidrandschnitt (Fuente del Campo 1995, Mang 2002).

Die Nase

Die Nase spielt im physiognomischen Alterswandel eine wichtige Rolle. Speziell trägt die Form des Nasenrückens, der Nasenbreite und die der Nasenflügel, aber auch der Nasenspitze zum alternden Gesichtsausdruck bei.

Im Lebensablauf entwickelt sich die Stupsnase des Gesichts zum geraden Nasenprofil des Erwachsenen. Ab dem 60. Lebensjahr scheint die Nase im Flügel- und Spitzenbereich breiter und länger zu werden. Aus der Konkavität des Nasenrückens wird eine Konvexität. Die Nasenlänge nimmt bei Hochbetagten um etwa 5 mm zu; die Nasenbreite um etwa 3,5 mm (Adamson et al. 1991).

Begründet wird der Altersausdruck der Nase durch den Schwund des subkutanen Fettgewebes, des Knorpels, des Knochengerüsts und durch Schwächung des intranasalen Halteapparats. Zur **Behebung des Altersausdrucks** der Nase stehen verschiedene operative Techniken zur Verfügung.

Das untere Gesichtsdrittel

Das untere Gesichtsdrittel zeigt als Alterungserscheinung faltige Oberlippen (*M. orbicularis oculi, M. levator labii superioris*) mit nach unten zeigenden Mundwinkeln (*M. depressor anguli oris*). Weitere Alterserscheinungen im Perioralbereich sind die Verlängerung der Oberlippe und die Verringerung der Lippenmasse mit Einwärtsrotation und Verkleinerung des Lippenrots.

Die Kinnprominenz sinkt durch Verlust der skelettalen Abstützung nach kaudal und verstärkt somit den Eindruck des alternden Gesichts. Über den Mandibularrand fallendes und die Unterkieferrandführung verstreichendes herabgesunkenes Fett verstärkt den Alterseindruck des unteren Gesichtsdrittels (in Form von Hängebakken).

Die Mundregion

Die Mundregion des jugendlichen Gesichts weist eine kurze Oberlippe, sichtbare Oberkieferzähne, horizontale oder nach unten zeigendes Mundwinkel, größeres Lippenrot, vollere und faltenlose Lippen auf.

Die Mundregion des alternden Gesichts zeigt eine lange Oberlippe, sichtbare Unterkieferzähne, nach unten gebogene Mundwinkel und dünne, faltige Lippen. Allgemein ist das junge Gesicht voll, mit geschwungener Kontur, das alte Gesicht ist flach mit eckiger Kontur. Daneben verändert sich auch das Lippenprofil durch frühzeitigen oder altersbedingten Zahnverlust.

Die **chirurgischen Zielvorstellungen** sind, die Oberlippe zu verkürzen oder das Lippenrot zu verbreitern.

Therapiemöglichkeiten von Unterkieferwachstumsstörungen

Je nach Ursache und Ausprägungsgrad kommen verschiedene Verfahren zur Anwendung (Tab. 37.**2**)

Die Kinnregion

Bei Personen mit den Zeichen des alternden Gesichts zeigt die Kinnregion oft nur diskrete Anzeichen. Beklagt wird höchstens die Ptosis der gesamten Kinnweichteile.

Tabelle 37.2 Verfahren zur Anwendung von Therapiemöglichkeiten bei Unterkieferwachstumsstörungen

- **Retrogenie**: Kinnimplantat oder Vorverlagerung durch Genioplastik,
- **Vertikale Mikrogenie**: Genioplastik im Sinne einer Verlängerung,
- **Retrogenie**: Vorverlagerung,
- **Vertikale Mikrogenie**: Genioplastik im Sinne einer Verlängerungsplastik,
- **Vertikale Makrogenie**: Genioplastik mit Verkürzung der knöchernen Kinnregion,
- **Retrogenie**: (evtl. Vorverlagerung),
- **Progenie**: Rückverlagerung des Unterkiefers.

Diese Ptosis kann hervorgerufen werden durch den Verlust der skelettalen Abstützung im Kinnbereich sowie eine Reduktion des subkutanen Fettgewebes mit Elastizitätsverlust der Haut.

Um die Kinnregion genau zu betrachten, muss man die Relation zwischen Hyoid, Kinnprominenz und die Ausprägung der Unterkieferspange beurteilen. Zur groben Einteilung der korrekten Lage der Kinnprominenz ist eine vertikale Linie im rechten Winkel zur Frankfurter Horizontalen beginnend am Nasion zu ziehen.

Der Halsbereich

Die Halsregion erstreckt sich von der Kinnspitze über die Mandibularspange nach kaudal bis zur Schlüsselbeinregion und nach dorsal zum *M. trapezius*. Die Alterszeichen dieser Haut sind durch die Laxizität des Platysmas, der Haut, der Lage des Hyoids, dem Herabsinken der *Glandulae submandibulares* und den Fettverteilungen im Halsbereich speziell submental gekennzeichnet.

Heißt das therapeutische Ziel ein jugendliches Aussehen zu schaffen, muss man die Veränderungen der einzelnen Gewebe im Alter, d.h. deren Veränderungsart, Veränderungsrichtung und Veränderungsmenge kennen. Die Erscheinungen können von leichtem Doppelkinn bis zum Truthahnhals (turkey gobbler) reichen.

Die so genannte **Halsverjüngung** war lange Zeit eine Geißel der ästhetischen Gesichtschirurgie, da mit den kutanen Techniken auf die Hautpartie nur eine relativ kleine Zugkomponente übertragen werden konnte. Die genauen Techniken der Halskonfiguration (SMAS-Platysmaraffung) im lateralen und medialen Bereich sowie die additive Fettabsaugung (epi- und subplatysmal) sind wirkungsvolle Hilfsmittel der einzelne Facelift-Techniken zur Konturverbesserung der Halsregion. Die Entscheidung, welche Operationstechnik angewandt wird, liegt in diesem Bereich hauptsächlich an der Knochenstruktur bzw. an der Hautelastizität.

Anti-Aging durch Zahnimplantate

Bereits durch den Verlust eines einzigen Zahns kommt es zu einer Einschränkung der Kaufunktion. Ist der sichtbare Frontbereich der Ober- oder der Unterkieferzähne betroffen, tritt gleichzeitig eine ästhetische Beeinträchtigung auf. Bei Verlust von mehreren Zähnen ist eine Verlagerung der Lippen nach dorsal festzustellen. Da gleichzeitig die Knochenatrophie fortschreitet, erscheint die Person vorgealtert.

Heute wird als Alternative zu einem herausnehmbaren Zahnersatz oder zu einer Brückenversorgung zunehmend eine **implantatgetragene Versorgung** angestrebt. In den letzten 3 Jahrzehnten hat sich die Implantologie aufgrund der hohen 5-Jahres-Erfolgsstatistik von über 90% zu einem bewährten Standardverfahren entwickelt.

Liegt ein starker Knochenabbau vor, so muss vorher ein ausreichender Alveolarfortsatz rekonstruiert werden. Hierzu wurden verschiedene Operationsverfahren entwickelt. Derzeit nimmt die Transplantation körpereigenen Knochens einen hohen Stellenwert ein. Neben der regionalen Knochenentnahme (Kinn, Kieferwinkel) wird zumeist die Entnahme von Spongiosa oder kortikospongiösen Spänen aus der Beckenkammregion durchgeführt.

Seit nunmehr 7 Jahren wird auch das Verfahren der **Distraktionsosteogenese** zur präimplantologischen Augmentation angewandt. Diese Technik, die maßgeblich an der Kölner Klinik entwickelt wurde, hat sich mittlerweile klinisch bewährt und ist auch international als alternatives augmentatives Verfahren anerkannt (Hidding et al. 1998, Lazar et al. 1999).

Es erlaubt unter Anwendung und Modifizierung des aus der orthopädischen Chirurgie bekannten Verfahrens der Kallusdistraktion den vertikalen Aufbau eines in der Höhe reduzierten Kieferkamms oder eines einzelnen Zahnfachs ohne zusätzliches knöchernes Transplantat. Anschließend lassen sich in den neu gewonnen Knochen dentale Implantate zwecks späterer prothetischer Versorgung einbringen.

Literatur

1. Adamson PA, Tropper GJ, McGraw BL. Extended blepharoplasty. Arch Otolaryngol Head and Neck Surg. 1991;117:606.
2. Ascher B, Klap P, Marion MH. La toxine botulique dans le traitement des rides fronto-glabellaires et de la regionorbitaire. Ann Chir Plast Esthét. 1995;40:67–76.
3. Aston SJ, Beasley RW, Thorne CH. Grabb and Smith's Plastic Surgery Fifth Edition. Hagerstown MN;Lippincott-Raven:1994.
4. Bartlett SP, Grossmann R and Withaker LA. Agerelated changes of the craniofacial skeleton: An anthropometric and histologic analysis. Plast Reconstr Surg. 1992;90:592.
5. Feuske NA, Lober CW. Structural and functional changes of normal aging skin. J Am Acad Dermatol. 1986;15:571.
6. Fuente del Campo A. Subperiosteal facelift: open and endoscopic approach. Aesth Plast Surg. 1995;19:149–160.
7. Funk W. Das alternde Gesicht. In: Lemperle. Ästhetische Chirurgie. Bremen;Ecomed:1999.
8. Franke, H. Das Altersanlitz. Medizinische, kosmetische, psychologische und kunsthistorische Aspekte. Schattauer 1990.
9. Hidding J, Lazar F, Zöller JE. The vertical Distraction of the alveolar bone. J Cranio Max-Fac Surg. 1998;26, Suppl 1:72–73.
10. Hönig JF. Ästhetische Chirurgie, Steinkopff 2000.
11. Lazar F, Hidding J, Zöller JE. Knöcherne Regeneration des Unterkieferalveolarfortsatzes mit Hilfe der vertikalen Kallusdistraktion. Dtsch Zahnärztl Z. 1999;54(1):51–54.
12. Mang WL. Manuell of aesthetic surgery 1. Springer 2002.
13. Wang TD. Rejuventation of the aging forehead: approaches and refinements. Trilogi Thesis 1995.

Sachverzeichnis

H

I

T

U

V

W